高等医学院校系列教材

# 临床基本操作

主　编　李纪鹏　杨　倩
副主编　宋文杰　胡雪慧　杜锡林
编　者（按照姓氏汉语拼音排序）
董沫含　空军军医大学第一附属医院医务处
杜锡林　空军军医大学第二附属医院普通外科
胡世颉　空军军医大学第一附属医院神经外科
胡雪慧　空军军医大学第一附属医院护理处
李纪鹏　空军军医大学第一附属医院实验外科、消化外科
李俊杰　空军军医大学第一附属医院急诊科
潘阳林　空军军医大学第一附属医院消化内科
宋文杰　空军军医大学第一附属医院肝胆外科
王　楠　空军军医大学第二附属医院普通外科
杨　倩　空军军医大学第二附属医院实验外科
张红梅　空军军医大学第一附属医院肿瘤科
秘　书　千　磊　丁晓琛

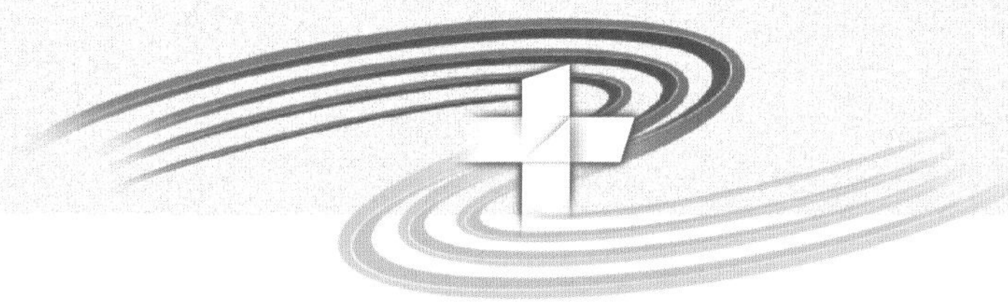

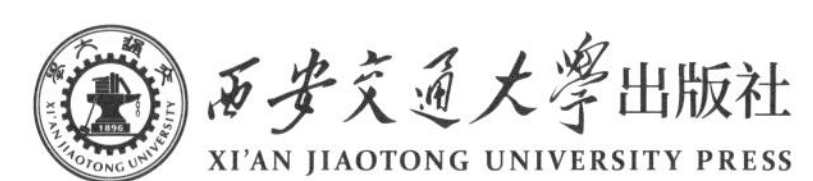

**图书在版编目(CIP)数据**

临床基本操作/李纪鹏，杨倩主编. —西安：西安交通大学出版社，2024.6
ISBN 978-7-5693-3742-6

Ⅰ. ①临… Ⅱ. ①李… ②杨… Ⅲ. ①临床医学—高等学校—教材
Ⅳ. ①R4

中国国家版本馆 CIP 数据核字(2024)第 081812 号

Linchuang Jiben Caozuo

**书　　名** 临床基本操作
**主　　编** 李纪鹏　杨　倩
**责任编辑** 郭泉泉
**责任印制** 刘　攀
**责任校对** 李　晶
**装帧设计** 伍　胜

**出版发行** 西安交通大学出版社
（西安市兴庆南路1号　邮政编码 710048）
**网　　址** http：//www.xjtupress.com
**电　　话** (029)82668357　82667874(市场营销中心)
(029)82668315(总编办)
**传　　真** (029)82668280
**印　　刷** 陕西印科印务有限公司

**开　　本** 787 mm×1092 mm　1/16　**印张** 21　**字数** 494 千字
**版次印次** 2024 年 6 月第 1 版　2024 年 6 月第 1 次印刷
**书　　号** ISBN 978-7-5693-3742-6
**定　　价** 98.00 元

如发现印装质量问题，请与本社市场营销中心联系。
订购热线：(029)82665248　(029)82667874
投稿热线：(029)82668803

# 序

医学是一门蕴含着无尽智慧和充满挑战的学科，而临床操作技能则是医学实践中不可或缺的一环。在临床实践中，良好的操作技巧不仅能提高诊疗效果，还能保障患者的安全和健康。医学教育是培养医学生综合素质和临床能力的重要环节，而教材的选择和编撰则对学生的学习和发展起着举足轻重的作用。

党的二十大报告指出："推进健康中国建设。人民健康是民族昌盛和国家强盛的重要标志。把保障人民健康放在优先发展的战略位置，完善人民健康促进政策。"面对实施健康中国战略的新任务、世界医学发展的新形势，在医学教育创新发展的过程中，国家要求医学院校优化医学人才培养结构、提高培养质量、提升创新能力。提升临床基本操作教学水平是保证医学教育质量的重要基础和必要手段，也是当前较为薄弱的环节之一。推进规范化实践教学内容改革，强化临床医学生的操作能力，对于培养高质量医学人才来说至关重要。

《临床基本操作》作为一本专门针对临床操作技能的教材，旨在以岗位胜任力为导向，帮助医学生系统地学习和掌握临床操作的基本知识和技能，强化临床医学生专业素养。本教材内容丰富且实用，涵盖了各个临床科室常见的操作技术，从心肺功能检查等基础的生命体征测量到脾脏切除术等复杂的手术操作，都有详尽的讲解和操作步骤。与其他相关书籍相比，本教材的特色在于其以简明扼要的风格和清晰易懂的语言，深入浅出地向读者讲解各个操作的要点和技巧。无论是医学生、实习医生还是临床医师，都可以从本教材中获得实用的指导和启迪。

在本教材的编写过程中，编写团队结合多年的临床经验和教学经验，精心筛选适合医学生学习的内容和案例，力求通过清晰的讲解和示范，帮助学生深入理解和掌握各种临床操作的要领和技巧。本教材配备了丰富多彩的插图，使读者能够更直观生动地理解和掌握每个操作步骤。同时，学生还可以通过扫描教材附带的二维码观看相应操作的讲解视频，这种多元化的教学方式有助于学生更好地应对实际操作中的各种情况和挑战。

最后，我由衷地感谢本书编者们为医学教育作出的贡献。他们的敬业精神和专业知识使得本书成了一本真正实用和可靠的教材。我相信，本教材将成为广大医学生和临床实习医生的必备教材，并在培养他们的操作技能和临床能力方面起到积极的促进作用。

中国科学院院士

窦科峰

2024年1月

# 前　言

临床医学是一门实践于人体健康的科学，要求医学工作者(特别是临床医学工作者)必须具备扎实的、系统的基本知识及熟练的专业技能。为培养医德高尚、社会适应性强和具有创新思维的医学人才，空军军医大学响应时代发展需求、遵循教育规律，在传统教学模式的基础上，努力探索，积极创新，并根据全球临床医学人才培养标准、我国“5＋3”一体化医学人才培养和住院医师规范化培训要求、国家执业医师资格考试大纲内容要求编写《临床基本操作》，旨在通过大量原创插图及专用技能视频培养临床医学生、初级和中级阶段临床医学工作者的职业情操、社会适应能力和无菌操作技能，培养学习者的创新能力，使学习者操作行为科学化、规范化、系统化、标准化，使教学者能够有章可循、有据可依。

《临床基本操作》由外科操作篇、内科操作篇、护理操作篇及急救操作篇组成。与目前的相关教材比较，本教材的特点包括：①强调无菌理念，将无菌理念贯穿于各种手术的全过程(手术前准备、手术中原则、手术后处理)；②强调对传统的基本操作技能、基本知识及基本数据的正确理解与运用；③强调先理论、后操作的教育规律，将外科无菌术理论、骨髓穿刺等无菌操作要求高的内容融入教材中，体现出规范性和逻辑性；④突出现代医疗卫生环境下的手术管理技能；⑤突出创新，结合军事医学特色，将常见的战伤救治技术及院前创伤救治理念、原则引入教材中。本教材以各种操作步骤的规范化为重点内容，以无菌操作为特点，内容全面，编排合理，便于掌握，利于培养实际操作能力，适应于临床医学专业及相关医学专业本科生、研究生、规范化培训医师的教育培训与考核，是一本较好的临床技能教学教材。

本教材包含了大量原创医学插图，以帮助学习者更好、更快地理解和掌握相关知识。同时，利用多媒体技术将课程涉及的操作技能形成多媒体数字资源，并与纸质教材互相交融，为学习者提供无时空限制的学习内容，体现出国家倡导的自主学习要求。

本教材的编写得到了空军军医大学第一附属医院、空军军医大学第二附属医院的机关领导、相关专家的支持和帮助，参考了大量的相关教材及专著，在此向相关作者致以衷心的感谢！由于编者水平有限，难免存在不足之处，诚请教材使用者提出宝贵意见，以便此教材修订时得到进一步完善。

李纪鹏　杨　倩

2024 年 1 月

# 目　录

## 外科操作篇



## 内科操作篇

## 护理操作篇



## 急救操作篇

# 外科操作篇

# 第一章

# 绪　论

## 第一节　外科手术学概述

外科手术学(operative surgery)是研究外科手术的理论和方法的一门学科，与局部解剖学和外科学有着密切的联系。手术是指用各种器械和仪器对机体组织或器官进行切除、修补、重建或移植等，以解除患者的痛苦，达到治疗的目的。有时手术也作为检查、诊断的方法，如各种活检术与剖腹探查术等。近年来，随着新技术的发展，许多新型仪器应用于外科手术治疗，如在腹腔镜下行胆囊摘除、用激光手术治疗前列腺增生、用伽马刀($^{60}Co$)治疗颅内肿瘤、用介入放射学方法治疗心血管疾病或用经颈静脉肝内门腔静脉分流术(transjugular intrahepatic portosystemic shunt，TIPS)治疗肝硬化门脉高压症等。

外科手术学和整个医学一样，是人类长期与疾病进行斗争的经验总结，其进展与社会各个历史时期的生产和科学技术的发展密切相关。在外科手术发展的过程中，手术疼痛、伤口感染和术中出血成为阻碍外科发展的三大难题。麻醉剂、抗生素、血型的发现，止血钳的发明，解决了手术疼痛、伤口感染、止血和输血等关键性技术难题，使外科手术治疗发生了革命性的变化：手术部位由体表进入体内，手术种类由单一走向多样，手术难度由简单变为复杂，手术范围由局部扩展至器官或系统。

1954年，美国波士顿布里格姆医院的Joseph Murray医生成功主刀了世界首例双生子间的肾移植手术，开辟了器官移植的新纪元。1967年，南非开普敦的Christian Barnard医生进行了首例心脏移植手术。20世纪80年代以后，更多的新技术成果应用于普通外科领域，加快了其发展的步伐，特别是随着介入放射学的开展，人们可以应用显微导管进行超选择性血管插管，进而将诊断与治疗深入病变的内部结构。现在各种形式的“介入”已经兴起，并有取代外科医生之手的倾向。内镜手术方法的应用，使得不开腹的腹腔镜外科由幻想变为现实；内镜技术的发展使外科诊疗有了“绿色通道”。1987年，法国医生Phillip Mouret在腹腔镜下完成了首例胆囊切除术，奠定了腹腔镜外科的基础。现在，腹腔镜正以不可遏制的势头迅速应用到胃、肠、肝、胰等腹腔其他器官的手术中。总而言之，包括腹腔镜在内的各种内镜的临床应用，使外科医生的“眼”和“手”在保持体腔相对完整的前提下到达了身体的深层部位，从而使外科治疗超越了传统手术范畴。传统意义上的手术禁区已不存在，今天的外科在追求手术成功的前提下，更加强调微创及术后患者生活质量的提高。

手术是外科治疗中的重要环节，但不是外科治疗的全部。手术治疗的效果，不仅在于手术方法、操作技术是否正确，而且与明确的诊断和适应证、良好的麻醉、术前准备及术后处理息息相关。一个成功的手术，在治疗全过程中必须配合药物、营养和其他治疗方法。因此，必须正确认识手术在外科治疗中的地位，既要充分肯定手术在外科治疗中的重要作用，又要反对"外科就是手术"等手术至上的错误观点。

外科手术学是学习临床基础理论、基本知识和基本技能的基础，是医学生从学习医学基础课程过渡到临床课程，直至成为临床医师的重要阶段。学好外科手术学版块，特别是熟练掌握无菌技术和手术基本操作，是判定医学生在临床基本操作学习中是否达到合格要求的重要标准，也是完成好各临床学科相关内容实习的保证。

外科手术种类繁多，无法全面涉及。本书着眼于临床学习的需要，以临床基础理论、基本知识和基本技能为重点，主要包括无菌技术、手术基本操作和一般常见外科中小手术的方法、步骤及相关外科解剖知识，力求为医学生更深入地学习和发展奠定基础。

## 第二节　手术的分类

手术的分类在临床上有重要意义，例如，临床医生可根据手术无菌程度来安排手术室及手术顺序，根据手术急缓来安排手术日期及决定术前准备的方法等。

对手术可从不同角度进行分类，常用的分类方法有以下几种。

### 一、根据手术缓急程度不同分类

#### （一）急救手术

急救手术（first aid operation）指病情迅速变化、直接威胁患者生命而需立即施行的手术，如急性窒息时所做的气管切开术、大血管损伤时所做的止血手术等。

#### （二）急症手术

急症手术（emergency operation）指病情的发展危及患者生命、必须及时进行的手术，如胃肠道穿孔修补术、脾破裂的脾切除术等。

#### （三）限期手术

限期手术（limited operation）指手术时间虽然可以选择，但不宜过长延迟，准备时间有一定限制，应在这段时间内尽可能做好准备后再施行的手术，如各种恶性肿瘤（早期）的根治术等。

#### （四）择期手术

择期手术（elective operation）又称非紧急手术，指病情发展缓慢、术前可做适当准备后再选择合适时间进行的手术，如腹股沟斜疝修补术、甲状腺大部切除术等。

### 二、根据手术的性质、目的和远期疗效分类

#### （一）根治性手术

根治性手术（radical operation）指用手术方法完全切除病变组织或器官、使疾病根治的手术，如阑尾切除术、良性肿瘤切除术等。对恶性肿瘤所施行的根治手术，如乳

癌根治切除术等，只是相对而言，常难以达到根治目的。

### (二)姑息性手术

姑息性手术(palliative operation)指不能完全或直接切除病变，只能减轻症状或延长患者生命的手术，如为解决晚期食管癌患者的进食而做的胃造瘘术、对晚期直肠癌患者所做的结肠造口术等。

### (三)诊断性手术

诊断性手术(diagnostic operation)指对于采用辅助检查不能明确诊断的患者进行的为获取病理组织，进而明确病理学诊断的活检术或探查性手术，常用的手术方法有细针吸取、套针穿刺活检、切除活检和探查性手术等。

## 三、根据手术是否需分期进行分类

### (一)一期手术

一期手术(one stage operation)指一次手术即可完成全部治疗目的的手术，其占手术中的大多数，如乳腺包块切除术、胆囊切除术等。

### (二)分期手术

分期手术(multiple staging operation)又称二期手术或多期手术，指当患者病情复杂，或耐受性差，或遇某些特殊情况，难以一次完成，需分两次或多次进行的手术。例如，某些左侧结肠癌并发急性肠梗阻时，通常在梗阻部位的近侧做横结肠造口术(第一期手术)，在肠道准备充分的条件下再行根治切除术(第二期手术)，最后做横结肠关闭术(第三期手术)。一些严重而复杂的创伤或烧伤的修复经常需要通过行二期手术或多期手术才能完成。

## 四、根据手术全过程的无菌程度分类

### (一)无菌手术

无菌手术(clean operation)又称清洁手术，是指手术区的组织和病变部位无感染或污染，手术全过程均能在无菌条件下进行，伤口能一期愈合的手术，如单纯性疝修补术和甲状腺次全切除术等。

### (二)污染手术

污染手术(contaminative operation)是指在手术过程的某一阶段，手术区有可能被细菌污染的手术，如胃肠道、胆道等空腔脏器的手术。

### (三)感染手术

感染手术(infective operation)是指在已感染的部位进行操作的手术，如脓肿切开引流术等。

## 五、根据创伤大小分类

### (一)开放性手术

开放性手术(open operation)是传统的手术方式，是指通过在体表、手术部位切开适宜长度的切口后进行操作的手术，其特点是手术创伤大、术后恢复慢、体表美观度不高。

### (二)微创手术

微创手术(minimally invasive operation)是指利用腹腔镜、胸腔镜等现代医疗器械及相关设备进行的手术。因其创伤小、疼痛轻、美观度高，目前越来越被提倡。同时，随着内镜及影像学技术的发展，内镜下微创操作、经血管介入等治疗也越来越被重视。

## 六、其他分类

根据专科可将手术分为骨科手术、泌尿外科手术、妇产科手术、脑外科手术、胸外科手术等。根据手术操作的复杂程度可将手术分为大手术、中等手术、小手术。

# 第三节 手术对机体的影响

手术本身就是一种创伤，既可对局部组织造成损伤，还可引起全身反应。其影响的程度因手术的大小、性质、刺激强度、时间长短、麻醉的选择、患者的机体状况及其对手术的耐受力而异。这些反应本质上是防御性反应，有利于维持机体内环境的稳定和修复损伤组织，但对机体也有不利的影响，尤其在手术刺激强烈、持续时间长时，可引起不良后果。因此，术前应慎重权衡手术的利弊，结合患者的具体情况做出最佳手术治疗决策，做好各项防治工作，尽量减少不良反应的发生。

## 一、局部损伤

### (一)组织损伤

任何手术对局部正常组织均有一定的破坏，但应尽量使其减小。手术者及其助手在术前应该充分掌握术区的解剖关系，合理地规划好手术入路及手术方式；术中应轻巧操作，尽量减少损伤，同时尽量避免对其他组织的副损伤。

### (二)出血

术中难免有出血，失血量因手术种类和操作技巧的不同而异。一般阑尾切除术的失血量为 5～10 mL，胃大部切除术的失血量为 200～300 mL，肝叶切除等大手术的出血量可高至 1000 mL 以上。对预计出血较多的手术，应提前备血，做好输血准备。术中的每一步应当确切止血，尽量减少出血量。因组织或脏器长时间暴露在空气中，易使体液蒸发、组织干燥失活，故术中应注意用盐水纱布保护组织和脏器。

### (三)炎症与感染

手术伤口必然有炎症反应，若反应过剧或在机体抵抗力差的情况下，细菌污染可导致感染。因感染会延缓伤口愈合时间，引起各种并发症，使手术失败甚至危及生命，故手术中应严格按无菌技术要求操作，尽量减少加重炎症反应的因素。

### (四)瘢痕

手术切口愈合后必然会留有瘢痕。患者的体质(部分患者为瘢痕体质)、缝线的种类、切口的部位、切口的种类(Ⅰ类、Ⅱ类、Ⅲ类)等因素均可影响瘢痕的大小。部分瘢痕会影响美观甚至关节功能等。因此，术前应设计好切口，尽可能地减小瘢痕带来的不良影响。

## 二、代谢的改变

术后修复过程中需要足量的能量和氨基酸，而患者的摄入量往往不足，使得术后早期呈负氮平衡。手术刺激和麻醉等可使糖原分解增加、胰岛素分泌减少，进而使机体对糖的利用率下降，出现血糖浓度升高甚至糖尿(应激性糖尿)，脂肪消耗增加，血中酮体含量增高，有时可出现酮尿。另外，手术还增加了机体对B族维生素及维生素C的需要量。

## 三、内分泌反应

手术刺激和麻醉除使胰岛素分泌减少外，还可使其他代谢物的分泌有所增加，例如，可使神经垂体释放较多的抗利尿激素，使细胞外液量增加，加重水肿的形成；可使腺垂体释放较多的促肾上腺皮质激素，使肾上腺皮质产生的糖皮质激素和盐皮质激素水平提高，促使保钠排钾，影响水和电解质平衡。

## 四、脏器反应

### (一)循环系统

由于手术时体腔的开放组织或脏器的暴露使水分丧失增多，再加上手术失血，可使血容量减少，严重时可导致血压降低甚至休克，对于原有心脏疾病或动脉硬化的患者，可能并发心肌梗死或心力衰竭。因此，一般进行较大的手术时，应输液、输血，以维持血容量。

### (二)呼吸系统

胸、腹部手术可使肺活量减低及气道分泌物积聚，如果是吸入性麻醉，则在麻醉剂的刺激下，气道分泌物增加，可使呼吸功能受到影响，甚至导致呼吸性酸中毒、肺间质水肿、低氧血症或呼吸衰竭等。

### (三)消化系统

在进行某些手术(特别是腹部手术)的过程中，交感神经兴奋，使胃肠道的运动、分泌及吸收功能受到抑制，术后可有腹胀、肠麻痹或胃扩张，少数患者还可能发生应激性溃疡或出血性胃炎，在缺氧情况下肝脏功能也会受到一定影响。

### (四)泌尿系统

盆腔、会阴部手术所致的严重脱水、休克，或麻醉影响，可导致排尿或泌尿功能减低，术后可出现尿潴留、尿量减少甚至无尿。

### (五)神经系统

各系统脏器和内分泌的反应直接受神经系统支配，患者思想上的恐惧及伤口的疼痛也会造成一定程度的精神创伤。因此，术前除应做到充分麻醉、操作轻柔、尽量减少不必要的刺激外，还应解除患者思想上的负担，减少神经系统的不良反应。

### (六)免疫系统

手术创伤严重时，机体的应激反应可能会引起免疫功能抑制，导致感染或加重感染，影响患者的预后。

## 第四节 围手术期管理

围手术期(perioperative period)是指从决定手术治疗时起，到与本次手术有关的治疗基本结束为止的一段时间，包括术前、术中和术后3个阶段，时间在术前5～7 d至术后7～12 d。围手术期处理是贯穿术前、术中、术后一个连续阶段的整体处理，目的是使患者获得最佳的手术治疗效果。因为手术对机体损伤很大，容易导致内环境失调，从而发生各种并发症，甚至死亡，所以应加强对围手术期的管理，做到术前准备充分、术后处理得当，以促使患者早日康复。

### 一、术前准备

术前必须对患者进行充分准备。应根据手术性质的不同和患者体格的不同，采取不同的术前准备。这样做的目的是提高患者对手术的耐受力，增加手术的安全性，使患者能够顺利度过手术关。

#### (一)心理准备

手术在解除患者痛苦的同时，也会给患者在心理上带来很大的刺激。对手术的恐惧、担忧，会造成患者心理上的不稳定。术前患者会担忧手术效果、麻醉效果以及手术是否顺利。这些担忧有可能导致患者心理负担加重、情绪紧张、自控能力降低。医务人员必须在手术前对患者做好必要的解释工作，如将疾病的诊断、手术的必要性、手术的方法、可能取得的效果等向患者交代清楚，以取得其信任和配合，减轻其对手术的担忧以及恐惧感。

#### (二)一般准备

一般准备即对患者的生理状态进行调整，使其能在较好的状态下安全度过术中和术后的治疗过程。应指导患者术前练习在床上大小便，掌握正确的咳嗽和咳痰方法。有吸烟史的患者，术前2周应停止吸烟。若为胃肠道手术，则嘱患者术前1～2 d开始进流质饮食，若为其他手术，则嘱患者术前12 h禁食、4 h禁饮，以防术中出现呕吐、误吸，引起窒息或吸入性肺炎。对一般性手术，术前1 d灌肠。若患者戴有活动义齿，则应将义齿取下，以防止手术和麻醉过程中脱落或咽下。

#### (三)输血、输液

对将接受中、大型手术者，术前应做好血型鉴定和交叉配血试验，备好一定数量的血制品。对有水、电解质紊乱和酸碱平衡失调者，术前应给予纠正。

#### (四)手术方案的确定

手术时间的选择应根据患者的病情进行。术前对术中可能出现的情况要做好充分估计，并准备好处理方案。术前估计充分，对手术可能遇到的情况考虑周到，才能保证手术顺利进行。

#### (五)技术力量和药品器械的准备

为了保证手术成功，手术人员应于术前对有关技术问题做好充分准备。术前1 d，手术人员应仔细研究拟施行手术的局部解剖及手术的有关问题。手术人员的配合要默契，要熟练掌握手术技巧。对于特殊患者以及需使用特殊器械的患者，术前应根据患者的不同情况，准备好必要的物品。对需做显微外科手术的患者，术前应准备好所需的显微外科器材。

### (六)麻醉的选择和准备

能否选择好的麻醉方法、做好必要的麻醉准备，是影响手术成功与否的一个重要环节。对麻醉药品、急救药品、特殊患者所需要的药品，一般应在术前1 d准备好；麻醉当天进行麻醉药品配制时，应仔细核对药品名、浓度和剂量。

### (七)特殊患者的准备

#### 1. 高血压

若患者的血压在160/100 mmHg以下，则可不做特殊准备。若患者的血压超过180/100 mmHg,则手术和麻醉的刺激可引发脑血管意外和充血性心力衰竭等，因此，术前应用降压药物控制血压，但不要求在血压降到正常后才做手术。对原有高血压史、进入手术室时血压急骤升高者，应与麻醉医师共同处理，根据病情和手术性质，确定继续实施手术或采取延期手术。

#### 2. 心脏病

心脏病患者的手术危险性明显高于非心脏病患者。术前需要麻醉医生、外科医生、心内科医生对心脏危险因素进行评估和处理。对具备手术条件的患者，应严格保护心肌功能，做好术前准备：①做好解释工作，消除患者顾虑，必要时给予镇静药；②改善患者的水、电解质平衡紊乱；③使用硝酸盐类、β受体阻滞剂和钙通道阻滞剂，以改善冠状动脉血流状况和心肌功能。对心动过缓者，术前注射阿托品。心脏病患者手术时机的选择应遵循以下标准：①近期(3～6个月内)无心肌梗死、无心绞痛发作；②心电图检查没有明显心肌缺血和严重心律失常，心功能代偿良好，经适当准备后，可施行手术。对经评估发现具有严重手术风险的心脏病患者，应严格按照指征，停止手术计划，待心功能好转后再行手术治疗。

#### 3. 呼吸系统疾病

慢性呼吸道疾病可造成不同程度的呼吸功能不全，常引起术后肺不张、肺部感染及呼吸衰竭。对此类疾病患者，术前应做血气分析和肺功能检查。对有呼吸系统疾病的患者，术前应做好如下准备：①戒烟2周，给予抗感染治疗；②应用麻黄碱、氨茶碱等药物扩张支气管，以及超声雾化吸入、体位引流排痰；③有哮喘发作史者，可服用地塞米松，以减轻支气管黏膜水肿；④麻醉前用药量要少，以防止引起呼吸抑制和咳痰困难。

#### 4. 糖尿病

糖尿病患者在整个围手术期都处于应激状态，其并发症的发生率和致死率较无糖尿病者上升50%。术前血糖控制不良的患者，术后并发症的发生率和围手术期的死亡率显著升高。因此，对糖尿病患者术前应做好如下准备：①宜用胰岛素控制血糖水平；②改善营养状况，纠正水、电解质平衡紊乱；③若为易引发感染的手术，则术前应使用抗生素。

#### 5. 肝脏疾病

术前要改善肝功能和凝血功能，进行护肝治疗，饮食要多样化，以补充维生素，特别是维生素K；可少量多次输入新鲜血浆、人体白蛋白或水解蛋白，以提高血清蛋白水平。对有腹水者，应适当限制钠的摄入，可应用利尿药，以消除腹水。

6. 肾脏疾病

肾功能不全往往会增加手术并发症的发生率和致死率。对慢性肾功能不全患者，围手术期应当多学科(包括外科、麻醉、肾脏内科团队等)配合，做好准备工作，最大程度地改善肾功能，如果需要透析，则应在计划手术 24 h 以内进行。轻、中度肾功能损害的患者经适当的内科治疗后，大多数能较好地耐受手术；重度肾功能损害者，需进行透析治疗后才能耐受手术。

## 二、术后处理

术后处理是围手术期处理的一个重要阶段，是连接术前准备、手术过程与术后康复之间的桥梁。若术后处理得当，则能使手术应激反应减轻到最小程度。

### (一)体位与早期活动

对术后体位，应根据不同的手术方式以及患者状态来选择。全身麻醉未清醒的患者，应平卧，头转向一侧，以防止误吸；蛛网膜下腔麻醉后的患者，应去枕平卧 6～12 h,以防止头痛；硬膜外麻醉后的患者，应平卧 4～6 h，可不必去枕。颅脑术后，如患者无休克或昏迷，则可取 15°～30°头高脚低斜坡卧位；颈、胸部手术后的患者，多采用半坐位，以便于呼吸；腹部手术后的患者，可取半卧位；脊柱手术后的患者，可取仰卧位或俯卧位。行脓肿切开引流术患者的体位，可根据切口位置而定，如有引流物，则取患侧卧位。休克患者，取下肢抬高 20°、头部和躯干同时抬高 5°左右的体位。对术后患者，原则上应鼓励其早期活动。早期活动可改善血液循环，促进新陈代谢，防止下肢深静脉血栓形成，减少肺部并发症。

### (二)饮食和输液

不同的手术方式，术后饮食的恢复时间有所不同。非腹部手术，局部麻醉下施行小型手术后即可进食，大手术则需 2～4 d 后进食；椎管内麻醉后 3～6 h，可根据患者需要进食；全身麻醉者，可待麻醉清醒，恶心、呕吐反应消失后进食。腹部手术(特别是消化道手术)后，一般禁食 1～2 d，3～4 d 后，若肠鸣音恢复、肛门排气，则可开始进食。禁食期间，应进行静脉输液，以补充水、电解质和营养物质。

### (三)拆线和切口愈合记录

头、面、颈部切口术后 4～5 d 拆线；胸腹和一般切口术后 7 d 左右拆线；四肢切口术后 7～9 d 拆线；邻近关节切口术后 10～14 d 拆线；减张缝合切口术后 14 d 后拆线。有时可采取间断拆线方式。拆线后，应根据手术切口的类型和愈合的等级做好记录。

### (四)引流物的处理

乳胶片引流物一般在术后 1～2 d 拔除；烟卷式引流物一般在术后 4～7 d 拔除；胃肠减压管一般在功能恢复、肛门排气后拔除。对引流的种类、吸引的压力、灌洗液及灌洗次数、引流的部位及护理方式应写进医嘱。应经常检查放置的引流物有无阻塞、扭曲等情况，换药时应注意妥善固定引流物，以防其落入体内或脱出，并应记录、观察引流液的量和性质(有可能提示有无出血或瘘等的发生)。

### (五)各种不适处理

1. 疼痛

小手术后，患者可口服止痛片；大手术后 1～2 d 内，需肌内注射哌替啶，必要时

4～6 h可重复使用1次。

2. 发热

术后体温增高幅度在0.5～1.0 ℃范围内属正常。如体温不超过38.5 ℃，则可先进行物理降温；如经物理降温后体温无明显回落，甚至逐步升高超过38.5 ℃，则应及时进行血常规、血培养等检验，同时给予药物退热处理。

3. 恶心、呕吐

部分患者术后由于麻醉药品代谢缓慢，会出现恶心、呕吐等症状，如症状不严重，则可不予处理，观察即可，嘱患者将头偏向一侧，以防止呕吐、误吸；如症状严重，则可应用止吐药物。

4. 尿潴留

术后6～8 h未排尿者为尿潴留，应及时处理，必要时可给予导尿。

## 三、术后并发症的处理

### （一）术后出血

进行手术时，应严格止血；关闭切口前，手术野应没有出血点。一旦术后出现出血的情况，就应根据出血量、出血速度、出血性质判断是否需要进行手术探查。如出血速度较缓，则可给予加快输液、使用止血药物等处理，如有必要，则可适当输注红细胞、新鲜冰冻血浆等；如出血速度迅猛，则应立即进行手术探查，以彻底止血。

### （二）切口感染

术后3～4 d，切口疼痛加重，体温有上升趋势，检查切口发现有红、肿、热和压痛，提示切口感染。应使用抗生素控制感染，同时处理切口，必要时行二期缝合。

### （三）切口裂开

切口裂开多发生在腹部手术后，发生率为0.5%～3%。其主要原因有：①年老体弱，营养不良，组织愈合能力差；②切口缝合技术欠佳；③做使腹腔内压力突然增高的动作。

预防和处理：①术前纠正贫血和营养不良；②规范手术操作；③对有裂开倾向的患者做减张缝合；④避免做使腹压突然升高的动作。一旦切口完全裂开，就要在无菌条件下进行缝合。

### （四）肺不张

术后常有呼吸功能的改变，一般患者术后数天呼吸功能可恢复正常，但对于老年人、长期吸烟和患有呼吸道感染者，尤其是行胸、腹部大手术，因为术后呼吸活动受到一定限制，肺及支气管内的分泌物不易咳出，所以容易堵塞支气管，造成肺不张。

治疗：①术后鼓励患者做深呼吸、吹气球等动作，以促使肺复张，协助患者咳痰；②帮助患者翻身叩背、变换体位，如痰液黏稠，则可做超声雾化吸入；③防止术后呕吐物的吸入。

### （五）尿路感染

对发生尿路感染者，可应用抗生素，同时维持充足的尿量，保持排尿通畅。如有尿潴留，则应及时处理，必要时可放置导尿管引流。

### (六)炎症及感染

手术创伤必然有炎症反应，当发生反应过剧、细菌污染等情况或机体抵抗力差时，可导致感染，一旦感染，就可延缓切口愈合的时间，引起各种并发症，甚至使手术失败或危及生命。因此，做手术时，应尽量减少加重炎症反应的因素并严格按无菌技术原则操作。

### (七)瘢痕

手术创口的愈合必然会留下瘢痕，瘢痕会影响美观或造成某些功能障碍。

# 第五节　影响外科手术切口愈合的因素

进行外科手术切口缝合后，两创缘间的缝隙先出现炎症反应，充满血凝块，切口组织内有白细胞浸润，白细胞和吞噬细胞侵入血凝块内，吞噬其中的坏死细胞和可能存在的细菌，切口开始修复，结缔组织细胞进入血凝块，形成成纤维细胞，最后成为成熟的结缔组织，连接两侧创缘，同时毛细血管长入。一般术后 4 d 内结缔组织尚未成熟，创缘靠缝线连接，术后 7 d 创缘愈合迅速加固，可拆除缝线，术后 10～12 d 切口愈合较牢固。

外科手术切口愈合的速度取决于机体的全身因素和局部因素，因此，要根据具体情况，采取各种措施，消除影响手术切口愈合的因素，以促进切口愈合。

## 一、全身因素

### (一)年龄

青少年的伤口愈合快，老年人的切口愈合慢。

### (二)营养情况

长期患病造成身体衰弱、贫血、低蛋白血症、维生素 C 缺乏症、肝病、肾病均可影响切口愈合。低蛋白血症可减慢成纤维细胞成熟的速度，延迟网状细胞形成胶原纤维的时间。当维生素 C 缺乏时，切口的抗张力降低 50%，影响胶原纤维成熟的过程，进而使切口难以形成一期愈合。

### (三)激素

肾上腺皮质激素或促肾上腺皮质激素有抑制新生血管和纤维组织增生的作用，可使肉芽组织不能形成而延缓切口愈合。

### (四)脱水与失血

发生严重外伤时，大量体液丧失或大量出血对切口愈合有一定的影响。

## 二、局部因素

### (一)局部血液循环不良

止血带应用过久，伤口包扎过紧，局部血肿压迫，缝合过紧、过密等，都会影响局部血液循环及切口愈合。

### (二)异物与感染

手术操作粗暴，切口内组织损伤坏死，止血不彻底，异物存留，线头过多，缝合留有无效腔，组织清除不彻底，执行无菌技术不严格，细菌繁殖，导致切口感染甚至裂开等，也会影响切口愈合。

### (三)活动与制动

术后早期应适当休息和制动，稍后应进行适当的活动。过早活动或持久制动对伤口愈合不利。

# 第六节 外科手术切口的分类及愈合级别

为了提高医疗质量，对每一个手术切口的愈合情况都要按统一标准进行鉴定，如有愈合不良或感染，则应找出原因，制订改进措施。

## 一、外科手术切口的分类

### (一)Ⅰ类

无菌切口，用“Ⅰ”表示，是指缝合的清洁切口，如开颅术、甲状腺大部切除术的切口等。

### (二)Ⅱ类

污染切口，用“Ⅱ”表示，是指进行手术时有可能被切开的空腔脏器污染的缝合切口，如胃大部切除术的切口等、皮肤上不容易彻底灭菌部位的切口、创伤后经过清创缝合的伤口、新缝合又再度切开的切口等。

### (三)Ⅲ类

感染切口，用“Ⅲ”表示，是指邻近的组织直接暴露于感染物的切口，如阑尾穿孔并发阑尾脓肿的切口等。

## 二、外科手术切口的愈合级别

### (一)甲级

切口愈合优良，没有不良反应的初期愈合，用“甲”表示。

### (二)乙级

切口愈合欠佳，有缝线反应、红肿、硬结、血肿、积液、皮肤坏死及切口破裂等，但无化脓，用“乙”表示。

### (三)丙级

切口化脓，需要敞开切口或切开引流，用“丙”表示。

如果不能明确切口的愈合级别，则应将切口愈合级别向下一级推。例如，若切口愈合级别介于乙级和丙级之间，则应定为丙级。

## 三、切口愈合的记录方法

临床医生应于术后严密观察切口愈合情况，并按上述分类、分级方法记录切口的类型和愈合级别。例如，若单纯疝修补术切口愈合优良，则记录为Ⅰ/甲；若胃大部切除术后切口发生血肿，则为Ⅰ/乙(血肿)；若甲状腺次全切除术切口化脓，则为Ⅰ/丙；若胃穿孔并发腹膜炎腹部切口愈合优良，则为Ⅲ/甲。

对于使用引流物的切口，若于 48 h 内取出引流物，则按一般切口分类原则分类；若引流物存留 48 h 以上，则其愈合情形可不在统计范围之内。

以上切口类型和愈合级别作为切口统计的方法是传统的统计法，确实能反映一定的问题。Cruse 指出："清洁手术切口的感染率小于 1%，应赞赏；如手术切口的感染率为 1%～2%，则尚可容忍；若手术切口的感染率大于 3%，则应批评。"我们应做好手术切口愈合的记录及统计，并为清洁手术伤口的感染率小于 1%而努力。

## 第七节　外科手术治疗的基本原则

外科手术治疗必须遵守一定的基本原则，总结如下。

### 一、正确掌握手术适应证

手术人员应在明确诊断的前提下，分析具体病情，确定是否需要手术及选择恰当的手术时机和术式等。对能用非手术疗法治愈者，不采用手术方法治疗；对必须用手术方法治疗者，应果断做出决策，不可延误手术时机。

### 二、遵循用基础及临床医学理论指导手术实践的原则

进行任何手术时，均应有敏感的立体意识，熟知外科解剖知识，熟悉生理学、病理学等基础医学知识，深刻理解伤病的发生、发展规律，这样才能尽量减少损伤，防治并发症，进而达到应有的疗效。

### 三、严格贯彻无菌技术原则，熟练掌握手术基本操作

无菌技术是防止术后感染的重要措施，熟练、轻柔的手术基本操作是做好手术的基本条件。初学者开始即应养成严格的无菌观念，学会正确的操作方法。

### 四、拟定手术治疗方案，明确治疗目标

手术人员在全面了解病情和进行必要检查的基础上，对病变和术中、术后可能发生的情况要有所预计，明确治疗目标，拟定手术治疗方案和术前、术后的处理方法。术中应视具体情况灵活掌握，如对坏疽性阑尾炎或胆囊炎，原则上应予以切除，但如果术中发现局部严重粘连、解剖关系不清或患者病情危重且难以耐受彻底手术时，则应先做腹腔引流或胆囊造瘘术等较简单的手术，待患者全身情况改善、炎症局限后，再做二期手术。

### 五、重视围手术期管理

围手术期管理指术前、术中和术后的管理。术前应纠正患者的全身状况、体液失衡等，使其尽可能接近生理状态，并恰当处理其他并存疾病。术中和术后应严密监测病情变化并采取及时、恰当的处理措施，防治并发症，使患者尽快恢复健康。

## 六、通力协作，密切配合，力戒粗疏作风

手术是集体劳动，医护人员、麻醉师、巡回人员等均应严肃认真、一丝不苟、全力以赴、有主有次，既分工明确，又密切配合，将患者利益放在首位，切忌作风粗疏。很多医疗失误并非由病情复杂疑难所致，而是由麻痹大意、作风粗疏所致。因为目前分科很细，而一些伤病常与多个专科有关，所以各科室间应密切配合，不可互相推诿。此外，应尽量取得患者及其家属的配合。

一方面，当前科技发展迅速，许多高新技术相继被用于手术治疗，如准分子激光被用于血管成形术和手术焊接，高速超微型钻头被用于疏通中小动脉粥样变，经皮腹腔镜被用于胆囊切除、胃迷走神经切断术。各种缝合器和显微外科设备的不断改进，使手术向小型化、精尖化、显微化方向发展。另一方面，营养支持疗法、辅助疗法及药物疗法等不断改进，各种监护仪相继问世，使救治危重患者的手术水平大大提高，手术适应证有相对扩大的趋势，相继开展多种脏器移植并获得成功。但这些新进展都是以经典的外科手术为基础，以基础医学和临床医学为指导，并需要手术人员了解相应的边缘学科。因此，在科技迅速发展的情况下，我们更应抓好“三基”训练，为今后的学习打下坚实的基础。

## 复习思考题

1. 根据性质和远期疗效，可将手术分为________、________和________。
2. 手术伤口愈合等级可分为________、________、________。
3. 根据手术过程中的无菌程度，可将手术分为________、________和________。

# 第二章

# 无菌技术

## 第一节　手术切口细菌的来源和控制途径

为了防止细菌进入手术野或切口，必须对细菌的可能来源有所了解，才能采取针对性措施。一般情况下，细菌的来源有以下5个方面。

### 一、皮肤上的细菌

人体皮肤附着有大量细菌。其中，在皮肤表面的细菌称为暂存菌；深居于毛囊、汗腺、皮脂腺及皮肤皱纹深处的细菌称为常驻菌。暂存菌变动较大，特别是医务人员处理患者伤口后，皮肤表面易带有致病菌并可能转为常驻菌。常驻菌大多属于葡萄球菌，可随出汗、皮脂分泌而转移至皮肤表面，可通过切口、穿刺及其他皮肤损伤处进入组织内并引起感染。因此，所有参加手术的人员在手术前均应戴无菌手套，并按无菌技术要求进行刷洗和消毒。医护人员给患者换药或接触过其他污物后，应立即用肥皂洗手并进行消毒，以免将细菌传播给其他患者，引起交叉感染。

当皮肤有化脓性病灶(如疖、开放性化脓性伤口)时，可以散播大量的致病细菌。这些病灶是危险的感染来源，因为对其不可能彻底消毒，所以有化脓性病灶的医护人员(包括参观手术者)不应进入手术室或其他要求无菌隔离的区域。因为毛发上也附有大量细菌和灰尘，所以医护人员应勤洗头发，戴好帽子，不得外露头发。

患者皮肤上的细菌是自身感染的来源之一。住院时间长者，皮肤携带耐药菌株的机会增多，隐蔽部位(如脐、会阴、指甲下、毛发浓密处)均有大量细菌。因此，病情允许者术前1 d应洗澡、更衣、剪指甲等。对手术区皮肤应进行清洁处理，如有毛囊炎或化脓性病灶且非急症手术时，则应待其痊愈后再施行手术。

### 二、感染病灶和空腔脏器内容物中的细菌

感染病灶或空腔脏器的细菌是术后感染的重要来源，一般不可能用消毒、灭菌的方法达到无菌状态，只能在手术操作时严格遵守无菌技术原则，注意避免污染。应将已污染的器械与无菌物品分开；对污染的手套应用无菌生理盐水冲洗或更换；手术结束前，应用无菌生理盐水冲洗伤口。开放性感染病灶，还可通过接触伤口的敷料、物品等向周围人员和环境不断散播细菌，引发院内感染，成为交叉感染的主要来源之一。这类细菌多为毒性较强的耐药菌株，因此应对污染的敷料、物品等进行彻底消毒。

## 三、手术器械、敷料、药物等带入的细菌

对手术器械、敷料、药物可以经过消毒、灭菌处理达到无菌的目的，不应使其成为感染的来源。但在一些情况下，这些物品仍可成为感染的来源。因此，对手术器械、敷料、药物等的消毒要彻底，有关人员必须执行有关操作规程，否则将会引起感染，严重危害医护人员以及患者的生命安全。

## 四、鼻咽部及口腔的细菌

人的鼻咽部有大量细菌存在，这些细菌可随着深呼吸、说话、咳嗽、打喷嚏时产生的飞沫排到空气中，进而落在切口或切口接触的物品上并引起感染。打一次喷嚏能喷射出约 4 万个飞沫，排出 1 万～2 万个细菌，这些细菌亦可能成为手术切口感染的来源。戴口罩是防止细菌散播的有效方法，阻菌效果可达 90%以上。要发挥口罩的最大阻菌效果，关键在于注意以下几点：①口罩大小应可完全盖住口、鼻，下至颏下，两侧至耳前；②松紧要适宜；③口罩潮湿后即会降低阻挡飞沫的效力，必须及时更换，口罩戴过 4 h 后，即使不潮湿也应经常更换，否则细菌遗留在口罩上，会越积越多；④口罩只在通常呼吸时才具有最大阻菌效果。实践证明，在大声说话、嬉笑、咳嗽、打喷嚏时，仍有大量细菌透过口罩。因此，术中即使已戴口罩，也应避免高声说笑，不得已需咳嗽或打喷嚏时，应将头向后转，面向地面。此外，有急性呼吸道感染者不应进入手术室。

## 五、空气中的细菌

空气中的细菌主要附着于灰尘、飞沫，而飞沫中的细菌最终也必然附着于灰尘中，灰尘落于与切口接触的器械、物品上，或直接进入切口，就会引起感染。静止的新鲜空气内细菌很少，但可随灰尘飞扬而明显增多。在手术室内，灰尘主要是由手术人员的衣物，患者所用的被、毯，以及从门、窗刮进的风带入的，因此，减少室内灰尘和避免灰尘飞扬是控制空气中细菌来源的重要途径。要防止空气中的细菌感染，应该做到：①手术室的建筑要易于防尘，符合现代标准的手术室应具备空气净化和过滤功能，不具备空气净化和过滤功能的手术室内虽可通风，但不可使其内有风流动；②手术间与辅助用房应配置妥善，不应交错；③在手术室内移动物品时，必须慢且轻，特别是对患者的被盖、衣物更应注意；④应尽量减少出入手术室的人员，进入手术室者必须更换指定的衣物，室内人员应尽量减少走动；⑤患者进入手术室前，亦应更换衣、鞋，戴好手术室专用的帽子；⑥禁止将病房的被褥带入手术室内，应在手术前将手术灯调整对置妥善，术中应竭力避免再移动手术灯；⑦妥善处理手术野，术中应随时掩盖不必要暴露的部分，缝合切口前应进行可能的冲洗；⑧为控制手术室空气中的细菌数量，还可用紫外线照射、福尔马林或乳酸熏蒸、石炭酸或新洁尔灭喷雾消毒及过氧乙酸消毒等方法杀灭空气中的细菌。

在上述细菌来源的 5 个方面中，前三者主要通过接触途径传播，后两者主要通过空气途径传播。

按细菌是否来自患者本身，可将感染分为内源性感染和外源性感染。内源性感染的细菌来自患者皮肤、鼻咽、口腔和胃肠等处以及患者的感染病灶；其余感染皆属外源性感染。

## 第二节 外科消毒、灭菌方法

### 一、灭菌法

灭菌是指杀灭或消除传播媒介上所有微生物的过程。常用的灭菌法主要包括物理灭菌法和化学灭菌法。

(一)物理灭菌法

物理灭菌法是指预先用物理的方法，彻底消灭与手术区或伤口接触的物品上所附带的细菌的方法。

1. 高压蒸汽灭菌法

高压蒸汽灭菌法是利用高温和高压手段达到杀灭细菌目的的方法，是一种应用最普遍、效果最可靠的灭菌方法。该方法多用于对能耐受高温的物品(如金属器械、玻璃制品、搪瓷制品、橡胶制品、敷料等)的灭菌。

高压蒸汽灭菌器可分为预真空式和下排气式两类。前者在高压蒸汽灭菌的基础上配以真空泵，先抽去锅炉内98%的空气，再导入高压蒸汽，穿透力强，温度可达132～136 ℃,仅2 min就能杀灭一切微生物，时间短，效力高，对物品损坏少。目前在国内广泛应用的为下排气式灭菌器，其灭菌时间较长。该方法使用灭菌器的样式有很多种，但其原理和基本结构相同，是由一个具有两层壁且能耐高压的锅炉构成，蒸汽进入消毒室内，积聚而产生压力，随着蒸汽压力的增高，温度也增高，当温度达到121～126 ℃时，维持30 min，即能杀死包括具有极强抵抗力的细菌芽孢在内的一切细菌，达到灭菌目的。

注意事项：①需灭菌的各种包裹不应过大、过紧，体积上限为长40 cm、宽30 cm、高30 cm；②灭菌器内的包裹不应排得太密，以免妨碍蒸汽透入，影响灭菌效果；③预先放置专用的包内及包外灭菌指示带，在压力及温度达到灭菌条件并维持15 min时.指示带即出现黑色条纹，提示已达到灭菌要求；④对瓶装液体进行灭菌时，只能用纱布包扎瓶口，用橡皮塞的，应插入针头排气；⑤对已灭菌的物品应注明有效日期，并需与未灭菌的物品分开放置；⑥高压蒸汽灭菌器需要有专人负责，每次灭菌前都要检查安全阀的性能是否良好，以防因锅炉内压力过高而发生爆炸。

2. 煮沸法

煮沸法是指将待灭菌物置于沸水中灭菌的方法。该方法灭菌效果较差，必要时可加入抑菌剂，如三氯叔丁醇、甲酚、氯甲酚等，以提高灭菌效果。一般配有专用的煮沸灭菌器，但一般的铝锅或不锈钢锅洗去油脂后，也可用作煮沸灭菌。该方法可用于对金属器械、玻璃制品及橡胶制品的灭菌。在水中煮沸至100 ℃并维持15～20 min，一般细菌可被杀灭，但带芽孢的细菌至少需煮沸1 h才能被杀灭。

注意事项：①为达到灭菌目的，需将物品全部浸入沸水中；②对缝线和橡胶类物品，应于水煮沸后放入，持续煮沸10 min即可取出，煮沸过久会影响物品质量；③将玻璃制品用纱布包好，放入冷水中逐渐煮沸，以免其因骤热而爆裂，若为玻璃注射器，则应拔除针芯并分别用纱布包好；④煮沸时，盖好锅盖，保持沸点；⑤灭菌时间从煮沸之后算起，若中途加入其他物品，则应重新计时。

3. 干热灭菌法

干热灭菌法适用于对耐热、不耐湿、蒸汽或气体不能穿透物品(如玻璃制品、粉剂、油剂等)的灭菌。当干热温度达到160 ℃时，最短灭菌时间为2 h；当干热温度达到170 ℃时，最短灭菌时间为1 h；当干热温度达到180 ℃时，最短灭菌时间为30 min。

4. 电离辐射法

电离辐射法属于工业化灭菌法，主要用于对无菌医疗耗材(如一次性注射器、丝线)和某些药品的灭菌，常用$^{60}Co$释放的γ射线或者加速器产生的电子射线进行灭菌。

### (二)化学灭菌法

化学灭菌法适用于对不耐高温、湿热的医疗材料(如电子仪器、光学仪器、内镜及其专用器械、心导管、导尿管及其他橡胶制品等物品)的灭菌。目前，主要采用环氧乙烷气体法、过氧化氢等离子体低温法和低温甲醛蒸汽法等。具体使用方法如下。

1. 环氧乙烷气体法

该方法的气体有效浓度为450～1200 mg/L，灭菌室内温度为37～63 ℃，需持续1～6 h方能达到灭菌要求。灭菌时，将物品以专用纸袋密封后放入灭菌室即可。该方法的灭菌有效期为半年。

2. 过氧化氢等离子体低温法

该方法通过过氧化氢在灭菌室内扩散，然后将过氧化氢“激励”成等离子体状态，对医疗器械进行灭菌。过氧化氢蒸汽通过与等离子体结合，可对医用器械和材料安全、迅速地灭菌，不留任何毒性残余。灭菌过程的各阶段都是在干燥的低温环境下运行的，因此，该方法不会损坏对热或水汽敏感的器械，对金属和非金属器械都适用，并能对诸如止血钳铰链等难以到达(不易扩散)的器械部位进行灭菌。过氧化氢的作用浓度为＞6 mg/L，温度为45～65 ℃，灭菌时间为28～75 min。注意灭菌前应保持物品充分干燥。

3. 低温甲醛蒸汽法

该方法的有效气体浓度为3～11 mg/L，灭菌温度为50～80 ℃，灭菌时间为30～60 min。

## 二、消毒法(抗菌法)

该方法是指利用液体或气体化学药物抑制微生物的生长、繁殖或杀死微生物，以达到灭菌的方法。

### (一)药液浸泡法

**1. 2%中性戊二醛水溶液浸泡法**

该方法浸泡时间为30 min，常用于对刀片、剪刀、缝针及显微器械的消毒。药液应每周更换1次。

**2. 70%乙醇浸泡法**

该方法浸泡时间为30 min，目前较多用于对已消毒过的物品的消毒，以维持消毒状态。对乙醇应每周过滤，并核对浓度1次。

**3. 10%甲醛溶液浸泡法**

该方法浸泡时间为20～30 min，适用于对输尿管导管等树脂制品、塑料制品及有机玻璃制品的消毒。

**4. 1∶1000苯扎溴铵(新洁尔灭)溶液浸泡法**

该方法浸泡时间为30 min，虽亦可用于对刀片、剪刀及缝针的消毒，但因其消毒效果不及戊二醛溶液，故目前常用于对持物钳的消毒。

**5. 1∶1000 氯己定(洗必泰)溶液浸泡法**

该方法浸泡时间为 30 min，抗菌作用较新洁尔灭强。

注意事项：①浸泡前，对器械应去污、擦净油脂；②应将拟消毒的物品全部浸在消毒液内；③对剪刀等有轴节的器械，消毒时应将轴节张开，对管、瓶类物品的内面亦应浸泡在消毒液中；④如中途加入其他物品，则应重新计算浸泡时间；⑤因氯己定溶液对机体组织有损害作用，故使用前应将物品内外的消毒液用灭菌生理盐水冲洗干净。

**(二)甲醛蒸气熏蒸法**

该方法适用于对室内空气及不能浸泡、不耐高热的物品(如精密仪器、显微内镜、丝线、内镜线缆及手术电凝器等)的消毒。使用时，用有蒸隔的容器，在蒸隔最底层放一量杯，按容器体积加入高锰酸钾 10 g 及 40%甲醛(福尔马林)溶液，用量以每 0.01 $m^3$ 加高锰酸钾 10 g 及 40%甲醛 4 mL 计算。将需消毒的物品放在蒸隔上部，盖紧容器。熏蒸 1 h 即可达到消毒目的。

## 第三节　手术前的无菌准备

手术人员的无菌准备

### 一、手术人员的无菌准备

**(一)进入手术室的基本要求**

(1)进入手术室的所有手术人员应讲究卫生、剪短指甲。存在呼吸道、面部、颈部、手臂以下皮肤感染者不宜进入手术室。

(2)手术人员进入手术室时应严格遵守无菌技术原则，在更衣室脱去本人的外衣、衬衣，换穿手术室准备的洗手衣裤、拖鞋；对未脱去的内衣，应将衣领、衣袖卷入洗手衣内，勿外露；应戴好外科口罩和帽子，帽子应盖住前额头发，口罩应盖住口、鼻(图 2－1)。

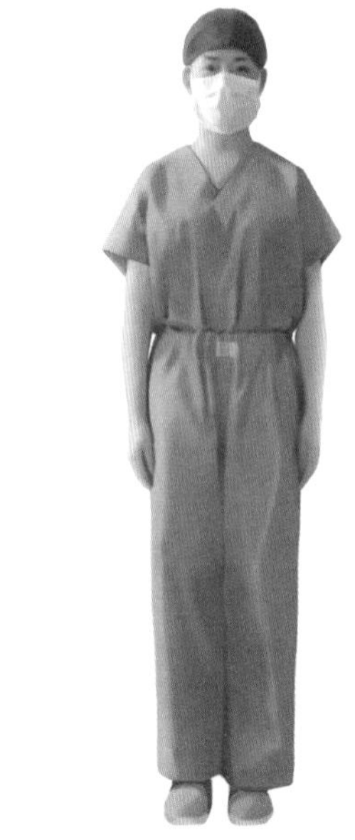

图 2－1　手术人员的着装要求

(3)参观手术的人员应保持安静，应穿手术室准备的洗手衣裤、拖鞋，戴口罩、帽子，参观时应严格遵守无菌技术原则，不得距手术台太近或站立过高，不得随意走动。参观感染手术后不得再到其他手术间参观。

(4)不得将手术室内的衣服穿出手术室外。

**(二)进行外科刷手**

术前外科刷手作为一种简便易行的消毒措施，能有效预防和控制病原体传播，防止术后感染的发生。刷手前需去除手上的各种饰物，剪短指甲，检查双手表皮有无创伤、裂口，如有创伤、裂口，则不能参与手术或侵入性操作。常用的外科刷手法有肥皂水刷手法、免冲手消毒剂刷手法和碘伏刷手法。

1. 肥皂水刷手法

(1)用清水冲洗双手、前臂和上臂至肘上 10 cm 处。

(2)用无菌毛刷蘸取适量肥皂液，采用三段法刷洗手、前臂和上臂：先刷双手(顺序为指尖、指缝、手掌、手背)，再刷双前臂，最后刷双上臂至肘上 10 cm 处。该顺序不可逆转。从指尖开始交替刷洗两手，特别要注意刷洗甲缘、甲沟、指蹼等处(图 2-2)。第 1 遍刷到肘上 10 cm 处，刷完后，手指朝上、肘部朝下，用清水冲去手臂上的肥皂液，每遍 3 min；更换无菌毛刷，蘸肥皂液，用同法刷洗第 2 遍至肘上 8 cm 处，用清水冲去手臂上的肥皂液；不更换毛刷，蘸肥皂液，刷洗第 3 遍至肘上 6 cm 处，用清水冲去手臂上的肥皂液。刷 3 遍，共约 10 min。

(3)用无菌小毛巾按顺序擦干手、前臂和上臂；先擦干一侧，再换一块无菌小毛巾按顺序擦干另一侧(图 2-3)。

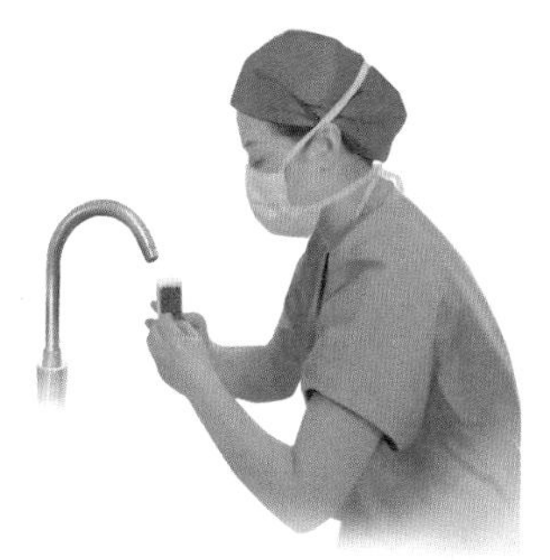

图 2-2 用无菌毛刷蘸取肥皂液刷洗

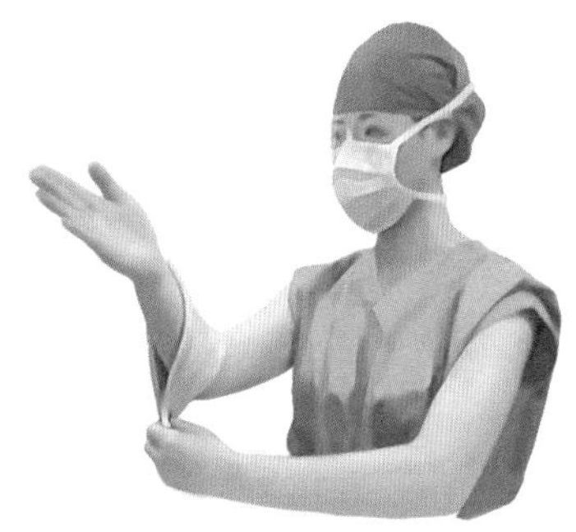

图 2-3 用小毛巾擦干手、前臂和上臂

(4)将手、前臂和上臂至肘上 6 cm 处浸泡在 75%酒精内，浸泡 5 min。对酒精过敏者可用 0.1%苯扎溴铵(新洁尔灭)代替(图 2-4)。

(5)手臂浸泡后，保持拱手姿势，自然晾干(图 2-5)。

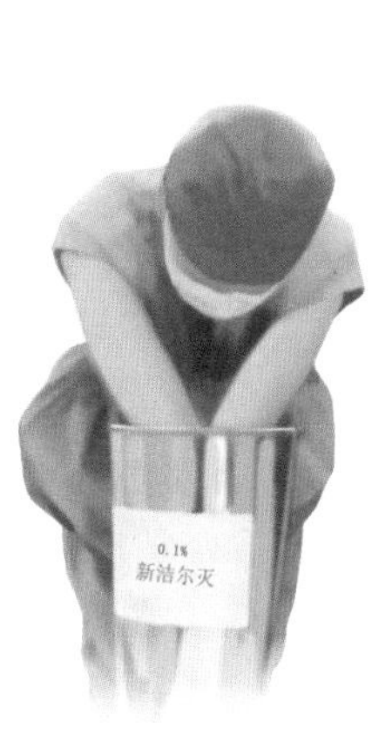


图 2-4 浸泡手、前臂和上臂

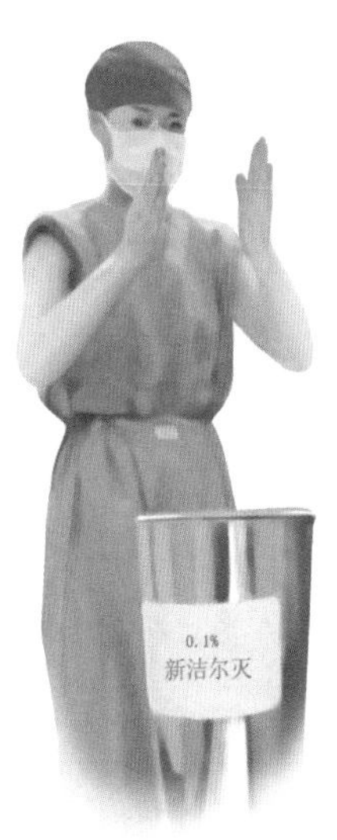


图 2-5 自然晾干

**2. 免冲手消毒剂刷手法**

(1)用清水冲洗双手、前臂和上臂至肘上 10 cm 处。

(2)用无菌毛刷蘸取适量肥皂液，采用三段法刷洗手、前臂和上臂；先刷双手(顺序为指尖、指缝、手掌、手背)，再刷双前臂，最后刷双上臂至肘上 10 cm 处。

(3)刷完后，手指朝上、肘部朝下，用清水冲去手臂上的肥皂液。

(4)用无菌小毛巾按顺序擦干手、前臂和上臂；先擦干一侧，再换一块无菌小毛巾按顺序擦干另一侧。

(5)用免冲手消毒剂消毒，用一只手取适量免冲洗手消毒剂于掌心，用另一只手的 5 指指尖将掌心中的消毒剂摊开，用手将消毒剂均匀涂擦于另一侧前臂和上臂至肘上 6 cm处，用同法消毒另一只手，最后，用两手取适量免冲洗手消毒剂，按七步洗手法将消毒剂均匀涂擦于双手至手腕。保持拱手姿势，自然晾干(图 2 - 6)。

**3. 碘伏刷手法**

(1)用肥皂水刷洗双手、前臂和上臂至肘上 10 cm，刷洗两遍(第 2 遍至肘上 8 cm)。

(2)用无菌小毛巾按顺序擦干手、前臂和上臂；先擦干一侧，再换一块无菌小毛巾按顺序擦干另一侧。

(3)用浸透碘伏的纱布涂擦手、前臂和上臂至肘上 6 cm 处两遍(第 2 遍略低于第 1 遍)。保持拱手姿势，自然晾干(图 2 - 7)。

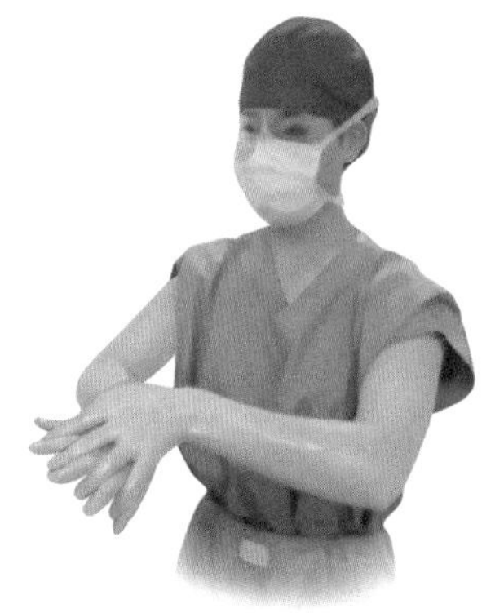

图 2 - 6　用免冲手消毒剂刷手法刷手

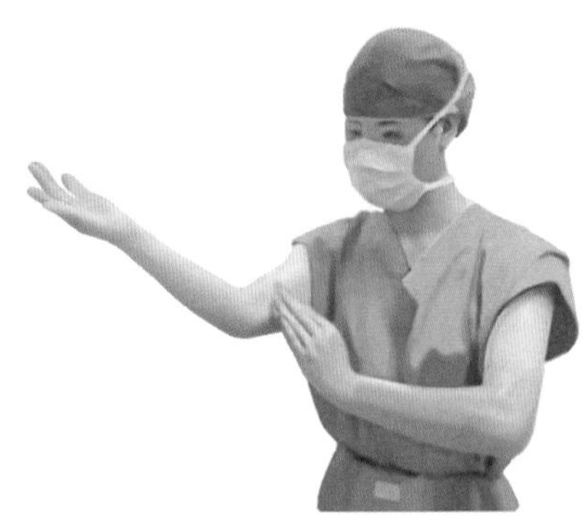

图 2 - 7　用碘伏刷手法刷手

### (三)戴无菌手套

戴无菌手套前，各人依自己手的大小选用合适的手套。戴手套的方法一般分为干手套戴法和湿手套戴法 2 种。2 种戴法虽然不同，但是原则是一样的，即未戴手套的手不可触及手套的外面，已戴手套的只可触及手套的外面。

穿好手术衣后，由巡回护士打开手套外层包装，自己拿取带有内层包装的手套。打开内层包装，提起手套腕部翻折处，将手套取出，使手套掌心相对(图 2 - 8)，先将一手插入手套内，对准指套轻轻戴上(图 2 - 9)。用已戴好手套的手指插入另一手套的翻折部里面，协助未戴手套的手插入手套内(图 2 - 10)，将手套轻轻戴上(图 2 - 11)。将手套反折部上拉，使之罩在手术衣袖口外，以免皮肤外露。

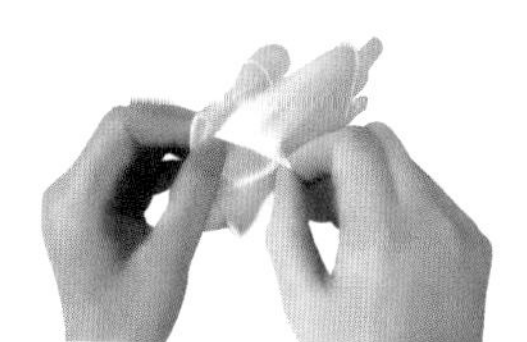
图 2-8 使手套掌心相对

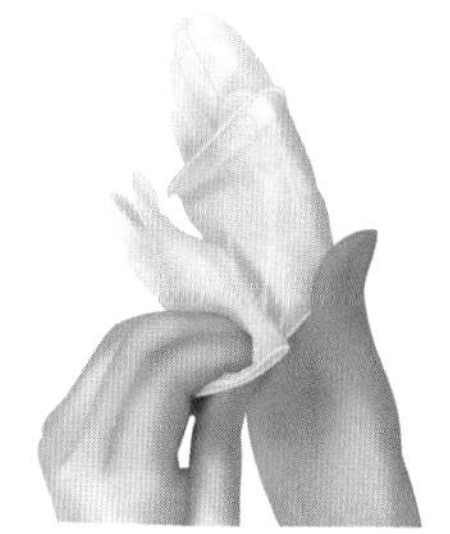
图 2-9 先戴一只手

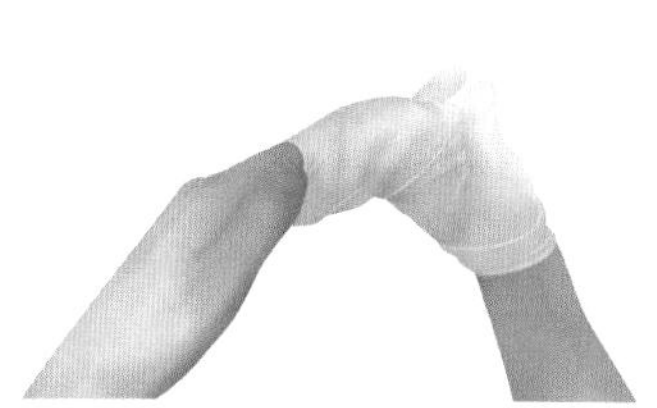
图 2-10 再戴另一只手

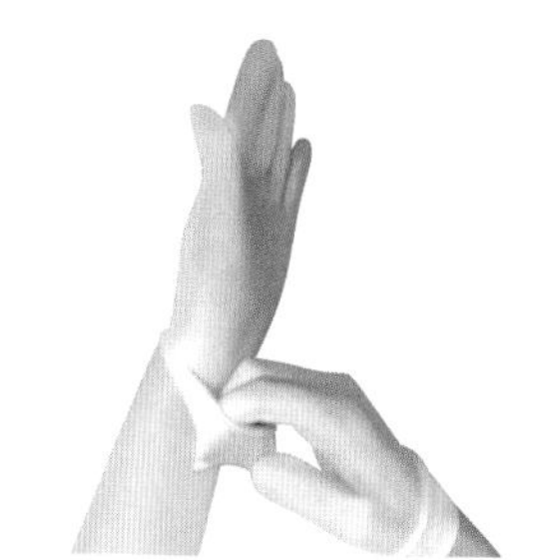
图 2-11 上拉手套翻折部

### (四)穿无菌手术衣

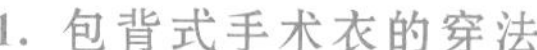

穿、脱无菌手术衣和戴无菌手套

穿无菌手术衣的目的是避免和预防手术过程中医护人员衣物上的细菌污染手术切口，同时保障手术人员安全，预防职业暴露。

目前常用的手术衣分为包背式手术衣和对开式手术衣 2 种。

1. 包背式手术衣的穿法

(1)抓取无菌手术衣，选择较宽敞处站立，面向无菌台，手提衣领，抖开，使无菌手术衣的另一端下垂(图 2-12)。

(2)两手提住衣领两角，使衣袖向前，将手术衣展开，举至与肩同齐水平，使手术衣的内侧面面对自己，轻抛手术衣，顺势将双手和前臂伸入衣袖内并向前平行伸展(图 2-13)。

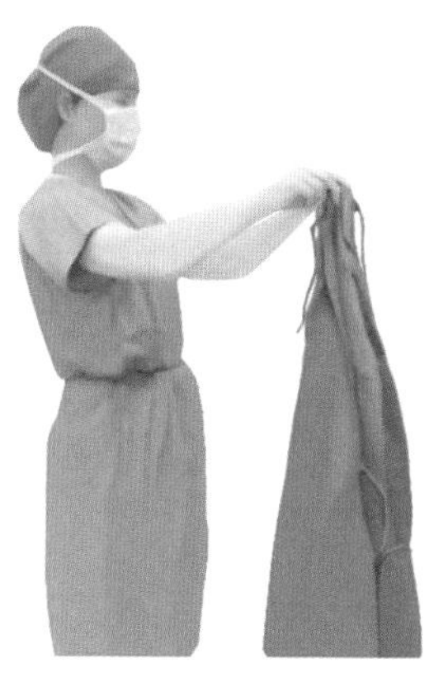
图 2-12 提起衣领

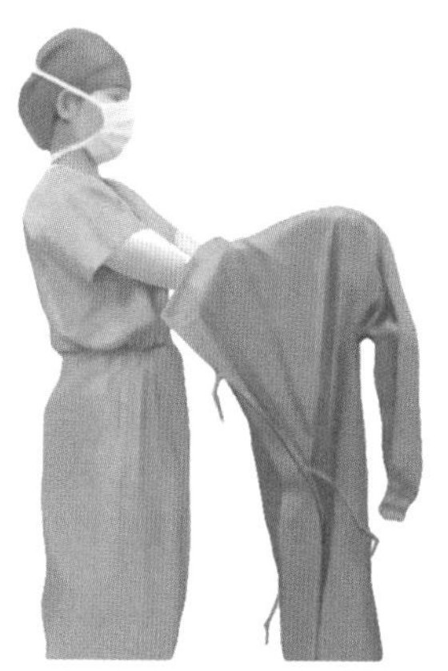
图 2-13 双手和前臂顺势伸入衣袖内

(3)巡回护士在穿衣者背后抓住衣领内面，协助将袖口后拉并系好领口的1对系带及背部的1对系带(图2-14)。

(4)采用无接触式方法戴无菌手套(图2-15)。

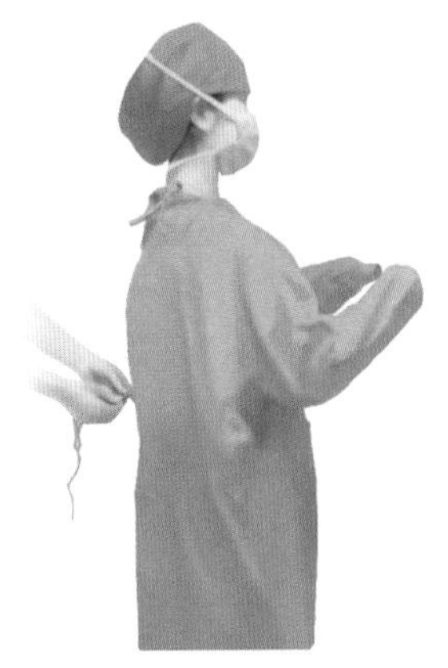

图2-14 系好背部的系带

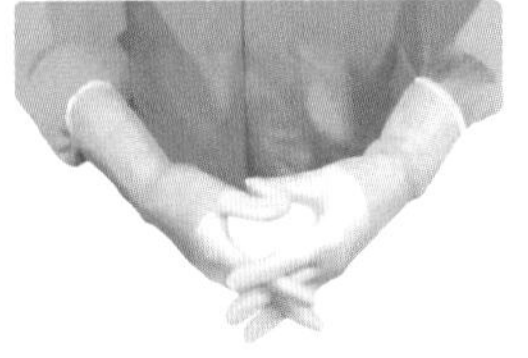

图2-15 戴无菌手套

(5)解开腰间活结，将右侧腰带递给台上其他手术人员或交由巡回护士，用无菌持物钳夹取(图2-16)，旋转后与左侧腰带系于胸前(图2-17)，使手术衣右叶遮盖左叶。

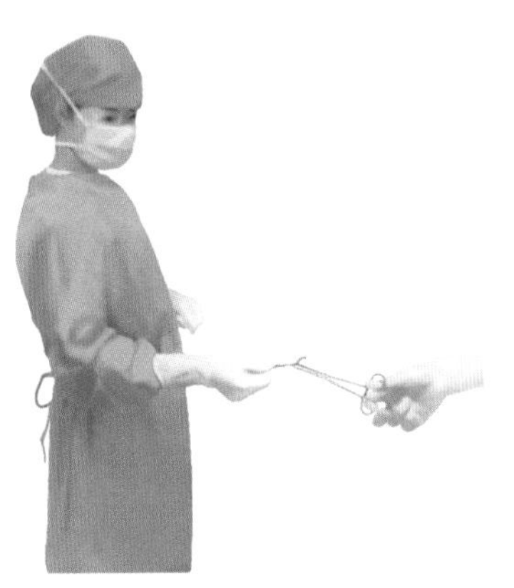

图2-16 将腰带递于巡回护士

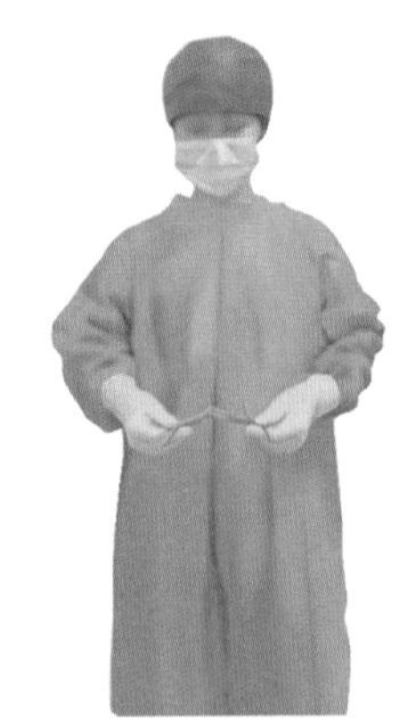

图2-17 旋转后与左侧腰带系于胸前

2. 对开式手术衣的穿法

(1)双手分别拿起手术衣衣领的两端，轻轻抖开手术衣，有腰带的一面向外，手术衣的内侧面面向自己。

(2)将手术衣略向上抛起，双手顺势同时插入袖筒，手伸向前平举伸直。

(3)巡回护士在背后抓住衣领内面，向后轻拉，协助穿衣，使双手伸出袖口，系住衣领后带。

(4)身体略向前倾，使腰带悬垂并离开手术衣，双手交叉，提起左、右侧腰带，略向后递给巡回护士并在身后系紧。

## 二、手术物品的准备

(1)对所有应用于手术中的器械及敷料，皆应依其性质按常规于术前 1 d 进行妥善可靠的灭菌，保证无菌后方可取用。

(2)所有手术中所用的纱布及吸水巾的数目均须有　常数，手术前后清点的数目均应相符。

(3)对一般情况下所需手术器械及敷料，常于手术前数小时即由专职人员准备齐全，包好并消毒完善，手术前置于器械台上，打开消毒包，用消毒单盖好，待手术开始前器械护士洗手完毕再揭去盖布，由其整理传递。

## 三、手术区的准备

### (一)备皮

备皮是指在手术的相应部位剃除毛发并进行体表清洁的手术准备，是对拟行外科手术的患者在术前进行手术区域清洁的工作。备皮的目的是在不损伤皮肤完整性的前提下减少皮肤细菌的数量，降低术后切口的感染率。备皮最好于术前 1 d 在病房进行。对战时或急诊手术，应在术前进行备皮。注意勿刮破皮肤，以防细菌进入。剃除毛发后，清洗皮肤，清除油脂和污垢。

### (二)手术区的皮肤消毒

手术区的皮肤消毒多由第一助手在刷手、泡手后，穿手术衣和戴手套之前进行。

#### 1. 消毒范围

手术野的消毒范围一般以切口至其周围 15～20 cm 为宜，以便需要时能延长切口或另外进行切口。各部位手术的消毒范围见图 2－18。

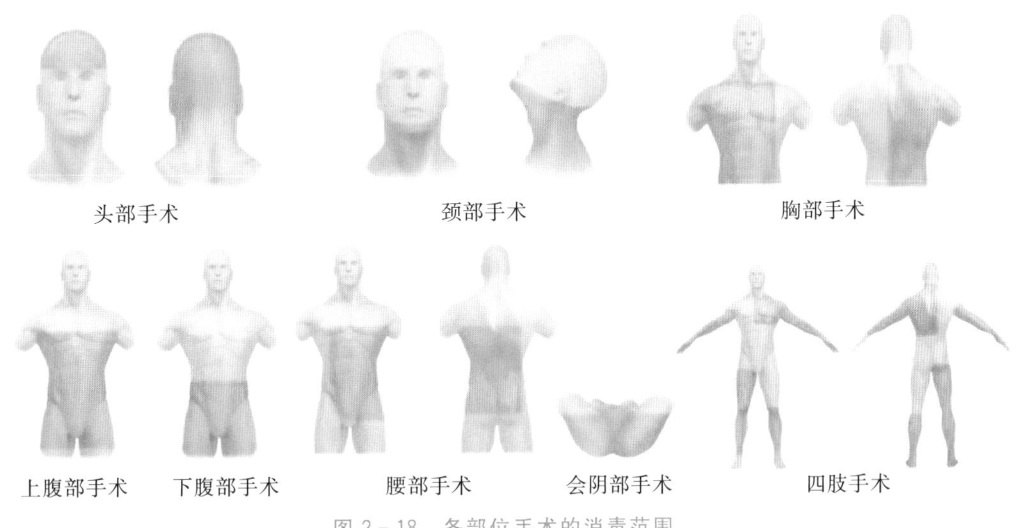


图 2－18　各部位手术的消毒范围

#### 2. 消毒方法

对于无菌切口，应由中心向四周消毒；对于感染病灶或肛门、会阴部手术，则应相反。一般先用 2%～3%碘酒涂擦皮肤，待干后，再用 70%～75%酒精脱碘。一般碘酒和酒精各用 2 或 3 次。因碘酒对皮肤刺激性较大，故小儿皮肤、面颊、肛门、会阴、生殖器及黏膜等处禁用。

此外，还可用碘伏或 0.1%苯扎溴铵(新洁尔灭)涂擦手术野 3 次，无须用酒精脱碘。

3. 注意事项

(1)持消毒钳的手要始终保持高于所夹消毒纱球的平面，防止已污染的消毒液顺器械倒流，污染手部。消毒时要防止将手碰脏，左手不要下垂。

(2)涂擦消毒液要有顺序，相继 2 次要有重叠，防止遗漏。涂过较不洁处的纱球勿再返回清洁处。例如，由切口中心向四周消毒时，涂过四周后，消毒纱球不得再返回涂擦中心处。消毒腹部皮肤时，可先向脐窝中滴数滴消毒液，待皮肤消毒完毕后再擦净脐窝内的消毒液。

(3)用酒精脱碘 2 或 3 次，要擦干净。第 1 次酒精擦拭范围应在碘渍范围之内，最后一次酒精脱碘应超过碘渍区。

(三)手术区铺单

对手术区皮肤消毒后，须铺盖无菌单，以掩盖手术野四周不必要暴露的皮肤及有菌区。进行小手术时，只放 1 块有洞的无菌单即可。对较大的手术，须先铺 4 块小无菌单，然后铺中单，最后铺剖腹单。

手术区消毒、铺单

1. 铺小无菌单

铺盖 4 块小无菌单常由第一助手在手术区皮肤消毒后、穿手术衣戴手套前进行，其顺序是先盖脏侧，后盖净侧或靠近自己的一侧。以腹部手术为例，先盖手术区下方(即会阴部)，再盖对侧或上方，最后盖靠近自己的一侧。对小单先折叠 1/4，使双层部分靠近切口、折叠的部分朝下，对小单交叉的 4 个角用巾钳固定。手术单铺盖后，避免移动，如有必要，则只许由中心向外移。第一助手铺单完毕，双手须再用消毒液浸泡3 min,随后穿手术衣、戴手套、参加手术(图 2-19)。

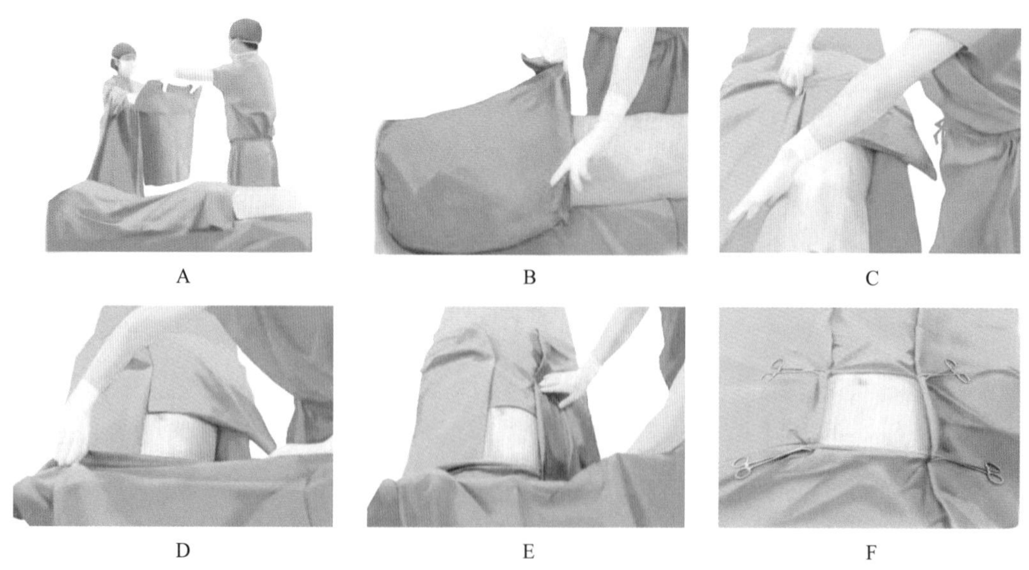


图 2-19 铺无菌巾的程序

2. 铺中单

若为较大的手术，则需铺中单。铺中单时，由穿好手术衣、戴好手套的2位手术人员协同进行，分别将中单置于切口上、下两方。

3. 铺剖腹单(大孔单)

若为较大的手术，则须铺剖腹单。铺剖腹单时，由2人在穿好手术衣、戴好手套后协同进行。先将剖腹单的口对准手术切口部位，然后将折叠的部分向两侧展开，至手术台平面处让剖腹单两侧自然垂下，2人用手夹持剖腹单的同端(上端和下端)，向内翻转，保护手套，防止碰脏，依次向两端同时展开。下端盖住患者足部，上端盖过麻醉头架。两侧和足端部应垂下超过手术台边缘30 cm。铺剖腹单时，应注意保护手套，勿使污染。手不得低于手术台及腰平面，更不可先将剖腹单打开后去对切口。对不同部位的手术，如四肢、头部、颈部手术，铺单的原则基本相同，但具体方法各异(图2-20)。

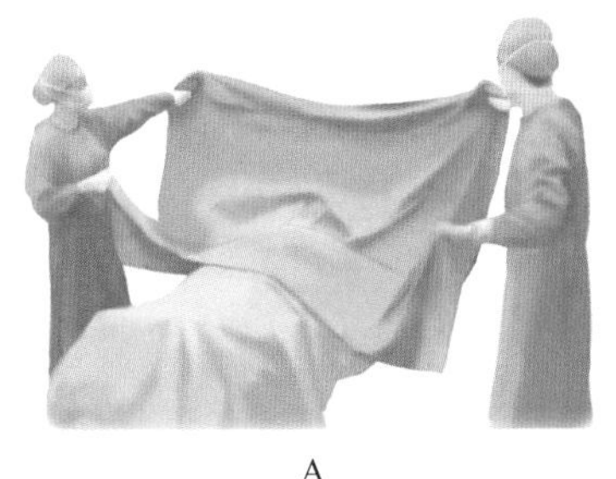
A

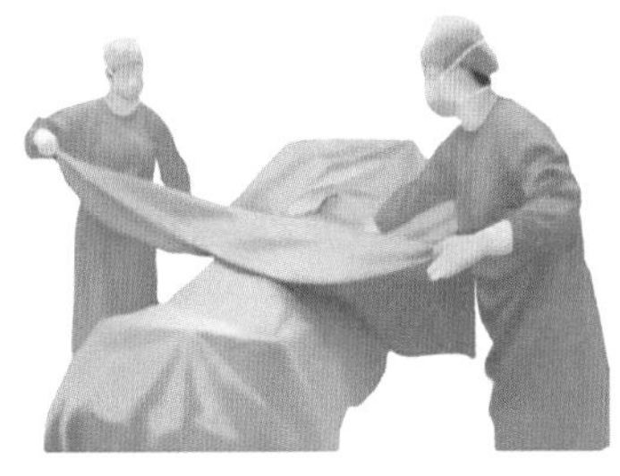
B

图2-20 铺剖腹单

## 四、手术进行中的无菌原则

手术过程中，所有参加手术的人员必须严格按照无菌技术原则操作，否则已建立的无菌环境、已经灭菌的物品及手术区域仍有受到污染、引起伤口或手术区感染的可能，从而导致手术失败。因此，在整个手术的过程中，所有参加手术的人员必须自觉遵守下列无菌技术原则，发现自己或他人违反这些原则时，应立即纠正。

(1)分清有菌区和无菌区，防止污染。手术人员一经“洗手”，手臂即不准再接触未经消毒的物品。穿无菌手术衣和戴无菌手套后，对背部、脐以下和肩部以上均应认为是有菌区，要随时注意不要将已戴无菌手套的手或无菌器械伸到上述区域内，也不要将手下垂或置于腋窝。对手术台和器械台边缘以下部位，虽已铺盖无菌单，也应认为是有菌区，不可用手触及，手术人员两手活动范围仅限于手术台及器械台平面以上、两肩平面以下。凡坠落到手术台平面以下的器械、物品，均不准再用。不可越过手术人员头部或从其背后传递器械或物品。术中头不可过分靠近手术野或与对侧者相碰。尽量少移动位置，如需互换位置时，则应先说明，其中一人后退一步，然后背靠背移动。

(2)如布类物品已湿透，则不能隔离细菌。因此，如手术无菌单及器械台无菌垫单已被浸湿，则必须立即加盖干燥无菌单。如果无菌衣袖被浸湿，则可加戴无菌袖套。对其他原因所致的污染亦做同样处理。当怀疑器械、物品等被污染时，也应更换或重新灭菌后才可使用。

(3)切皮肤前，已戴手套的手勿触摸手术野的皮肤。对较大的无菌切口的两侧皮肤应用无菌单或干纱垫覆盖。用左手固定皮肤时，可以隔着干纱布进行，而不使手指接触皮肤，以免切口及手套被周围皮肤残存的细菌污染。术中如手套破裂或被污染，则应立即更换。

(4)切开及缝合皮肤前，再次消毒皮肤。对切过皮肤的刀应更换或用酒精擦拭后再用。

(5)切开空腔脏器(如胃、肠、胆道)或感染病灶前，应先用纱布保护周围组织；应将用于操作的器械放在另一弯盘内或一块手术单上，不可随意乱放。病灶处理完毕，将纱布及所用器械等一并移除，不得再用；用无菌盐水将手套冲洗干净或更换手套。

(6)巡回人员应随时纠正手术人员帽子和口罩的位置，勿使头发或鼻孔外露。当发现有污染时，应及时指出；手术人员应当愉快接受，不得争辩，应立即采取补救措施。术中，当手术人员头、面、颈部有汗时，巡回人员应主动协助擦汗。可轻叩其背，待其头后转时再擦，以防汗液掉落在手术区内。手术人员不得自己用衣袖或手擦汗、摸眼镜等。

(7)术中少讲话，避免强力呼气、咳嗽和打喷嚏，不得已时，须将头向后转，面向地面。有急性上呼吸道感染或手臂有化脓性病灶者，均不得参加手术。

(8)参观手术者不应太靠近手术人员，应离手术人员或手术台至少 30 cm，也不能站得太高。对手术室内的人数应加以限制；参观手术者应尽量少走动，并须服从手术室相关人员的指挥与管理；不应在几个手术室之间来回参观；不许在参观感染手术后又去参观其他手术室，以防发生交叉感染。

## 第四节　隔离与防护

### 一、穿、脱隔离衣

穿、脱隔离衣

#### (一)目的

(1)保护医务人员，使其免受血液、体液和其他感染性物质的污染。

(2)保护患者，使其免受感染。

#### (二)适应证

(1)接触经接触传播的感染性疾病(如传染病、多重耐药菌感染等)患者时。

(2)对患者实行保护性隔离时，如大面积烧伤、骨髓移植等患者的诊疗、护理时。

(3)可能受到患者血液、体液、分泌物、排泄物喷溅时。

#### (三)禁忌证

无。

#### (四)操作前准备

(1)明确隔离衣的使用指征。

(2)摘去手上的饰品，卷袖过肘(根据需要穿隔离裤、工作鞋)。

(3)评估需隔离的环境条件及物品，选取大小合适的隔离衣，检查隔离衣的完整性，注意有无破损或渗漏等情况。

(4)准备其他物品，如一次性帽子、口罩、洗手液或免洗手消毒剂、无菌擦手巾等。

#### (五)操作步骤

1. 取衣

手持衣领，从衣夹上取下隔离衣，使清洁面朝向自己，将衣服向外折，露出肩袖内口。

2. 穿隔离衣(图 2－21)

(1)一手持衣领，另一手伸入袖内并向上抖，注意勿触及面部。一手将衣领向上拉，使另一手露出来。依次穿好另一袖。

(2)两手持衣领顺边缘由前向后系好领带。

(3)扣好袖口。

(4)从腰部向下约 5 cm 处，自一侧衣缝将隔离衣后身向前拉，见到衣边时捏住，依同法将另一边捏住，两手在背后将两侧衣边对齐，向一侧按压、折叠，以一手按住，另一手将腰带拉至背后，压住折叠处，在背后交叉，回到前面打一活结，系好腰带。

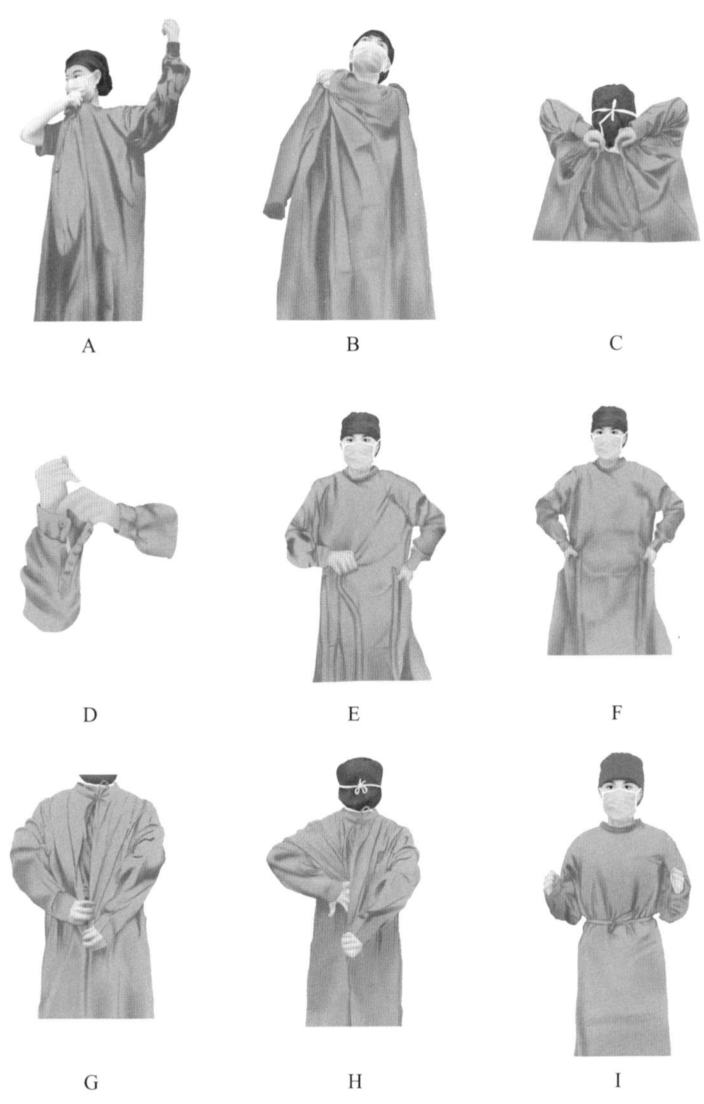


A. 穿左手；B. 穿右手；C. 系领带；D. 系袖口；E. 寻找隔离衣边缘；
F. 用同法寻找另一边衣边；G. 对齐衣边；H. 折叠；I. 系好腰带。

图 2－21　穿隔离衣的操作流程

3. 脱隔离衣(图 2－22)

(1)解开腰带，在前面打一活结。

(2)解开袖口，卷袖过肘，暴露前臂。

(3)消毒双手，按前臂至指尖的顺序刷洗 2 min，用清水冲洗，擦干，或者直接用免洗手消毒剂消毒前臂和双手。

(4)解开衣领。

(5)一手伸入另一侧袖口内，拉下衣袖过手，用遮盖着的手在外面拉下另一衣袖，双臂逐渐退出，脱下隔离衣。

(6)双手持衣领，将隔离衣两边对齐，污染面向外，悬挂于污染区(如果悬挂于半污染区，则污染面向内)。

(7)不再使用时，将脱下的隔离衣污染面向内卷成包裹状，丢至医疗废物容器内或放入回收袋中。

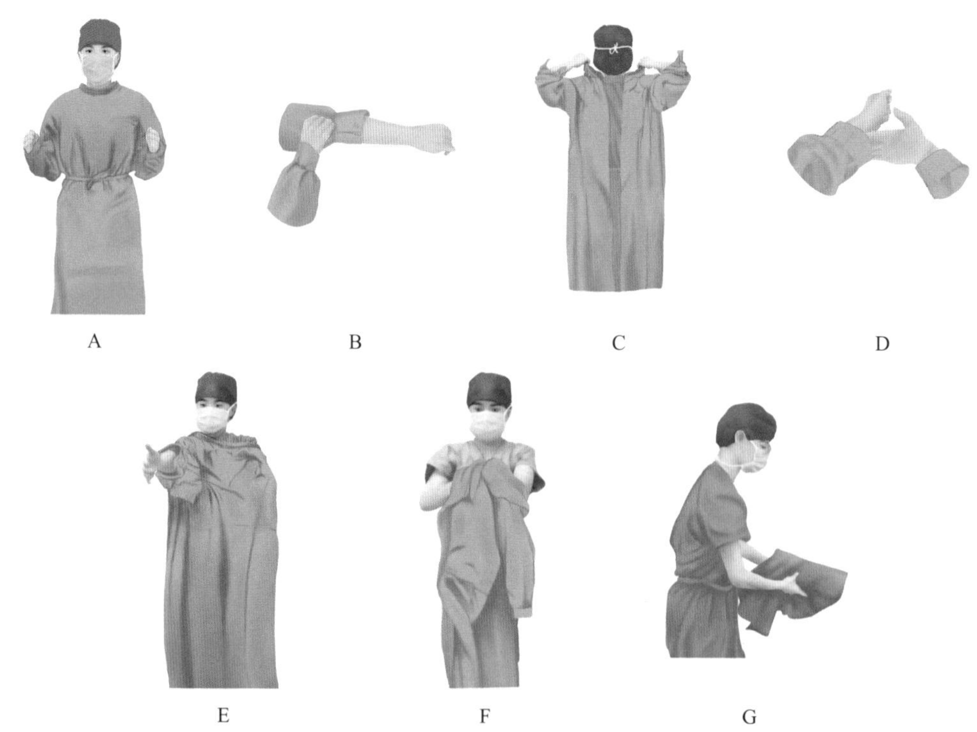


A. 解开腰带；B. 解开袖口；C. 解开领带；D. 脱左手衣袖；E. 脱右手衣袖；F. 两手交替脱下双袖；G. 将污染面向内卷成包裹状，丢至医疗废物容器内或放入回收袋中。

图 2－22　脱隔离衣的操作流程

## (六)操作注意事项

(1)只限在规定区域内穿、脱隔离衣。

(2)穿隔离衣前，应检查其有无潮湿或破损，若有，则应及时更换；穿隔离衣时，勿使衣袖触及面部及衣领；脱隔离衣时，应注意避免污染。

(3)进行直接接触患者的血液、体液、黏膜及不完整皮肤的操作时，应戴手套；一旦手套发生破损，就应及时更换；为艾滋病患者进行相关操作时，应戴双层手套。

(4)当可能发生血液、体液、分泌物、排泄物等喷溅，特别是行气管插管、内镜操作或在手术室内时，应戴防渗透性能高的口罩和护目镜。

## 二、穿、脱防护服

### (一)目的

隔离病菌、有害超细粉尘、酸性溶液、碱性溶液、电磁辐射等，保证人员安全，保持环境清洁。

### (二)适应证

(1)临床医务人员在接触甲类或按甲类传染病管理的传染病患者时。

(2)接触经空气传播或飞沫传播的传染病患者，可能受到患者血液、体液、分泌物、排泄物喷溅时。

(3)接触传播途径未知的新发传染病，传播风险很高的传染病，疑似或确诊SARS、埃博拉出血热、中东呼吸综合征(MERS)、H7N9禽流感等患者时。

### (三)禁忌证

无。

### (四)操作前准备

(1)明确防护服的使用指征。

(2)评估隔离种类及防护用品，检查防护服等有无破损。

(3)准备其他物品，如免洗手消毒剂、医用防护口罩(N95)、一次性帽子、工作衣裤、工作鞋、防护服、护目镜/防护面罩、手套、鞋套、带盖的消毒桶、黄色医疗垃圾袋、医疗废物垃圾桶等。

(4)评估环境，明确区分清洁区、潜在污染区及污染区。

### (五)操作步骤

#### 1. 准备(清洁区)

(1)洗手。

(2)戴医用防护口罩，一手托住口罩外侧面，将口罩紧贴面部，另一手拉下方系带至颈后双耳下，拉上方系带至头顶部，注意防止系带压迫耳朵；塑形；进行气密性测试。如使用过程中口罩被污染或受潮，则应及时更换。

(3)戴一次性帽子，整理帽子，直至头发、耳朵全部被包裹。

(4)如手部皮肤有破损，则应先戴上一副手套。

#### 2. 穿防护服(潜在污染区)

(1)进入潜在污染区。

(2)戴内层手套。

(3)选择大小合适的防护服，注意避免接触地面，检查有效期及完好情况。拉开拉链，先穿下半身，再穿上半身，后戴帽子，拉好拉链、密封条，双人互检。若防护服未能完全贴合面部，则可用胶带辅助固定。使用过程中防护服如破损，则应及时更换。

(4)戴防护目镜或防护面罩，一手托住护目镜，另一手拉系带至头顶部，调整位置，确保皮肤黏膜完全被防护用品遮盖。

(5)穿鞋套。

(6)戴外层手套进入污染区操作。

(7)为患者进行吸痰、气管切开、气管插管等操作时，可能被患者的分泌物或体液喷溅，因此在进行诊疗、护理工作前，应戴防护面罩或全面型呼吸防护器(图 2－23)。

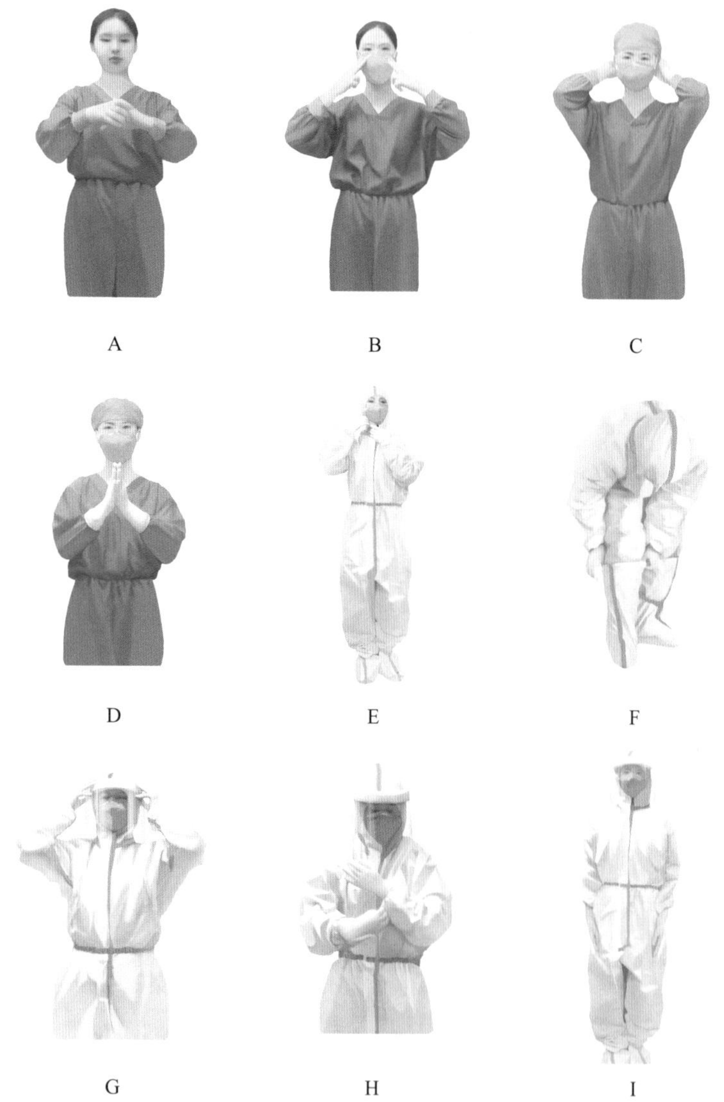

A. 手卫生；B. 戴医用防护口罩；C. 戴帽子；D. 戴内层手套；E. 穿防护服；F. 穿鞋套；G. 戴护目镜或防护面屏；H. 戴外层手套；I. 穿戴完毕。

图 2－23 穿防护服的操作流程

3. 脱防护用品(污染区)

(1)进行手消毒。

(2)2 人间距大于 1 m，由头顶至鞋底以“Z”字形喷洒消毒液，注意喷洒鞋底并避开面部。

(3)脱下外层手套。

（4）进行手消毒。

（5）摘防护目镜或防护面罩：上身稍前倾，闭合双眼，双手提起后方系带并摘下，摘下后，将护目镜或防护面罩置于指定的消毒容器内。全程避免触碰护目镜或防护面罩前侧面。

（6）再次进行手消毒。

4. 脱防护服（污染区）（图2－24）

（1）脱防护服：一手拎住同侧衣领，另一手拉开拉链、摘掉帽子，然后拎另一侧衣领，顺势向外后方边脱边卷起防护服，污染面向内，动作轻缓，全程避免抖动。将内层手套、鞋套一同脱下，全部脱下后，将之放入医疗废物容器中。

（2）进行手消毒。

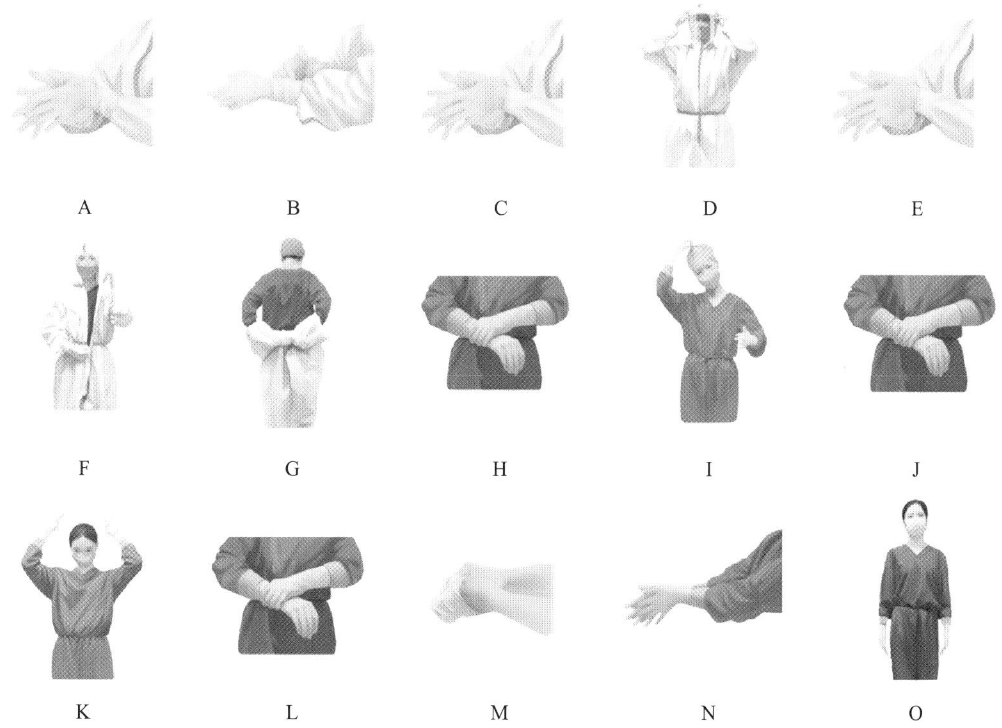


A. 进行手卫生；B. 脱外层手套；C. 进行手卫生；D. 摘护目镜或防护面罩；E. 进行手卫生；F. 解防护服；G. 脱防护服及鞋套；H. 进行手卫生；I. 脱帽子；J. 进行手卫生；K. 脱医用防护口罩；L. 进行手卫生；M. 脱内层手套；N. 进行手卫生；O. 戴外科口罩。

图2－24　脱防护服的操作流程

5. 进入潜在污染区

（1）摘一次性帽子：上身稍前倾，屏息闭眼，提起帽顶，由后向前摘下。

（2）进行手消毒。

（3）摘医用防护口罩：上身稍前倾，屏息闭眼，双手先摘取下方系带，随后再摘取上方系带。全程避免触碰口罩外侧面。

（4）洗手或进行手消毒。

（5）脱去内层手套后，再次进行手消毒。

6. 进入清洁区

进入清洁区，沐浴、更衣后离开清洁区。

(六)操作注意事项

(1)医务人员应经过专门的培训，掌握正确的防护技术，方可进入隔离病区工作。

(2)应严格按照区域流程，在不同的区域穿戴不同的防护用品，离开时按要求摘脱，并正确处理使用后的物品。

(3)医用防护口罩的效能可维持应用6～8 h，若遇污染或潮湿，则应及时更换。

(4)离开隔离区前，应对佩戴的眼镜进行消毒。

(5)当医务人员接触多个同类传染病患者时，可连续应用防护服；接触疑似传染病患者时，应在每两名患者之间更换防护服；当防护服被患者的血液、体液、分泌物或排泄物污染时，应及时更换。

(6)戴医用防护口罩或全面型呼吸防护器后，应进行面部密合性试验。

## 复习思考题

1. 在外科消毒、灭菌方法中，物理灭菌可分______、______、______、______等。

2. 清洁手术区皮肤的消毒，擦拭顺序一般为______涂擦。

3. 外科刷手法一般刷至肘上______cm。

4. 横结肠造瘘术后为患者施行瘘口关闭手术时，对手术区皮肤涂擦消毒剂的顺序是(　　)。

A. 由手术区中心向四周涂擦　　B. 由手术区外周向瘘口周围涂擦

C. 由手术区的上方向下方涂擦　　D. 由手术区的一侧向另一侧涂擦

E. 以上均不对

5. 穿无菌衣和戴无菌手套后，必须保持的无菌地带除双上肢外，还需包括(　　)。

A. 整个胸、腹、背部　　B. 整个颈、胸、腹、背、肩部

C. 腰部以上的前胸和背部　　D. 腰部以上的前胸和侧胸

E. 腰部以下的前胸和背部

6. 在下列有关皮肤消毒的操作中，错误的是(　　)。

A. 禁忌将已接触过污染区的纱布返回涂擦清洁区

B. 消毒感染伤口或肛门时，应由外向内涂擦

C. 消毒范围为切口周围10 cm

D. 有延长切口可能者，消毒范围应适当扩大

E. 由手术区中心部向四周涂擦

7. 简述患者手术区皮肤消毒的注意事项。

8. 简述手术人员手臂消毒后还要戴无菌手套的原因；简述戴无菌手套的要领和要求。

9. 案例分析：患者，男，50岁，处于乙型肝炎活动期。进出该患者的病房前，医务人员应如何穿、脱隔离衣?

# 第三章

# 手术基本操作

外科手术必须通过各种基本操作完成。虽然外科手术的种类、大小及复杂程度各不相同，但手术基本操作是大体相同的。手术基本操作的优劣会直接影响手术的效果。一个良好的手术基本操作除了要有准确、熟练的手术操作技能外，还要使之符合外科解剖、生理及病理改变的要求，使组织损伤、出血及术后后遗症等减轻到最低限度，以服务治疗这一总目标。同时，应明确指出的是，手术基本操作在科学技术飞速发展的今天是不断更新的，对其应加强学习，不断提高。

## 第一节 常用手术器械及使用方法

外科常用
手术器械

手术器械的种类很多，除各专科具有专用器械外，有一部分是任何手术都常用的基本器械。其中常用手术器械(basic surgical instruments)的应用是最广泛的，我们应该正确掌握并反复练习，直至熟练运用这些器械，为步入临床进行外科手术操作奠定基础。

### 一、手术刀

手术刀由刀片、刀柄两部分组合而成。前端刀片部位主要用于切割皮肤等组织；后端刀柄部位主要用于组织的钝性分离。随着对手术刀的改进，电刀、超声刀、激光刀这些同时具备止血功能的新型手术刀也被应用于各种外科手术中。

为适应手术的不同需求，刀片有圆、尖、弯及大小之分(图 3－1)，刀柄也有不同的型号、长短及大小(图 3－2)。进行手术时，应根据实际需要选择合适的刀柄与刀片，并组合安装成手术刀。

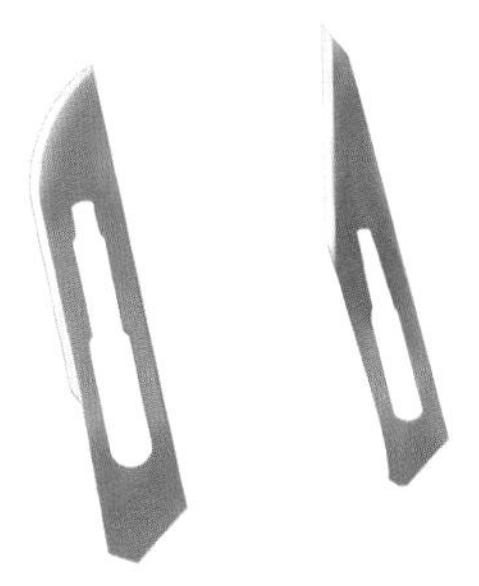

图 3－1　手术刀的刀片

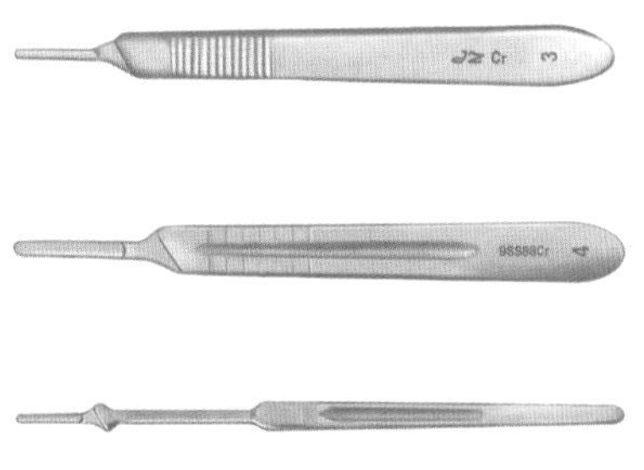

图 3－2　手术刀的刀柄

安装刀片时，用持针器夹持刀片前端背部，使刀片的缺口对准刀柄前端的刀棱，稍用力向后拉动，即可装上(图 3－3)。拆卸刀片时，用持针器夹持刀片尾端背部，稍用力提起刀片，向前推即可卸下(图 3－4)。

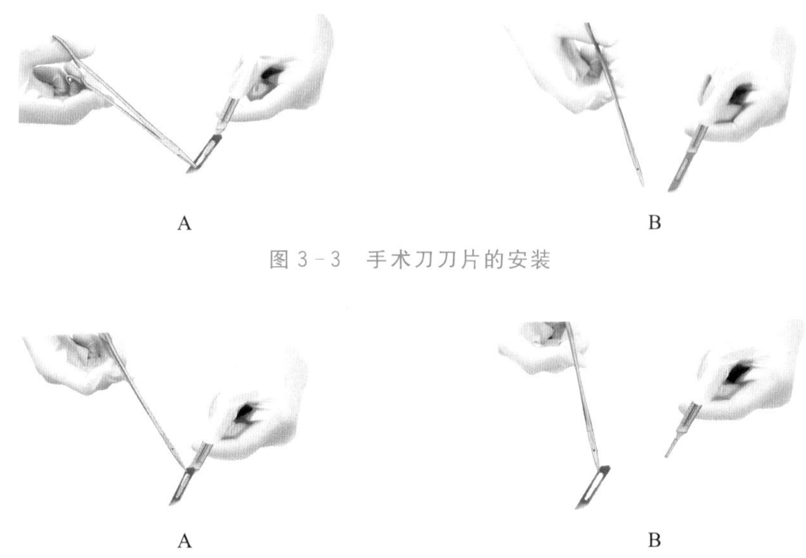

A　　　　B

图 3－3　手术刀刀片的安装

A　　　　B

图 3－4　手术刀刀片的拆卸

手术刀正确的执刀方式有 4 种(图 3－5)。①执弓式：用于切开较长的皮肤及腹直肌前鞘等，力量轻而动作快。②执笔式：用于解剖血管、神经、腹膜和切开短小切口等，动作精细且轻柔。③握持式：用于需较大力量才能切开的切口，如截肢、切开肌腱、切开较长的皮肤切口等。④反挑式：用于切开反向上挑开的小切口，如切开脓肿、气管、血管，以及胆管、输尿管等空腔脏器，有助于损伤深部组织。

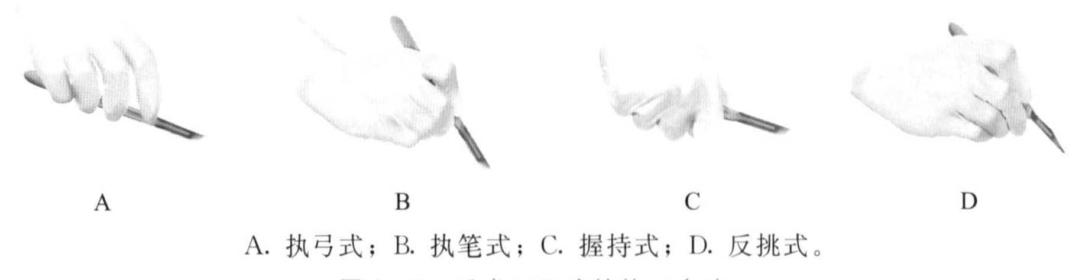

A　　　　B　　　　C　　　　D

A. 执弓式；B. 执笔式；C. 握持式；D. 反挑式。

图 3－5　手术刀正确的执刀方法

传递手术刀时，传递者应握住刀柄与刀片衔接处的背部，将刀柄的尾端送至术者手中，不可将刀刃对着术者传递，以免受伤(图 3－6)。

A　　　　B

图 3－6　传递手术刀

## 二、手术剪

手术剪既可用于剪断皮肤、肌肉等较粗的软组织，也可用于分离组织。根据结构特点，手术剪有尖、钝、直、弯、长、短等各种型号。根据用途可将手术剪分为组织剪、线剪、拆线剪等(图 3－7)。

(1)组织剪：多为弯剪，锐利而精细，用来解剖或分离剪开组织。

(2)线剪：多为直剪，用来剪断缝线、敷料、引流物等。线剪与组织剪的区别在于，组织剪的刃较锐薄，线剪的刃较钝厚。

(3)拆线剪：为一页钝凹、一页直尖的直剪，用于拆除缝线。

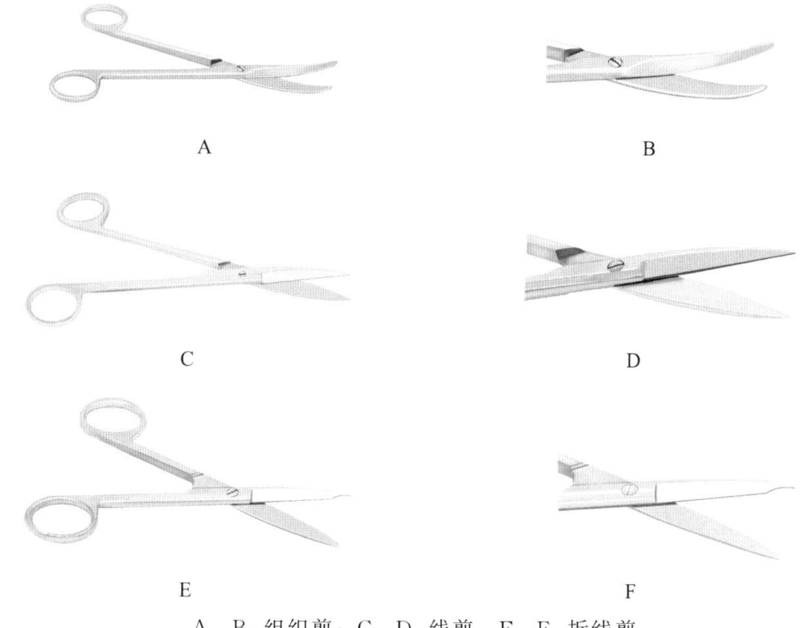


A、B. 组织剪；C、D. 线剪；E、F. 拆线剪。

图 3－7　手术剪

正确的执剪法是拇指和无名指分别伸入剪柄的两环，不宜伸入过深，将中指置于无名指处的剪柄上，将食指前伸到轴结处，这样做有稳定和控制手术剪方向的作用(图 3－8)。对其他有两环的器械(如止血钳、持针器等)，均可使用此法握持。

图 3－8　持手术剪的正确方法

传递手术剪时，传递者应将手术剪的柄递到术者手中。

## 三、血管钳

血管钳主要用于夹持血管和出血点，以达到止血的目的。用于止血时，其尖端应与组织呈垂直方向，夹住血管断端，应尽量少夹附近组织。血管钳分为不同长度和型号，以适应不同性质的手术和部位的需要。常见的血管钳有弯血管钳(kelly clamp)、直血管钳(straight clamp)、有齿血管钳(kocher's clamp)、蚊式血管钳(mosquito clamp)等。

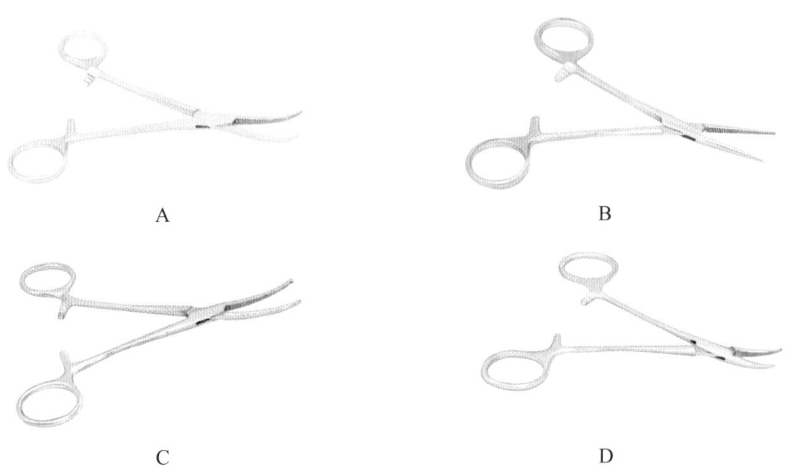


A. 弯血管钳；B. 直血管钳；C. 有齿血管钳；D. 蚊式血管钳。

图 3-9 常见的血管钳

弯血管钳主要用以夹持深部组织或内脏血管，有长、短 2 种。直血管钳主要用以夹持浅层组织，协助拔针等。有齿血管钳(有齿直钳)主要用以夹持较厚的组织及易滑脱组织(如肠系膜、大网膜等内的血管)，前端齿可防止滑脱，但不能用于皮下止血。蚊式血管钳为细小精巧的血管钳，有直、弯 2 种，主要用于脏器、面部及整形等手术的止血，不宜用于大块组织的钳夹。

血管钳的持执方法与手术剪的相似，但放开时用拇指和食指持住血管钳的一个环口，用中指和无名指挡住血管钳的另一个环口，将拇指和无名指轻轻用力对顶即可。

注意事项：不得用血管钳夹持皮肤、肠管等，以免造成组织坏死；止血时，应检查锁扣是否失灵；有时钳柄会自动松开，造成出血，应警惕；使用血管钳前，应检查其前端横行齿槽两页是否吻合，不吻合者不得使用，以防止血管钳夹持组织时出现滑脱。

传递血管钳时，术者掌心向上，拇指外展，其余 4 指并拢、伸直，传递者握血管钳前端，用柄环端轻敲术者手掌，传递至术者手中。

## 四、手术镊

手术镊主要用于夹持和提起组织，以便于分离及缝合，也可用于夹持缝针及敷料等。手术镊可分为无齿镊(smooth forceps)和有齿镊(teeth forceps)两类(图 3-10)。

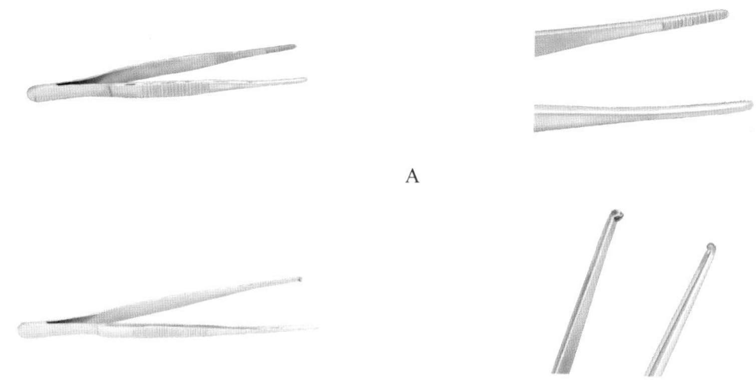

A. 无齿镊；B. 有齿镊。

图 3-10 常见的手术镊

无齿镊又称平镊或敷料镊，其尖端无钩齿，主要用于夹持脆弱的组织、脏器及敷料等。进行浅部操作时用短镊，进行深部操作时用长镊。尖头平镊对组织损伤较轻，主要在血管、神经手术中使用。

有齿镊又称组织镊，其尖端有齿，齿又分为粗齿与细齿，夹持牢固，会对组织有一定的损伤。粗齿镊主要用于夹持较硬的组织，损伤性较大；细齿镊主要在精细手术(如肌腱缝合、整形手术等)中使用。

手术镊的正确持执方法：用左手拇指对食指与中指，执二镊角中上部(图 3-11)。

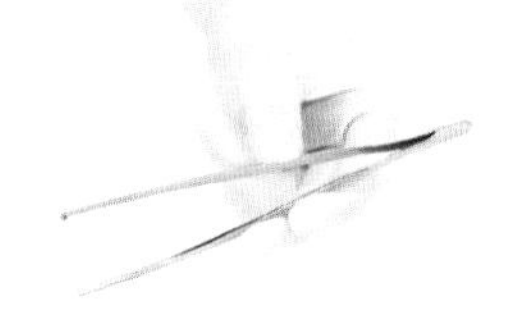

图 3-11 手术镊的正确持执方法

## 五、持针器

持针器主要用于夹持缝针，缝合各种组织，有时也用于器械打结(图 3-12)。

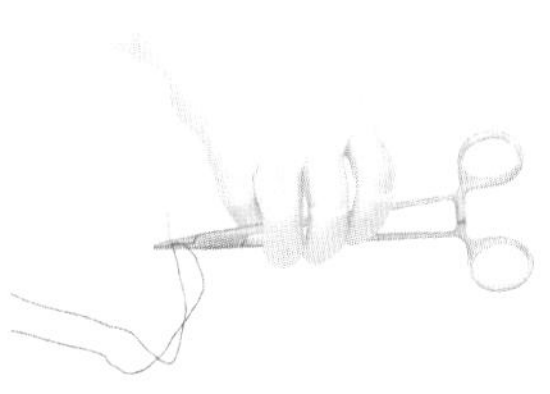

图 3-12 持针器

用持针器夹持缝针时，以持针器的尖端夹住缝针的中后 1/3 交界为宜，多数情况下夹持的针尖应向左，特殊情况下可向右。缝线应重叠 1/3，且应将缝线绕重叠部分也放于针眼内，以便于操作(图 3-13)。

常用的持针器夹针方法有以下几种。①掌握法：即用手掌握拿持针器。此方法缝合稳健，容易改变缝针的方向，缝合顺利，操作方便(图 3-14)。②指套法：为传统方法，将拇指、无名指套入环内，以手指活动的力量控制持针器的开闭，并控制其张开与合拢时的动作范围(图 3-15)。③掌指法：将拇指套入环内，将食指压在持针器的前半部，做支撑引导，将其余 3 指压环固定在手掌中，拇指可上下开闭活动，控制持针器的张开与合拢(图 3-16)。

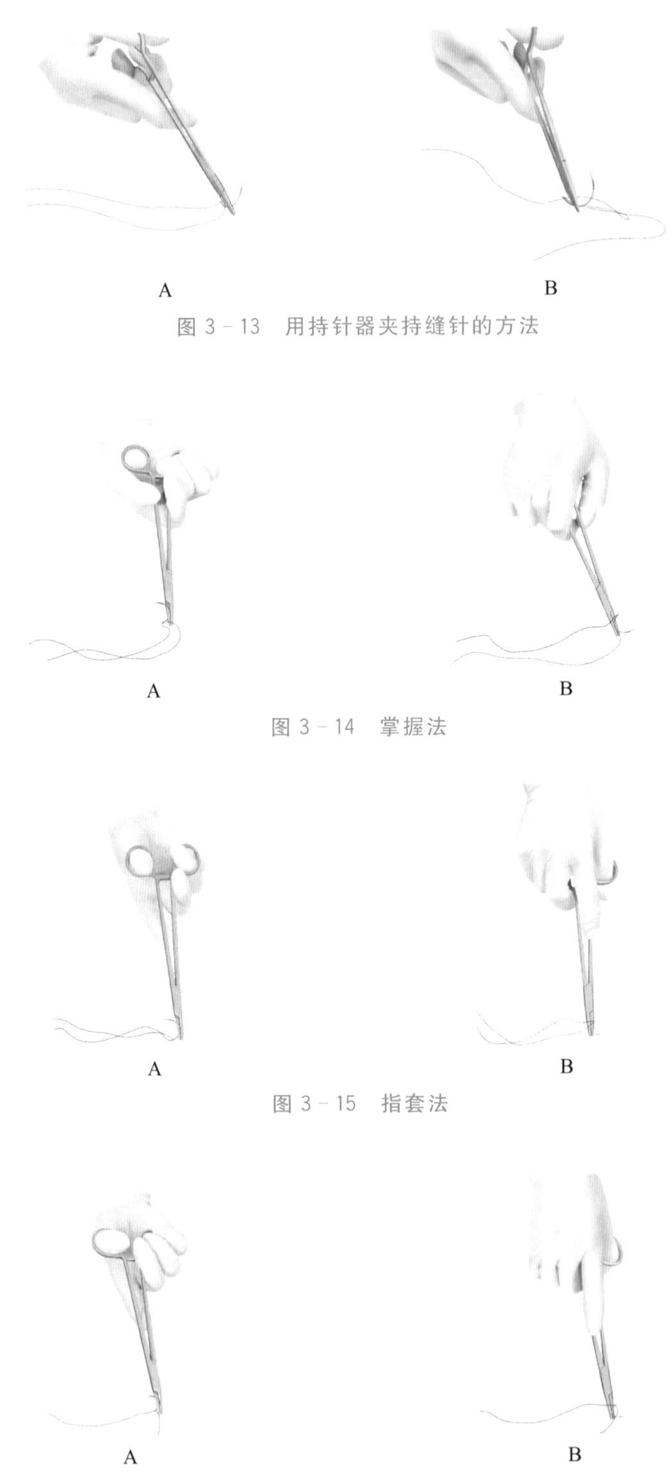


图 3-13 用持针器夹持缝针的方法

图 3-14 掌握法

图 3-15 指套法

图 3-16 掌指法

传递持针器时，传递者用右手捏住持针器中部，使针尖向上，将柄端递给术者（图 3-17）。

A B

图 3－17 传递持针器的方法

## 六、海绵钳

海绵钳又称持物钳，可分为有横纹的海绵绀与无横纹的海绵钳 2 种(图 3－18)。有横纹的海绵钳既可用于夹持、传递已消毒的器械、缝针、缝线、敷料和引流管等，也可用于钳夹蘸有消毒液的纱布，做皮肤消毒或深部伤口拭血等。无横纹的海绵钳主要用于夹持内脏，协助暴露。

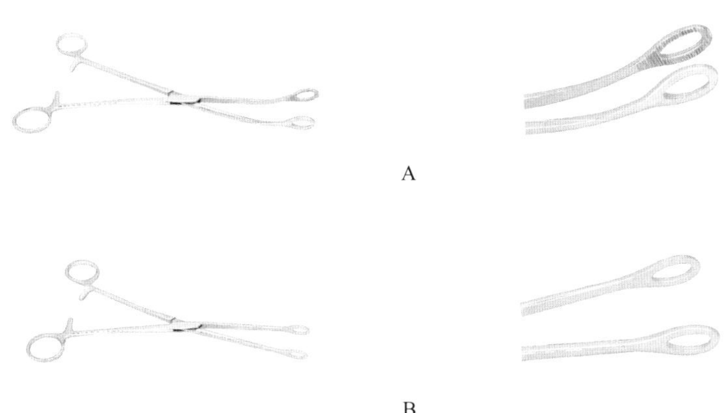

A

B

A. 有横纹的海绵钳；B. 无横纹的海绵钳。

图 3－18 海绵钳

## 七、组织钳

组织钳又称鼠齿钳(图 3－19)，对组织的压迫较血管钳轻，不易滑脱，一般用以夹持皮肤、筋膜、肌肉、腹膜或肿瘤被膜，以利于手术顺利进行。用组织钳牵拉皮肤时，应夹在紧贴皮肤的皮下组织上，以免造成皮肤坏死。组织钳不能用于夹持或牵拉内脏、神经、血管等脆弱组织。

## 八、巾钳

巾钳主要用于固定手术切口周围铺盖的手术巾。使用巾钳时，应注意勿夹伤正常皮肤组织(图 3－20)。

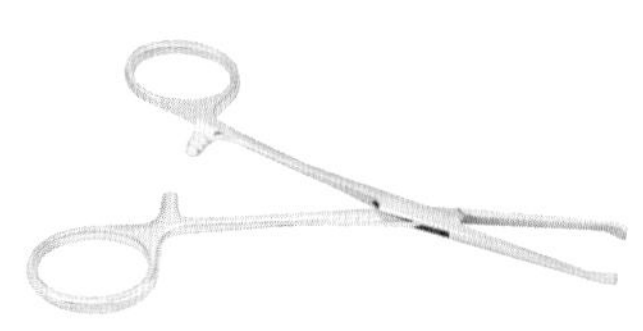

图 3-19　组织钳

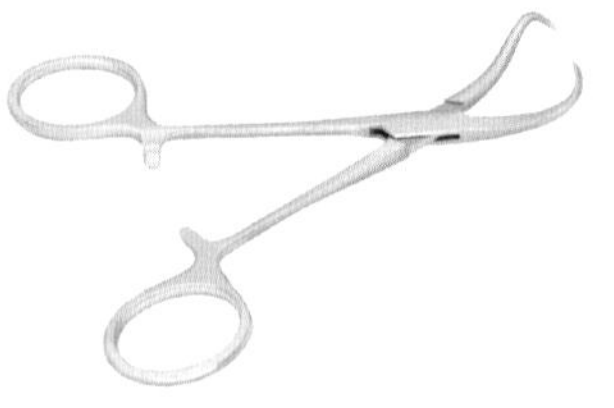

图 3-20　巾钳

## 九、肠钳

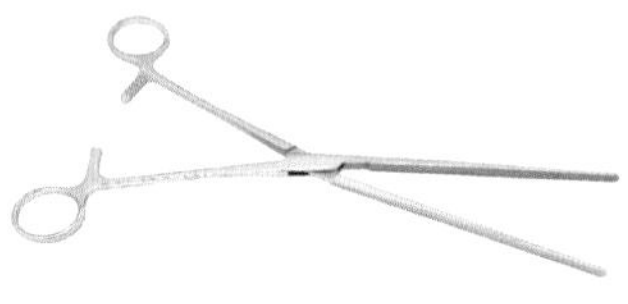

图 3-21　肠钳

肠钳主要用于夹持肠管，其两臂薄而长，弹性好，对组织损伤小，使用肠钳时，可外套乳胶管，以进一步减少其对肠壁的损伤(图 3-21)。注意：用肠钳吻合肠管时，只能夹肠管，而不能夹肠系膜，且只能上一个齿！

## 十、拉钩

拉钩又称牵开器，是显露手术野时必须用到的手术器械。

常用的拉钩有以下 4 种(图 3-22)。①甲状腺拉钩：为平钩状，既常用于甲状腺部位的牵拉暴露，也常用于腹部手术中做腹壁切开时的皮肤、肌肉牵拉。②S 拉钩：为一种如“S”状的腹腔深部拉钩。使用 S 拉钩时，应用纱垫将拉钩与组织隔开，拉力应均匀，不应突然用力或用力过大，以免损伤组织，正确持 S 拉钩的方法是掌心向上。③皮肤拉钩：为耙状牵开器，用于浅部手术的皮肤拉开。④腹腔拉钩：为较宽大的平滑钩，用于腹腔较大手术的拉开。

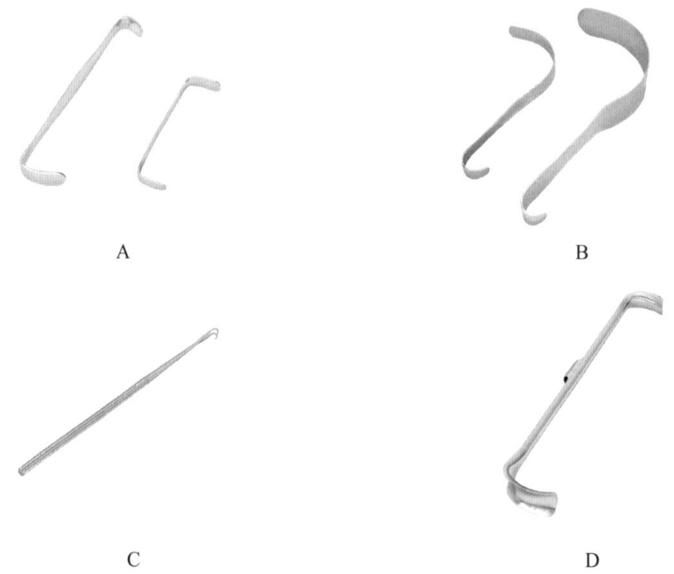


A. 甲状腺拉钩；B. S 拉钩；C. 皮肤拉钩；D. 腹腔拉钩。

图 3-22　常用拉钩

## 十一、缝针

缝针是用于缝合各种组织的基本器械。它由3个基本部分组成，即针尖、针体和针眼(图3-23)。目前常用的缝针有三角针、圆针和无损伤缝针3种。三角针前半部为三棱形，较锋利，用于缝合皮肤、软骨、韧带等坚韧组织，损伤性较大。圆针损伤虽小，但穿透力弱，常用于缝合胃肠、腹膜、血管等阻力较小的组织。无损伤缝针是将缝线嵌入针尾的开槽内并压固而成，针体平滑圆顺，缝合中既可降低医生工作的难度，也可减轻患者痛苦，常用于缝合内脏、软组织、皮肤等(图3-24)。

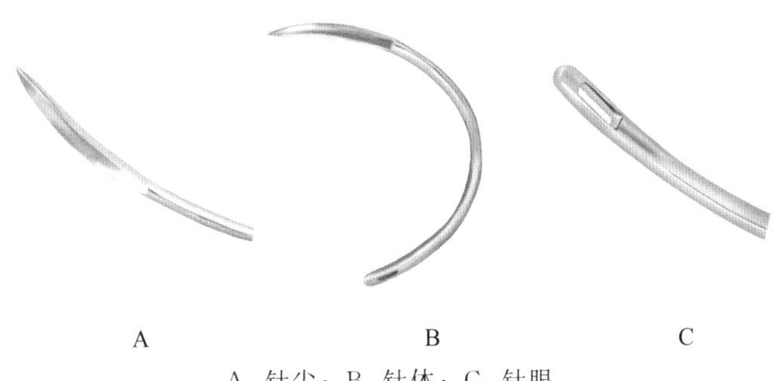


A. 针尖；B. 针体；C. 针眼。

图3-23 缝针及其组成部分(以三角针为例)

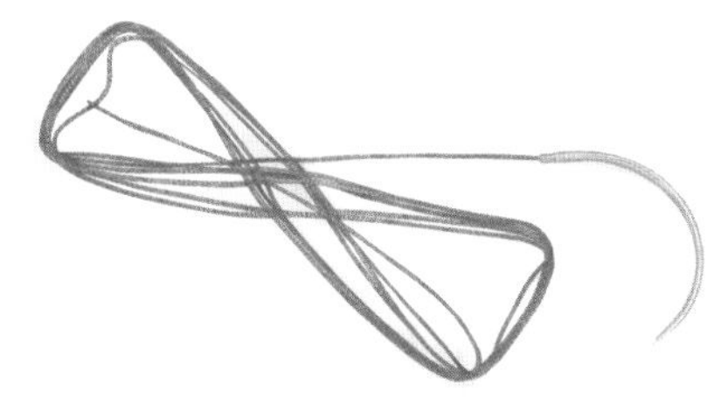

图3-24 无损伤缝针

手术器械是外科医生双手的延伸，只有正确选择手术器械，熟练掌握使用方法，才能在手术过程中达到事半功倍的效果。

# 第二节 切开、分离、手术野的显露和切口保护

## 一、切开

### (一)切开的基本原则

(1)显露好：切口应尽量接近病变部位，切口的位置和方向应便于延长扩大。

(2)损伤小：切开时，应尽量减少对组织的损伤，尤其是减少对重要血管和神经的损伤，对肌肉也应尽可能不切开。

(3)不影响美容和功能：浅部切口最好能与皮肤张力线平行(图3-25)，在面、颈等外露部位更重要，不仅缝合时张力小，愈合后瘢痕也不明显；在某些部位，还应考

虑瘢痕容易被衣领和毛发覆盖的问题；切口勿在负重部位，以免活动时引起疼痛；切口勿纵行越过关节，以免术后因瘢痕收缩而影响活动；在上述部位常用横行、“S”形或“Z”形切口。

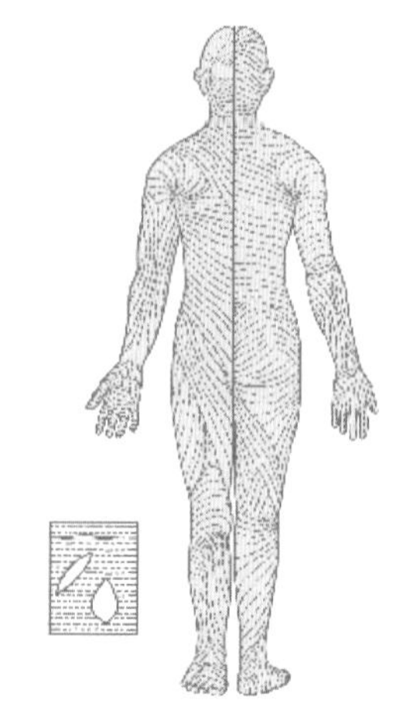

图 3-25 皮纹（皮肤张力线）

### （二）皮肤、皮下组织切开

切开皮肤时，刀片必须与皮肤平面垂直，避免倾斜；对皮肤、皮下组织，应在同一深度全层切开。先将刀柄向上抬起，用刀刃尖部切开皮肤全层，逐渐将手术刀放平至与皮肤呈 30°～45°，用刀刃圆凸部切开皮肤，直至切口末端，将刀柄抬高，用刀刃尖部结束切开（图 3-26）。切开皮肤时，要做到方向准确、用力稳定，力求一次切开皮肤全层，深浅均匀一致，避免多次切割。

做较长的切口时，术者与助手各以其手掌将预定的切口两侧皮肤按压固定，可在手掌下面垫纱布或吸水巾，然后在其间切开；做短小的切口时，术者以左手拇指及食指将切口皮肤向两侧按压，在两指间切开（图 3-27）。

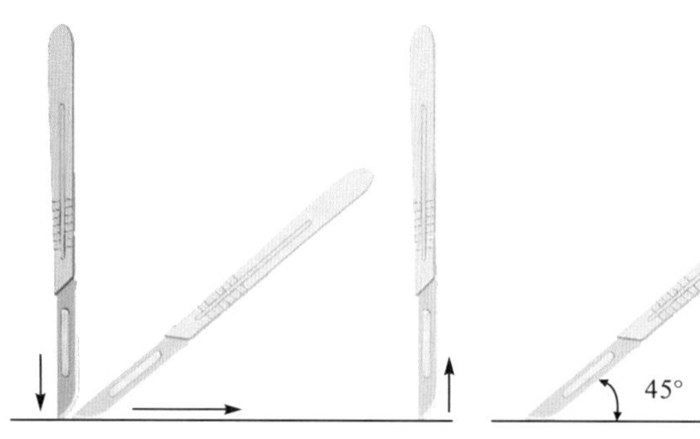


图 3-26 切开皮肤的下刀方法

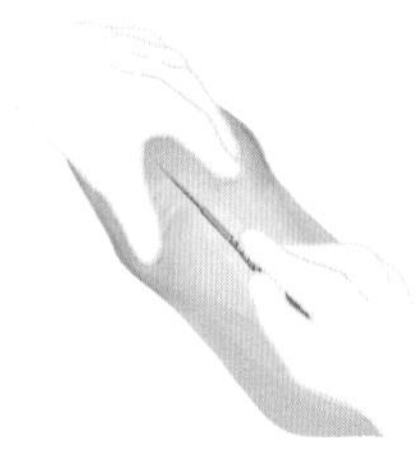

图 3-27 切开皮肤前绷紧皮肤

### （三）筋膜、腱鞘切开

切开筋膜、腱鞘时，应尽可能沿其纤维方向切开。一般可先切一小口，再将组织剪伸入其深面，张开剪刀，使之与深部组织钝性分离并剪开（图 3-28）。如果切开处筋膜、腱鞘下间隙较窄，则切开小口后可伸入弯钳进行分离，然后用刀或剪扩大切口。

### （四）肌层切开

当手术入路通过肌层时，如能顺其肌束或纤维的方向进行钝性分离，则可减少出血，也有利于愈合。然而，许多手术必须切断肌肉方能到达深部，对此组织必要时也可以切断，对出血点可通过结扎或缝扎止血。电刀切割可以减少出血。有时可用 2 把有齿血管钳夹住肌束，在两钳之间切断，然后结扎或缝扎肌肉断端。

### （五）腹膜、胸膜、硬脑膜切开

当组织达腹膜时，应注意防止损伤其深部结构，可先做一小切口，将组织剪伸入其深面，分离腹膜、胸膜、硬脑膜与深部组织，再将食指与中指伸入腹膜、胸膜、硬脑膜内部，指引组织剪剪开腹膜、胸膜、硬脑膜。

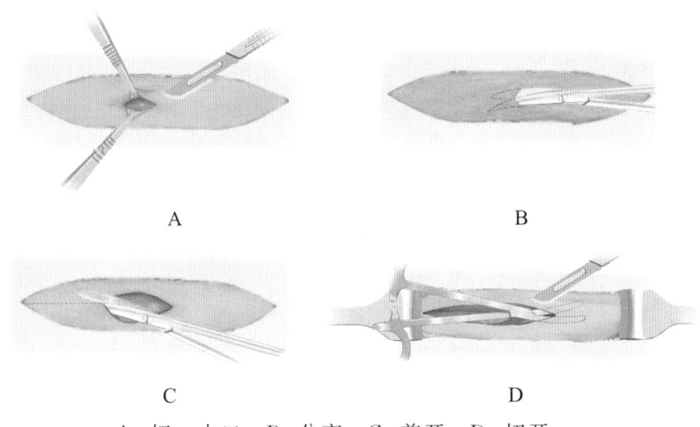


A. 切一小口；B. 分离；C. 剪开；D. 切开。

图 3－28　切开筋膜

#### (六)切开的注意事项

(1)对切口必须按解剖层次切开。

(2)进刀和出刀时，刀与皮肤应呈 90°，切开进行中可采用 45°，以实现两端和中间深度的一致，避免切口呈舟状或漏斗状。

(3)在手术操作过程中，应避免手套与皮肤接触。必要时，可借助已铺好的消毒巾或手持干纱布将两者隔离，以免手套被污染并将污染物带到手术野内。

(4)切开腹膜、胸膜、硬脑膜时，应注意防止损伤其深部结构。

(5)切开胸、腹壁真皮以下各层组织时，均可用电刀逐层切开，以减少出血或避免结扎线结在切口内。

### 二、分离

组织的分离是指对各种正常及病理组织分离的方法。根据局部解剖和病理改变情况，可选择锐性分离或钝性分离。实际情况是，术中经常 2 种方法结合使用，以达到显露、游离、切除等目的。因分离与解剖关系密切，故又称为解剖学分离。

解剖学分离应在正常组织层次中进行，即做到手术层次清楚、逐层剖入。为此，首先应熟悉局部解剖，具有明确的解剖概念，这是保证手术效果的基础；其次是手术者与助手要相互配合，做好组织牵引，这样才能显露组织间的潜在间隙，从而沿间隙解剖分离，起到事半功倍的作用，使手术顺利进行。

#### (一)锐性分离

锐性分离是利用手术刀和手术剪在直视下进行切割，将较密的组织切开的方法。动作要求准确、精细，一般应在直视下进行。当用手术刀分离时，先将两侧组织拉开，使其紧张，继之用刀刃沿组织间隙做垂直的、短距离的切割；当用手术剪分离时，先将手术剪的尖部伸入组织间隙，继之张开剪刀柄，然后将其剪开。锐性分离切缘越整齐，对组织的损伤就越小。

#### (二)钝性分离

钝性分离常用于正常肌肉、筋膜、疏松结缔组织的分离，主要用血管钳进行，也可用手术刀柄、手指、手术剪背、骨膜剥离器等进行。此方法是将钝性手术器械或手指插入组织间隙内，用适当的力量推开、撑开周围组织，比较安全，但对组织损伤较大。有时，钝性分离可在非直视下进行，但应防止粗暴撕破邻近组织。

无论何种分离方法，均应避免做过多的不必要的分离。应减少对皮肤与深筋膜的分离或对筋膜与肌肉的分离，应尽可能沿筋膜或肌纤维走行方向进行，以保持每类结构的血液供应，保护神经功能。应力求避免形成潜在的无效腔或间隙，以免因渗出液或血液积存而发生感染。必须指出的是，分离方法与病变性质密切相关。如病变组织与周围组织粘连致密，为防止过多损伤，或行恶性肿瘤根治术时，为避免瘤细胞转移播散，则应尽可能采用锐性分离的方法。

在术中常交替和结合使用上述 2 种分离方法，但无论使用哪种方法，均应防止因粗暴和意外而导致的损伤，且应注意使手术野有充分、良好的显露，以便清楚地看到手术区的解剖关系，采取必要措施以保护伤口，避免因长时间暴露而导致干燥、坏死。

## 三、手术野的显露和切口保护

### (一)手术野的显露

手术野的良好显露，除依赖于合适的体位及切口外，还依赖于创钩对创缘的牵引。创钩的形式有多种。使用创钩时，先由手术者或第一助手将之置于切口内，再由第一助手、第二助手或第三助手依手术者所要求的方向、力量及部位持握，并随时依其需要变动位置。无须持续牵引时，牵引者可间断休息，以免过久压迫创缘，引起组织缺血，同时可避免牵引者过度疲劳。对某些特殊部位因显露而不宜用创钩的，可选用其他方法，如对皮瓣可用尖锐的皮钩或用缝线穿过皮下组织牵引。在体腔内进行手术时，可用大纱布将有碍显露的脏器推开，再以创钩压持。

### (二)进行手术时对切口的保护

在手术过程中，应尽力保持切口的最小暴露面积，对不必要暴露的部分应随时用湿纱布或手术单掩盖，以免造成过多的体液蒸发，减少意外损伤，防止污染扩散。对较大的无菌切口的皮下组织进行止血、结扎后，应用组织钳或缝合法将干纱布或无菌单与皮下组织固定，翻转覆盖皮肤，防止切口两侧皮肤残余的细菌污染切口。近年来，临床上多使用手术贴膜粘贴切口区域，这样更为简便、有效。在手术(如胃肠道手术)过程中预计有污染可能的，应在整个手术野四周用无菌单掩盖，以便污染后移除。进行大面积扩创术，切除一部分污染组织后，即应用湿纱布掩盖，以便在进行另一部分清创时不再被污染。不可将在手术进行中污染的器械及敷料再用于清洁处，用毕，即应将之全部置于弯盘中并移开。当预计手术野内可能有污染的液体外溢时，可预置吸引器于一旁，以便随时抽吸。当手术将近完毕时，对浅部切口尽可能用温生理盐水冲洗，以清除残余的组织碎片、血块、液化的脂肪或落于创面的细菌及异物等。

# 第三节　止　血

在组织被切开、分离、切除等过程中，手术切口必然会发生不同程度的出血，手术野积存的血液不仅会妨碍手术野的清晰度，使组织分辨不清，增加手术困难，而且容易引发继发损伤。若对大量出血未及时制止，则可导致患者失血量增加，引起血压下降，引发休克，严重者可导致死亡，因此，术中应迅速而彻底地止血，以减少失血量，保持手术野清晰。如止血不完善，则缝合的切口中就会有大量积血，形成血肿，易导致感染甚至脓肿，使切口愈合不良或者切口裂开。手术者应熟练掌握各种止血方法。常用的止血方法有以下几种。

## 一、结扎止血法

结扎止血法是术中最常用、最主要的止血方法。对凡能看清明显出血点的出血都可使用此方法止血。结扎止血法有单纯结扎、缝合结扎、双重结扎 3 种，尤以前者最常用。

### （一）单纯结扎

单纯结扎（图 3 - 29）：指缝线绕过血管后打结进行的结扎，适用于一般小血管出血的止血。对较大血管出血进行止血时，可在其近心端采用 2 个单纯结扎，即在单纯结扎的远端再加 1 个单纯结扎。止血时，首先用纱布吸尽积血，看清出血部位，随即迅速、准确地用血管钳垂直夹住出血点，然后用细丝线结扎。钳夹时，应尽量少夹出血点周围组织，以减少不必要的损伤，否则易增加继发感染的机会。当结扎用血管钳夹住的出血点时，先由助手提起血管钳柄，使之直立，绕过结扎线后，将血管钳放平，钳尖上翘，待收紧第 1 单结时，助手即松开血管钳，松钳的同时，继续收紧结扎线，不要停顿，即松钳后应继续将第 1 单结进一步收紧，再打第 1 单结。打第 1 单结时，拉线方向应与线结的绕行方向一致，否则结扎线易断且易形成滑结；应使两手拉线的着力点与结扎点在一条直线上，并使结扎点保持原位，不因结扎而被撕脱。打第 2 单结时，有时会发生第 1 单结松脱的情况，其多由第 1 单结未收紧、组织张力过大，或打结过程中过度牵拉一根线头，将第 1 单结拉松所致。为防止其松脱，除注意收紧第 1 单结外，打第 2 单结时，两手拉线的力量应基本相同（两线都放松或都保持紧张），避免只拉紧一根线头，使其松脱或形成滑结。必要时，也可由助手用血管钳轻夹第 1 单结处，待第 2 单结收紧至第 1 单结时，再松开血管钳。

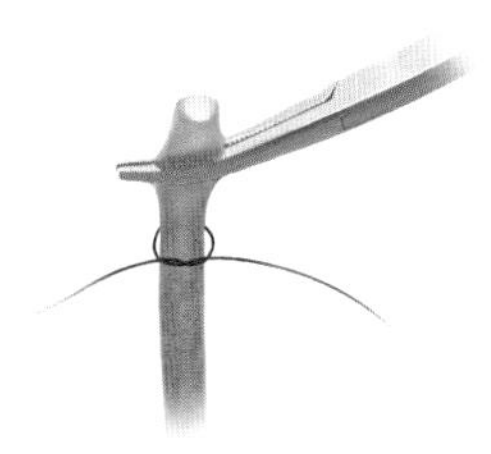

图 3 - 29 单纯结扎

当意外、突然发生大量出血时，切忌慌乱，更不要在看不清出血点的血泊中盲目钳夹，以免损伤更大的血管，导致更多的出血，或造成重要组织损伤。应首先用手指或纱布暂时压迫出血的血管，用吸引器或纱布吸尽积血，然后看清出血部位和性质，找到出血点，再用血管钳夹住出血点并结扎。对已显露出的血管，可先用血管钳分离，夹住血管两端，在 2 把血管钳之间切断，然后用线结扎血管断端。也可先引过结扎线，结扎血管两端，再从中切断。切除器官时，常用该方法处理其主要血管，这样可使出血量显著减少，从而使手术野保持清晰。

### （二）缝合结扎

缝合结扎（图 3 - 30）：又称贯穿结扎，用于单纯结扎有困难、结扎线容易滑脱，或是较重要部位、较大血管的止血。其止血效果更为可靠。具体方法是将缝线用缝针穿过血管周围组织，绕过一侧，再绕过另一侧打结，或在绕过一侧后，再穿过血管周围组织，于另一侧打结（双贯穿缝合法）。这种方法因结扎线固定于血管旁的组织中而不易滑脱，比较安全可靠。

### (三)双重结扎

双重结扎(图 3-31)：指将缝合结扎与单纯结扎合并应用的方法，如结扎大血管近心端时，先做 1 个缝合结扎，再于其远端做 1 个单纯结扎。

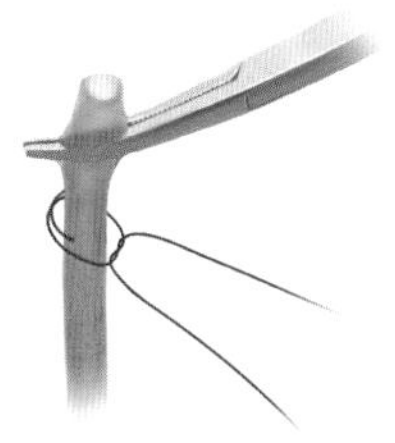

图 3-30　缝合结扎

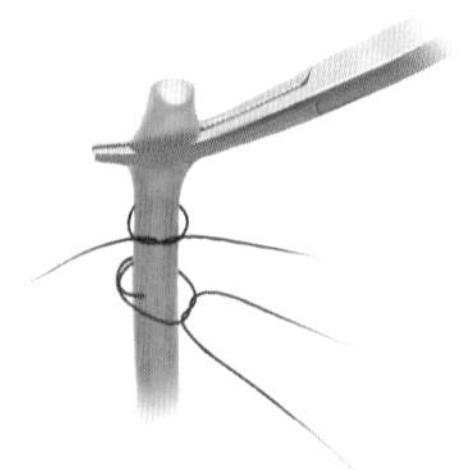

图 3-31　双重结扎

## 二、压迫止血法

该方法亦是术中比较常用的止血方法，适用于毛细血管渗血或小血管出血的止血，如凝血功能正常，则压迫后多可使出血停止，这样可避免使用止血钳，减少组织损伤，同时也减少了对结扎线(异物)的使用。对无明显出血点的毛细血管渗血创面，可用干纱布或热盐水纱布(盐水温度为 50～60 ℃)压迫止血。注意千万不可用纱布擦拭，应将纱布放下轻压，固定在原处 5 min，然后在垂直方向上移去。否则不但不能止血，反而会损伤组织，加重出血。有时深部组织(如肝脏、子宫腔等)血管损伤，一时找不到出血点，如肝脏损伤，特别是在损伤严重、组织形态已发生损毁，缝合有困难，或即使缝合后仍有出血，或因患者情况危急，不宜立即对显露出血的血管进行处理时，可用纱布等物填塞于出血部位(图 3-32)，暂时压迫止血。填塞时，应注意勿留无效腔且保持一定压力，并记录填塞物的数目，还应注意将填塞物的尾部置于体外，以便于日后取出。待患者情况好转后，再找出破裂血管给予进一步处理，或在 3～5 d 后，最晚不超过 7 d，待填塞的纱布逐步松动后将之取出。若取出过早，则可能造成再度出血；若取出过晚，则易导致感染。应特别注意的是，取出纱布时，应做好处理再次出血的一切准备工作。

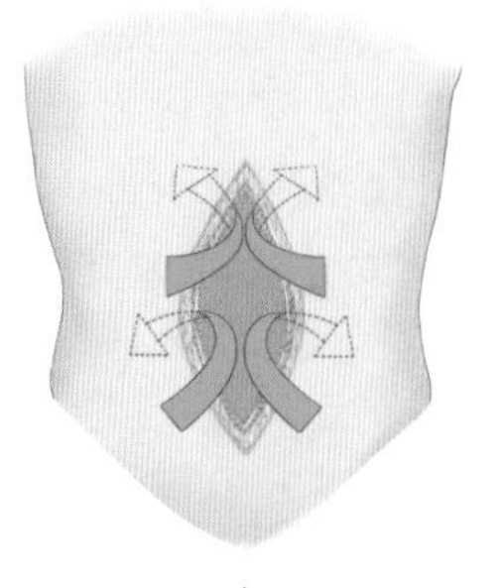

A　　　　B

A. 体腔填塞法；B. 深部组织填塞法。

图 3-32　压迫止血法

## 三、电凝止血法

电凝止血法是利用电凝器产生的高频电流使出血点处的组织产热凝固，以达到止血目的的方法(图3-33)，常用于浅部、较广泛的小出血点的止血，如切除巨大肿瘤时的止血等。其使用方法是，先用血管钳夹住出血点，再用电凝器头接触血管钳柄进行止血，也可用电凝器直接接触出血点止血，但不要接触出血点以外的其他组织，以避免烧伤其他组织。该方法的优点为止血迅速、可缩短手术时间、减少创口内存留的结扎线结。该方法的缺点有止血效果不完全可靠，电凝可使组织发生坏死，手术后反应较大，有时凝固组织脱落后可再次发生出血，当患者凝血功能不佳时，止血效果较差；如果安装或使用不当，则可灼伤患者和手术人员；手术室空气中如有高浓度易燃麻醉剂(如乙醚)存在，则电凝产生的火花可能会引起爆炸。因此，使用该方法时，应注意检查设备有无故障、手术室内有无易燃物，安置好患者身后的电极板，以防发生电流回路障碍和烧伤等，并应随时擦净电刀前端的血痂，使其不发生导电障碍。禁止将该方法用于大血管出血的止血，以免因损伤血管而导致大出血。对空腔脏器和皮肤止血时，也不宜使用该方法，以免因脏器和皮肤坏死而产生并发症。使用电凝止血时，应调整好电流强度，掌握好电凝时间，进行电灼前，用纱布吸干出血点周围的积血，并防止电凝器头接触出血点以外的组织，以保证电凝效果和不灼伤邻近组织。

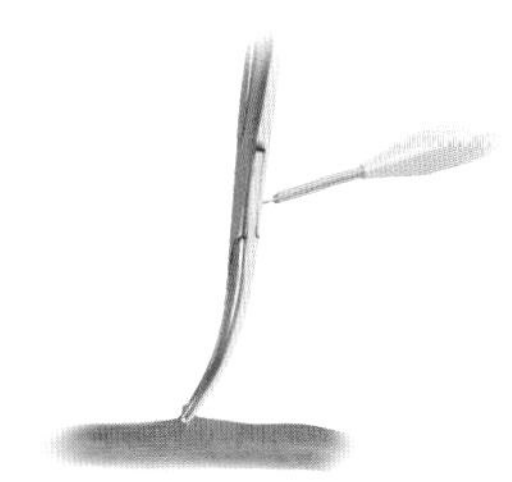

图3-33 电凝止血法

## 四、局部药物止血法

局部药物止血法主要用于其他止血方法难于止血的创面、实质性脏器或骨折断端的出血，可用局部止血剂止血。其原理为促进血液凝固和提供凝血块的支架。常用的局部止血剂有明胶海绵、淀粉海绵、纤维蛋白黏合剂、氧化纤维素纱布、胶原丝、喷雾止血剂和骨蜡等。此类制剂能促进血液凝固和黏附于创面，可用于脑、肝等手术或烧伤切痂的止血。使用该方法时，应先吸干积血，再在出血处敷以止血剂，然后用干纱布压迫片刻即可。创面渗血活跃时，因明胶海绵或纤维蛋白黏合剂容易被渗血推出创面，故宜先用温热盐水纱布缓解渗血，敷上后保持一定压力压迫数分钟，使之黏附于创面。有时也可用某些自体组织(如大网膜、捣碎的肌肉等)作为止血材料。

## 五、其他止血法

手术中可用手指、止血带、无损伤血管钳阻断主要的供血血管，暂时阻断血流，创造出“无血”手术野，减少术中失血量，以利于进行精细操作。该方法一般多用于肢体或肝脏等手术的止血。例如，在肝十二指肠韧带处阻断肝动脉和门静脉，以控制肝的出血。因其缺点是可引起远端组织细胞缺氧，故应限制阻断时间，以免引起组织缺血坏死。进行脑外科手术时，可采用钳夹止血，对重要的、较大的血管出血，还可用血管外科技术进行血管修复，以维持其所供应区域的血液循环。

# 第四节　结　扎

外科打结法

结扎是手术中最常见、最重要的一项基本操作。钳夹止血和缝合都需要结扎。结扎熟练，可大大缩短手术时间。结扎牢靠与否，与手术效果密切相关。如打结不正确，则结扎线易滑脱，可造成手术后继发出血，给患者带来痛苦，甚至危及其生命。

## 一、结的种类

常用的结有方结、外科结、三叠结(图 3－34)等。

### (一)方结

方结(square knot)：又称平结，适用于所有手术，由 2 个方向相反的单结组成，拉紧后牢固可靠、不易松脱。

### (二)外科结

外科结(surgical knot)：与方结的不同点仅在于将第 1 道结扣线交绕 2 次，摩擦面较大，打第 2 道结时不易松开，多用于结扎大血管。

### (三)三叠结

三叠结(triple knot)：为打成方结后，再加 1 个单结而成。用三叠结结扎更为牢固，结扎后，即使松脱 1 个结也无妨。因遗留在组织内的结扎线较多，故三叠结仅用于结扎较大的动脉或肠线、尼龙线打结。

此外，还有 2 种结是手术中不宜使用的，即假结和滑结。①假结(false knot)：由 2 个方向相同的单结组成，易松脱。②滑结(slip knot)：此为打结时，两手用力不均，只拉紧一根线，另一根线在其间绕圈所成，比假结更易滑脱。

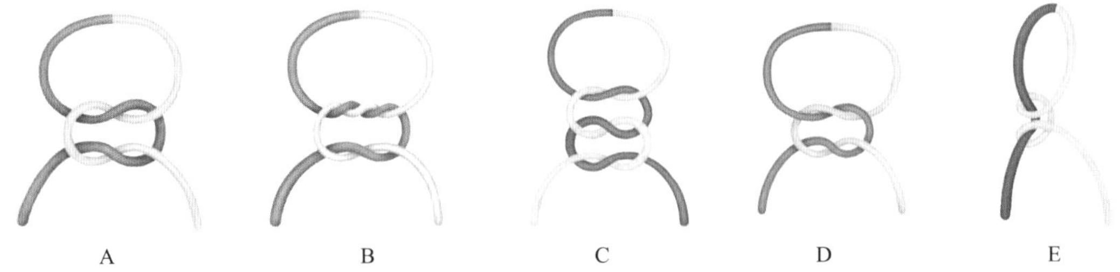


A. 方结；B. 外科结；C. 三叠结；D. 假结；E. 滑结。

图 3－34　结的种类

## 二、打结的方法

打结的方法有单手打结法、双手打结法和止血钳打结法 3 种。

### (一)单手打结法

单手打结法(图 3－35)：简便迅速、应用广泛，用左手或右手均可。

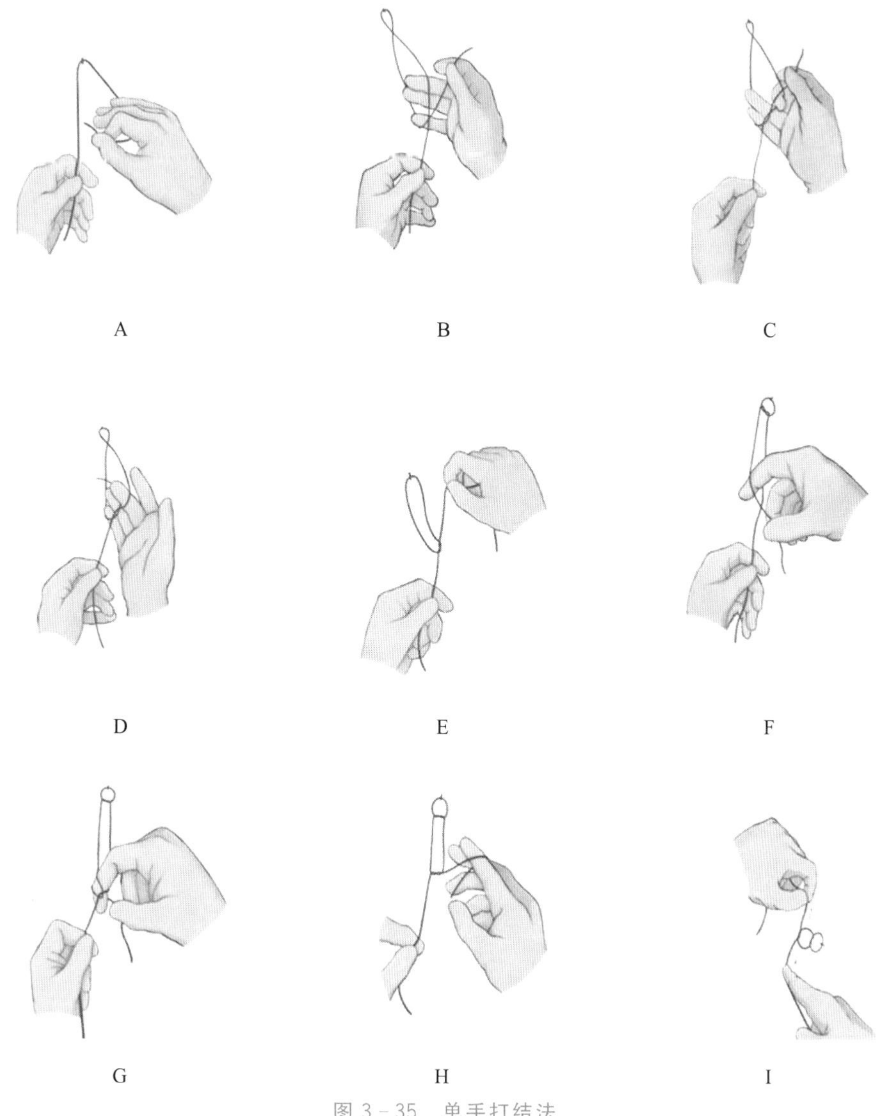

图 3-35　单手打结法

（二）双手打结法

双手打结法（图 3-36）：较稳妥，但速度较慢，适用于线头较短、组织部位较深的结扎，或者组织张力较大时的结扎。

（三）止血钳打结法

止血钳打结法（图 3-37）：用止血钳或持针钳打结，易于掌握，适用于线头过短或切口较深不便用手打结处。

## 三、打结的注意事项

（1）在结扎常用的结中，方结最为常用。对大血管或有张力的组织缝合后，多用外科结；对较大的动脉及张力较大的组织缝合后，多用三叠结。

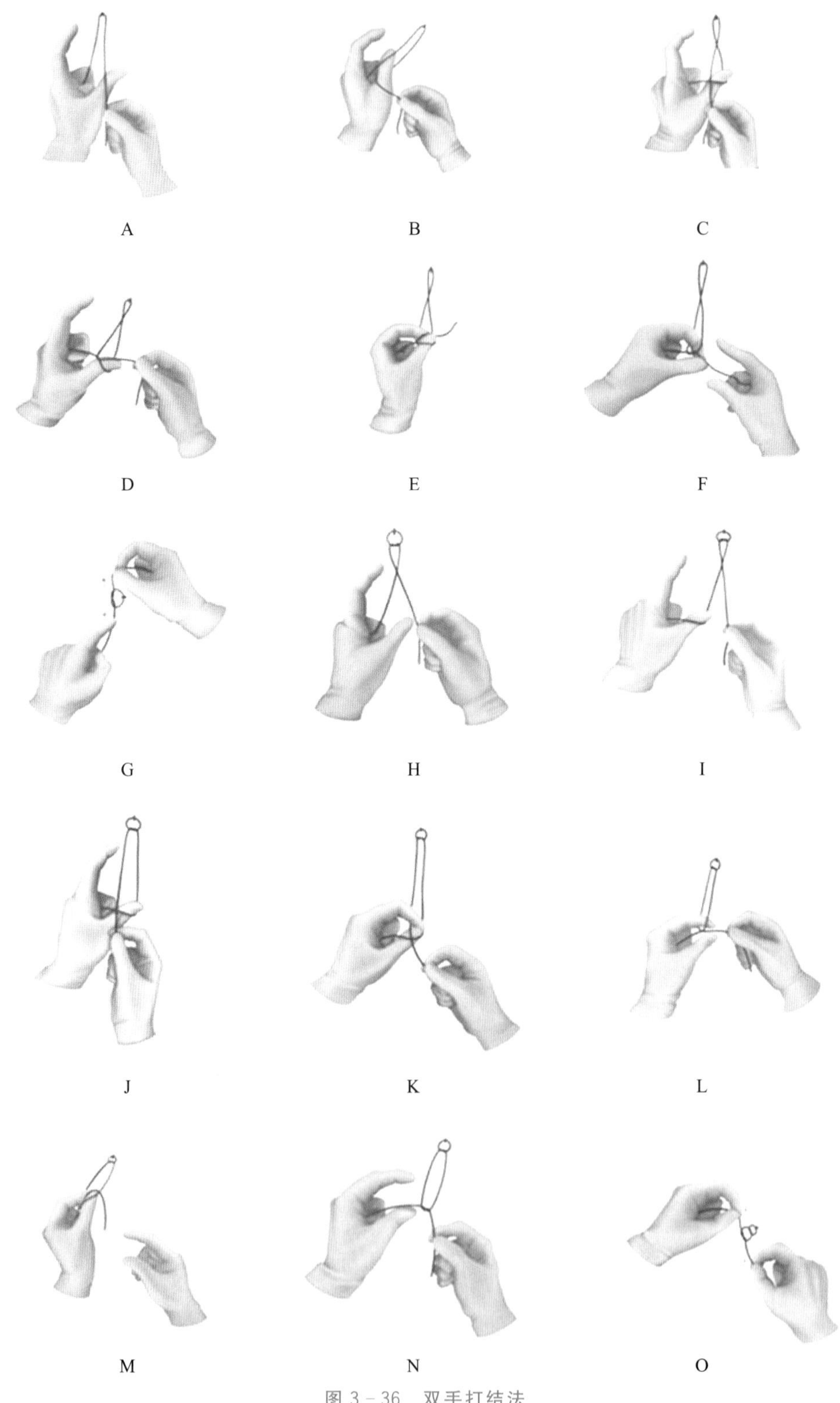


图 3－36　双手打结法

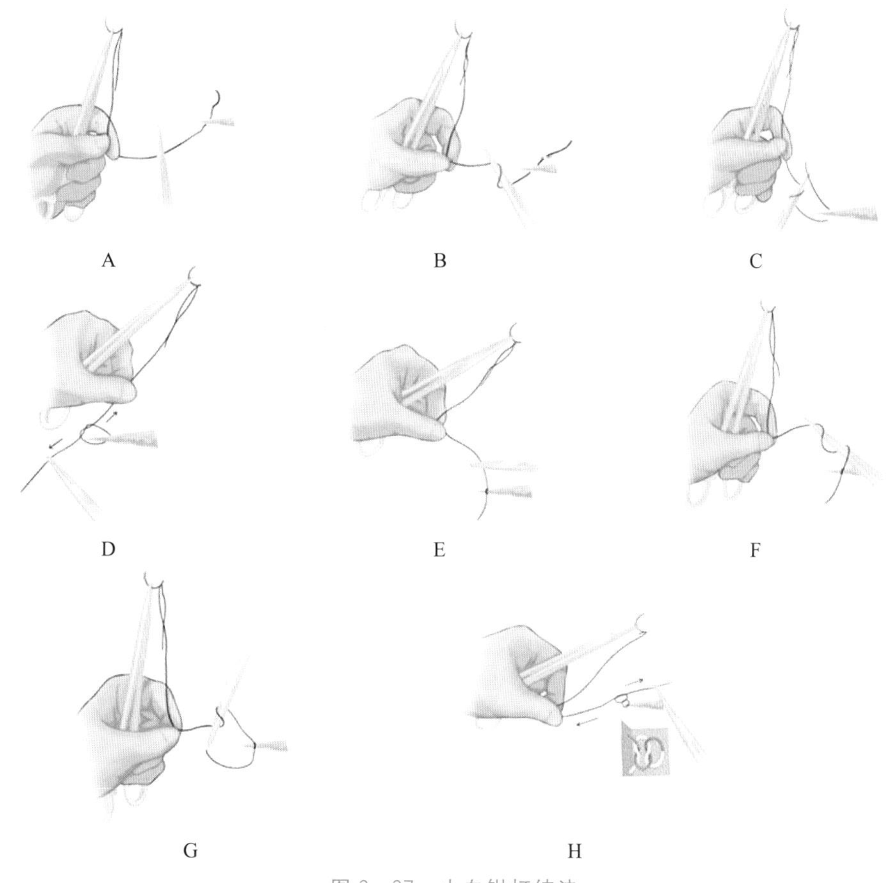

图 3-37 止血钳打结法

(2)结扎前，需将丝线在生理盐水中浸湿，然后再进行结扎，以增加线间的摩擦力，使结更为牢固。

(3)打结时，每个方结的第 1 个单结与第 2 个单结的方向不能相同，否则就会形成假结，容易滑脱。两手应用力均匀，否则会形成滑结。进行深部打结时，用 1 个手指按压结附近，逐渐拉紧，要求两手用力点与结扎点成一直线，即三点一线。不可成角或向上提起，否则易造成组织撕脱或线结松脱。

(4)每个单结打完后，结不能有缠绕，有缠绕时，因打结后稍用力丝线容易断裂，故应交叉调整位置。

(5)打结时，用力应缓慢、均匀，两手的距离不宜离结太远，否则均易将线扯断或因未扎紧而滑脱。

(6)对张力大的组织进行结扎时，往往打第 2 结时第 1 结扣已松开，此时助手可在收紧第 1 结扣后，用 1 把无齿镊或血管钳夹住结扣(线不松动，但不扣紧，以免伤线)，待第 2 结扣收紧时再移除器械。

## 四、打结的训练

打结的训练一般可分为以下 3 个阶段。

(一)第1阶段

要掌握打结的基本方法，把打结的动作做正确，在明视下用比较粗的线练习。

(二)第2阶段

此阶段在无视下练习。这种闭眼的训练方法，能促使体会肌肉的运动觉，加强运动觉控制，提高动作的准确性，有助于提高手的触觉和判断力，控制协同能力，熟练掌握打结技巧。

(三)第3阶段

练习打结速度，争取做到高速度、高质量，使指尖的钩线、夹线及捏线达到较好的程度。

## 第五节　缝合与剪线

缝合与剪线

### 一、缝合材料

因为外科手术离不开缝合材料，所以缝合材料的使用历史贯穿整个外科的发展史。外科缝合材料主要用于术中结扎血管及缝合组织。理想的缝合材料应满足以下条件：①通用性，即能适用于任何外科手术且价格低廉；②无菌性，即易于灭菌、消毒，且组织反应轻微，不利于细菌生长；③无电解性、无毛细作用、无过敏性及无致癌性，如用不锈钢丝缝线，则应无磁性；④易于操作，打结时不易松开，缝线本身不易磨损或裂开；⑤能保持适当的抗张强度，愈合目的达到后，能被吸收而仅引起轻微反应。

迄今为止，还没有发现完全理想的缝合材料，因此，我们在选择缝合材料时，应遵循组织反应小、承受张力大、灭菌和消毒方便、柔软且易打结等原则。对合成线，还要求无毒性、无致敏性、无电解性及无致癌性。近年来，因为各种新的缝合技术和方法不断开发和改进，缝合材料也在不断发展和更新，尤其是合成材料的使用，促进了外科手术技术的发展，对手术的进程和效果产生了积极的影响。

目前，国内使用的外科缝线更趋向于国际化标准，一般都按照《美国药典》(*USP*)标准执行(表3-1)。各种缝线的粗细以号数与零数表示。号数越大，表示缝线越粗，其抗张强度亦越高；零数越多，表示缝线越细，其抗张强度亦越低。各型号缝线的抗张强度不同，应根据手术需要进行选择。一般应选用能使组织安全对合的最细型号缝线，使缝合所致的创伤降至最低限度，即在满足组织对抗张强度要求的前提下，尽量选用较细的缝线。

表3-1　缝线标准对照表

| 《美国药典》(*USP*)标准 | 《欧洲药典》(*EP*)标准 | 中国传统标准 | 缝线直径(mm) |
| --- | --- | --- | --- |
| 1 | 4 | 10 | 0.4 |
| 0 | 3.5 | 7 | 0.35 |
| 2—0 | 3 | 4 | 0.3 |
| 3—0 | 2 | 1 | 0.2 |
| 4—0 | 1.5 | 0 | 0.15 |
| 5—0 | 1 | 3—0 | 0.1 |

缝合材料按其特点可分为可吸收缝线、不可吸收缝线及特殊缝合材料 3 大类。

### (一)可吸收缝线

可吸收缝线是由健康哺乳动物的胶原蛋白或人工合成的多聚体制备而成，在组织内经酶水解，一定时间后能够被组织分解、吸收，但在未被完全吸收前，缝线多已丧失抗张强度。可吸收缝线主要包括羊肠线、可吸收合成线等。

#### 1. 羊肠线

羊肠线简称肠线，用羊的小肠胶原蛋白制成，在组织中可被吸收，不留异物。羊肠线常用于胃肠道、胆道及泌尿道内层(黏膜)的缝合，污染伤口和可能感染伤口的缝合及结扎，可以避免因异物长期存留而导致胆道及泌尿道内形成结石。在感染的伤口中使用肠线，可减小由不吸收缝线造成的难以愈合的窦道。羊肠线包括普通羊肠线与铬制羊肠线 2 种。普通羊肠线又称纯羊肠线、素羊肠线，在组织内 72 h 左右即失去抗张强度，5～10 d 内被吸收，目前临床上应用较少。铬制羊肠线经铬液处理，有轻度、中度、重度铬制之分，在组织中保持抗张强度的时间较长(15～25 d)。

羊肠线的优点：可吸收，用于胆道及泌尿道黏膜的缝合，可减少产生结石的可能性。羊肠线的缺点：组织反应大、愈合时间长、拉力不恒定、不宜缝合需要持久拉力的组织；质地较硬而滑，不便打结，被组织液浸软肿胀后，所打的结有松脱倾向，故一般在无菌切口中多不使用。使用羊肠线前，应先用温生理盐水稍加浸泡(不宜久泡)，待变柔软后再用，结扎时，用三叠结，所留线头应较长(3～5 mm)。一般多用连续缝合，以免所打的结太多，导致术后异物反应较重。不能用持针钳或血管钳钳夹羊肠线，也不可将羊肠线扭折，以免撕裂或折断。此外，在组织张力相同的情况下，用羊肠线缝合时，其与丝线相比要粗，因此，其穿过组织时对组织的损伤性也较大。目前已较少使用羊肠线。

#### 2. 可吸收合成线

因天然羊肠线有抗原性、组织反应大等缺点，故科学家致力于研制人工合成的可吸收合成线。后者的应用范围广泛，从胸、腹部伤口缝合至眼科手术都已有应用。1970 年以后，国外陆续应用了可吸收合成线。可吸收合成线包括聚羟基乙酸线、聚乳酸羟基乙酸线、聚二氧杂环已酮线等，其中以聚羟基乙酸线使用较多。与羊肠线相比，此类合成缝线无天然缝线的抗原性，组织反应小，在组织中抗张强度大，吸收时间长，可适用于有菌环境，如聚羟基乙酸线、聚乳酸羟基乙酸线水解后产生的羟基乙酸有抑菌作用，同时具有丝线和羊肠线的某些优点，可以成为羊肠线的替代品，可吸收合成线的缺点是价格相对较贵。

### (二)不可吸收缝线

不可吸收缝线是指能在组织内保存较长的时间，或近乎永久保持其抗张强度的缝线，但实际上多数不可吸收缝线在组织内会缓慢地丧失抗张强度。不可吸收缝线有丝线、不可吸收合成线、金属线、棉线等，其中用得最多的是丝线。

#### 1. 丝线

丝线是目前手术中用途最广的线，可用于出血点的结扎，皮肤、组织、肌腱、神经等的缝合，一般由 2 或 3 股组成。丝线分为涂蜡丝线与不涂蜡丝线 2 种。前者较光滑，毛细作用小。丝线的优点是组织反应小、拉力持久可靠、便于打结、不易滑脱、价廉易得、易于消毒(可用高压蒸汽或煮沸灭菌)；缺点是不被机体组织吸收，会作为异物较长时间遗留在组织内(胆道或泌尿道露出的丝线可能成为结石形成的核心)。伤口感染时，结或丝线纤维内可存留细菌，并且难于被身体的防御机制消灭，药物效力亦难于到达，可使伤口长期不能愈合，甚至形成经久不愈的窦道，故对感染伤口或污染严重的情况下极可能感染的伤口不宜使用。一般缝合细小血管、神经等组织，选用7—0以下的较细丝线；眼科手术、整形手术中的小血管结扎等，选用5—0的细丝线；皮肤、皮下组织缝合，腹膜、筋膜、腱膜和肌肉等缝合，选用3—0至2—0的中粗线；大血管(如脾动脉)结扎、切口减张缝合，选用0号以上的粗丝线。

2. 不可吸收合成线

不可吸收合成线包括聚酰胺纤维缝线(锦纶线)、聚酯纤维缝线(涤纶线)、聚烯烃纤维缝线(罗纶线)、聚酯缝线、聚丙烯纤维缝线等，有单纤维及多纤维之分。不可吸收合成线的优点是组织反应很小、组织中保持抗张强度的时间较久、质量均匀、表面光滑、可制成很细但有相当抗张强度的线，既适用于一般外科，也适用于显微外科；其缺点是打结后结较易松脱(特别是单线)，故结扎时需增加结扣数(3～5扣)，剪线时应保留较长的线尾(3～5 mm)，以防松脱。其使用范围与丝线相似，常用于小血管、神经的缝合及整形手术中的缝合。

聚酯纤维缝线是由经处理的聚酯纤维紧密编织而成的多纤维缝线，较天然纤维更强韧，使用前湿化也不会削弱其抗张强度，组织反应轻微。聚酯纤维缝线是缝合人造血管的最佳材料，能持久地保留在体内，提供精确而均一的抗张强度，极少破损，术后无须因刺激性而考虑去除缝线残端。

与其他类型的单纤维缝线相比，聚丙烯纤维缝线柔韧性增加，使用方便，不易被组织酶类降解、削弱，在组织内活性极弱，组织反应轻微，抗张强度可在体内维持达2年之久，而且打结更为平稳、牢固。目前，聚丙烯纤维缝线已广泛应用于普外科、心血管外科、整形外科及眼科。这种缝线生物学活性较弱，不易黏滞于组织中，易于拆除，故可用于污染伤口和感染伤口的缝合，可以使后期窦道形成和缝线排出所造成的损伤降至最低限度。

3. 金属线

金属线有不锈钢丝、钛合金丝、银丝等。其优点是组织反应小、抗张强度大，只要缝线不断裂，在组织中的抗张强度就极少改变；缺点是不易打结、使用不便、有可能割裂和嵌入软组织、价格较贵。金属线多用于骨折固定，肌腱缝合，胸、腹壁切口的减张缝合，以及各种矫形外科和神经外科手术中的缝合等。不同的金属线在组织中不应互相接触，以免因发生电离而腐蚀。

4. 棉线

棉线的应用范围同丝线。其摩擦力较丝线大，结不易松脱，便于打结，抗张强度不及丝线，故很少使用。

(三)特殊缝合材料

目前，临床上已用多种切口钉合器和黏合材料来代替缝针和缝线，完成部分缝合。特殊缝合材料主要有外科拉链、医用黏合剂、外科缝合器等。其优点是使用方便、快捷，伤口愈合后瘢痕很小。

(1)外科拉链：由2条涂有低变应原粘胶的多层微孔泡沫支撑带组成，中间是1条拉链，其两边的串带缝合在支撑条内。使用时，必须仔细缝合伤口皮下组织层，擦干分泌物及血迹，将两边的串带分别粘贴于伤口两侧的皮肤上，最后收紧拉链，并盖以无菌干纱布。这个过程是无创、无痛操作，伤口自然愈合，可减少伤口异物和新鲜创伤造成感染的危险，无缝线和闭合钉的痕迹，无须拆线，伤口愈合更加美观。外科拉链通常适用于较整齐的撕裂伤口或手术切口的闭合，但不适用于身体毛发多、自然分泌物多以及皮肤或皮下组织损失过多的伤口的闭合。

(2)医用黏合剂：为 α-氰基丙烯酸酯同系物经变性制成的医用黏合剂，近年来广泛应用于临床，为无色或微黄色透明液体，有特殊气味。其具有快速、高强度的黏合作用，可将软组织紧密黏合，促进愈合，黏合时间为 6～14 s，黏合后可形成保护膜，维持 5～7 d 后自行脱落。其主要用于各种伤口、手术切口的黏合，具有不留针眼和瘢痕、促进组织愈合、止血、止痛和抗感染等作用。使用医用黏合剂时，必须彻底止血、对合皮肤、擦去渗出液。

(3)外科缝合器：又称外科吻合器或外科钉合器，在消化道手术中使用最为普遍。外科缝合器种类很多，根据功能和使用部位的不同，可分为管型缝合器、线型缝合器、侧缝合器、荷包缝合器及皮肤筋膜缝合器等。根据手术的需要可选择不同种类、不同型号的外科缝合器。

## 二、缝合的基本要求

将切开或外伤裂开的组织对合，从而促进切口或伤口愈合的手段，称为缝合。组织被切开后，除特殊情况外，一般都要缝合，在愈合能力正常的情况下，愈合是否完善取决于缝合方法和缝合技术是否得当，因此，缝合也是外科手术基本操作中的关键基本功之一。

缝合的基本要求包括以下几点。①对各层组织应按层次，由深至浅进行严密而正确的对合。对浅而短的切口可按一层缝合，但缝线必须包括各层组织；对较大的切口，须自深而浅逐层缝合，以消灭无效腔(图 3－38)，减少皮肤张力。②选择合适的缝线。缝线粗细的选择要视该处组织的张力而定，应掌握好针距、边距，缝合密度应以两针间不发生弧形裂隙为度。③每层缝线在两侧所包含组织的厚度应等量、对称，应将组织对合整齐，应将同类组织进行缝合。④缝合线结扎的松紧度要适当，应使创缘既紧密相接，又不割裂缝合组织，以不使结扎部位的组织发生缺血性坏死为宜。缝合皮肤时，皮肤表面的对合线应略隆起，不应下陷或卷曲。⑤无论何种缝线(可吸收缝线或不吸收缝线)，均为异物，因此应尽量减少缝线的使用量。

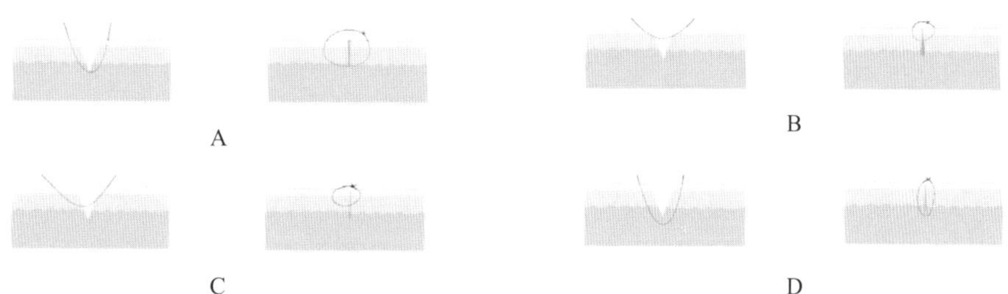


A. 正确；B. 进针过浅，形成无效腔；C. 进针深浅及边距不同，以至于对合不齐；D. 进针太深、结扎太紧，使皮肤内陷。

图 3－38　正确与错误的缝合

## 三、常用的缝合方法

根据缝合后切口边缘的形态的不同，可将缝合方法分为单纯缝合、内翻缝合和外翻缝合 3 类。临床上主要根据治疗目的和组织结构的不同而选择不同的缝合方法。

### (一)单纯缝合

完成单纯缝合后，切口边缘应平整对合。常用的单纯缝合的方法有以下几种。

#### 1. 单纯间断缝合

单纯间断缝合(图 3－39)：每缝 1 针，做 1 次结扎，各针缝线互不相连。该方法简单、安全，不影响切缘的血液供应，是临床最常用的缝合方法。缝合时，缝线应与切口垂直。针距、边距的大小和进针深度因缝合组织种类的不同而有所不同，但以能达到密切对合、不留空隙为目的，针距与边距应大致相等。例如，缝合皮肤时，一般边距为 0.5～1 cm，针距为 1.0～2.0 cm。

#### 2. 单纯连续缝合

单纯连续缝合(图 3－40)：从切口一端开始缝合，打结后，不剪断缝线，继续用该线缝合至切口的另一端，然后再次打结。该方法的优点是节省了用于打结的时间，减少了组织内存留的线头，切缘受力较均匀、对合较严密，常用于缝合腹膜、胃肠道和血管等；缺点是容易收线过紧，可因切缘的血液供应发生障碍而影响切口愈合。因缝合后，如有 1 处断裂，则整个缝线会松脱，故对张力较大的组织不宜用该方法缝合。

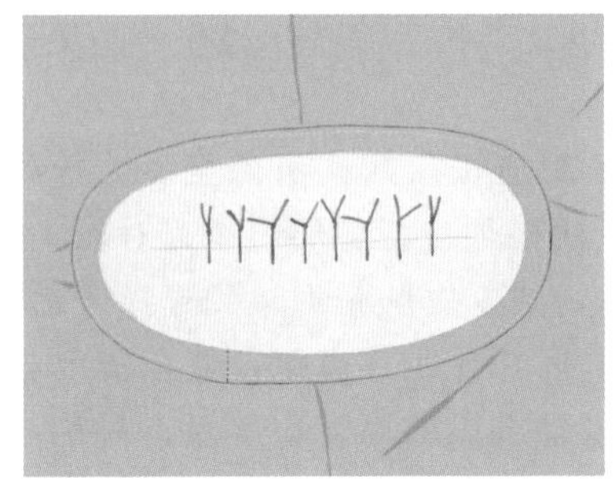

图 3－39　单纯间断缝合

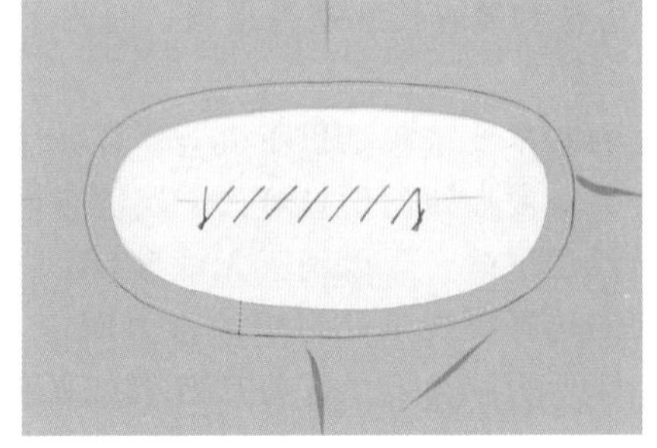

图 3－40　单纯连续缝合

#### 3. “8”字缝合

“8”字缝合(图 3－41)：缝线斜行交叉，缝合行程如“8”字，缝线交叉处可在组织深面或浅面，又有内“8”字和外“8”字之分。该方法能减少结扎次数，具有两针缝合的效果，不影响切缘的血液供应，可耐受较大的张力，常用于缝合肌腱、腱膜及腹直肌鞘前层等张力较大的组织。

#### 4. 毯边缝合

毯边缝合(图 3－42)：又称锁边缝合或连续交锁缝合，缝线互相交锁，外形与毛毯边缘的缝合相似。缝合时，每缝 1 针，应随时将缝线收紧至适当程度，缝好后，因缝线交锁，故各处松紧度即不易再变动。该方法常用于胃肠吻合时后壁全层缝合或游离植皮时边缘固定缝合等。

#### 5. 减张缝合

减张缝合(图 3－43)：用于一般情况较差、切缘相距较远、单纯缝合后张力较大的切口缝合。为预防切口裂开和缝线切割皮肤，保证切口愈合，可增加减张缝合。缝合时，在远离切缘处进针，行切口全层缝合，待缝线穿出皮肤后，套上一段橡皮管，以防缝线切割组织，然后收紧结扎。减张缝合的缝线一般采用粗丝线。该方法可缓解切口处的张力，有利于切口愈合。

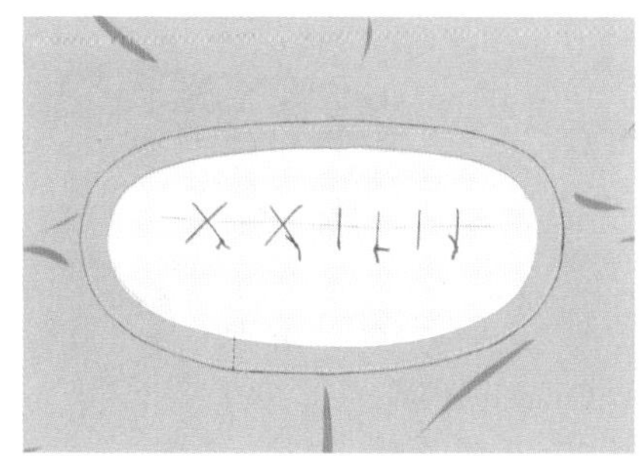
图 3-41 "8"字缝合

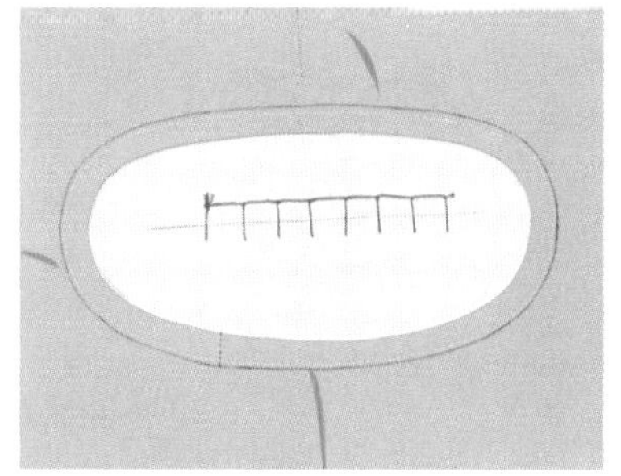
图 3-42 毯边缝合

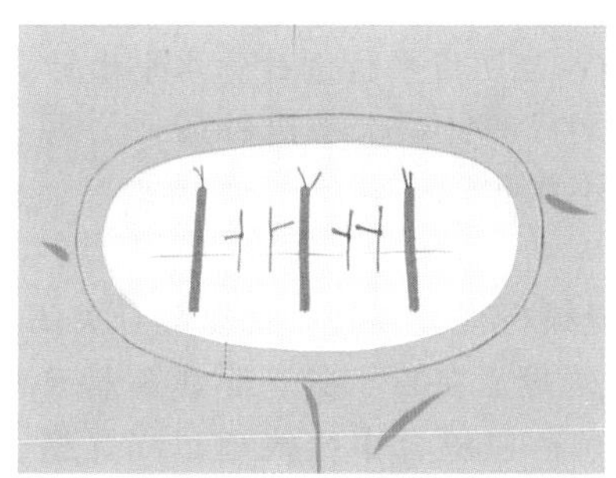
图 3-43 减张缝合

### (二)内翻缝合

使用内翻缝合后，切缘内翻，外表面光滑。其常用方法有以下几种。

#### 1. 连续全层水平褥式内翻缝合(Connell 缝合)

Connell 缝合(图 3-44)：缝线通过胃肠壁全层，使其内翻，与浆膜层相对。该方法常用于胃肠吻合术中对前壁全层的缝合。其边距为 0.2～0.3 cm，针距为 0.3～0.5 cm。

#### 2. 间断垂直褥式内翻缝合(Lembert 缝合)

Lembert 缝合(图 3-45)：缝线由浆膜层穿入，通过肌层折转向外，不进入胃肠腔。该方法多用于胃肠吻合术中对外层的缝合，缝合后使切口内翻，可起到加固作用。其针距约为 0.5 cm，边距约为 0.3 cm。

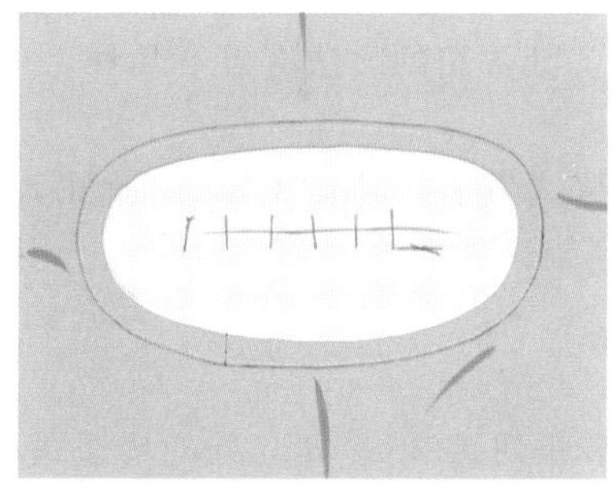
图 3-44 Connell 缝合

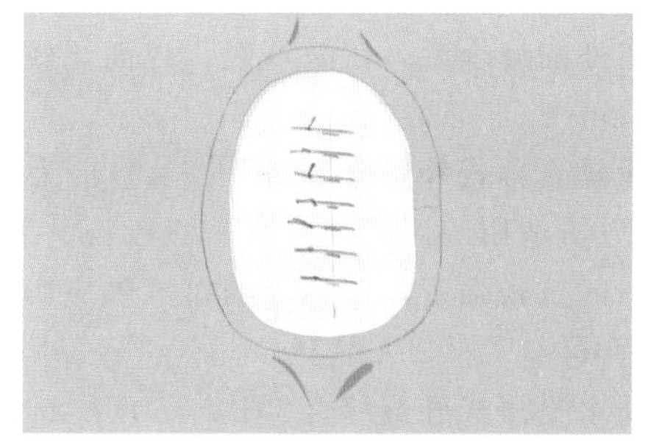
图 3-45 Lembert 缝合

3. 连续浆肌层水平褥式内翻缝合(Cushing 缝合)

Cushing 缝合：操作方法与 Connell 缝合类似。不同之处在于，Cushing 缝合是浆肌层缝合，Connell 缝合是全层缝合(图 3-46)。该方法多用于关闭肠道断端时的缝合。

A. Cushing 缝合；B. Connell 缝合。

图 3-46 Cushing 缝合与 Connell 缝合的比较

4. 间断水平褥式内翻缝合(Halsted 缝合)

Halsted 缝合(图 3-47)：与切口平行进针，水平出针，调整缝针方向，跨越切口，至对侧相应部位，再与切口平行进针，水平出针后，与另一端缝线打结。该方法可用于缝合浆肌层或修补胃肠道小穿孔。

5. 荷包缝合

荷包缝合(图 3-48)：缝线行程为环状，用以缝合关闭小的孔洞，如阑尾切除后的残端、胃肠道的穿孔及疝囊颈等。在胃、肠、胆囊和膀胱等器官的造口术中，该方法可用于固定引流管。除疝囊颈荷包缝合中缝线通过疝囊壁全层外，其余胃、肠、胆囊等的荷包缝合中，缝线都只在浆肌层中，不进入其腔内。

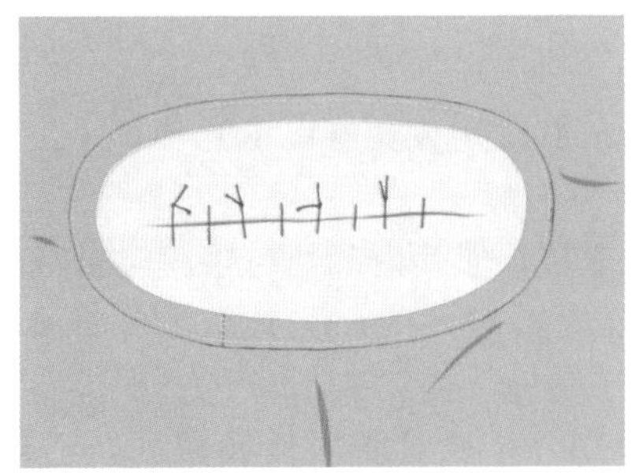

图 3-47 Halsted 缝合

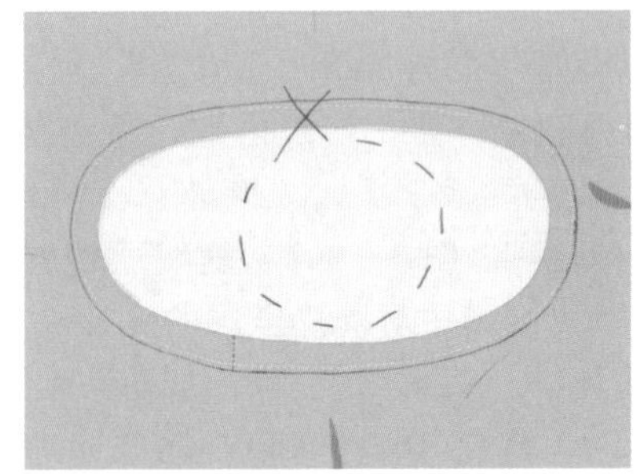

图 3-48 荷包缝合

(三)外翻缝合

使用外翻缝合后，切缘外翻，内面比较光滑。其常用的方法有以下几种。

1. 间断垂直褥式外翻缝合

间断垂直褥式外翻缝合(图 3-49)：为一种张力缝合，原则为“远进远出，近进近出”。该方法适用于阴囊、腋窝、腹股沟、颈部等较松弛的皮肤部位的缝合。其优点是具有较强的抗张强度，对切缘的血液供应影响较小。

2. 间断水平褥式外翻缝合

间断水平褥式外翻缝合(图 3-50)：要点是自距切缘 2～3 mm 处的皮肤进针，进、出针点连线应与切口垂直。该方法适用于血管破裂孔的修补、血管吻合渗漏处的补针加固。其优点是操作速度快、节省缝线、具有一定的抗张力条件、在缝线上放置胶管可增加抗张强度。

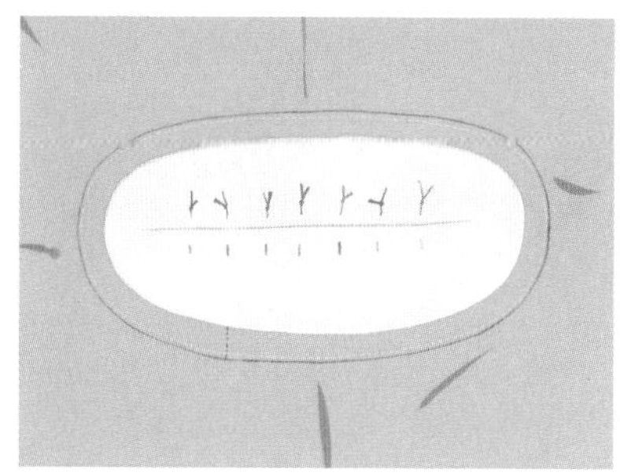

图 3－49　间断垂直褥式外翻缝合

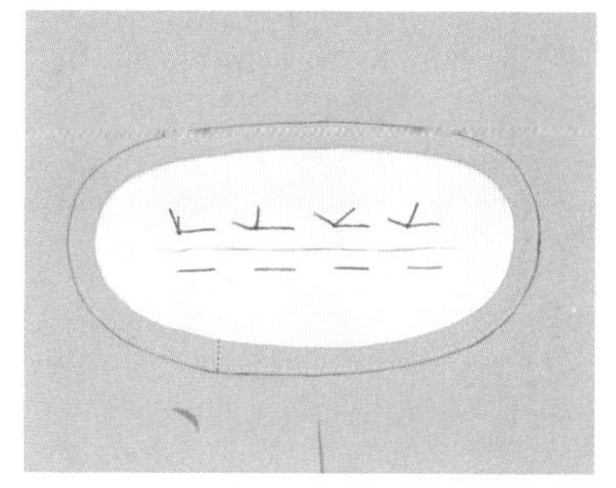

图 3－50　间断水平褥式外翻缝合

3. 连续水平褥式外翻缝合

连续水平褥式外翻缝合(图 3－51)：缝合方法与间断水平褥式外翻的相同，缝合整个吻合口。该方法适用于血管吻合或腹膜、胸膜的缝合。其优点是操作速度快、节省缝线、具有一定的抗张力条件。

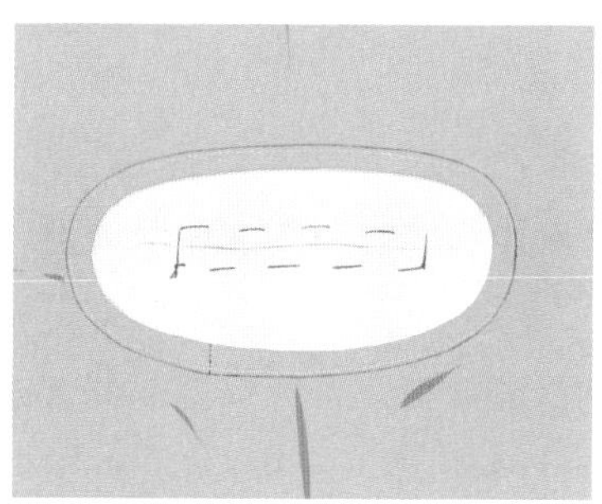

图 3－51　连续水平褥式外翻缝合

## 四、剪线

对结扎血管或缝合组织的线头均应剪短，以减少留于组织中的异物，但不宜过短，否则结易松脱。线头应留的长度，与缝线种类、粗细及结扎的重要性有关，不能一律规定。进行组织内缝合或结扎时，对一般丝线应留 1～2 mm，对羊肠线、尼龙线应留 3～5 mm。皮肤缝线可留 5～10 mm；粗线、羊肠线、易滑的合成线及重要的结扎线，线头可留长些，细线可留短些；浅部结扎可留短些，深部结扎要留长些；结扣次数多的可留短些，结扣次数少的可留长些。在重要部位，为了安全起见，可稍留长些。

组织内丝线缝合或结扎的正确剪线方法：剪线时，由打结者提起结扎线，偏向一侧，使之不妨碍剪线者的视线，剪线者(一般为第二助手)右手持线剪(多用尖头直剪或一尖头一圆头剪)，微张开剪尖，先以一侧剪刃靠近结扎线，再沿结扎线滑下至结处，然后将剪刀向上倾斜 30°～45°，剪断结扎线(图 3－52)。倾斜角度的大小取决于需要留下线头的长短。剪线的动作要领可归纳为“靠、滑、斜、剪”。

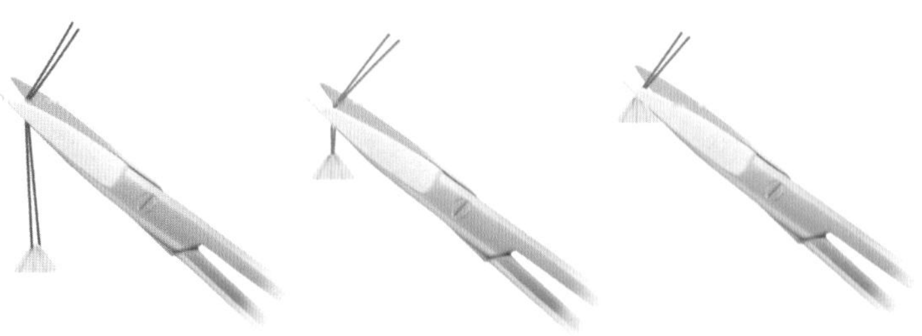

图 3-52 剪线的方法

# 第六节 切口引流

引流术是外科的一种治疗手段，是将人体组织间或体腔内积聚的脓液、血液或其他液体导流至体外或脏腔内的技术。外科引流不仅包括把组织内或体腔内积聚的液体导流至体外(即外引流)，如脓肿切开、肠造口、腹腔引流、胸腔引流等，而且包括通过改道或分流，使液体流经另外的空腔脏器，以达到引流的目的(即内引流)，如胆道囊肿、胰腺囊肿等的内引流。

## 一、引流的液体

引流的液体可分为感染性液体和非感染性液体两大类。

### (一)感染性液体

通过对感染性液体(指脓液)进行引流，可以达到减轻压力、缓解疼痛、减轻炎症、防止炎症扩散、使炎症消退等目的。

### (二)非感染性液体

非感染性液体包括血液、渗出液及组织分泌液等，通过对其引流，可以达到减轻局部压力、减少液体对周围组织的损害作用、减少合并感染的可能性、利于切口愈合等目的。

## 二、引流的适应证

(1)行化脓性病变手术或脓肿切开手术后，应放置引流物，以利于排出继续形成的脓性分泌物。

(2)行复杂或深部切口清创术后，应放置引流物，以利于坏死组织的排出。

(3)手术野或切口继续存在渗血或渗液。

(4)对局限性积液或积血切排后，估计仍有分泌物形成者，如疝修补后阴囊积液。

(5)消化道或泌尿道手术后，不能排除消化液或尿液的渗漏，应放置引流物，以利于渗漏液体的排出。

(6)为防止积液或积气对周围组织的压迫性损害而进行的减压性引流，如胸腔手术后采取的胸腔闭式引流。

(7)中、大型手术后放置引流物，有助于术后观察并发症的情况。

## 三、引流的分类

### (一)根据引流的作用原理分类

根据引流的作用原理可将引流分为被动引流和主动引流。

1. 被动引流

被动引流的作用机制有以下几种。①吸附作用：在切口内放置纱布类引流物，切口内的液体借助纱布的毛细管作用，被引流出体外。②导流作用：在切口内放置导管的状引流物，切口内的液体凭借其与大气之间的压力差，通过导管腔被引流出体外。③虹吸作用：体内位置较高的腔内液体通过引流管流入位置较低的引流瓶内，条件是腔内压强与瓶内压强相等，内管口不能露出液面。

2. 主动引流

将引流管连接于减压器，借助负压作用吸出切口内的液体。主动引流可分为开放式引流和闭合式引流。

上述吸附作用和导流作用的引流为开放式引流，其缺点是容易有外源性污染。而闭合式引流需缩小体表引流口，将引流管外端通向封闭的容器，如上述虹吸作用引流和主动引流。

### (二)根据引流的目的分类

根据引流的目的可将引流分为预防性引流、治疗性引流和诊断性引流。

1. 预防性引流

其目的之一在于防止手术区积血、积液。其做法通常为在手术区皮下切口内及吻合口附近放置引流物。

(1)对于腹腔深部手术，尤其是肝、胆、胰及血管手术，进行预防性引流，通过观察引流物的色、质、量，可随时了解有无手术野出血、胆漏、感染等不良因素存在。对于择期胃肠道手术，通常不放置引流物，但如果不能排除十二指肠残端瘘或吻合口瘘的可能，则必须进行预防性引流；对于小的胃肠道穿孔，因腹腔污染轻，故经大量生理盐水冲洗后，也可以不放置引流物；直肠癌 Miles 手术后，会阴部留有较大的残腔，术后常规放置骶前引流物，可促进会阴部切口愈合。预防性引流还广泛地应用于颅脑、胸腔、泌尿、骨科等手术。因此，凡预计手术后有出血、渗血、积液、消化液漏及其他液体积聚的可能，均为预防性引流的适应证。

(2)对于浅部手术，如甲状腺、乳腺等浅表部位手术，因缺乏周围组织支持，容易引起积血、积液，放置胶片引流物能及时将皮下积血、积液排出，而在稍深部的锁骨上窝、腋窝等处，则需放置胶管或潘氏引流管并进行负压吸引，以获得较好的效果。

(3)对于躯干及四肢的手术后引流应该慎重，应减少不必要的引流。对于引流的时间也应该从严掌握，一般引流不要超过 48～72 h，放置时间过长将增加感染的概率；对于预防十二指肠残端瘘或吻合口瘘的引流，应该在进食后，超过可能产生瘘或破裂的预计期限时，再拔除引流管。

2. 治疗性引流

治疗性引流即对已感染的病灶或已发生病变的部位进行引流的方法。经皮肝穿刺胆管引流(percutaneous transhepatic cholangio drainage，PTCD)和内镜鼻胆管引流(endoscopic nasal biliary drainage，ENBD)是 2 种胆道外引流的方法，主要是在造影后置管引流减压，以降低血清胆红素浓度，达到减黄、控制胆道感染、改善肝功能、为进一步手术做准备的目的，特别适用于年老体弱、不能耐受手术者。

3. 诊断性引流

现代医学的发展，特别是影像医学在外科的临床应用，使传统的外科穿刺引流诊断发展到在超声、CT 引导下的介入引流，进而对疾病实施正确的诊断。常用的诊断性引流有诊断性腹腔灌洗（diagnostic peritoneal lavage，DPL）、经皮肝穿刺胆管造影（percutaneous transhepatic cholangiography，PTC）、内镜逆行胰胆管造影（endoscopic retrograde cholangiopancreatography，ERCP）、ENBD 等，其他还有经 T 管、十二指肠管等各种引流管注入造影剂，进行摄片诊断等方法。

### （三）根据引流的途径分类

根据引流的途径可将引流分为外引流和内引流。

## 四、常用的引流物

### （一）纱布引流条

纱布引流条多由特制的油纱布（如凡士林纱布）和碘仿纱布制成。油纱布具有刺激肉芽组织生长的作用，主要用于脓腔引流；碘仿纱布具有防腐、杀菌、除臭等作用，主要用于重度和混合感染的切口引流。

### （二）橡皮片引流条

橡皮片引流条由医用橡皮手套剪成条状制成，用于腔隙较窄、较浅的切口（如甲状腺、乳腺肿块及四肢远端术后引流等）的引流，可减少刺激，防止粘连。24 h 后，拔除引流条，切口可较快愈合。其形状、长短和宽窄视手术性质、切口的深浅和引流液的多少而定。

### （三）烟卷式引流条

烟卷式引流条中心用细软橡皮管做支撑，将纱布卷成较松的烟卷样，外层由医用手套橡皮片包裹而成。其既有橡皮片引流条刺激少、不易粘连的特点，又具有纱布引流条的虹吸作用，多用于腹腔内Ⅱ/Ⅲ类切口的引流，适用于脓腔较大、引流液较多、部位较深的创面。一般放置不宜超过 72 h。

### （四）橡皮管

根据制作材料的不同，可将橡皮管分为乳胶管和硅胶管 2 种。橡皮管有粗细、软硬的不同，应根据临床实际情况选择合适的橡皮管。橡皮管种类很多，除普通橡皮管外，还有用于不同组织、器官的特制引流管，如一次性输液管、T 型管、脑室引流管、胸腔引流管、三腔二囊管、双套管等，临床上须根据不同需要选用。

（1）一次性输液管是目前骨科最常用的一种引流管（图 3－53）。

（2）T 型管主要用于胆道减压及胆总管引流（图 3－54）。

（3）脑室引流管（图 3－55）为细软的硅胶管，管的远端有塞盖，使用前，将管内注满生理盐水，盖上塞盖，将引流管放置到切口内后，打开塞盖，在远端扎上无菌手套。脑室引流管主要用于脑室引流。

（4）胸腔引流管主要用于胸腔、心包腔、纵隔的引流（图 3－56）。

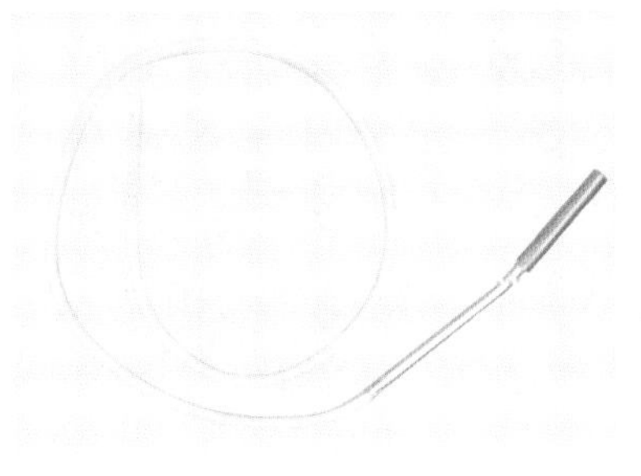

图 3－53 一次性输液管

图 3－54 T型管

图 3－55 脑室引流管

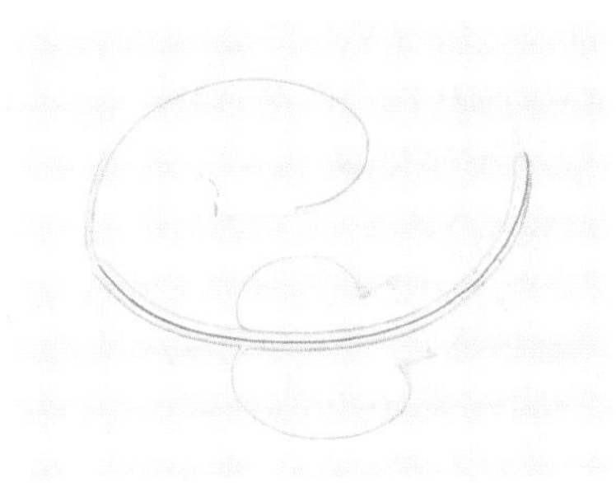

图 3－56 胸腔引流管

(5)三腔二囊管(图 3－57)主要用于前列腺切除术后压迫创面和引流尿液，可以同时起到压迫前列腺窝和止血的作用。

(6)双套管(图 3－58)有粗、细 2 根管道，粗管内有 1 个小套管，主要用于胰腺炎术后腹腔的引流、注药及冲洗。

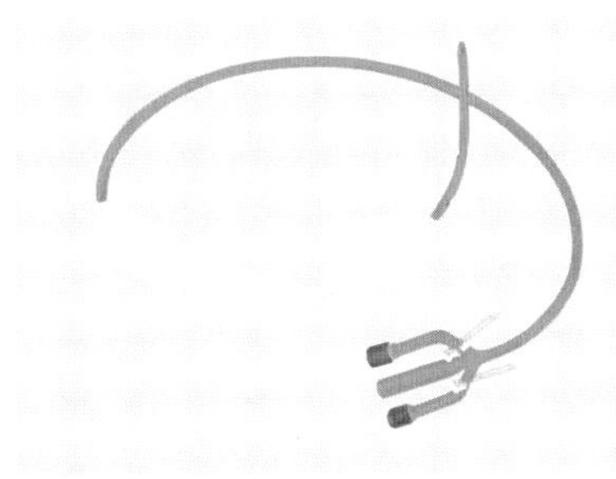

图 3－57 三腔二囊管

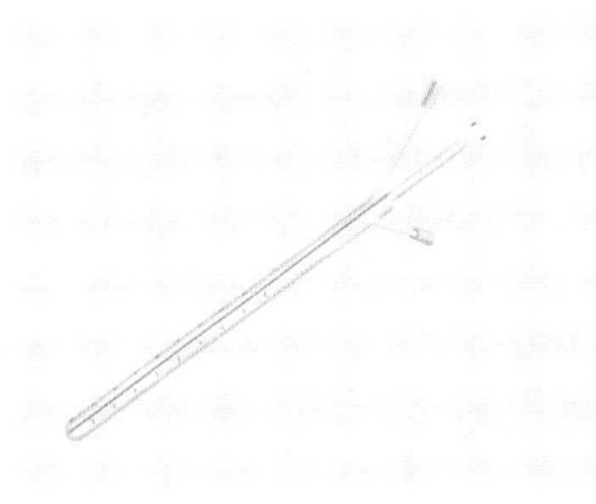

图 3－58 双套管

在遵循无菌技术原则的前提下，普通尿管、肛管也可根据需要用于其他腔隙的引流。

## 五、引流的注意事项

### (一)引流的时间

引流物的放置时间应因手术的不同而异。对放置在污染切口的引流物或为防止积血、积液而放置的引流物，多在 24～48 h 后去除；对放置在脓肿切口或无效腔内的引流物，应放置至脓液及渗出液完全消除为止；负压引流的去除时间应视引流量的多少而定，一般当 24 h 内引流量不超过 20～30 mL 时，即可拔除引流管。

### （二）引流的部位

开放式引流的引流物内端应放置在切口内深处，外端应依体位放在切口最低处，以利于重力引流。应避免将负压引流管放在大神经、大血管附近，对其切口应封闭，才能收到负压效应。引流口的大小应适当。若引流口太小，则引流不畅；若引流口太大，则将在引流部位形成粗大的瘢痕。

### （三）引流物的固定

对引流物应妥善固定，以免其被推入切口深部或向外脱出。预防上述现象的最常用、最牢靠的方法是利用引流口附近的缝线加以缝扎固定，此外，也可在引流物外端穿上别针，以防其被推入切口内。

### （四）保持引流通畅

必须保持引流通畅，应经常检查，如发现引流不通畅，则应及时找出原因（如有无受压、扭曲，引流管是否被血块、黏稠分泌物、坏死组织等堵塞），并予以排除。

### （五）负压引流管的连接

当患者术后回病房时，即应将引流管连接于吸引器、吸引球或胃肠减压器上，并认真检查是否产生负压以及引流效果，注意管头位置不可接错，以免将引流物或空气压入切口，引起感染或皮下气肿；同时，应观察引流液的色、质、量，并进行记录，若发现问题，则应及时处理。

## 复习思考题

1. 正确的执刀方式有：________、________、________、________。
2. 常用正确的手术结有：________、________、________、________。
3. 手术中的止血方法包括：________、________、________、________。
4. 下列不同组织的缝合方法错误的是（　　）。

A. 对皮肤常使用单纯间断缝合

B. 对筋膜及腹直肌鞘使用“8”字缝合

C. 进行皮片移植缝合时，用毯边缝合

D. 对吻合血管使用褥式内翻缝合

E. 对阑尾残端进行包埋时，使用荷包缝合

5. 下列有关切开的说法，错误的是（　　）。

A. 切开前绷紧皮肤

B. 下刀时呈 45°，移行时呈 90°

C. 切筋膜、肌肉时，应尽可能与其纤维走行方向平行

D. 应由浅入深分层切开

E. 切开腹膜时，应防止伤及深部器官

6. 下列有关外科引流目的的说法，不正确的是（　　）。

A. 加强皮肤早期愈合　　B. 排出脓液和坏死组织

C. 预防血液、渗出液残留　　　　D. 防止重新形成瘘管

E. 促使手术野无效腔的缩小或闭合

7. 缝合的原则有哪些?

8. 选择手术切口应遵循的原则有哪些?

9. 案例分析：患者，男，35岁，出现转移性右下腹痛2 d，加重伴发热8 h。查体：体温38.5 ℃，麦氏点压痛、反跳痛明显。血常规检查：白细胞计数为$19\times10^9$/L。入院诊断：急性阑尾炎。进一步完善检查后，给予急诊手术，并行阑尾切除术。请问对阑尾残端应怎样缝合?

# 第四章

# 常用的外科手术

## 第一节　手术的基本知识

### 一、手术人员

一台手术的团队成员主要包括手术者、第一助手、第二助手、第三助手、麻醉医生、器械护士和巡回护士。根据手术的大小，主刀的医生和助手人数会有不同。

#### (一)手术人员的职责

**1. 手术者**

手术者即主刀医生，对手术负全部责任，安排手术程序并承担主要操作任务；手术结束后，手术者负责检查、确认手术野无遗留异物后，才能关闭切口；手术者确定术后医嘱，书写手术记录。若手术者对该项手术尚无一定的经验，则应在上级医师指导下进行。

**2. 第一助手**

第一助手负责查对患者的病历、X线片、手术体位，做好切口标志，指导安置患者体位，审核手术器械，负责消毒手术区皮肤，铺无菌巾；协助手术者显露手术野、保护组织、止血、结扎、缝合等；手术完毕，负责包扎伤口；在手术者委托下书写术后医嘱、手术记录。若在手术过程中遇到特殊情况，手术者因故离去，则由第一助手负责完成手术。

**3. 第二助手**

第二助手协助第一助手进行术前准备，协助显露手术野、擦血、清洁手术区、剪线；术后协助包扎伤口，护送患者，书写病理检查单、化验单等。

**4. 第三助手**

第三助手的主要职责与第二助手的相同；必要时，负责传递器械，传递器械时，应以器械柄对准手术者手掌轻击，同时应交叉递送，对暂不使用的器械，应立即送还器械护士。

**5. 麻醉医生**

麻醉医生负责维持手术所需要的麻醉深度，随时观察与记录患者的一般情况，如呼吸、血压、脉搏、瞳孔等，兼管输血、输液；如有变化，则应随时报告手术者，并采取必要措施；术毕，待患者清醒后，护送患者回病房，并向主管医护人员交代病情及注意事项。

6. 器械护士

器械护士负责布置器械台，供给手术过程中所需的器械及敷料，对术中送回的器械要及时擦干净备用；手术开始前，应清点器械、纱布、针线等；手术结束时，应核对器械、纱布、针线的数目确认无误后，方可关闭切口；最后完成器械、敷料的整理及清洁工作。

7. 巡回护士

巡回护士负责检查、供应手术用品，安置患者体位，协助穿、脱手术衣，补充手术所需器械及更换生理盐水，协助输血、输液、开展联系工作与抢救工作，与器械护士共同清点器械、纱布、针线等。

(二)手术人员的位置(图 4－1)

在传统的开腹手术中，手术者一般站在手术台的右侧；第一助手站在手术者的对面(手术台的左侧)；第二助手、第三助手的位置相对灵活，可以与手术者同侧或与第一助手同侧；麻醉医生位于患者头侧；器械护士位于患者足侧。

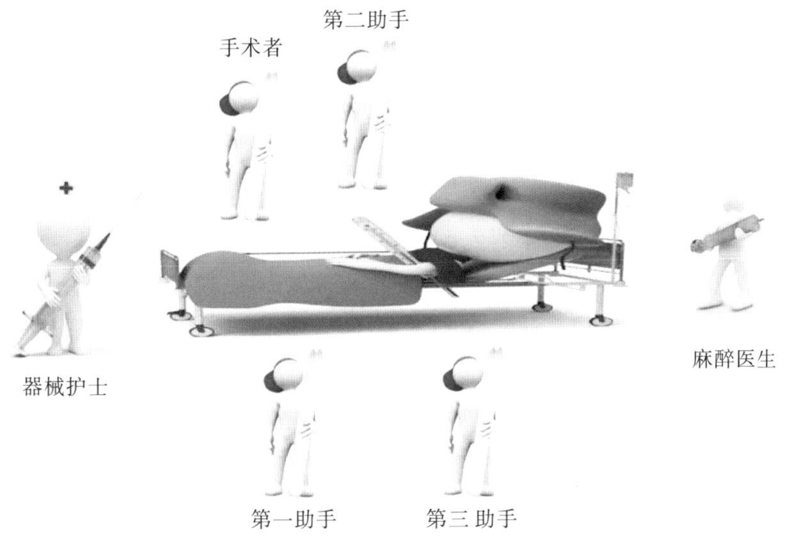


图 4－1 手术人员的位置

## 二、手术记录

手术记录是指手术者书写的反映手术一般情况、手术经过、术中发现及处理等情况的特殊记录，应当在术后 24 h 内完成。在特殊情况下，由第一助手书写手术记录时，应有手术者的签名。手术记录应当另页书写，内容包括一般项目(患者姓名、性别、科别、病房、床位号、住院病历号或病案号)、手术日期、术前诊断、术中诊断、手术名称、手术者及助手姓名、麻醉方法、手术经过、术中出现的情况及处理等。其中对手术经过、术中出现的情况及处理应记录以下内容。

(1)术中患者体位，皮肤消毒方式，消毒巾的铺盖，切口的部位、方向、长度、解剖层次及止血方式。

(2)探查情况及主要病变的部位、大小、与邻近器官或组织的关系；对肿瘤应记录有无转移、淋巴结肿大等情况。当其与临床诊断不符合时，更应详细记录。

(3)手术的理由、方式及步骤包括离断、切除病变组织或脏器的名称范围；修补重建组织与脏器的名称；吻合口的大小及缝合方法；缝线的名称及粗细号数；引流材料的名称、数目和放置部位；吸引物的性质及数量；使用的人体植入物及各种特殊物品的名称、型号、使用数量、厂家等(术后将标识产品信息的条形码贴入病历)；必要时，可对手术方式及步骤进行绘图说明。

下面为1例腹腔镜结肠癌根治术患者的手术记录内容。

## 空军军医大学第一附属医院

### 手术记录

姓名：××× 科别：消化三科 住院号：×××× 手术日期：2022年2月15日

性别：女 年龄：25岁 血压：131/71 mmHg

手术前诊断：结肠癌

已施行手术：腹腔镜辅助根治性右半结肠切除术

手术者：李纪鹏 第一助手：李世森 第二助手：谭兆邦 第三助手：彭屈

手术开始：9：00 手术完成：12：00 共计180 min 护士：于朋朋

麻醉开始：8：55 麻醉停止：12：00 共计185 min 麻醉医生：计根林

麻醉方法：全身麻醉 药品名称及用量：详见麻醉记录单

手术及病理情况：

麻醉成功后，进行常规手术区域高效碘伏消毒，铺无菌巾，取脐下1个，左、右、上、下腹各2个0.5～1.0 cm长的切口。分别将套管及腹腔镜置入腹中。探查结果：腹腔无粘连、未见腹水，肝表面光滑、未触及结节，胃、脾、小肠及系膜未见异常结节，Douglas陷窝、腹壁及腹膜未见转移性结节，肿瘤位于结肠肝曲，约5 cm×6 cm大小，质硬，肿瘤侵透浆膜层，支配肿瘤的动、静脉旁有淋巴结肿大，肿瘤未侵及肝脏、右肾、右侧输尿管及十二指肠。术中诊断为结肠癌($T_{4a}N_xM_0$)，决定行腹腔镜辅助结肠癌根治术(扩大性右半结肠根治性切除术)。

1. 切开回结肠血管蒂下缘系膜，进入手术层面：协助患者取头低足高并左倾体位，将小肠移至左上腹部，同时将大网膜翻向上腹部的肝胃之间，充分暴露手术野。第一助手右手抓钳，向右尾侧并腹侧牵拉回结肠血管蒂，使其被覆的结肠系膜张紧，手术者右手持超声刀，切开回结肠血管蒂下缘的结肠系膜，进入右结肠系膜和右侧肾前筋膜间的融合筋膜间隙，在此间隙向头侧扩展至十二指肠水平部，向右侧扩展至生殖血管外侧，向左侧扩展至肠系膜上动脉，注意保持右半结肠系膜及肾前筋膜光滑完整，未对十二指肠、下腔静脉、右侧输尿管、右侧生殖血管造成损伤。

2. 处理回结肠血管并清扫淋巴结：继续张紧回结肠血管蒂，通过回结肠系膜背侧指引，紧贴肠系膜上动脉右侧，用超声刀剪开前方系膜，解剖暴露回结肠静脉，清扫其根部淋巴结，于汇入肠系膜上静脉0.5 cm处，用Hemolock止血夹夹闭、切断。仔细辨认回结肠动脉后，裸化回结肠动脉，清扫其根部淋巴结，用止血夹夹闭、切断。

3. 继续扩展右结肠后间隙：回结肠血管蒂起源处位于十二指肠水平段前方，对回结肠血管结扎完成后，继续向头侧在Toldt间隙中游离，内侧至肠系膜上静脉右侧，外侧至升结肠及肝曲后方，向上逐渐暴露十二指肠降部、胰腺钩突和胰头，以系膜后面暴露的右结肠静脉为指引，向中线追寻定位胃结肠静脉干，前方自胃侧向头侧继续裸化肠系膜上静脉右侧及表面。

4. 处理右结肠血管并清扫淋巴结：以肠系膜上动脉为解剖标志，沿肠系膜上静脉向头侧追踪、定位，并于根部离断右结肠动脉。胃结肠静脉干位于胰头前方，汇入肠系膜上静脉，沿胃结肠静脉干向右上 1～2 cm 可见其属支汇合处，于此处离断右结肠静脉，未造成对胰十二指肠上前静脉的损伤。

5. 处理中结肠血管并清扫淋巴结：张紧中结肠血管蒂，以胰颈及肠系膜上静脉为标志，于根部解剖中结肠血管，由根部离断结肠中动、静脉并清扫周围淋巴结。处理中结肠血管后，顺势沿胰腺表面向两侧切开横结肠系膜，进入小网膜囊，暴露胃后壁。

6. 处理胃网膜右动、静脉并清扫幽门下淋巴结：分离结肠系膜与胃系膜之间的融合间隙后，暴露胃网膜右静脉，离断根部。由胰头下缘过渡到胰头表面，于右前方小心解剖出胃网膜右动脉并游离近心端，于幽门下方胃十二指肠动脉起源处离断，同时清扫周围淋巴结。

7. 右半结肠周围游离：以回盲部为标志，在右髂窝内附着处寻找小肠系膜根部，于菲薄处切开小肠系膜，与前述右结肠后间隙贯通，向左上腹部游离小肠系膜至十二指肠下缘，自回盲部开始切开结肠系膜，直至结肠肝曲，同时紧贴升结肠及其系膜背侧表面向头侧及中线侧游离，使其与前述右结肠后间隙完全贯通。紧贴胃大弯胃网膜血管弓内的无血管区切开胃结肠韧带，进入小网膜囊。分开横结肠系膜与胃后壁粘连，向右侧切断走向胃大弯的胃网膜血管诸分支，清扫幽门下淋巴结。翻转横结肠，可见横结肠后间隙和前面解剖的右结肠后间隙在胰腺前方处贯通。继续向右侧延长切口，直至离断肝结肠韧带并与外侧切口会师。

8. 取出标本：沿脐部切口打开长约 5 cm 的切口，用保护套保护腹壁切口全层，取出标本，沿预定切除线切除横结肠距肿瘤 10 cm 以上的肠管和距肿瘤 10 cm 的回肠，游离系膜。将回肠置入吻合器抵钉座，进行荷包缝合，远端离断至肿瘤下方 10 cm 处，于远端置入吻合器并与近端抵钉座端侧吻合，用直线切割闭合器闭合离断标本。用小针1 号线对吻合口进行间断缝合、加固，包埋浆肌层。用生理盐水反复冲洗，直至清亮。

9. 重新建立气腹：在腹腔镜下用 V－lock 线连续缝合、关闭系膜。再次冲洗，直至操作面无出血。放置双套管 1 根于右侧结肠旁沟吻合口旁，清点器械、纱布，确认无误后，逐层缝合切口及穿刺孔。麻醉效果满意。将标本向家属展示后拔管，待患者麻醉苏醒后将其送回病房。出血及输血情况：术中出血 30 mL，未输血。

## 第二节 腹前外侧壁外科实用解剖及剖腹术

### 一、腹前外侧壁外科实用解剖

#### （一）腹前外侧壁的外观

腹前外侧壁上界为胸骨剑突，两侧为肋弓及第 11、12 肋的游离缘，下界为耻骨联合、腹股沟韧带和髂嵴，两外侧界为腋后线。腹前外侧壁有保护腹腔脏器、支持腹内器官、产生腹压等作用。因为腹前外侧壁平坦且富有伸展性、骨骼对其限制较少、开腹后易显露，所以其为开腹手术的常规切口处。基于腹部脏器的位置，通过对腹壁的详细检查，有助于对腹腔脏器疾病的诊断。

因腹前外侧壁向上伸至膈下，向下深入盆腔，腹腔的范围远较腹壁为大，故下胸部外伤常同时伤及腹腔内脏。腹白线位于正中线，由剑突延伸至耻骨联合，体脂较少的人呈一浅槽，脐以上部分较宽，外观明显，脐以下部分较窄，外观不明显。正中线两侧为腹直肌，收缩时，可见到条带状腹直肌隆起和横行凹陷的腱划。半月线位于腹直肌外缘，呈略向外的弧形浅沟，以体脂少、肌肉发达的人较为明显。幽门平面位于胸骨柄上缘至耻骨联合上缘连线的中点。第 9 肋软骨前端、胆囊底、幽门、胰腺、肾门及第 1、2 腰椎椎间盘等均位于此平面。脐的位置高低不一，个体差异较明显，一般相当于第 3、4 腰椎之间。

### (二)解剖层次

#### 1. 皮肤

该部位的皮肤薄而富有弹性，在脐及正中线上与腹白线附着较紧，其他部位较松弛，做腹部切口时，须固定好皮肤，防止因滑动而造成滑脱(图 4-2)。因该部位皮肤张力线大致横行，故横切口的瘢痕较小。

#### 2. 浅筋膜

该部位的筋膜在腹下部分为浅、深两层。浅层为脂性，称 Camper 筋膜，肥胖者可很厚；深层为膜性，称 Scarpa 筋膜，较致密，含有弹性纤维，在脐以上及两侧近腰部处不明显，在中线处附着于腹白线，在下外方跨越腹股沟韧带，在其下方约 1 横指处附着于股部阔筋膜，在下方内侧经精索前方(耻骨结节与耻骨联合之间)与会阴浅筋膜相续，故当尿道球部破裂，有尿液外渗至会阴浅筋膜深处(会阴浅隙)时，可向上蔓延至腹壁 Scarpa 筋膜深处。因腹壁浅部的血管、神经主要行经深、浅两层筋膜之间，故给肥胖患者做腹部切口时，在浅部脂肪层遇到较大血管的可能性较小。缝合腹下部切口时，应缝合 Scarpa 筋膜，以免形成无效腔。

#### 3. 肌肉

肌肉与腱膜是维持腹前外侧壁的较强韧度的主要结构。腹前外侧壁的肌肉由两侧的扁平肌和中间的腹直肌组成(图 4-3)，在不同部位，其层次结构不同，如肌纤维的方向均不相同：侧面由浅入深为腹外斜肌、腹内斜肌和腹横肌，三层扁肌于半月线处形

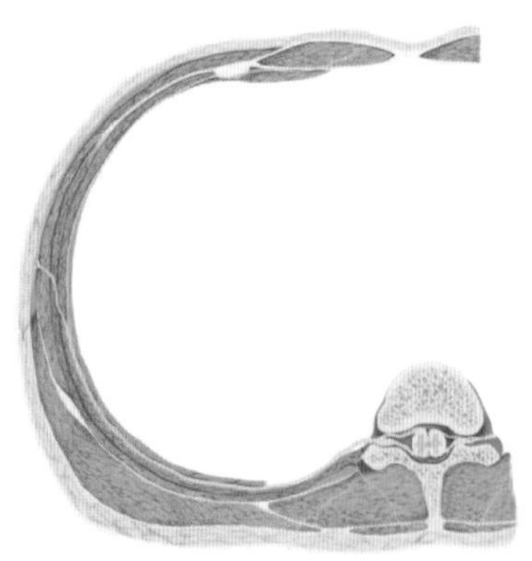

图 4-2　腹前外侧壁的横断面

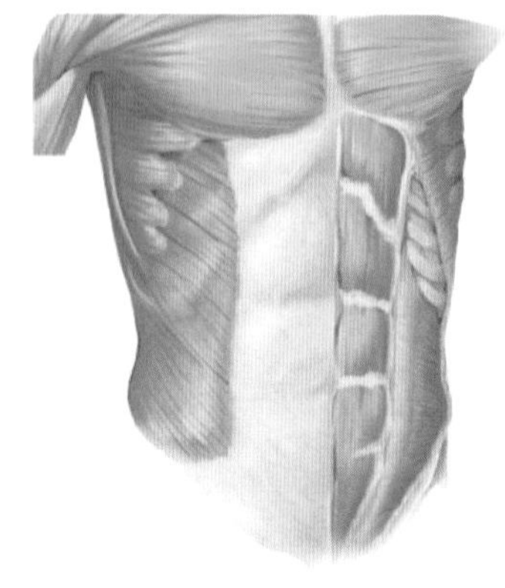

图 4-3　腹前外侧壁的肌肉(浅层)

成腱膜，参与构成腹直肌鞘，并借腱膜止于腹白线；中线两旁为腹直肌及其鞘(内下有小块锥状肌)；正中线处为腹白线。腹前外侧壁的肌肉和腱膜交错排列，可增加腹前外侧壁的强度，有利于防止腹壁疝的发生和维持腹内脏器的位置，并协助排便、咳嗽、呕吐、呼吸、分娩和躯干运动等。其各部结构分述如下。

(1)侧面三层扁肌的起、止点及肌纤维走向：见表 4 1。

表 4－1 侧面三层扁肌的起、止点及肌纤维走向

| 肌肉名称 | 起点 | 止点 | 肌纤维走向 |
| --- | --- | --- | --- |
| 腹外斜肌 | 下 8 肋外面。下内部形成腱膜，构成腹股沟韧带 | 腹白线、耻骨嵴、耻骨结节、髂嵴前 1/2 | 由外上向内下 |
| 腹内斜肌 | 腹股沟韧带外侧 1/2，髂嵴前 2/3，胸、腰筋膜 | 下 3 肋、腹白线、耻骨嵴、耻骨结节 | 上部：由外下向内上。<br>中下部：横行。<br>下部：斜向内下 |
| 腹横肌 | 腹股沟韧带外 1/3，髂嵴前 3/4，胸、腰筋膜，下 6 肋软骨 | 腹白线、耻骨嵴、耻骨结节 | 中上部：横行。<br>下部：斜向内下 |

(2)腹直肌及腹直肌鞘：腹直肌位于中线两旁，起于耻骨联合及耻骨嵴，止于第 5～7 肋软骨及剑突前面。此肌较长，被 3 或 4 个腱划分为若干肌腹。腹直肌及腱划前面与腹直肌鞘前层粘连，以腱划处尤显，但不与腹直肌鞘后层粘连(图 4－4)，因此，当腹直肌前面有渗液时易受限，当其后面有渗液时，则易上下扩散。腱划处常有血管，经腹直肌切口分离腹直肌时，应注意止血。

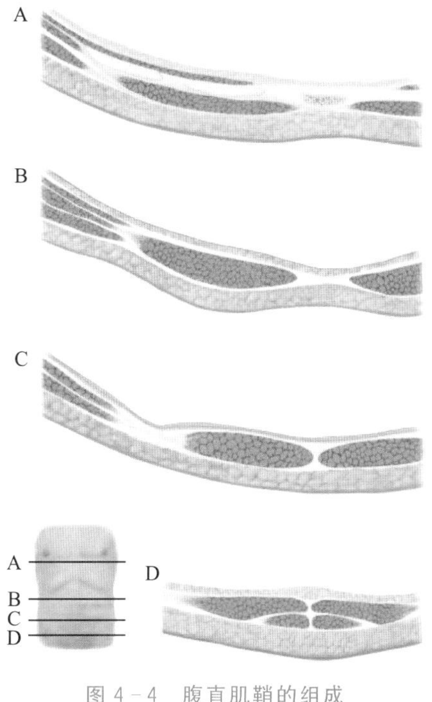


图 4－4 腹直肌鞘的组成

侧面三层扁肌腱膜至腹直肌外缘后，再向内伸展，构成腹直肌鞘，分为前、后两层(简称腹直肌前、后鞘)。以肋缘和弓状线(又称半环线，位于脐至耻骨联合的中点)为界，可将腹直肌鞘分为三部分。在不同平面，腹直肌鞘前、后层的组成各异，进行手术时应熟知(表 4-2)。

表 4-2 不同平面腹直肌鞘前、后层的组成

| 部位 | 腹直肌鞘前层(前鞘) | 腹直肌鞘后层(后鞘) |
| --- | --- | --- |
| 肋缘以上 | 腹外斜肌腱膜 | 缺如，仅有 5～7 肋软骨 |
| 肋缘至弓状线之间 | 腹外斜肌腱膜及腹内斜肌腱膜前层 | 腹内斜肌腱膜后层及腹横肌腱膜上腹部外侧尚有部分腹横肌纤维参与部外侧尚有部分腹横肌纤维参与 |
| 弓状线以下 | 全部三层扁肌腱膜 | 仅腹横筋膜，缺腱膜 |

(3)腹白线：位于正中线上，由两侧腹直肌鞘前、后层的腱膜性纤维交织形成，自剑突延伸至耻骨联合，在脐以上较宽，为 1～2 cm，在脐以下较窄，为 0.3～0.5 cm，两侧腹直肌相近。腹白线血液供应较少，做正中切口时出血少，手术较迅速，但愈合后瘢痕较软弱，以脐以上为显。有时腹白线的纤维间留有小椭圆形孔，其内有血管、神经穿支通过，腹膜外脂肪甚或腹膜可由此孔突出而形成白线疝，进而可压迫神经穿支，引起疼痛。

(4)腹横筋膜：为腹内筋膜，位于腹前外侧壁，衬于腹横肌深面，腹下部较厚，与腹横肌结合较疏松，与腹直肌鞘后层粘连较紧。发生腹壁疝时，此层也参与疝囊的组成。

(5)腹膜外脂肪层：为位于腹横筋膜与壁腹膜之间的蜂窝组织，随体脂量的多少而厚薄不一，与腹膜后间隙的蜂窝组织连接。经腹膜外手术时，该层易于分离，有感染时也易互相扩散。膀胱等手术可在腹膜外进行，在脐环处此层不显。

(6)壁腹膜：衬于腹壁最内面，与脏腹膜相连，脏、壁两层之间的空隙为腹膜腔，其内有少量浆液，因此可减少脏器活动时的相互摩擦。腹膜的再生能力很强，使其在术后或伤后的创面能较快愈合。因腹直肌鞘后层、腹横筋膜与壁腹膜常粘贴在一起，在脐环和腹直肌鞘后层处的腹外脂肪层不明显，故经腹直肌切口及旁正中切口时所称的切开腹膜，便是将腹横筋膜、腹膜外脂肪层及壁腹膜一并切开，缝合时也将此三层视为一层一起缝合。

### (三)血液供应

#### 1. 浅层血管

腹壁的皮下组织中含有浅层血管(图 4-5)。静脉以脐平面分为上、下两组，上组向上经胸外侧静脉汇入上腔静脉，下组向下经股静脉汇入下腔静脉，在脐部与脐周静脉相吻合，构成上、下腔静脉与门静脉间的侧支循环。当上腔静脉、下腔静脉、一侧髂总静脉或髂外静脉有梗阻时，均可发生腹壁浅层静脉曲张。当门静脉系统有梗阻时，可发生脐周静脉曲张。腹前壁上半部的皮下动脉细小，为肋间动脉的分支；下半部有股动脉发出的旋髂浅动脉、腹壁浅动脉和阴部外浅动脉，与同名静脉伴行，临床上常以上述动脉主支为轴设计腹股沟部游离皮瓣。

2. 深层血管

下5肋间动脉、肋下动脉及腰动脉的腹壁支皆于腹内斜肌与腹横肌之间自后上向前下行。腹壁上动脉于腹直肌鞘的后层与肌肉间下行。腹壁下动脉发自髂外动脉，于腹膜外脂肪层上行，穿过腹横筋膜，越过弓状线进入腹直肌鞘内，与腹壁上动脉吻合。各动脉皆有静脉伴行。腹壁上、下动脉在行程中与侧面的肋间动脉及腰动脉皆有吻合，构成锁骨下动脉、主动脉及髂外动脉间的侧支循环。

### (四)淋巴回流

腹前外侧壁浅层的淋巴管，脐平面以上者汇入腋淋巴结，脐平面以下者汇入腹股沟下淋巴结浅群。肝淋巴管沿肝圆韧带可至脐部，与腹前壁淋巴管相通，肝癌细胞可转移至脐部或腹股沟部淋巴结。

### (五)神经支配

腹前外侧壁有下6胸神经前支及第1腰神经分布，两者于腹内斜肌与腹横肌之间自后上向前内下行，与肋间动脉伴行(图4-6)。下6胸神经在腹直肌鞘外缘进入鞘内，于腹直肌后方行一短程后始进入肌质内，经腹直肌切口过于偏外时即可切断肋间神经的主干，从而切断肌肉的神经支配。因各神经沿途分支分布于腹部皮肤、肌肉及腹膜，故患腹膜炎时，即可产生腹肌痉挛或强直。因腹前外侧壁的神经主要为下6胸神经，故当胸部有病变时，易产生腹部牵涉性疼痛，甚至腹肌痉挛。例如，肺炎早期有表现颇似急腹症者，对此应注意鉴别。相反，腹部伤口疼痛亦常影响呼吸运动及咳嗽，易引起肺部并发症。腹部脊髓节段的分布，在腹上部为第7～9肋间神经，在腹中部为第9～11肋间神经，在脐区为第10肋间神经，在腹下部为第11、12肋间神经及第1腰神经。了解这一点对腰椎麻醉时麻醉平面的测定与脊髓病变的定位均非常重要。

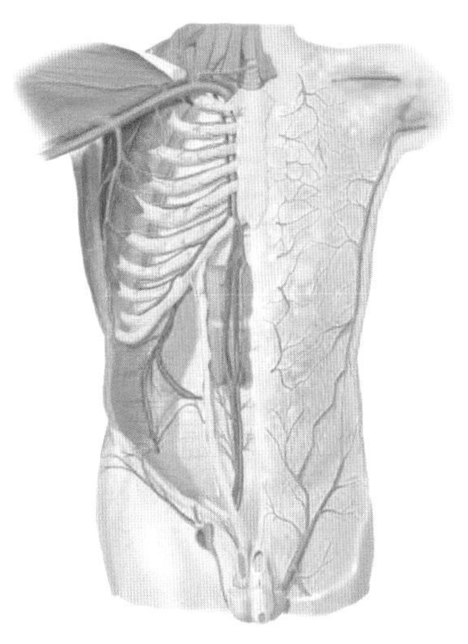

图4-5 腹前外侧壁的血管

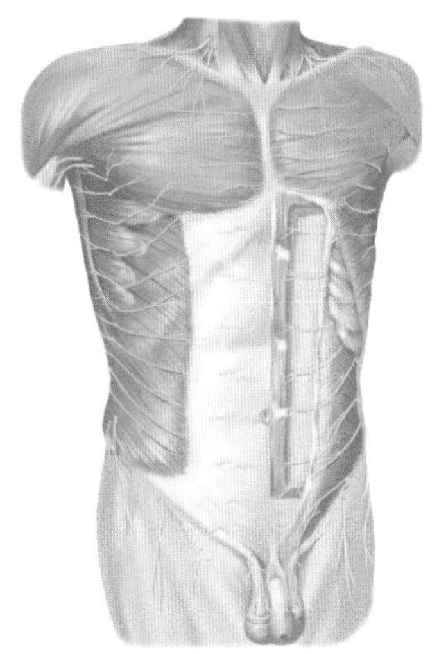

图4-6 腹前外侧壁的神经支配

## 二、腹部切口

### (一)腹部切口的选择原则

腹部切口的选择原则主要为使愈合后的瘢痕不软化、腹壁的强度不受影响。因此，应在熟悉上述腹壁层次及神经、血管走行的基础上，注意下列原则。

(1)切口易于接近病变部位、长度适当并便于在必要时延长。

(2)应尽量减少对神经、肌肉等组织的损伤，使伤口愈合后较牢固。例如，做切口时，最好不切断神经：切口经过肌肉较经过筋膜为好；经过肌肉时，沿纤维方向分开比切断为好。因腹直肌的神经为分段分布，故横断肌肉束比纵行分裂损伤小，但出血较多。

(3)在腹壁各层做的切口最好错开，避免在一个平面上(避免重叠)，以免影响腹壁强度。

(4)对引流物最好从另一切口引出。

(5)由切口引起的并发症(如切口疼痛、切口疝、伤口裂开等)应越少越好。

(6)切开和缝合应尽量方便。

### (二)腹部切口的种类及应用

腹部切口的种类很多，常用的腹部切口包括纵切口、斜切口(图 4－7)、横切口、联合切口 4 种。手术前，应根据具体情况充分考虑，优选合适者。

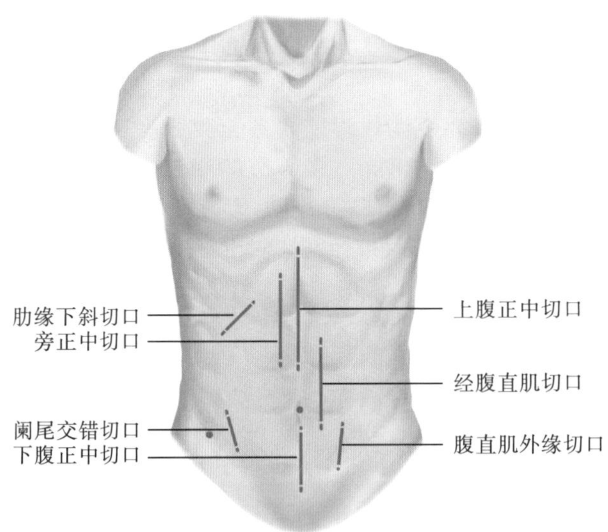


图 4－7　腹前外侧壁的纵切口、斜切口

#### 1. 纵切口

纵切口(vertical incision)仅限于腹前外侧壁的两侧腹直肌范围内的纵行直切口，包括经腹直肌切口、正中切口(上腹、下腹)、旁正中切口，在腹部手术中很常用(图 4－8)。

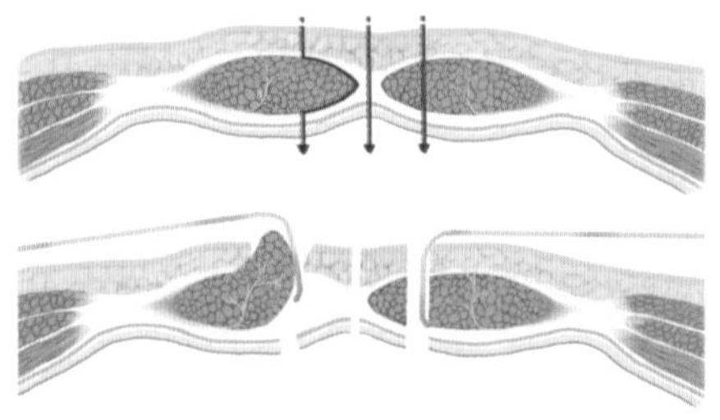

图 4－8　腹部纵切口示意图

(1)经腹直肌切口(transtrecal incision)：此切口是最为常用的腹直肌纵切口，在腹部正中线一侧(左或右)2～3 cm处做纵切口，位置高低及长短应根据需要而定。切开皮肤、皮下组织及腹直肌前鞘，顺肌纤维方向切开腹直肌，腹直肌腱划处常有横行的小血管，对其需结扎止血。将腹直肌分别牵向两侧，一并切开腹直肌鞘的后层及腹膜。缝合时，依次缝合腹膜及腹直肌后鞘(做一层缝合)、腹直肌前鞘、皮下组织及皮肤。此切口较简便迅速，易于上下延长，必要时，可加横切口，以扩大手术野，也可向上延长至胸部，形成胸腹联合切口。其缺点为纵切口对腹腔内压力的承受度较小，当切口过长时，切线内侧肌肉会因肋间神经被切断过多而失去神经支配，进而发生萎缩，容易引起切口内侧壁的松弛。

(2)正中切口(midline incision)：经腹部正中线脐上或脐下将前腹壁切开，进入腹腔，如需跨脐，则最好绕其左侧，以免伤及肝圆韧带。切开顺序为皮肤、皮下组织、腹白线、腹横筋膜及腹膜。手术完毕，依次缝合腹膜、腹白线、皮下组织及皮肤。此切口不损伤肌肉、神经和血管。其优点是操作简捷、损伤及出血较少、切开和缝合均省时，可行胃、十二指肠等手术；缺点是腹白线仅由1层纤维性组织构成，血液供应较差，缺乏肌肉保护，故伤口愈合效果比其他切口差，易发生切口疝。脐下正中切口，因两侧腹直肌较为接近，术后愈合较牢固，故可行膀胱及其他盆腔内器官的手术，为妇产科及泌尿外科常用的手术入路。近年来，该切口在体质较好的急腹症患者中应用较多，术后需仔细缝合并加强营养，以减少并发症的发生。

(3)旁正中切口(paramedian incision)：在腹部正中线一侧(左或右)2～3 cm处做纵切口，位置高低及长短视具体情况而定(图4-9)。切开皮肤、皮下组织及腹直肌鞘前层(腹直肌前鞘)以后并不分开腹直肌纤维，提起腹直肌前鞘的内侧切部分，锐性分离其与肌肉及腱划粘着处，然后游离腹直肌内侧部分，将腹直肌从内侧部分向外牵开，显露腹直肌鞘后层(腹直肌后鞘)，再切开腹直肌后鞘及腹膜。缝合腹膜及腹直肌后鞘后，将腹直肌置回原位，再依次缝合腹直肌前鞘、皮下组织及皮肤。此切口最重要的优点为不伤肌肉、血管和神经，缝合后，切口线处有一层完整的腹直肌，故切口愈合后较牢固，是腹部手术较理想的切口，但显露比同长度的正中切口或经腹直肌切口稍差且操作略微复杂。

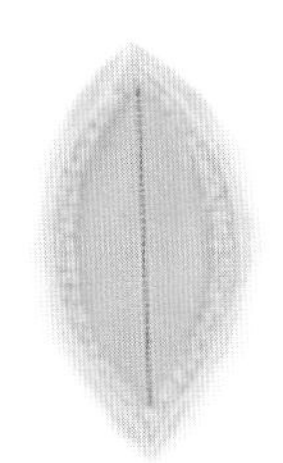
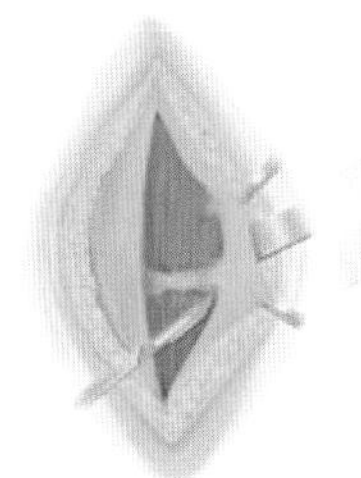
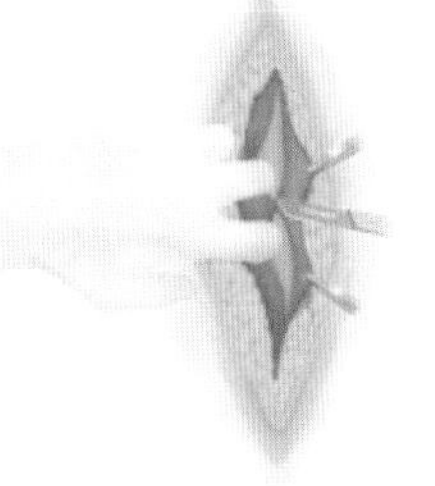
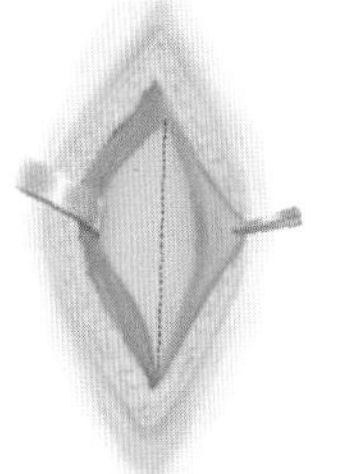

图4-9 旁正中切口

2. 斜切口

斜切口(oblique incision)：多位于上、下腹部的一侧，其方向可从上内斜向下外，或从上外斜向下内。该切口对暴露腹腔两侧较为固定的脏器(如胆囊、脾脏及阑尾等)效果较好。

(1)麦氏切口(McBurney incision)或髂窝斜切口：此切口在右髂前上棘与脐连线中外1/3交点处(即McBurney)，做一与此线垂直的斜切口，长6～8 cm，一般切口全长的1/3在上述连线之上，2/3在其下，也可根据压痛点做上下调整。顺同一方向切开腹外斜肌腱膜，进而顺着腹内斜肌及腹横肌纤维方向将其分开，其后沿皮肤切口切开腹膜。该切口为右下腹斜切口，有利于显露盲肠与阑尾，为阑尾切除术中最常用的切口，其在左侧时，常用于乙状结肠造口术。切口方向与皮肤张力线相符，并交错分开肌肉纤维，以便于切口愈合，切口裂开或切口疝的发生率较低。因为切口小且局限于髂窝区，所以对其他部位影响较小，但其显露手术野小，切口延伸较困难。

(2)肋缘下斜切口(subcostal oblique incision)：于两侧肋缘下切开皆可，从剑突下2 cm开始，与肋弓平行并相距做2～3 cm，向外下做斜切口至腋前线，并切开皮肤、皮下组织，切断腹前壁各层肌肉。该切口在右侧多用于胆道手术，在左侧多用于脾脏手术，其显露手术野范围有限，若想要显露广泛，则需要较长的切口。因该切口的方向恰与神经走行交叉，势必会损伤2条以上肋间神经，将影响腹壁局部神经的感觉和运动，特别容易损伤重要的第9肋间神经，故缝合时需逐层缝合。

#### 3. 横切口

横切口(transverss incision)：沿腹壁皮肤的纹痕做切口。在上、中、下腹或左、右腹均可做。其高低及长短视需要而定。做该切口时，要切断腹直肌，分离或切断腹前外侧壁各层扁肌，才能进入腹腔。其优点是不易损伤肋间神经，向两侧延长后，可使两侧的脏器显露出来。但因切断肌肉较多、出血较多、开腹及关腹均费时，故操作较困难。

#### 4. 联合切口

当病情复杂，采用上述较为规则的切口不能满足手术要求时，常须将腹部的几种切口联合应用，如行脾切除术需采用纵切口加横切口，即“卜”“L”形等。因这种切口纵横交错，损伤较大，切口转角处血循环较差，对愈合不利，故仅在手术野显露不满意时，做补充切口使用。

## 三、剖腹术

剖腹术是指通过某一腹部切口进入腹腔进行腹腔脏器手术的操作方法。现以经腹直肌切口为例，叙述其操作步骤与方法。

### (一)开腹

#### 1. 消毒

第一助手进行手、手臂消毒，在未穿手术衣、戴手套前，对手术处的皮肤进行消毒，然后从器械护士处接过盛有浸泡0.5%碘伏溶液纱布球的消毒杯及海绵钳。消毒范围与剃毛范围相同。消毒时，自手术处中心部位依次向四周画圈擦拭，消毒3遍，不采用纵贯整个腹部的直线消毒法。

#### 2. 铺单

消毒后，由第一助手铺单。先铺无菌巾，依次按尾端、头端、对侧和己侧顺序铺，随后用巾钳夹住4个交角处，以防移动。手术者与第二助手在准备切口处上、下各铺中单1条，然后铺洞巾，洞口对准手术野，向左、右两侧展开。将洞巾头端盖过麻醉架，两侧和足部下垂超过手术台边缘30 cm。

3. 剖腹

按常规消毒铺巾后，再用酒精消毒切口处皮肤，切开皮肤前，手术者及第一助手各以左手按住掩盖两侧皮肤的纱布，用相等的力量稍向两侧牵引。第一助手暂用右手持纱布压住切口上端的上方，依次切开皮肤、皮下组织，直至腹直肌前鞘，结扎止血，保护切口(图 4－10)。清晰显露腹直肌前鞘后，再次查看腹正中线，在距其约 2.5 cm 处沿皮肤切口方向切开腹直肌前鞘(图 4－11)，再在切口线上分开腹直肌纤维。也可用止血钳插入腹直肌，至显露该肌鞘后叶后，分开止血钳，用食指及刀柄上下方向钝性分开腹直肌(图 4－12)，如有肌间血管，则行钳夹切断，然后结扎止血。应该注意的是，此种钝性分开肌肉的方法，损伤远较用刀切为大。对在切开腹直肌前鞘及肌肉的过程中所遇到的出血点，皆应结扎止血。而后分开肌肉，手术者持镊子，第一助手用弯止血钳，交替夹持腹直肌后鞘及腹膜，确定没有夹住腹内脏器后，用刀切一小口(图 4－13)，用弯止血钳分别夹住切口两缘并提起，用组织剪向两端扩大剪开，可将手指伸入腹腔内，以保护脏器(图 4－14)。切开腹膜后，注意有无游离气体、渗液、渗血等，如腹膜切缘有出血，则应予以结扎。用纱布保护切口两侧，并用拉钩牵开，即可进行手术。

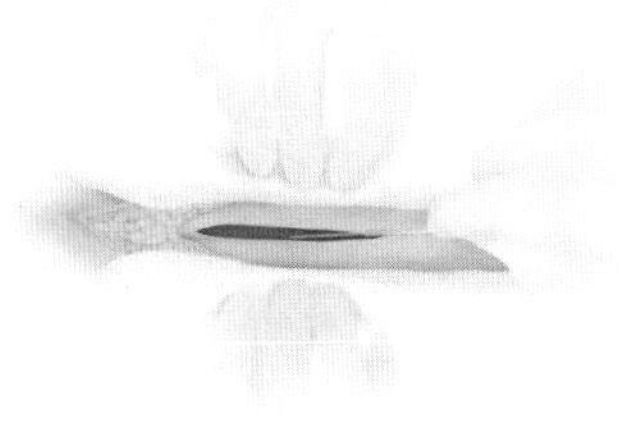

图 4－10 吸水巾的固定

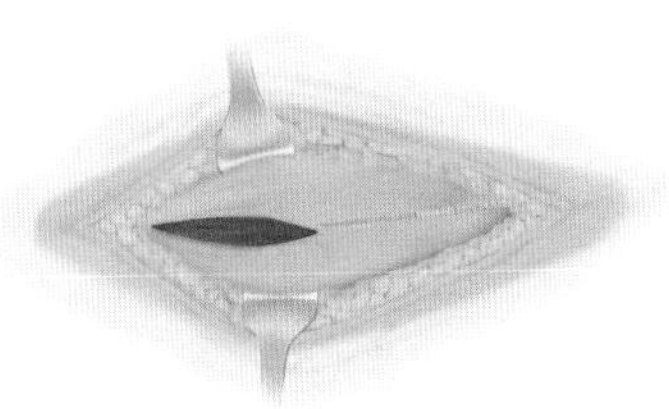

图 4－11 切开腹直肌前鞘

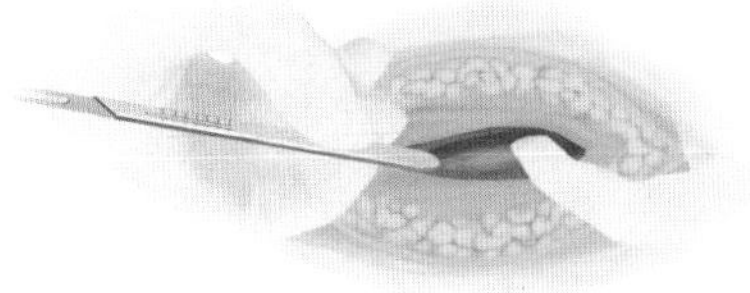

图 4－12 分开腹直肌

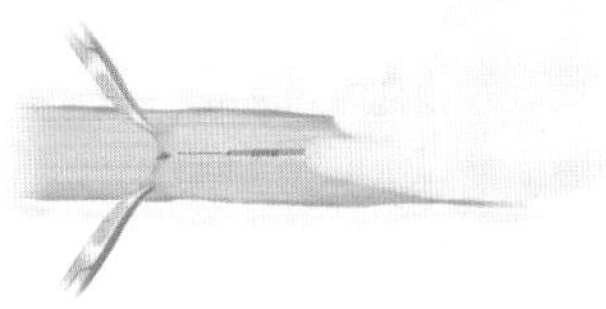

图 4－13 切开腹直肌后鞘及腹膜

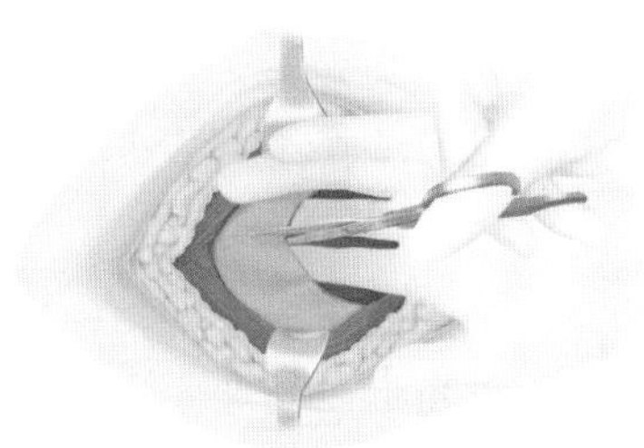

图 4－14 剪开腹膜

(二)关腹

腹内手术进行完毕，彻底止血，吸净液体，再次检查止血是否完善，清点器械及纱布，确认无遗留于腹腔后，由深至浅逐层缝合腹壁。

先用弯止血钳夹住腹膜切缘，一般每缘夹 2 或 3 把，上、下角各夹 1 把(图 4－15)。然后提起腹膜，用湿纱布覆盖肠管及网膜，用压肠板压住，拉拢切缘，自上角开始用 7 号丝线间断缝合或连续缝合。间断缝合每针打结后暂不剪断，由第一助手提起做牵引用，待全部缝合完毕，一并剪去线头。做牵引是为了使切缘腹膜外翻及使腹膜与内脏保持一定空隙，以避免将脏器误缝于腹壁上。在切口上、下角，须将血管钳夹的 1 块腹膜分别扎于上、下端的缝线内。做连续缝合时，第 1 针结扎后暂不剪去线尾，用蚊式钳夹住并放置在一旁，然后边缝边由第一助手拉紧缝线，以免松弛，不使留有空隙，以防发生疝(图 4－16)。最后 1 针的线尾不抽出，做结扎用，上、下角处理同前。

对腹直肌前鞘用中号丝线做间断缝合或“8”字缝合。冲洗伤口，去除切口保护巾，用酒精消毒皮肤后，对皮下组织及皮肤分层用细丝线做间断缝合，以无菌纱布覆盖并包扎。

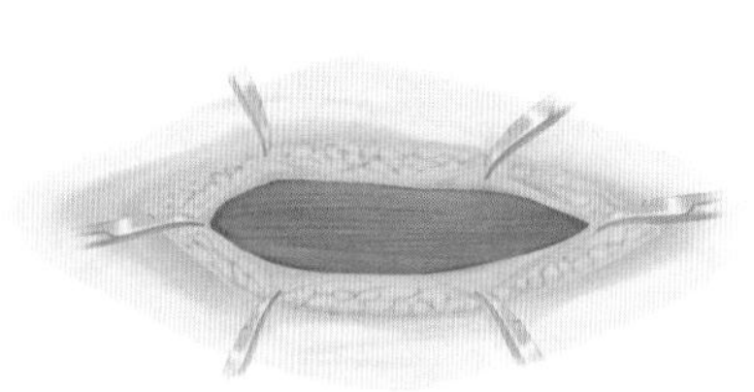

图 4－15　夹住腹膜切缘及上、下角

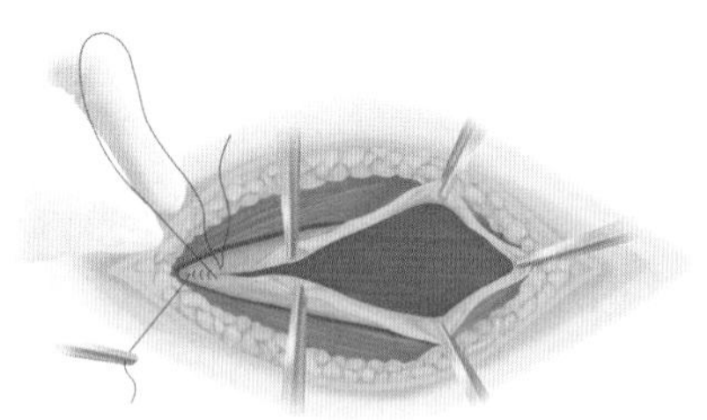

图 4－16　缝合腹膜

## 第三节　脾脏外科实用解剖及脾脏切除术

剖腹术、脾脏部分切除术

脾脏是人体最大的淋巴器官，位于左上腹部。其主要功能是储血、破血、髓外造血(胎儿时期或出生后骨髓功能受损时)、过滤血液并清除异常成分、参与免疫等。脾脏质地较脆且血运丰富，一旦受到强大外力打击，很容易破裂。脾脏破裂会导致严重的大出血，是能够致死的腹部急症之一。正确、及时地处理脾脏损伤对于脾脏外伤的治疗具有重要意义。

### 一、脾脏外科实用解剖

正常成人脾脏重 100～250 g，长、宽、厚平均为 13 cm×8 cm×3 cm，呈紫红色。

(一)形状、位置与毗邻

脾脏位于左季肋部深处，为第 9～11 肋所掩盖，长轴约与第 10 肋一致，前端伸至腋中线，形态不恒定，可呈四角形、三角形或楔形，前缘常有 1～3 个切迹(图 4－17)。脾大 1 倍以上方可触及。

脾脏的膈面隆凸且光滑，与膈肌下面相贴；脾脏的脏面凹陷，其前部邻胃底，后部邻左肾及肾上腺；脏面中部为脾门，有脾脏的血管、神经和淋巴管进出，并与胰尾相邻或靠近。脾脏下极邻结肠脾曲。行脾脏手术时，应注意勿伤及周围脏器。

### （二）脾脏的韧带与血供

除脾门外，脾脏均为腹膜所覆盖，腹膜反折形成4条韧带，与邻近器官相连，分别为胃脾韧带、脾肾韧带、脾膈韧带、脾结肠韧带。4条韧带有固定脾脏的作用。脾脏可上下移动2～3 cm。如韧带过长，则可形成游走脾，甚至脾扭转。

脾动脉是腹腔动脉的最大分支，沿胰腺上缘向左曲行，经脾肾韧带两层腹膜间达脾门，常在距脾门约4 cm处分为上、下两支。入脾前，上支发出3或4支胃短动脉至胃，下支发出胃网膜左动脉。上、下两支入脾前，称为脾叶动脉，常再各分为2支脾段动脉(图4－18)。

脾静脉由脾门处2～6条属支汇合而成，位于脾动脉后下方，一般比脾动脉粗1倍，患门脉高压症时，管径可大于1.5 cm，管壁很薄，有时可被部分胰腺掩盖，因此，做巨脾手术，分离、结扎脾静脉或做脾肾静脉分流术时，应特别小心。

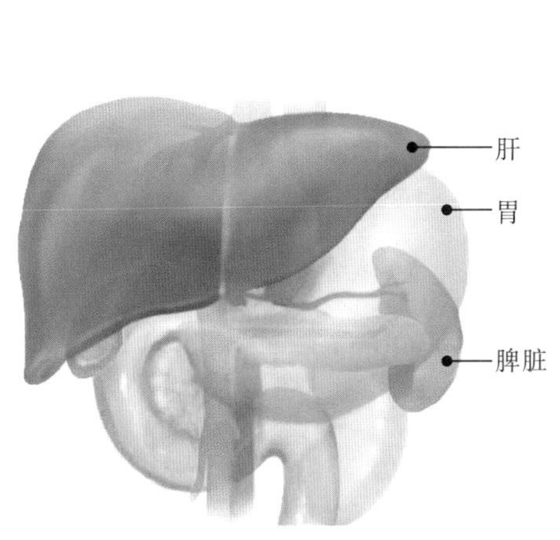


图4－17　脾脏与周围脏器的解剖关系

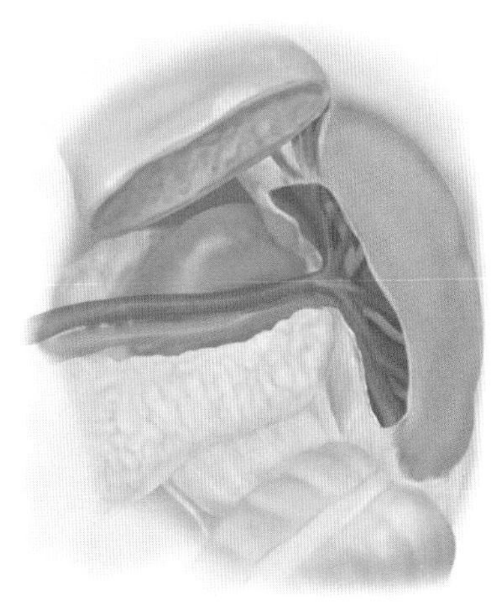

图4－18　脾脏的韧带与血管

### （三）脾脏的淋巴回流

脾脏的淋巴回流汇集于脾门淋巴结，然后沿脾血管向右行至腹腔淋巴结。行脾切除手术时，如发现脾门淋巴结肿大，则可先将其摘除，以利于结扎脾蒂。但如因恶性肿瘤切脾时，则不应将淋巴结分别取下，而应分站清扫。

## 二、脾脏切除术

### （一）适应证

脾脏切除术的适应证主要包括外伤性脾破裂、脾功能亢进、脾肿瘤、血液系统疾病等，具体如下。

#### 1. 外伤性脾破裂

若脾破裂相对比较严重，出血不止，则需急诊进行脾切除手术。

2. 脾功能亢进

脾功能亢进指脾大引起。多数情况下，脾大由门脉高压(包括区域性门脉高压以及肝硬化引起的门脉高压)引起。发生门脉高压后，脾会增大，但并不是脾大就需要切脾，只有在患者伴有严重脾功能亢进的情况下才需要切脾。脾功能亢进主要表现为血细胞三系异常，即白细胞、红细胞以及血小板计数减少。在血小板计数少的情况下，患者比较容易出血，此时若出现比较严重的脾功能亢进，血小板计数减少比较严重，则需要进行切脾治疗。

3. 脾肿瘤

当患脾脉管瘤、较大的脾囊肿以及肿瘤发生脾转移时，需要进行脾切除；当患比较少见的游走脾、脾扭转、脾梗死、脾动脉瘤时，也需要进行脾切除。

4. 血液系统疾病

当患特发性血小板减少性紫癜或其他内科相关的血液系统疾病时，若通过内科药物治疗效果较差，则在内科医生、血液科医生指导下可以选择脾切除治疗。

### (二)术前准备

1. 患者准备

患者准备：消毒、麻醉。

2. 物品准备

物品准备：手术敷料(治疗巾、中单、大单、剖腹单、手术衣)、剖腹器械、手术贴膜、纱布、生理盐水、血液制品、各种型号的缝线和针、引流管、无菌手套。

### (三)手术步骤

1. 切口

切口应依脾脏大小和病变粘连情况而定。常采用左上腹经腹直肌切口。必要时，向左加一横切口；也可采用左上腹“L”形切口、左肋缘下斜切口或胸腹联合切口。巨脾症患者的凝血机制多不好，对皮下的出血点应迅速、彻底止血。

2. 探查

进腹后，依次探查肝、胆道、胃、十二指肠、胰腺，然后检查脾脏大小、病变粘连情况和活动度，以进一步明确诊断，决定手术及术式。另外，应注意有无副脾(亦可在脾脏切除术后检查)。

3. 结扎脾动脉

对充血性脾大者行脾脏切除术时，若遇有脾粘连严重的情况，则一般应先结扎脾动脉，以使脾脏缩小、变软、便于托出，同时减少出血。显露胃脾韧带，分段结扎、切断，将胃向右上牵拉，充分显露脾门、胰体和胰尾。沿胰腺上缘找到脾动脉，小心剪开其前面的后腹膜及脾动脉鞘，仔细分离脾动脉，用直角钳由动脉鞘内自下向上轻轻分离出脾动脉 1～2 cm，穿过 2 根 7 号或 10 号线并稳妥结扎(图 4－19)，不可用力过猛，尤其当脾动脉有粥样硬化时，用力过猛可导致动脉断裂。因脾静脉位于脾动脉后下方、壁薄、易撕裂，故慎勿伤及。

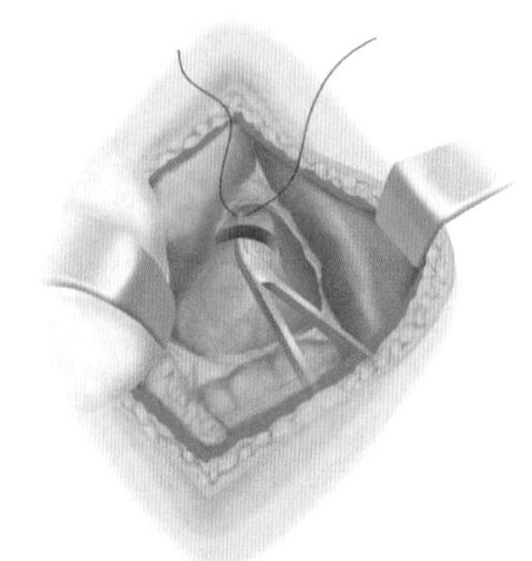

图 4－19　结扎脾动脉

4. 游离脾脏

注意由浅入深逐步操作。显露、切断、结扎脾结肠韧带(图 4－20)，游离脾下极，注意勿损伤结肠及其系膜，将脾翻向右前侧，充分显露脾肾韧带后层，自下而上小心分离、剪开后腹膜，在腹膜外进行分离，遇有侧支血管时，应仔细止血，然后将脾脏向右下牵开，在直视下分离、结扎脾膈韧带和胃脾韧带上极。因为脾脏上极的脾膈韧带和胃脾韧带较深、显露较难、操作不便，所以常使脾脏不能下移或托出切口，而粘连处多有丰富的侧支循环及粗大血管，一旦撕裂脾上极或膈，则不易止血，因此要求尽量在直视下操作，避免用手盲目分离。胃脾韧带上极很窄，操作时，应注意勿损伤胃底(图 4-21)。如遇大出血，则可用热生理盐水纱布暂时填塞压迫止血，迅速进行分离，将脾翻出腹外，再取出纱布，寻找出血点并钳夹止血。脾切除术的难易程度与粘连程度有很大关系。

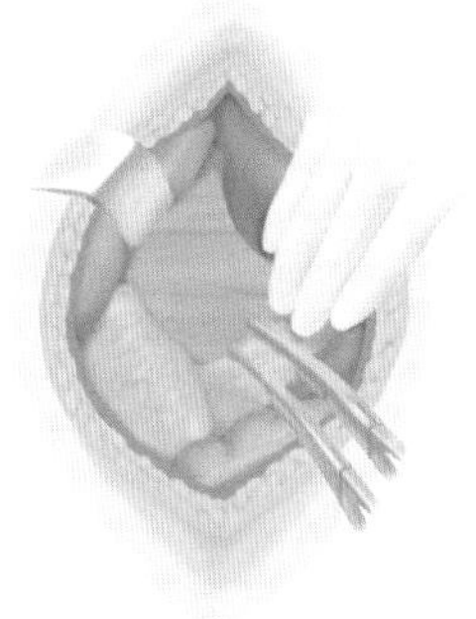

图 4－20 离断脾结肠韧带

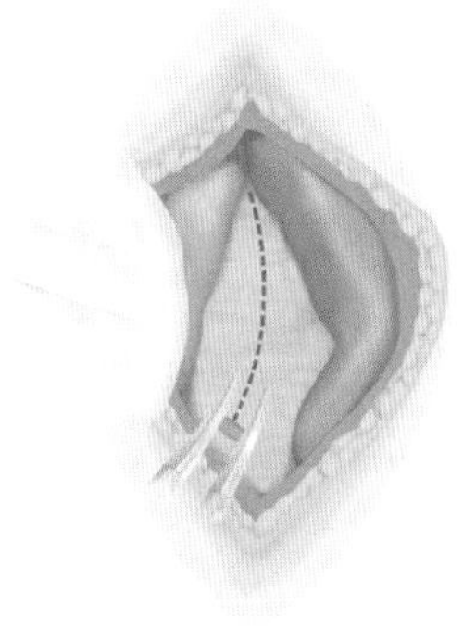

图 4－21 离断脾胃韧带

5. 处理脾蒂，切除脾脏

(1)全脾切除：轻托脾脏，分离脾蒂表面腹膜，显露脾血管和胰尾，翻向内侧，在脾蒂后方分离、推开胰尾，用 3 把长脾蒂钳夹脾蒂(图 4－22)，在远、中两钳间切断，移除脾脏。对脾动脉常先在近侧结扎、远侧缝扎。对脾静脉则为双重结扎。对脾血可收集回输。检查脾床、脾蒂，务求彻底止血。

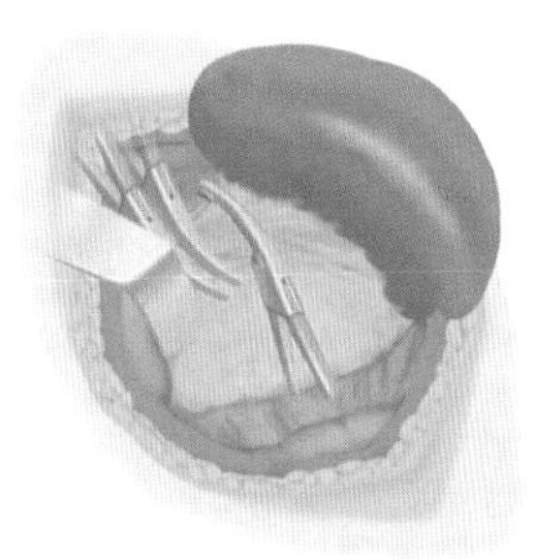

图 4－22 钳夹脾蒂

(2)脾脏部分切除：当脾脏某叶、段有较大范围损伤，而脾蒂及其余部分无损伤时，可在脾门处分清供应该叶、段的血管分支，在脾叶或脾段间相对无血平面切开脾包膜，清除该脾段受损的脾组织，彻底止血，用褥式缝合法缝合，并用邻近的大网膜覆盖修补该处。大多数人认为，保留的脾脏应不少于脾原重的 1/3。

6. 引流及关腹

切除脾脏后，一般不放置引流物。对脾大、粘连多、考虑术后有渗液者，可在左膈下放置烟卷引流条，最后按层缝合腹壁。

(四)注意事项

脾脏是人体的免疫器官，切除脾脏后，会导致患者出现免疫力低下的现象，则容易感染细菌或病毒。切除脾脏后，应密切观察患者的切口，定时消毒创面，定时换药，促进创面愈合。切除脾脏后，会导致体内的血小板反应性增高，容易形成血栓，因此建议患者服用一些抑制血小板凝集的药物来进行治疗。脾脏切除术后的注意事项包括以下几点。

(1)注意休息，加强营养，适当地进行一些身体锻炼，增强抵抗力。

(2)预防感冒，注意个人卫生和饮食卫生，尽量减少发生感染的机会。

(3)术后早期需注意对切口的保护。

(4)需注意脾脏切除术后对常见并发症的监测和预防。

(5)切除脾脏后，一般在远期可能出现一些爆发性感染，对这种情况平时需注意，减少发生这种感染的机会，当另外出现一些症状(如发烧等)时，就需及时到医院就诊。

# 第四节　小肠外科实用解剖及小肠部分切除吻合术

## 一、小肠外科实用解剖

小肠切除端端吻合术

小肠是消化管中最长的一段。成人小肠全长 5～7 m。小肠上端从幽门起始，下端在右髂窝与大肠相接，可分为十二指肠、空肠和回肠三部分。十二指肠固定在腹后壁，空肠和回肠形成很多肠袢，蟠曲于腹膜腔下部，被小肠系膜系于腹后壁，故合称为系膜小肠。小肠是食物消化、吸收的主要部位。

(一)分布与位置

十二指肠上端起自胃幽门，下端在第 2 腰椎左侧，续于空肠，长 25～30 cm，呈马蹄铁形，包绕胰头。在十二指肠中部(降部)的后内侧壁上有胆总管和胰腺管的共同开口，胆汁和胰液由此流入小肠。空肠约占空、回肠全长的上 2/5，回肠约占空、回肠全长的下 3/5，空肠和回肠之间并无明显界限，在形态和结构上的变化是逐渐改变的。切除小肠超过其长度的 2/5 时，即不能满足生理需求，切除 1/2，仍可无碍生命活动，切除超过 1/2，即有营养障碍，保留肠段少于 60 cm 者难以存活。正常情况下，空肠管壁较厚，管腔较粗，管径为 2.5～3 cm，由上向下管壁逐渐变薄、管腔渐变细，回肠下段管径为 2～2.5 cm。

空肠起始部——十二指肠空肠曲固定于第 1、2 腰椎左侧，回肠末端约 5 cm 固定于右髂窝，其余部分并不固定，一般上 1/3 常位于腹腔左部，中 1/3 常位于腹腔中部、髂窝及盆腔，下 1/3 常位于盆腔及右髂窝。一般自十二指肠空肠曲向下 2～3 m 长的一段小肠常因系膜较长而位于盆腔中。位于盆腔中的肠管易受盆腔炎症侵犯，发生粘连，为小肠梗阻的多发部位。

(二)结构

小肠壁分浆膜、肌层、黏膜下层及黏膜层。除肠系膜附着处外，空肠和回肠皆被浆膜覆盖(图 4-23)。在横断面上，肠壁与肠系膜的两层腹膜之间形成一个三角形区域，称为肠系膜三角，其内有进出肠壁的血管、神经、淋巴管和脂肪组织。行肠切除吻合术时，应封闭此三角形间隙，以免感染物沿肠系膜淋巴管扩散。肌层分内环、外纵两层，后者较薄。黏膜下层由疏松结缔组织和少量弹性纤维组成，含有血管、淋巴管和神经丛，为肠壁中最坚韧的一层，缝合肠壁时，缝线应穿过此层。黏膜较松弛，上段肠管黏膜较厚且富含血管，形成较多较高的环行皱襞，下段肠管的黏膜较薄且血管较少，环行皱襞较少且较低平。黏膜层含有分散的淋巴结节，并由淋巴结节聚集成淋巴滤泡，以回肠下段为多。滤泡表面无绒毛。

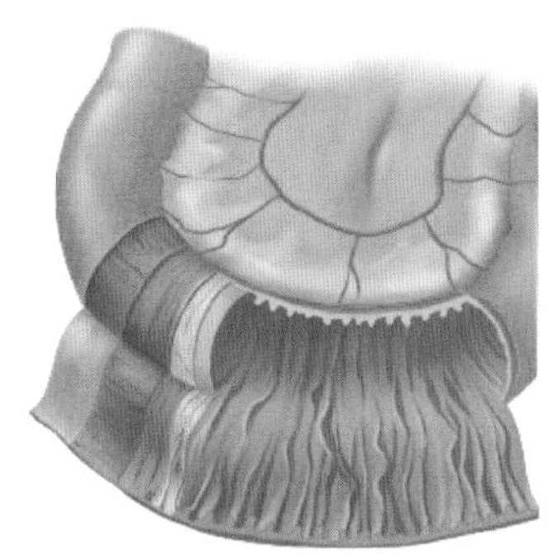

A

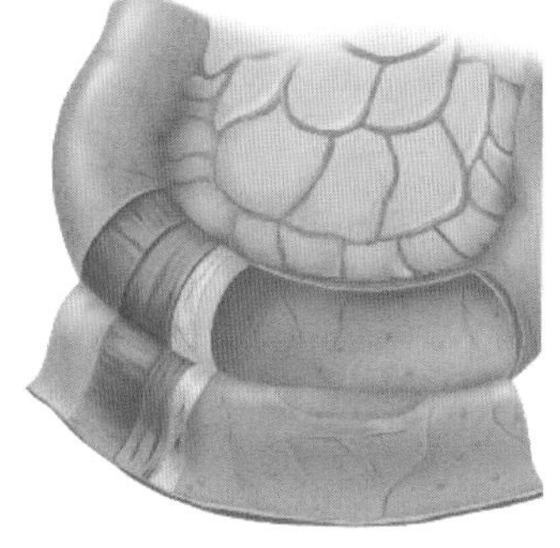

B

A. 空肠肠壁；B. 回肠肠壁。

图 4－23 空、回肠肠壁结构

## (三)肠系膜

肠系膜附着在腹后壁上，附着线自第 1 或第 2 腰椎左侧向右下方斜行，终止于右侧骶髂关节的前面，长约15 cm,依次跨过十二指肠第三部、腹主动脉、下腔静脉、右侧腰大肌及输尿管等结构的前面(图 4－24)。因肠系膜根部很短，而肠管很长，故肠系膜呈扇形，并形成许多皱褶，小肠盘曲成肠袢。肠系膜自附着线至肠管的长度平均为 20 cm，在空肠上段及回肠末段较短，在距十二指肠空肠曲 2～3 m 间的一段最长，可达25 cm,此段小肠常位于盆腔中。当肠系膜根部附着处过窄或粘连、收缩、靠拢等时，易发生肠扭转(多为顺时针方向扭转)，肠扭转是肠梗阻的常见原因之一，易形成绞窄性肠梗阻。肠系膜内含有供应小肠的血管、神经、淋巴管、淋巴结和少量脂肪。小肠肠管位置越低处，所含脂肪越多；肠系膜越厚，其中的血管越不明显。

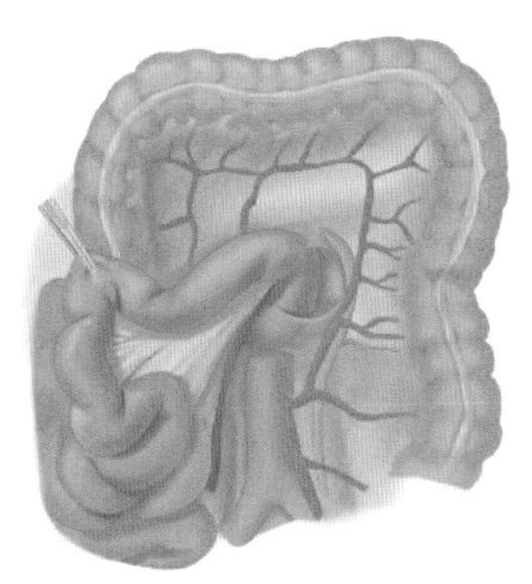

图 4－24 肠系膜

## (四)血液供应

小肠的血液供应来自肠系膜上动脉。此动脉由腹主动脉于胰腺颈部后方发出，向下经胰头钩部前面，跨过十二指肠第三部的前方进入肠系膜的根部，向右发出胰十二指肠下动脉、中结肠动脉后，偏右下行，于肠系膜根部的两层腹膜间右面发出右结肠动脉(图 4－25)，沿途由左侧发出 10～16 条分支，通过肠系膜至空肠及回肠，末支成为回结肠动脉，至小肠的各主要分支又分成升、降两支，分别与邻近的动脉吻合而形成若干吻合弓。吻合弓发出的分支之间可再行吻合，构成二级、三级和四级吻合弓。近侧1/4段小肠只有一级吻合弓，中部2/4段有二级、三级吻合弓，远侧1/4段有四级吻合弓。由靠近肠系膜缘的最后一级吻合弓发出直动脉并分布到相应的肠段。小肠上部的直动脉较长(可长4～5 cm)且较粗，但数量较少；向下直动脉逐渐增多，较细而短。直动脉至肠管内行于肠管的两面。直动脉为终末动脉，在进入肠壁前，相互间没有吻合，血管进入肠壁后，与环行肌平行，至对肠系膜缘的黏膜下层中始有分支与邻近者吻合，而主要是与对侧直动脉分支吻合。因此，对肠系膜缘的血液供应较为贫乏，进行肠侧侧吻合时，应切开对肠系膜缘，以免影响肠壁的血液供应，减少溢漏的可能。此外，有人认为，此种吻合可以维持数厘米以内的肠壁活力，虽然如此，在进行肠切除吻合时，仍应切除与肠系膜中血管损伤有关的肠道部分，不宜保留较多的肠系膜缘，以确保安全。因为血管弓较为丰富，所以在血管弓的近端结扎血管主干时，肠管血运可不受影响。临床上常用这种方法游离一段肠管，以代替食管、胃及膀胱。小肠的静脉与动脉伴行，汇合成肠系膜上静脉，至胰腺颈部后方与脾静脉汇合成门静脉。

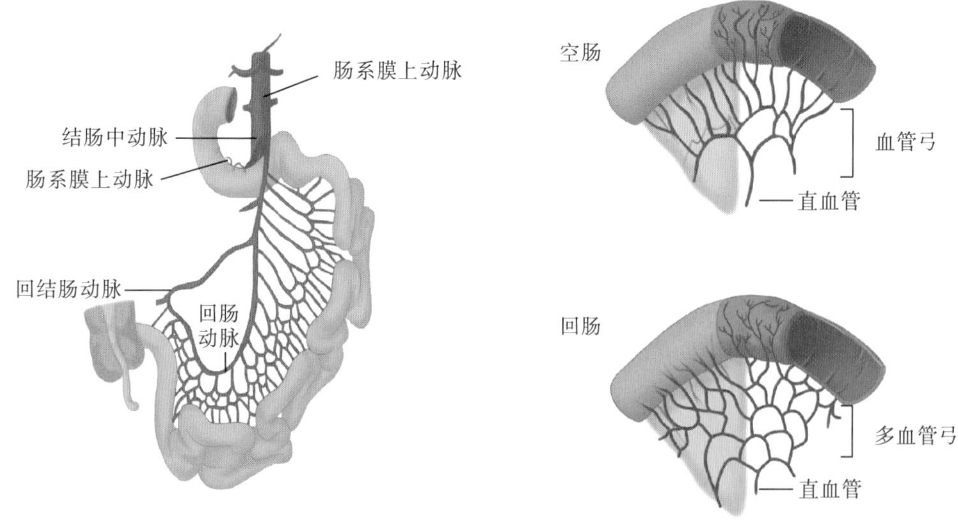


图4-25　肠系膜上动脉及其分支

### (五)淋巴引流

小肠的淋巴管起自小肠黏膜绒毛的中央乳糜管，汇成黏膜淋巴管丛，再汇成黏膜下丛。黏膜下丛与浆膜下丛汇合成较大的淋巴管。引流肠管的淋巴结可分为远侧、中间及近侧三群，它们依次位于靠近肠壁的血管附近、肠系膜基底部较大的血管分支间和肠系膜上动脉主干附近，最后一部分注入腹主动脉前方的腹腔淋巴结，其输出管经肠干入乳糜池，还有一部分注入胸导管起始部。

小肠壁淋巴管的走行与肠管长轴垂直(即环行)。肠结核常沿淋巴管蔓延，可引起环行溃疡，易导致肠管狭窄。回肠末段淋巴滤泡最多，多位于对肠系膜缘，故此部为肠结核及结核性肠狭窄的多发部位。

当回盲部肠系膜淋巴结非特异性肿大时，常引起右髂窝疼痛，酷似急性阑尾炎，在平卧位和左侧卧位检查时，前者因肠系膜活动度较大，压痛点可随体位的改变而改变，而阑尾炎的压痛点则不随体位的改变而改变。

### (六)神经分布

小肠的神经分布来自腹腔丛，交感神经发自胸 8～12 脊髓节段，为两侧性，因此，小肠病变所产生的牵涉痛主要位于脐区(胸 10)，偶尔可向腰部扩散。例如，当腹股沟疝的疝囊中含有小肠且发生绞窄性疼痛时，首先表现为脐周痛，待局部肠管有炎症蔓延到壁腹膜时，才出现局部疼痛。小肠对切割等外伤刺激不敏感，但对肠系膜的牵扯、扭转、缺血，肠腔充盈过度，平滑肌痉挛，肠蠕动剧烈，化学刺激和炎性介质的刺激敏感，有时可产生剧烈的内脏痛，但定位不准确。

### (七)肠袢定位

剖腹术中常须确定某一段肠袢的高低部位，一般空肠起始部及回肠末端固定，可供以定位，其他肠袢因位置变化而不易定位。肠袢定位的大致方法：①根据肠袢的位置定位；②根据肠壁的结构由上而下逐渐改变的特点定位。上段肠腔较粗，肠壁较厚，色稍红，扪之可感到黏膜皱襞明显，肠系膜因所含脂肪较少而较薄，血管较多而且明显，吻合弓 1 或 2 级，直动脉较长、较粗，但较少；下段肠腔较细，肠壁较薄，色稍淡，扪之黏膜皱襞不明显，肠系膜因所含脂肪较多而厚，血管较少且不明显，有 2～4 级吻合弓，吻合弓呈网状分布，直动脉较细、较多、较短。

当术中发现肠管有扭结时，复位前须先决定肠袢的远、近侧。可用两手拇指、食指抓住肠系膜的两面，摸向肠系膜根部，并将扭结理顺，待完全理顺肠管后，方能摸至肠系膜根部，并可依肠系膜由左上斜向右下的附着线判定肠管的远、近端。有肠梗阻时，可沿胀气的肠袢向下或沿塌陷肠袢向近侧寻找梗阻部位，并依上述方法判定肠管的远、近侧。

## 二、小肠部分切除吻合术

小肠部分切除吻合术是腹部外科常见的手术之一，已形成固定的手术方式，肠管断端吻合常用的手术方式有端端吻合术、端侧吻合术和侧侧吻合术。随着医疗器械研究的不断发展，吻合器技术的应用也相当普遍，但因为小肠的手工吻合技术并不困难，所以吻合器在小肠吻合时应用较少。

### (一)适应证

(1)小肠外伤(包括小肠广泛损伤)或较短距离内有多处穿孔不宜修补，以及肠系膜血管断裂所致小肠坏死。

(2)绞窄性肠梗阻、急性肠扭转、肠套叠所致肠坏死、严重的粘连性肠梗阻粘连无法松解或经术中观察和处理仍不能断定该肠段有活力者。

(3)小肠以及肠系膜上的良性或恶性肿瘤。

(4)肠系膜血管损伤影响肠管血液循环者。

(5)小肠局部炎性病变，如急性出血坏死性肠炎、节段性肠炎、肠伤寒、肠结核等。

(6)先天性肠管畸形，如肠闭锁、肠狭窄、肠重复畸形、梅克尔憩室(Meckel diverticulum)等。

(7)其他手术(如胸部、腹部及泌尿系统手术)需要移植小肠者。

### (二)肠吻合的方法

肠吻合的方法较多，目前多采用开放式吻合法。使用该方法时，先行肠切除，使肠腔外露，然后在直视下缝合，操作较简便，止血较完善，边缘内翻较少，造成肠狭窄的可能性较小，但因吻合时肠腔开放，增加了污染的概率，故术中应尽量注意用温生理盐水纱布保护，以减少污染。

按缝合的层次可将肠吻合分为一层缝合法和二层缝合法。前者指在肠管一周做一层全层内翻缝合；后者则指在其外再做一周间断浆肌层缝合，以加固吻合口，较常用。按吻合口类型可将肠吻合分为以下几种(图 4－26)。

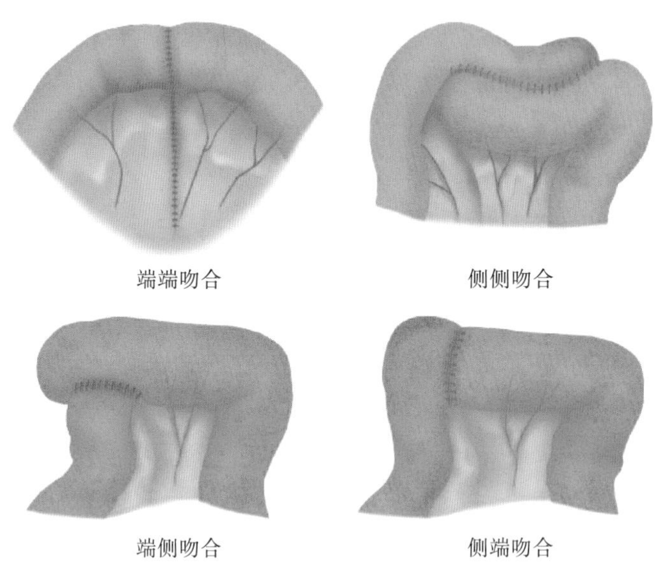


图 4－26　肠吻合的类型

#### 1. 端端吻合

端端吻合指将肠管两断端直接吻合的方法，较符合解剖、生理的要求，操作较简便，适用于两端肠管口径相称及肠腔较大者。若肠腔较小或大小不相称，则可将对肠系膜缘适当切开并稍修剪。该方法在临床上使用最多。

#### 2. 侧侧吻合

侧侧吻合指先将肠管两断端封闭，在两肠管近盲端处的对肠系膜缘各另做切口，再行吻合的方法。该方法可根据需要决定吻合口的大小而不受肠腔的限制，但近侧肠管远端易形成盲袢，并进展为盲袢综合征。在不切除病变组织的情况下，将远、近肠管行侧侧吻合术者，亦称捷径手术。

#### 3. 端侧(侧端)吻合

端侧(侧端)吻合指将一侧肠管断端与一肠管的侧面吻合的方法，适用于两断端肠腔大小相差悬殊时，如右半结肠切除术后可做回、结肠端侧(侧端)吻合。

虽然肠吻合的方法较多，但缝合方法大致相同：均要求将黏膜内翻、浆膜面相对，这样才容易在吻合处产生粘连，以利于愈合；均要求有 1 层缝线穿过肠壁全层，以保证穿过最坚韧的黏膜下层，支持缝线；均要求缝合的针距及松紧度合适，既不影响吻合口的血液供应，又无漏溢发生。

### (三)小肠部分切除端端吻合的步骤及方法

1. 选择切口

按术前诊断确定切口，一般多取右侧中腹部旁正中切口或经腹直肌切口。

2. 探查

应根据伤病的部位、性质，确定肠切除的范围(图 4-27)。切开后鞘及腹膜时，应注意有无溢气、溢液及溢血。如有溢气和溢液，则说明有空腔脏器损伤或穿孔。如有大量血液，则表明有血管或实质性脏器损伤。探查要准确、轻柔、迅速，既有重点，又有一定的秩序，按照"先止血、后修补"的原则全面进行。腹腔内血凝块多的部位常是出血部位，探查出血部位时，可用手指压迫或捏住出血点，看清出血点后再钳夹、结扎、止血。穿孔时，附近渗液较多，炎症水肿较明显，一般纤维蛋白沉积较多，应先探查可疑处，查明穿孔或破裂处后，暂时用组织钳夹住。刺伤和火器伤常是多处损伤，务求全面检查，按顺序由十二指肠空肠曲从上向下逐段检查小肠及其系膜，手术者和第一助手分别观察两面。肠系膜边缘的小穿孔易被忽略，应注意切勿遗漏。对有伤病的小肠段，应判断其有无生活力。如肠管颜色青紫、表面无光泽，无肠蠕动，供应该肠段的动脉(尤其是肠系膜边缘的直动脉)无搏动，则表示为肠坏死。如一时难以肯定，则可用温生理盐水纱布敷 5～10 min 或在肠系膜处注入 0.5%普鲁卡因，观察有无好转，如仍难以确定，则以切除较为安全。决定做肠切除术时，应先确定切除范围，并确保保留肠管的血液循环正常。一般远、近两断端各距病变处约 5 cm(如坏死肠管范围很大，则应尽量多保留健康肠管)；如为恶性肿瘤，则两端应距病变约 10 cm。

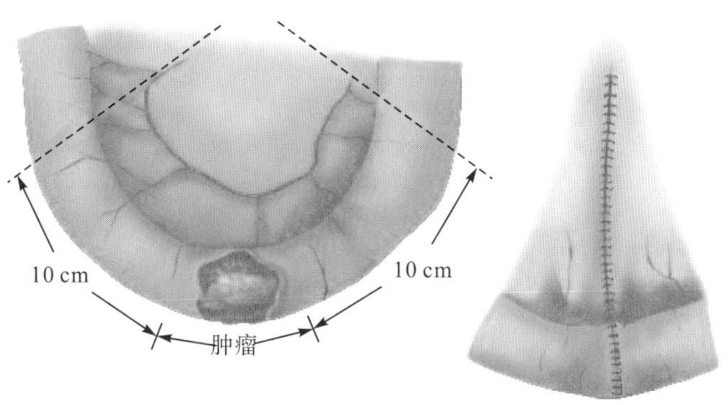


图 4-27 肠切除端端吻合

3. 处理肠系膜

将拟切除肠管提出切口外，对其周围用温生理盐水纱布保护，将其余肠管轻柔地还纳腹腔，勿使扭结。对肠系膜做"V"形切开，在待切除肠段的肠系膜、血管两侧无血管区，用止血钳穿洞，再用 2 把止血钳夹住两孔间的肠系膜和血管，于两钳间剪断(图 4-28)，结扎两断端。对脂肪组织较厚、血管较粗较多的肠系膜，每次钳夹组织不宜过多，并采用贯穿缝合结扎止血，对较粗血管近端做双重结扎。注意呈"V"形剪开肠系膜，勿损伤保留肠管的血液供应。

4. 肠切除

在预定切除肠管的两侧，分离肠系膜缘的脂肪约 1 cm，分别用直长止血钳与肠管纵轴呈 45°～60°夹住肠管，保留较多的肠系膜缘，以保证吻合处肠管的血液供应，并可增大吻合口。用手指将保留肠管的肠内容物挤向两侧，在距止血钳约 5 cm 处，用套橡皮管的肠钳夹住肠管，以防切断肠管后因内容物流出而污染腹腔。肠钳仅上一扣，不能夹住肠系膜的血管。在肠钳与止血钳之间，紧贴止血钳切断肠管(切前用纱布保护周围组织)，止血，吸尽断端肠腔内容物，并用 1∶1000 新洁尔灭或 1∶2000 氯已定擦拭消毒(图 4－29)。

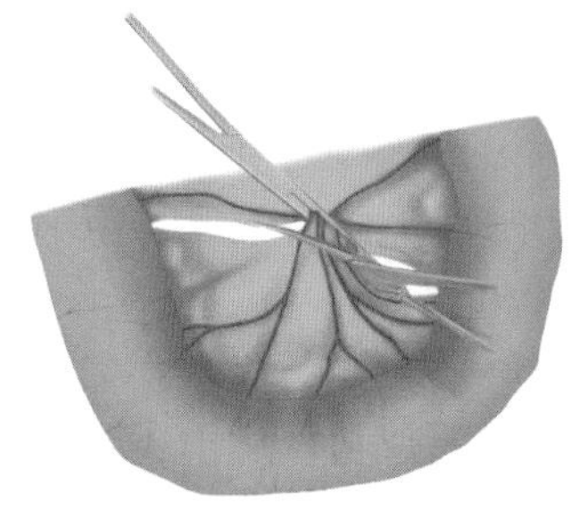

图 4－28　游离、处理肠系膜

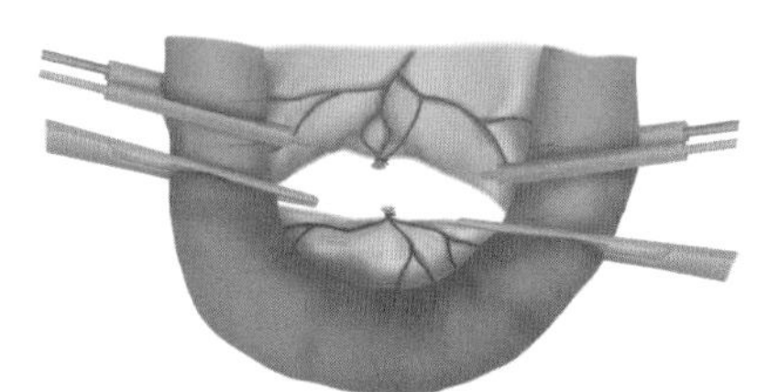

图 4－29　切断肠管

5. 肠端端吻合

将两肠钳靠拢，使两肠管断端并列。对距断端约 0.5 cm 以内的肠系膜应去除，以便吻合。在肠系膜缘和对肠系膜缘距断端约 0.5 cm 处，用细丝线各做一针浆肌层缝合，在肠系膜缘处缝合时，应闭合肠壁缺乏腹膜覆盖的肠系膜三角。对两结扎线不剪，留作牵引，以防吻合时发生肠管扭曲。先缝肠管后壁外层，用细丝线做一排浆肌层间断缝合，边距(距肠管断端边缘)为 0.3～0.5 cm，针距为 0.3～0.5 cm，剪除被压榨的肠壁。对后壁内层用 2—0 或 3—0 铬制羊肠线或细针和细丝线做全层连续缝合或毯边缝合(图 4－30)，边距及针距均为 0.3～0.5 cm，缝合从对肠系膜缘开始较好。缝合第 1 针后，在肠腔内打结，留长线尾，用另一长线继续缝合，至另一端改用 Connell 缝合法缝合肠管前壁(图 4－31)，缝至开始缝合处，与原保留的结扎线尾结扎，打结于肠腔内。缝合时，助手用止血钳帮助轻柔拔针并使黏膜内翻。每针缝合后，助手拉紧缝线，以使浆膜面相贴。使浆膜面相贴时，以不导致溢漏为度，也不可过紧，以免影响血液供应。缝合时，注意少缝一些黏膜，多缝一些浆肌层鞘。缝合完全层后，移去肠钳及吻合用过的器械、纱布，手术者用生理盐水冲洗手套，用酒精纱球擦手套消毒。用细针、细丝线间断缝合前壁浆肌层(图 4－32)。用细丝线间断缝合、关闭肠系膜裂口(图 4－33)。仔细检查吻合口有无溢漏，特别注意肠系膜缘处，最后用拇指对食指检查吻合口通畅情况，最小以能通过拇指末节为宜(图 4－34)，并检查吻合口处的血液循环情况和血液颜色，肠系膜缘处的肠管缝合是否完善，肠系膜裂孔缝合情况及有无渗血等，必要时，补缝1 或2 针，对出血点应彻底止血。上述吻合步骤适用于所有胃肠道的吻合手术。在小肠端端吻合术中，也可以先将肠管做全层连续缝合，然后再以间断缝合法用细针、细丝线在距全层缝线边缘 0.2 cm 处做一圈浆肌层缝合(Lembert 缝合)。

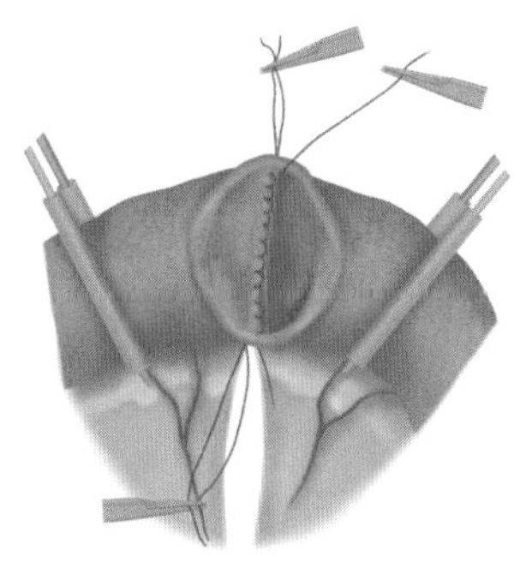

图 4-30 对后壁内层进行毯边缝合

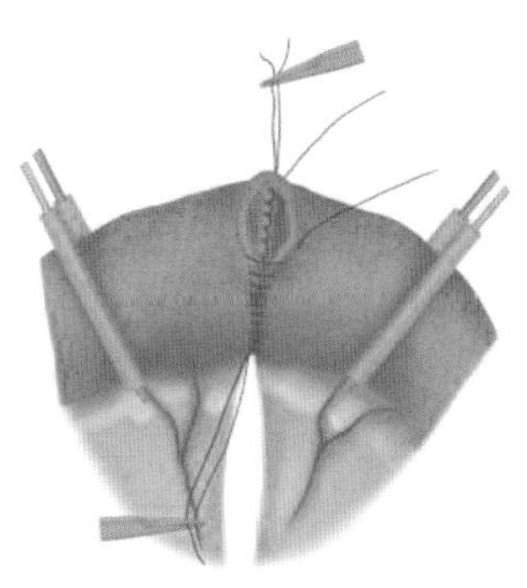

图 4-31 用 Connell 缝合法全层内翻缝合前壁

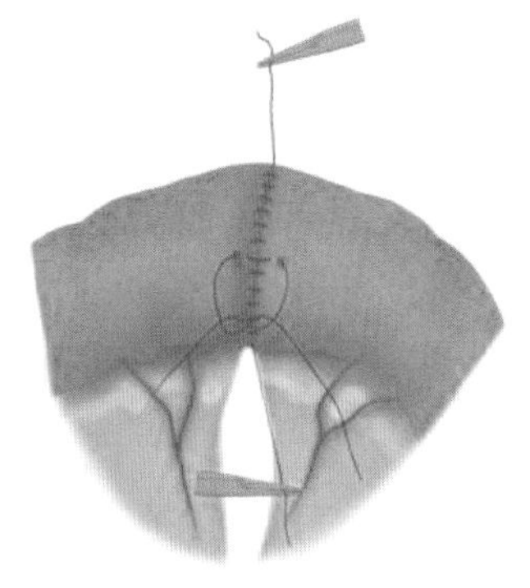

图 4-32 间断缝合前壁浆肌层

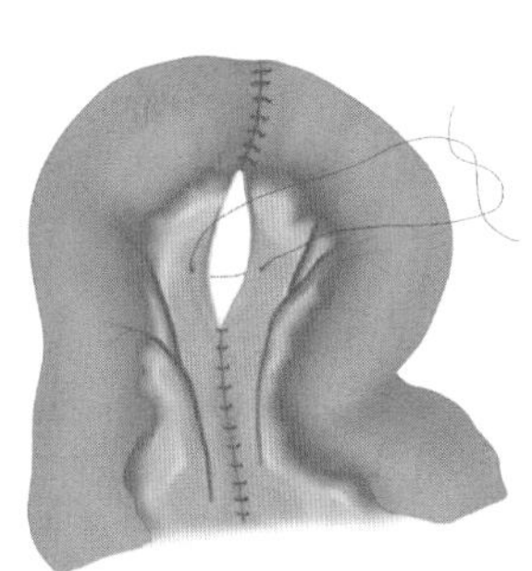

图 4-33 间断缝合、关闭肠系膜裂口

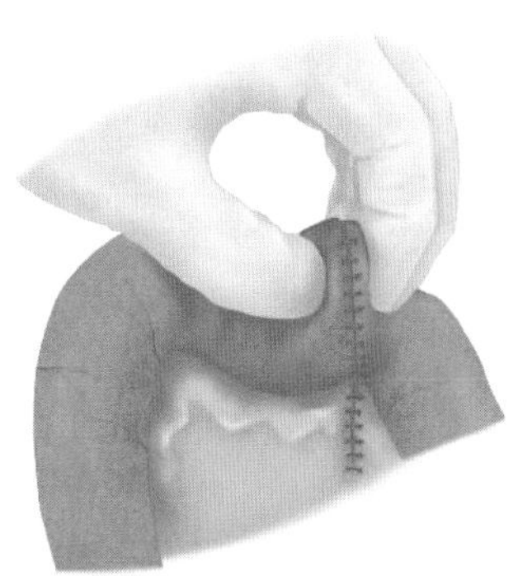

图 4-34 检查吻合口

当肠腔管径较小时(如小儿)，若在进行上述肠壁全层缝合的过程中用 1 根线缝合前、后壁，则扩展余地小，易因术后缝合处水肿而造成吻合口狭窄，因此，可将毯边缝合和连续内翻褥式缝合改为间断缝合。缝合时，可多缝一些浆肌层，少缝一些黏膜，将结尽量打在肠腔内，并由助手协助，以保证黏膜内翻。缝合的针距和边距同上。

6. 缝合切口

根据情况，决定是否冲洗腹腔、放置引流物。清点器械、敷料，确保无遗漏至腹腔后，即可分层缝合腹壁。

7. 术后处理

(1)禁食，补液。

(2)继续进行胃肠减压，持续 2～3 d，待腹胀消失、肠鸣音恢复或肛门排气后拔除胃管，开始进流质饮食。

(3)给予抗感染治疗。

(4)应根据引流量、引流液的性质决定拔除腹腔引流物的时间。

(5)对皮肤缝线可于术后 7～10 d 拆除。

### (四)术中注意事项

(1)术中做好污染手术的隔离措施，尽量少外露健康肠管，用湿生理盐水纱布保护，尽量减少对切口及腹腔的污染，操作过程中应轻柔。

(2)对肠系膜应呈扇形切除，止血应可靠，要求吻合处肠管的血运良好，无明显水肿或炎症。

(3)当肠梗阻导致肠管严重膨胀时，腹内压力增高，切开腹膜时易伤及肠管，应小心保护。切开腹膜后，胀大脆薄的肠管常突然涌出，可发生浆肌层裂伤。探查时，应轻巧，勿损伤肠系膜及肠管，因梗阻上端肠管胀大而薄脆，较易撕裂，故最好从萎缩的肠管(如回盲部)向上探查至梗阻部位。如手术操作不便，则可先做穿刺或切开胀大的肠管减压，减压后，暂时封闭或缝合切口，待术后可一并切除。

(4)对肠管切缘经压迫不止的出血点，应缝合结扎或用蚊式钳钳夹细线结扎。肠管断端肠系膜缘分离不得超过 1 cm，不可影响吻合口的血液循环。

(5)进行肠吻合时，既要使黏膜内翻，又不可翻入过多，以免造成吻合口狭窄。每针缝合后，拉紧缝线，使浆膜面相贴即可，不可过紧或过松。做浆肌层缝合时，用细针线在距全层缝线约 0.2 cm 处缝合，进针深度以隐约可见缝针为度，过深易穿透肠壁全层，过浅则易撕裂。结扎时，以使两端浆膜面相贴为度，不可过紧或过松。

(6)缝合、关闭肠系膜裂口时，勿将肠系膜血管结扎或针穿血管，以免引起血肿，并尽量使浆膜面光滑，勿使结扎血管点外露，以避免发生肠粘连。

## 三、小肠移植

小肠移植是指将异体的一段小肠通过血管吻合、肠道重建的方式移植给由于各种原因而切除或损毁了大部或全部小肠患者的一门外科技术。小肠移植的适应证为各种原因引起的短肠综合征或肠功能不全患者、因经济或医疗问题(出现并发症或已没有可输液的静脉)而不能进行肠外营养的患者。经过 20 多年的发展，小肠移植已成为治疗无法治愈的小肠疾病的理想方法，在全球领先的小肠移植中心，受者的 1 年和 2 年存活率分别可达 90%和 80%，这固然与小肠移植外科技术、适应证选择、围手术期处理、排斥反应监测、感染防治及促进移植肠功能恢复等主要技术的进步有关，但小肠是一个高度免疫原性器官，移植肠的排斥反应是小肠移植成功的最主要障碍，因而预防排斥反应的措施，如免疫抑制方案及理念的改进，在小肠移植的整个环节中占据了最重要的位置。

小肠移植目前仍有许多医学上、伦理上以及经济上的问题尚待解决。国内活体小肠移植已经为治疗短肠综合征开辟了一个可发展的领域，随着外科技术的日益成熟完善，其无疑具有更为广阔的临床应用前景。

# 第五节 阑尾外科实用解剖及阑尾切除术

## 一、阑尾外科实用解剖

阑尾切除术

阑尾是盲肠内后壁附着的一长 5～8 cm 的细长盲管，直径为 0.5～0.8 cm，其基底部在盲肠内后侧、回盲瓣下方约 2.5 cm 处。阑尾基底部相对固定，而体、尖部较为游离，可指向各个方向(图 4-35)。因为阑尾系膜短于阑尾本身，所以阑尾形态弯曲。阑尾结构包含黏膜层、黏膜下层、环肌层、纵肌层、浆膜下层及浆膜层。黏膜层和黏膜下层中含有丰富的淋巴组织，这些淋巴组织可起到一定的机体免疫功能。阑尾的动脉多为回结肠动脉的回肠支终动脉，与其他动脉无吻合，经阑尾系膜游离缘行向阑尾并沿途发出 3～5 支供血动脉(图 4-36)。因阑尾静脉与同名动脉伴行，经回结肠静脉、肠系膜上静脉汇入门静脉，故患阑尾炎时，细菌可沿静脉回流至门静脉，引发门静脉炎和肝脓肿。阑尾位置变化大，主要取决于盲肠的位置和形态，最常见于盲肠内侧、盲肠下方、盲肠后位、盲肠外侧。

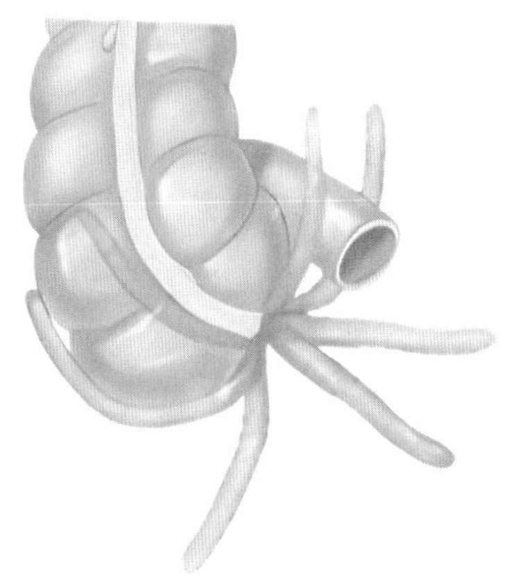

图 4-35 阑尾的不同位置

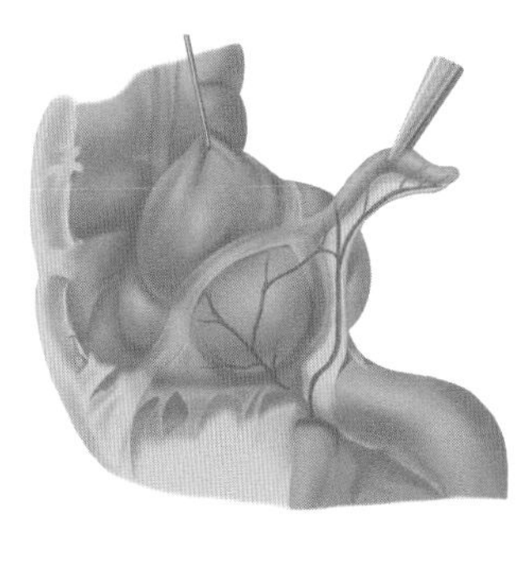

图 4-36 阑尾的解剖

## 二、阑尾切除术

### (一)手术适应证

阑尾切除术的适应证包括明确的急性阑尾炎、慢性阑尾炎、异位阑尾、早期阑尾类癌等。

### (二)术前准备

(1)禁食、禁饮。

(2)适当输液，给予抗感染治疗。

(3)对伴有腹胀等肠麻痹者，可考虑放置胃肠减压管。

### (三)麻醉

多采用全身麻醉或连续硬膜外麻醉。

### (四)手术步骤

#### 1. 常规切除法

(1)患者体位及切口选择：患者采用仰卧位，切口选择一般为右下腹麦氏切口，即从脐到髂前上棘连线的中外1/3处，所做的垂直于此线的切口，长5～7 cm(图4－37)。另外，可根据患者最明显的压痛点做适合显露阑尾的切口。对于患阑尾炎的孕妇来说，随怀孕周龄的增加，阑尾位置向头侧移行，术前可考虑用压痛点结合B超的方法定位切口位置。

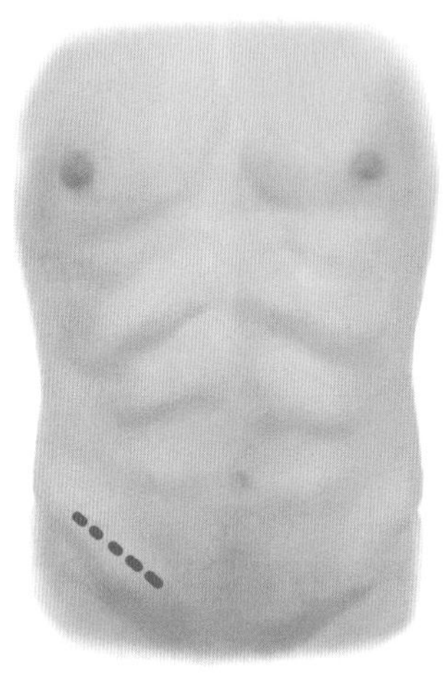

图4－37 切口选择

(2)逐层切开、钝性分离：常规消毒、铺巾，逐层切开皮肤、皮下组织和腹外斜肌腱膜，顺肌肉方向钝性分离并牵开腹内斜肌及腹横肌(图4－38)。

(3)切开腹膜、保护切口：交替提起腹膜并切一小口，若有腹腔积液流出，则应及时吸净，以免污染切口。将腹膜剪至腹壁，切口略小，提起腹膜，用血管钳固定腹膜与纱布，以保护切口(图4－39)。

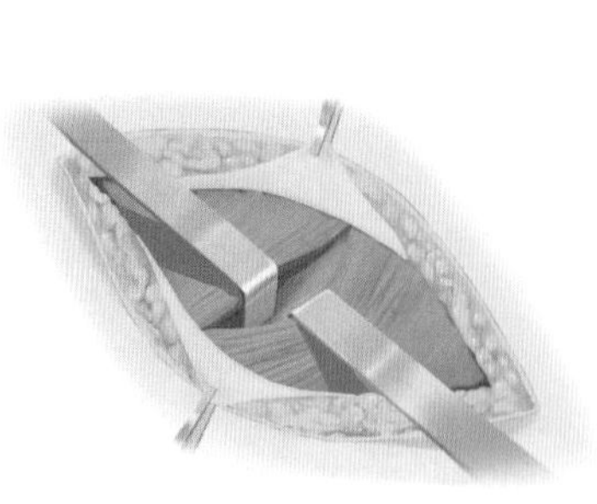

图4－38 逐层切开、钝性分离

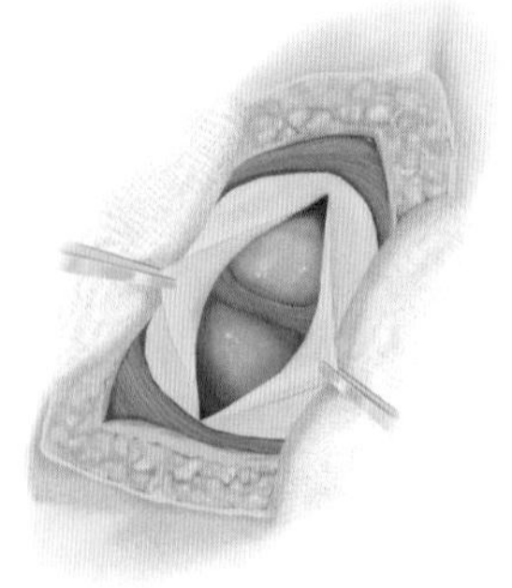

图4－39 切开腹膜、保护切口

(4)寻找阑尾：将大网膜及小肠推向内侧并覆盖生理盐水纱布，用腹腔拉钩牵开，以显露盲肠，三条结肠带汇合处为阑尾根部。必要时，可用食指伸入腹腔探查，找到阑尾后，用组织钳或阑尾钳夹住阑尾系膜，更换手套后继续操作(图 4－40)。

(5)处理系膜：将阑尾提出切口，在其周围垫以生理盐水纱布，以防止污染。先用弯血管钳于阑尾系膜根部无血管区穿孔，再用 4 号丝线结扎阑尾系膜。在结扎线远端夹 2 把血管钳，于两钳之间切断阑尾系膜，对近端以 1 号丝线再结扎 1 次，结扎时，需放松阑尾系膜，以扎紧阑尾动脉。若阑尾系膜肥厚，则可用弯血管钳依次分离、钳夹、切断阑尾系膜至阑尾根部，对近端用 1 号丝线贯穿缝合结扎(图 4－41)。

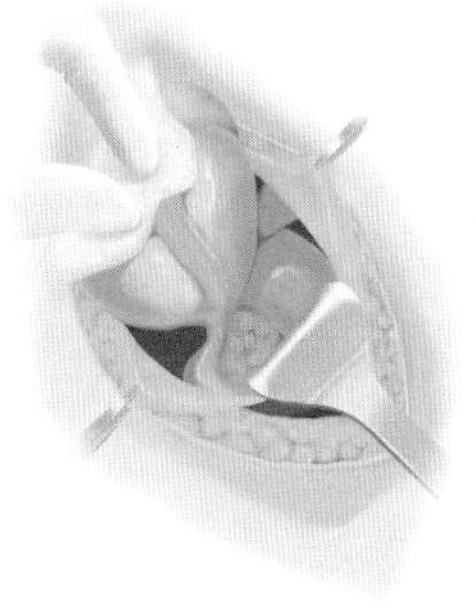

图 4－40 寻找阑尾

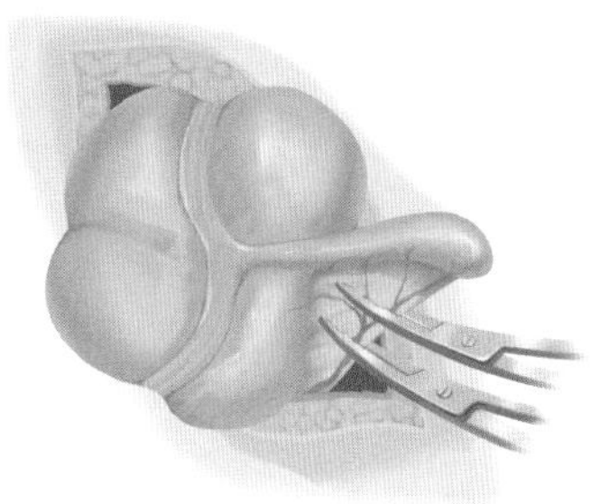

图 4－41 处理系膜

(6)阑尾切除：在盲肠壁上围绕阑尾根部，以 1 号丝线做荷包缝合，暂不收紧。缝荷包时不宜过窄，特别是当阑尾根部炎症、水肿明显时，荷包缝线应距阑尾略远，以利于将肿大的阑尾残端埋入盲肠壁内。用血管钳紧靠阑尾根部稍加压榨后，向远端移动约 0.5 cm 并夹住，用可吸收线或 4 号丝线结扎压榨处，在血管钳与结扎线间切断阑尾(图 4－42)，对残端按顺序用苯酚、酒精、生理盐水棉棍涂擦干净，移除阑尾残端周围的纱布，提起并收紧荷包缝线，同时将之塞入阑尾残端，埋于盲肠壁内。若残端埋藏不满意，则可再做浆肌层间断或“8”字缝合，也可将阑尾系膜或脂肪垂缝合覆盖(图 4－43)。

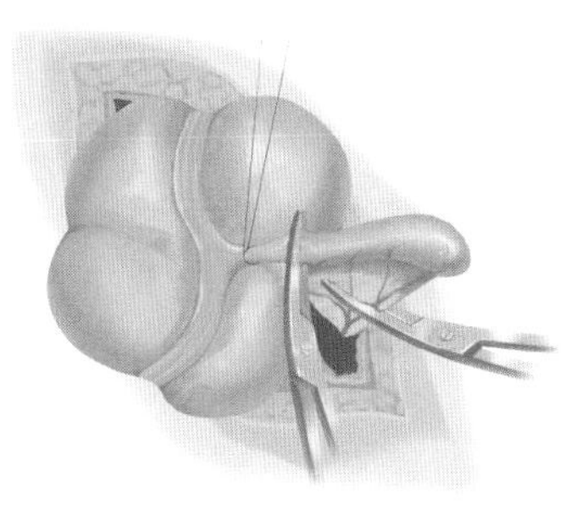

图 4－42 阑尾切除

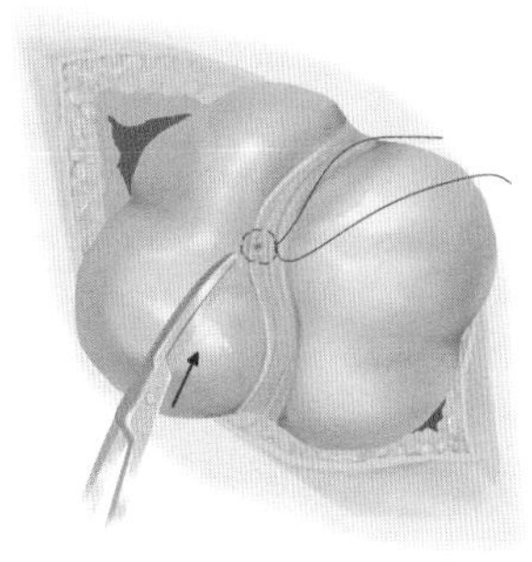

图 4－43 荷包缝合

(7)缝合切口：阑尾残端包埋满意、无出血后，将盲肠妥善放回腹腔。以可吸收线连续缝合腹膜。冲洗伤口，用 1 号丝线间断缝合内斜肌、腹横肌、腹外斜肌腱膜，最后缝合皮下及皮肤(图 4－44)。

2. 逆行阑尾切除法

对盲肠后位、粘连多、包埋深、尖端无法提出的阑尾，可将其逆行切除。具体方法：首先分离阑尾根部，以前述方法切断阑尾，处理残端，然后用弯血管钳靠近阑尾分次钳夹、切断、结扎阑尾系膜，直达阑尾尖端，随后移出阑尾(图 4-45)。

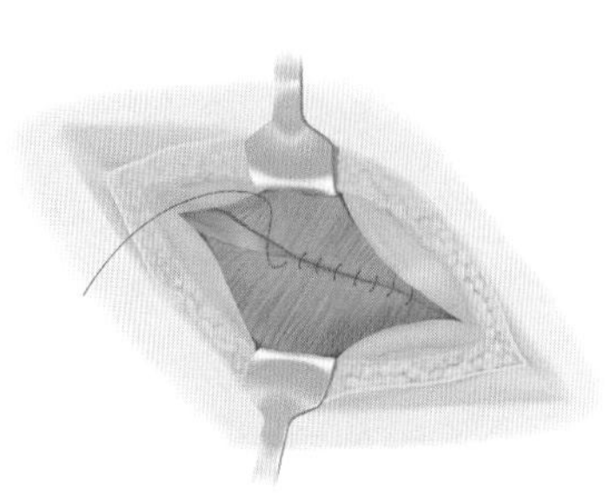

图 4-44 缝合切口

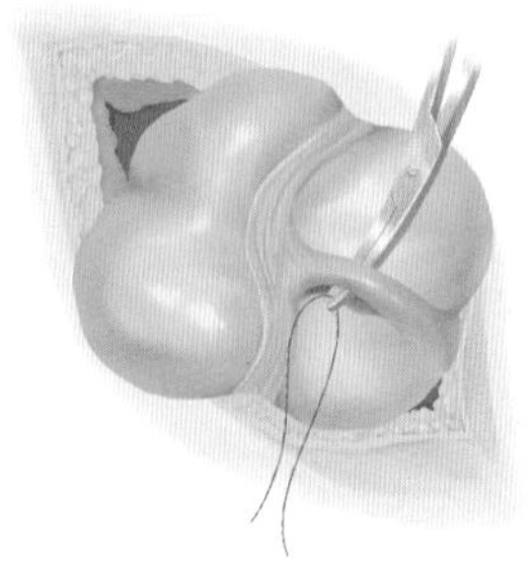

图 4-45 逆行阑尾切除法

3. 全阑尾切除法

若阑尾基底部或根部炎症、水肿明显，且有坏死、穿孔，则可行全阑尾切除。具体方法：提起阑尾，于其根部与盲肠交界处的盲肠壁上平行于结肠带做梭形切口，切除阑尾及部分盲肠壁，用丝线做间断两层缝合盲肠壁(图 4-46)。

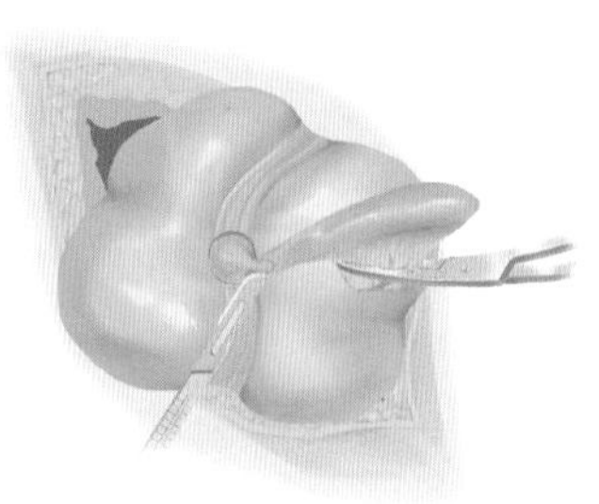

图 4-46 全阑尾切除法

## (五)注意事项

(1)阑尾位置是多变的，特别是盲肠后位阑尾，临床症状往往不明显。结肠带是定位阑尾的良好标志。

(2)对于阑尾位置不明确的患者，特别是女性患者，可考虑行腹腔镜探查，明确阑尾位置后，实施腹腔镜阑尾切除术。

(3)术中若发现阑尾无炎症，则应彻底探查腹腔，以排除肠系膜淋巴结、末端回肠、梅克尔憩室、卵巢及输卵管病变。

(4)炎症粘连、盲肠后位阑尾、阑尾萎缩及位置异常等均可能是术中无法找到阑尾的原因，应根据具体情况考虑采取以下措施：①适当延长切口，加强肌松麻醉；②细心分离粘连、包裹；③打开盲肠外侧腹膜，将盲肠翻起；④请经验丰富的上级医师术中会诊，切不可盲目操作。

(5)重视“小手术”，切不可麻痹大意，需严格执行手术操作规程，耐心、细致才能尽量减少术后肠瘘、切口感染等并发症。

# 第六节 颈段气管外科实用解剖及气管切开术

## 一、颈段气管外科实用解剖

气管切开术

### (一)颈部正中的体表标志

颈段气管位于颈部正中，其主要体表标志包括位于颈部上方的甲状软骨、环状软骨和下方的胸骨上切迹。甲状软骨由 2 块四边形的软骨板构成，软骨板前缘融合形成前角，前角上端向前突出，称为喉结。喉结可在体表触摸到。环状软骨位于甲状软骨下方，前部为软骨弓，后部为软骨板，软骨弓约平第 6 颈椎。环甲膜系介于甲状软骨和环状软骨之间的纤维结缔组织，因为环甲膜位置表浅、无重要血管及神经，所以它是穿刺或切开最容易、最安全的部位，常用于气管黏膜麻醉或窒息的临时抢救。胸骨上切迹位于颈胸交界、胸骨柄上缘中间凹陷处。

### (二)颈段气管的结构特点

颈段气管介于环状软骨和胸骨上切迹之间，长约 6.5 cm，由 6～8 个气管环组成，横径为 1.5～2.5 cm。颈段气管上段较浅，距皮肤 1.5～2 cm，下段逐渐变深，在胸骨上缘处距皮肤 4～4.5 cm。气管软骨环呈“C”形，构成气管的前壁和侧壁，气管后壁为膜性部分(图 4－47)。

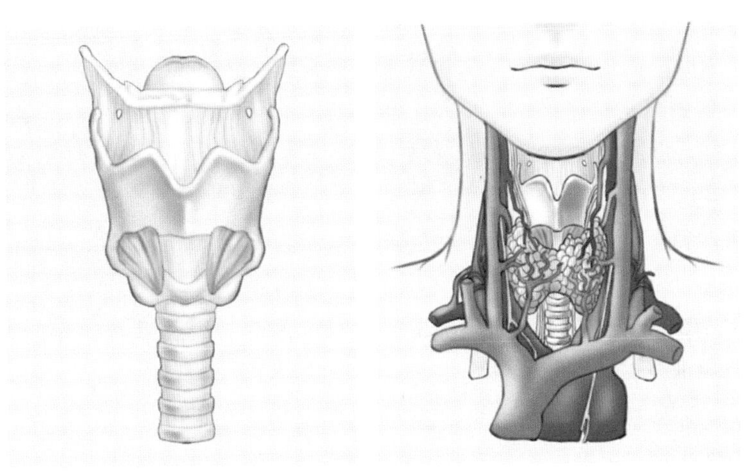
图 4－47 气管切开术的相关颈部解剖

### (三)颈段气管的解剖毗邻

颈段气管前面由浅至深的层次为皮肤、颈浅筋膜、颈深筋膜浅层、舌骨下肌群、气管前筋膜。两侧的胸骨舌骨肌和胸骨甲状肌借颈深筋膜在颈中线处融合在一起，形成颈白线，此处少有血管，切开颈白线并向外牵拉即可暴露颈段气管。颈深筋膜浅层在胸骨柄上缘分为两层，形成胸骨上间隙，内含颈前静脉弓。颈深筋膜中层形成气管前筋膜，其与气管之间的间隙称为气管前间隙，该间隙内含甲状腺最下动脉、头臂干、左头臂静脉、甲状腺下静脉和甲状腺奇静脉丛，该间隙向下与纵隔相通，是气管切开术后并发纵隔气肿的主要途径。甲状腺借助悬韧带固定在环状软骨和第1、第2气管环上，其左、右两叶位于气管两侧，中间的峡部横过第2、第3气管环，进行手术时，应将甲状腺峡部向上推开或切断后再切开气管。食管位于颈段气管后方，喉返神经沿气管食管沟上行。

## 二、气管切开术

### (一)适应证

气管切开术是指切开颈段气管前壁、建立新呼吸通道的手术，用于解除喉源性呼吸困难、呼吸功能失常或下呼吸道分泌物滞留所致的呼吸困难。气管切开术的适应证如下。

#### 1. 喉阻塞

对各种原因(如喉部炎症、肿瘤、外伤及异物等)导致的三度以上喉阻塞，尤其是短时间内无法缓解者。

#### 2. 下呼吸道分泌物滞留

下呼吸道分泌物滞留包括各种原因引起的昏迷、呼吸肌麻痹等。

#### 3. 呼吸功能不全

如慢性肺部疾病患者。

#### 4. 预防性气管切开

长期使用气管插管延长机械通气，常导致患者无法耐受、无法经口进食、下呼吸道分泌物不易吸出、肺部感染及存在气管狭窄的风险等问题。一般情况下，如果气管插管时间超过2周，则应考虑行气管切开术。

#### 5. 作为其他手术的一部分

在某些颌面、口腔和咽喉等部位大手术中，因无法经口、鼻行气管插管，故需要通过气管切开进行全身麻醉。

### (二)术前准备

#### 1. 患者评估

重点评估患者的颈部条件，如颈部皮肤情况、颈部长短及活动度等。

#### 2. 手术器械准备

准备气管切开器械包。

#### 3. 气管套管准备

气管套管的作用：提供新的气道；用于人工正压通气；封闭气管，以防止咽部分泌物的流入；通过套管吸出下呼吸道的分泌物。选择套管时，需要考虑材质、型号及是否带有气囊等，应根据患者年龄及具体病情选择合适的套管。

#### 4. 其他准备

其他准备包括照明装置、负压吸引装置、吸氧装置、心电监护仪及抢救用药的准备等。

### (三)手术步骤

#### 1. 麻醉

气管切开术可以在局部麻醉或全身麻醉下进行。

2. 体位

协助患者取仰卧位，在其肩部垫枕，使其头后仰并保持正中位，使气管上提并与皮肤接近，以便于术中暴露气管。但应避免颈部过度伸展，因为这样会减小气道管径、加重呼吸困难，同时可能导致气管造口的位置过低，增加损伤无名动脉的风险。对因呼吸困难严重而无法仰卧者，可以采取半坐位或坐位进行手术。

3. 消毒

按外科要求进行消毒、铺单。

4. 切口

首先通过触诊辨认喉结、环状软骨和胸骨上切迹等解剖标志，在环状软骨与胸骨上切迹之间确定切口位置。以2%利多卡因和1∶100000肾上腺素做切口处皮下浸润麻醉。可采用颈部正中直切口或环状软骨与胸骨上切迹间中间位置的水平切口，切口长度为2～3 cm，切开皮肤及皮下组织(图4-48)。于环状软骨与胸骨上切迹间做水平或垂直切口。

5. 分离舌骨下肌群

于颈部正中切开颈阔肌，辨认颈白线。用手指感知深部气管的位置，避免手术偏离中线。垂直切开颈白线，钝性分离并向外牵拉胸骨舌骨肌和胸骨甲状肌，暴露甲状腺峡部和气管前筋膜(图4-49)。

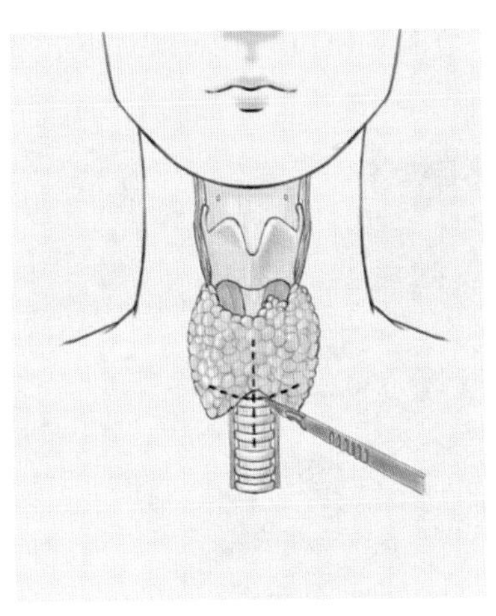
图4-48 皮肤切口

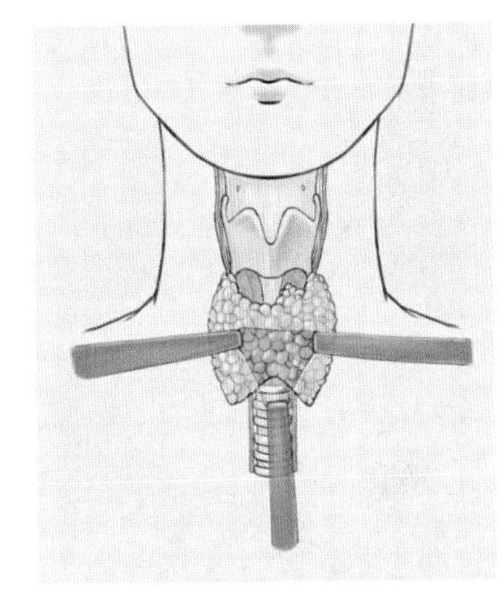
图4-49 暴露甲状腺峡部和气管前筋膜

6. 处理甲状腺峡部

甲状腺峡部通常位于第2、第3气管环前壁，对其可以采取2种处理方式：①自峡部下缘向上分离并将其向上推，进而暴露气管环；②对于甲状腺峡部宽大者，可将其分离后于中间切断、缝扎，进而充分暴露气管前壁(图4-50)。

7. 确认气管

首先用手指触摸气管，明确气管软骨环结构后，再以注射器穿刺抽气进行确认。成人气管软骨环管径粗、质地硬，容易确认；幼儿气管软骨环管径细、质地软，辨认相对困难，因此，只能通过气管穿刺抽气进行最终确认。

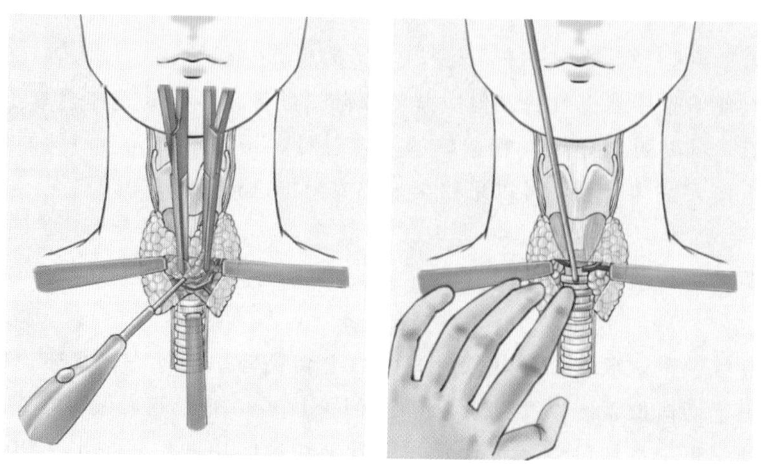

图 4-50 切断甲状腺峡部，暴露气管

8. 切开气管

钝性分离气管前筋膜，以小拉钩向上提拉气管。向气管腔内注入局部麻醉药后，于第 2、第 3 或第 4 气管环切开气管前壁。可以采用沿气管正中的直切口或做一蒂在下方的“U”形瓣来切开气管前壁。切开时，刀尖勿过多进入气管腔，以免损伤气管后壁和食管前壁，造成食管瘘。对切口两侧的气管壁可以用缝线悬吊，对“U”形瓣则可直接固定在皮下或皮肤上(图 4-51)。一旦气管切开后，应避免使用电刀，以防止电刀因遇到高氧气体而着火。

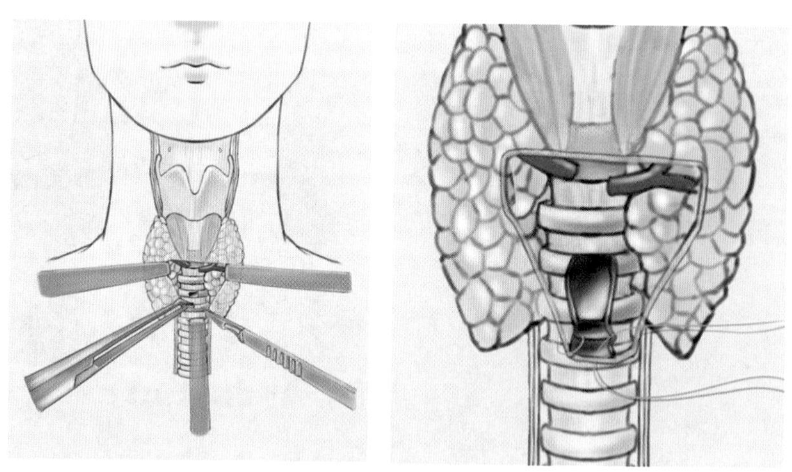

图 4-51 切开气管前壁，固定“U”形瓣

9. 插入气管套管

插入气管套管前，应先检查气管套管的气囊是否漏气，确认完好后，用弯止血钳撑开气管前壁切口，开始时，套管与气管呈 90°，待气管套管头端刚插入气管时，就向下转动套管方向，使其轴线与气管平行，最后沿气管曲度插入带芯的气管套管，然后立即取出管芯，插入套管内管，给气囊充气 3～5 mL。对经口气管插管者，在插入气管套管前，直视下先将气管导管的末端退至气管切口的上端，然后插入气管套管，确

定插入气管后，再完全拔除气管导管。套管插入后，如果是局部麻醉手术，则可以观察到有痰液自气管套管口咳出或有气体呼出；如果是全身麻醉手术，则可通过呼吸末$CO_2$分压（$PetCO_2$）及双肺呼吸音听诊证实。

10. 固定套管

将系在气管套管固定翼上的2根布带绕颈1周后打结，应确保布带松紧适度。

### （四）注意事项

1. 手术中始终保持颈部正中位

因为气管位于颈部正中，所以手术中应始终保持颈部正中位，尤其在向两侧牵拉舌骨下肌群时，力度应适中，以免将手术野拉偏至一侧，导致无法确定气管位置，增加损伤颈部大血管的风险。

2. 低位气管切开

气管切开的位置常规在第2、第3或第4气管环，如切开位置在第4、第5气管环，则属于低位气管切开。因为无名动脉等大血管可能突至颈段气管下端的前方，所以低位气管切开可能会增加血管损伤的风险。

3. 术中、术后出血的处理

常见的出血部位包括颈前静脉、甲状腺峡部和无名动脉等。无论是术中，还是术后，对活动性出血均需通过电凝或结扎止血；对术后渗血，可采用抗生素油纱条压迫止血。

4. 皮下气肿

皮下气肿常由气管切口过长、缝合太紧或手术时患者严重咳嗽所致。处理方法包括拆除切口缝线、在气管造口周围避免加压等措施。

5. 气管套管堵塞

痰痂及血凝块是导致气管套管堵塞的常见原因，预防措施是严格进行气管切开术后护理，如定时更换气管套管的内管、保持室内一定的温度和湿度、及时吸出气管内的痰液等。

6. 气管套管脱出

气管套管脱出是气管切开术后最严重的并发症，若处理不及时，则可导致患者死亡。其常见原因包括固定布带松开、气管切开口过长、气囊充气不足或破裂、气管套管过短等。处理方法是紧急重新插入气管套管，对重新插入困难者，可先经口进行气管插管，待呼吸通道建立后，再进行气管套管插入。

### （五）最新进展

气管切开术已有数千年的历史，随着技术的进步，手术更加标准化、规范化，至今仍是安全、有效及主流的气管切开方式。经皮气管切开术（percutaneous dilatational tracheostomy）是近半个世纪发展起来的一种新的气管切开方式，其原理是基于介入插管的赛丁格穿刺原理（Seldinger's principle），其最大优点包括操作简单、快速及微创。经皮气管切开术在纤维支气管镜或支撑喉镜直视下进行，患者体位、皮肤切口位置同常规气管切开术。经皮气管切开术的步骤是首先将穿刺针在第2、第3气管环之间刺入气管，然后送入导丝并拔除穿刺针，沿导丝放置扩张器，撑开气管前壁，取出扩张器后，将插入引导器连同气管套管沿导丝插入气管内，随后迅速取出插入引导器及导丝，后续操作同常规气管切开术。近 20 年来，经皮气管切开术的应用逐渐增多，已逐渐成为对重症监护室患者进行气管切开的首选方法。经皮气管切开术在纤维支气管镜或支撑喉镜的辅助下，可以很容易定位气管切开部位，并使整个手术更加安全、快捷。

## 第七节 清创术

清创术

清创术是对新鲜开放性污染伤口进行清洗去污、清除血块和异物、切除失去生机的组织、缝合伤口，使之尽量减少污染，甚至变成清洁伤口，达到一期愈合的方法，是一种外科基本手术操作。其包括清洗、清创、修复、闭合。伤口初期处理的好坏，对伤口愈合、受伤部位组织的功能和形态的恢复起着决定性作用，应予以重视。

### 一、目的

开放性伤口一般分为清洁、污染和感染三类。严格地讲，清洁伤口比较少见，意外创伤的伤口难免有程度不同的污染，如果污染严重，细菌量多且毒力强，则 8 h 后即可变为感染伤口。头面部伤口局部血运良好，伤后 12 h 仍可按污染伤口对其行清创术。清创术在伤后越早进行越好，它可将污染伤口变为清洁伤口，为伤口的良好愈合创造条件。

### 二、适应证

(1)伤后 6～8 h 以内者。

(2)伤口污染较轻、不超过伤后 24 h 者。

(3)头面部伤口，可将清创时间延长至伤后 24～48 h，并争取清创术后行一期缝合。

### 三、禁忌证

(1)患者存在休克、昏迷、重要脏器功能衰竭、活动性出血等严重情况，必须首先进行有效的抢救措施，待病情稳定后，再及时进行清创。

(2)对伤后超过 24 h、污染严重或已化脓感染的伤口，不宜行一期缝合，应在有效抗感染、纠正全身状态后行清创处理及敞开引流。

(3)对四肢火器伤、创面大而深，患者合并有严重的休克和水、电解质紊乱，全身情况不稳定或已发生感染的火器伤，不宜行过多的清创操作，应充分引流，以免感染扩散。

### 四、术前准备

(1)检查、判断患者的病情，如有休克，则应先抢救，待休克好转后再争取时间进行清创。

(2)如四肢有开放性损伤，则应注意是否同时合并骨折及血管、神经损伤，应摄 X 线片，以协助诊断。

(3)如颅脑、胸部、腹部有严重损伤，则应先予以处理。

(4)告知患者需配合的事项(如有头晕、心悸、呼吸困难等不适，则应及时报告)。

(5)签署手术知情同意书，与患者或家属沟通，了解患者既往病史，做好解释工作，说明清创的目的、方法及可能的并发症，特别是能否行一期缝合及伤后可能对功能、美观的影响。

(6)应在伤后 24 h 内注射破伤风抗毒素，轻者用 1500 IU，重者用 3000 IU；如伤口较大、污染严重，则应预防性应用抗生素；必要时，可应用止痛药和术前镇静药物。

(7)做好物品准备，如无菌手术包、肥皂液、汽油或松节油、无菌软毛刷、无菌生理盐水、3%过氧化氢、0.5%碘伏、无菌注射器、75%乙醇、2%利多卡因、绷带、医用胶带、止血带等。

(8)做好操作者准备，如洗手，戴帽子、口罩、手套。

## 五、麻醉

进行上肢伤口清创时，可用臂丛神经或腕部神经阻滞麻醉；进行下肢伤口清创时，可用硬膜外麻醉；对较小、较浅的伤口，可用局部麻醉；对怀疑脊髓受损者，不能采用脊髓麻醉，而应采用全身麻醉或局部麻醉；对患复合伤且病情危重者(特别是生命体征不稳定者)，应选择经气管插管的全身麻醉。

## 六、操作步骤

### (一)清洗

#### 1. 皮肤清洗

先用无菌纱布覆盖伤口，剃去伤口周围的毛发，用酒精擦洗伤口以外皮肤的污物，对皮肤上的柏油等油污可以使用汽油或者松节油擦洗。手术者按常规方法洗手、戴手套后，更换覆盖伤口的纱布，用无菌软毛刷及肥皂液刷洗伤口周围的正常皮肤，用无菌生理盐水冲洗，如此反复 3 遍，每次冲洗后都应该更换手套、毛刷、无菌纱布，而且不应让冲洗液流入伤口中，以防加重伤口的污染(图 4－52)。

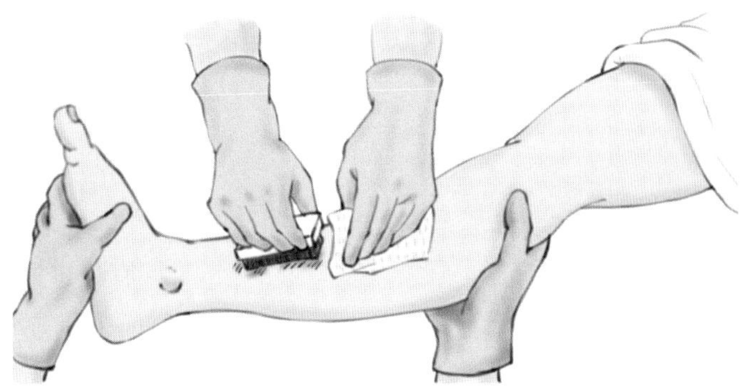

图 4－52　皮肤清洗

#### 2. 伤口清洗

去掉覆盖伤口的纱布，用无菌生理盐水冲洗伤口，用 3%过氧化氢溶液冲洗出泡沫，再用生理盐水冲掉泡沫，交替冲洗伤口 3 遍。用无菌镊子轻轻除去伤口内的污物、血凝块等异物。对细小的异物用无菌棉球轻轻蘸吸，不可用力擦拭，以免使异物进入深层组织；冲洗期间，应翻开皮瓣、暴露肌间隙，目的是将污物、血凝块等异物冲洗出来，避免残留死角(图 4－53)。

### (二)清创

#### 1. 皮肤清创

擦干皮肤后，手术者常规洗手，用 75%乙醇或碘伏消毒伤口周围皮肤，铺无菌巾，穿手术衣，戴灭菌手套。对失去活力、污染严重、边缘不整齐的皮肤，可以沿伤口边缘切除 1～2 mm，对皮下失活组织应予以修剪，直至露出正常出血部位(图 4－54)。因为脂肪组织血液供应差，残留后容易引起感染，所以可以适当多去除一些脂肪组织。

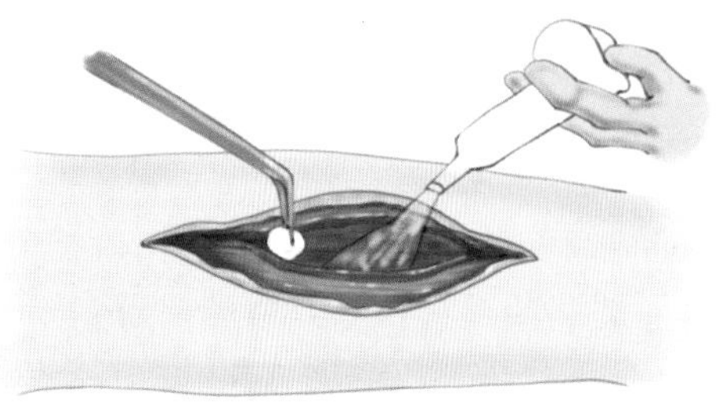

图 4－53 伤口清洗

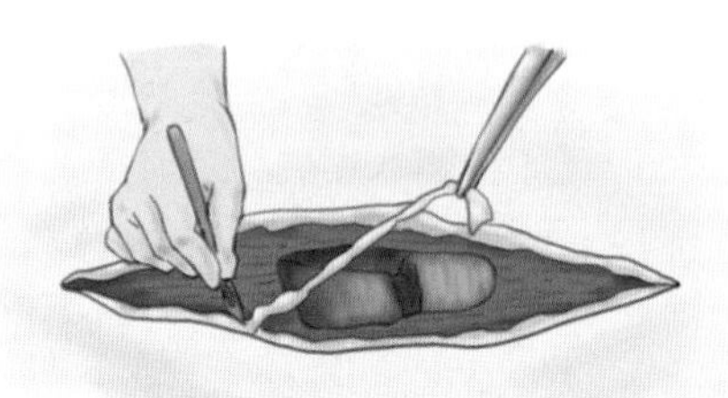

图 4－54 皮肤清创

#### 2. 组织清创

按由浅入深的解剖层次逐步清理伤口。如果伤口较深、显露困难，则应该切开表面的皮肤，充分显露潜行的创腔，彻底切除失活的筋膜和肌肉，直至变得比较清洁和显露血液循环较好的组织。但不应将有活力的肌肉切除，以免因切除过多而影响功能(图 4－55)。为了处理较深部的伤口，有时可适当扩大伤口和切开筋膜，清理伤口。对伤口内的细碎异物，使用注射器喷射冲洗更易清除，也更合理，原因在于擦拭不仅会挫伤娇弱的组织表面，造成新的损伤，而且会使异物陷得更深。对出、入口较近的浅部贯通伤，可切开组织桥，变 2 个切口为1 个切口。如伤道过深，则不应从入口处清理深部，而应从侧面切开处清理伤道。若伤口内有活动性出血，则可用钳夹或结扎止血；若伤口内有渗血，则可用温生理盐水纱布压迫止血或用凝血酶等局部止血药止血。

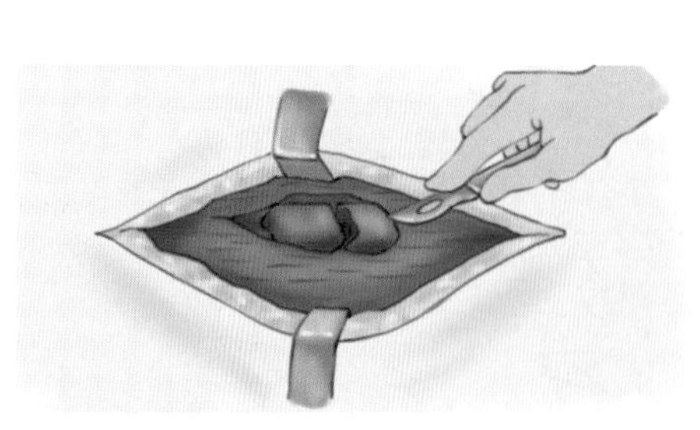

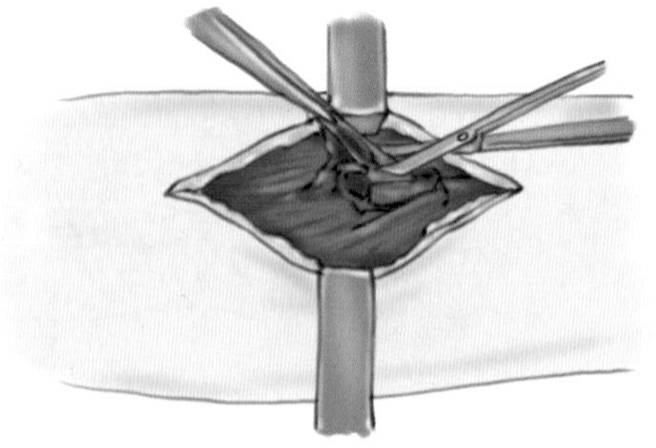

图 4－55 组织清创

对于一些特殊组织(如血管、神经、肌肉、筋膜、肌腱、关节囊、骨折断端等)进行清创时，应注意以下方面。

(1)血管清创：对仅仅受到污染，而没有断裂的血管，剥脱污染的血管外膜即可；

如果血管严重挫伤、完全断裂或者已有血栓形成，又不是重要的血管，则可以直接切除、结扎；如果受损的血管是组织的主要供血血管，又没有有效的侧支循环，则应该切除该段血管后，给予吻合、修补或实施血管移植。

(2)神经清创：原则是尽可能保留神经组织；如果仅受轻微污染，则使用生理盐水棉球蘸洗即可；如果受到严重污染，则可以将污染的神经外膜剥脱，并且应该尽可能保留其分支。

(3)肌肉、筋膜、肌腱清创：对严重挫伤、撕裂的肌肉、筋膜、肌腱，一定要彻底清除。肌肉切除的界限通常以切面出血、镊子夹镊出现收缩反应为参考。如果组织挫伤严重，则可以考虑切开深筋膜，以防止骨筋膜室内压力过高。对仅仅受到污染的肌腱，小心剔除其表面的一薄层结缔组织和周围组织即可。

(4)关节囊清创：如果关节囊仅撕开一小口，则清洗时应清洗周围无创的正常皮肤，然后用粗针头在正常皮肤处刺过软组织，进入关节腔，快速注入大量无菌生理盐水，使无菌生理盐水由关节囊内经破口向外流出，直至流出液澄清且没有碎屑、杂质。清创后，仍然用无菌生理盐水做自外向内的冲洗。在清创过程中，尤其当去除失活组织时，应该尽量保留足够多的关节囊组织，以便闭合关节囊。

(5)骨折断端清创：一般使用骨锉、咬骨钳清除污染的密质骨，使用刮匙去除污染的松质骨和骨髓。骨外膜是骨折愈合中的关键组织，应尽量保留，尽可能使用剔除表面污染物或切除表面薄层组织的方法处理污染的骨膜。如有严重的粉碎性骨折或骨缺损，则应尽量保留骨折片并适当进行骨折固定。对已与骨膜游离的小骨片，应酌情摘除；对与周围组织有联系的小碎骨片，切勿草率游离、清除；对大块游离骨片，清创后，先用 0.5%碘伏浸泡 5 min，再用无菌生理盐水冲洗后原位回植。对软组织挫伤严重或已经合并气性坏疽的肢体，可以考虑截肢。

3. 再次清洗

清创后，再次用无菌生理盐水清洗伤口 2 或 3 次，然后用 0.5%碘伏浸泡伤口 3～5 min。如果受伤时间长、伤口污染、挫伤重，则可用 3%过氧化氢、无菌生理盐水反复冲洗伤口，再用 0.5%碘伏浸泡伤口 3～5 min，最后用无菌生理盐水冲净，并重新铺巾，更换手套、器械。

(三)修复

1. 血管的修复

对重要的血管，清创后应在无张力下行一期吻合，吻合的方式应该根据血管的大小决定。如果因缺失过多导致血管断端间张力过大，则可取其他部位的血管行自体血管移植术。

2. 神经的修复

若神经发生断裂，则应争取行一期吻合；若有缺损，则可以通过游离神经、屈曲关节等方法使两端靠拢，以便于缝合；若缺损过多(＞2 cm)，则有条件的可行自体神经移植，条件不允许的可行二期处理。

3. 肌腱的修复

若断端平整且无明显挫伤，则清创后可以直接缝合；若断端缺失过多，则即使对屈曲关节断端不能靠拢缝合，仍可考虑采取肌腱翻转、自体移植等方法。

4. 关节囊的修复

清创后，对关节腔行一期缝合。如果因关节囊组织缺失过多而无法缝合，则可设法用周围的软组织进行覆盖。

5. 骨折的复位与固定

清创后，将骨折整复，对稳定性较好的骨折，可行石膏固定，或持续骨牵引，或内固定。对稳定性差、多发骨折以及合并血管、神经修复吻合术的骨折，应考虑行内固定，以防止因骨折断端的活动牵扯吻合后的血管、神经而造成再次损伤。对污染严重、受伤时间长的开放性骨折，应考虑行外固定。

(四)闭合

对污染程度轻、清创及时彻底者，可按组织层次行一期分层对合缝合，不留无效腔。对大而深的伤口，在行一期缝合时应放置引流物；对污染重的或特殊部位不能彻底清创的伤口，应行延期缝合。若因皮肤组织缺失多导致伤口闭合困难，则可择期行植皮术或皮瓣修复术。对神经、血管、骨组织等外露者，宜行皮瓣转移修复术。头面部血运丰富，愈合力强，损伤时间虽长，只要无明显感染，仍应争取行一期缝合，缝合时，松紧应适度，针距、边距应适当，对不同组织进行缝合时，应选择不同的缝合材料。在保证伤口良好合拢的前提下，缝线越少越好。最后，用0.5%碘伏或者75%乙醇消毒皮肤，用无菌纱布覆盖并妥善包扎固定。

## 七、术后处理及注意事项

(1)行清创术前，需综合评估病情，对有颅脑损伤，胸、腹部严重损伤或休克迹象者，应及时采取综合的治疗措施给予治疗。

(2)对伤口必须反复用大量无菌生理盐水冲洗，务必使伤口清洁后再行清创术。对选用局部麻醉者，只能在清洗伤口后麻醉。

(3)清创时，应彻底切除已失活的组织；对异物需彻底清理；对深筋膜需充分切开，以有效解除深层组织的张力。切除污染创面时，应由外向内、由浅入深操作，并防止切除后的创面再受污染。

(4)缝合组织时，必须避免张力太大，以免造成组织缺血或坏死。

(5)进行伤口引流时，一般应根据引流物情况，在术后24～48 h内去除引流物。

(6)根据全身情况输液或输血。术后给予破伤风抗毒素或破伤风免疫球蛋白，若伤口深、污染重，则应同时肌内注射气性坏疽抗毒血清，并根据伤情给予合适的抗生素，以预防感染。

(7)抬高伤肢，促使血液回流。注意观察伤肢血运是否通畅、伤口包扎松紧是否合适、伤口有无出血等。当伤口发生出血或感染时，应立即拆除缝线，检查原因，进行处理。

# 第八节　脓肿切开术

脓肿切开引流术

## 一、目的

(1)减少毒素吸收，减轻中毒症状，防止因脓液向周边蔓延而造成感染扩散。

(2)将脓液送检验科做细菌培养和药敏试验，以指导抗感染治疗。

## 二、适应证

(1)急性化脓性感染已局限并形成脓肿。

(2)浅表脓肿，表面有波动感。

(3)深部脓肿，诊断性穿刺抽出脓液或超声提示局部有脓肿形成。

(4)脓肿虽未形成，但部位特殊，如手指局部肿胀明显、张力大、疼痛剧烈者。

(5)进行细菌培养，以指导抗感染治疗。

## 三、禁忌证

(1)有全身出血性疾病。

(2)化脓性炎症早期，脓肿尚未形成。

(3)抗生素治疗有效，炎症有吸收、消散的趋势。

(4)结核性冷脓肿。

## 四、术前准备

### (一)手术者、患者及其家属准备

(1)监测患者的生命体征，全面评估其能否耐受麻醉及手术。

(2)评估患者病情，必要时行超声、CT或诊断性穿刺，以明确脓肿部位。

(3)行血常规和凝血功能检查，排除全身出血性疾病。

(4)对全身感染症状明显者，应给予抗生素治疗以及积极的对症治疗。

(5)向患者及其家属解释操作的必要性、目的和风险，取得患者及其家属的同意并签署知情同意书。

### (二)物品准备

做好物品准备，包括脓肿切开包(内含弯盘、无菌杯、洞巾、刀柄、尖刀片、圆刀片、止血钳、有齿镊、无齿镊、组织剪、丝线、持针器、圆针、三角针、纱布、棉球等)、0.5%碘伏、2%利多卡因、3%过氧化氢、无菌手套、注射器、凡士林纱布、无菌生理盐水、医用胶带。

### (三)手术者和患者术前沟通

手术者介绍自己，核对患者姓名、性别、ID号等信息，嘱咐患者操作前的注意事项，如保持体位、术中有不适应及时告知等。

## 五、手术步骤

### (一)取合适体位

根据脓肿部位协助患者摆好体位，暴露手术部位，标记手术切口。

### (二)消毒铺巾

(1)手术者进行外科洗手，在消毒杯内放置数个棉球，由助手倒入适量0.5%碘伏。

(2)用0.5%碘伏消毒手术区域，由内向外进行皮肤消毒，消毒范围直径大于15 cm。

(3)手术者再次进行外科洗手、穿手术衣、戴无菌手套、铺洞巾，注意将洞巾中心对准手术中心。

### (三)麻醉

用2%利多卡因逐层进行局部浸润麻醉，注意应使注射药物从远处逐渐向脓腔推进，以免针头接触感染区域(图4-56)。

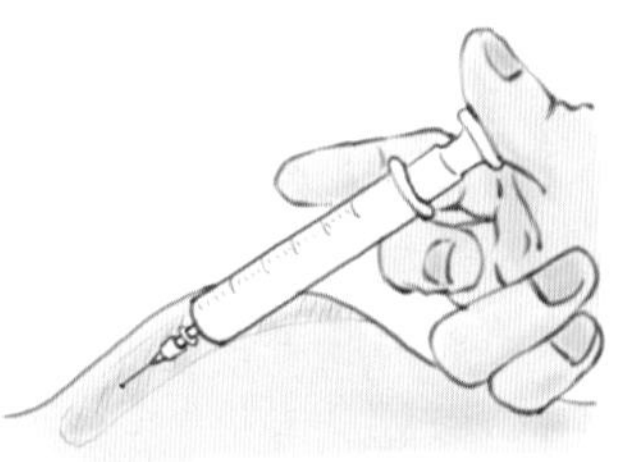

图4-56 局部浸润麻醉

### (四)切开脓肿

在脓肿中央(即波动最明显处)用尖刀刺入，若见脓液流出，则表示已刺入脓腔(图4-57)，然后将刀翻转，使刀刃朝上，由内向外以反挑式挑开脓肿壁(图4-58)，适当延长切口，排出脓液。

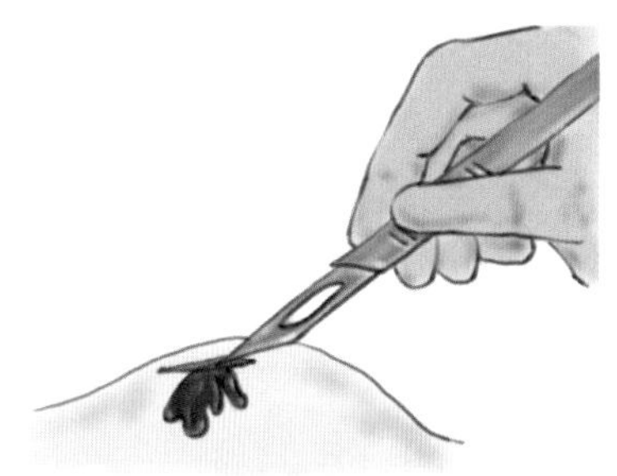

图4-57 将尖刀刺入脓腔

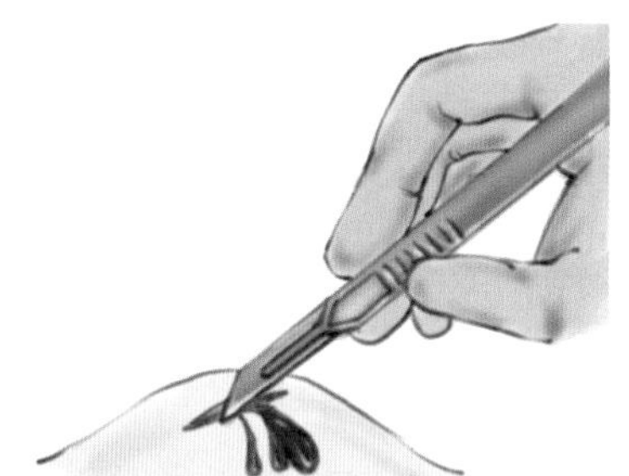

图4-58 以反挑式挑开脓肿壁

### (五)留取标本

用注射器抽吸部分脓液，将之置入培养管中，以备后续细菌培养及药敏试验使用。

### (六)排净脓液

将手指或止血钳伸入脓腔，探查脓腔的大小、位置、形态等，并考虑是否延长伤口，如需延长，则应在止血钳引导下，向两端延长切口至脓肿边界，以引流通畅为原则(图4-59)；脓腔内如有多个小间隔，则应用手指进行钝性分离，使之变为单一脓腔，以利于引流(图4-60)。

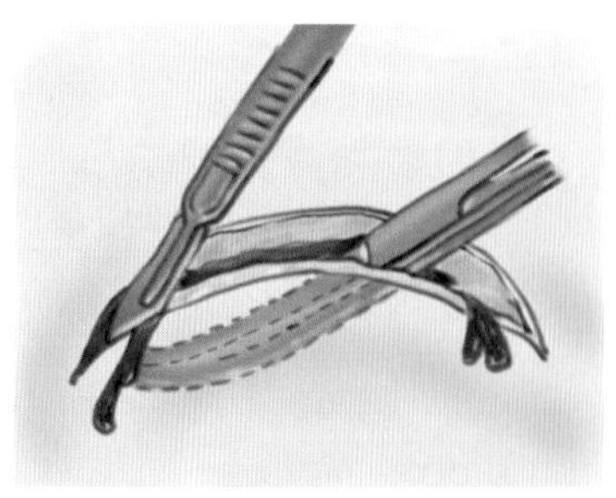

图4-59 延长切口至脓肿边界(如有需要)

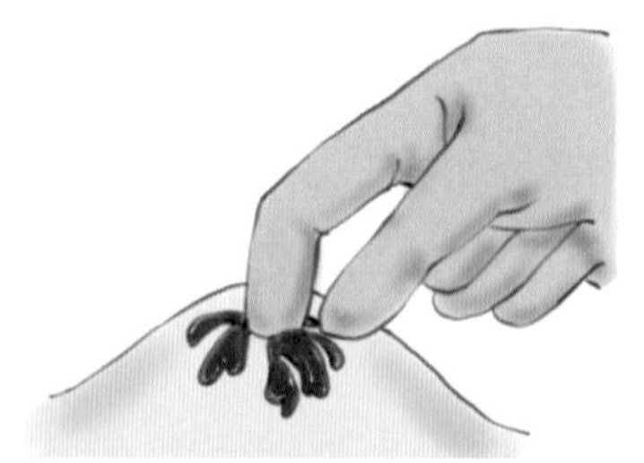

图4-60 用手指进行钝性分离，使之变为单一脓腔

### (七)冲洗脓腔

用3%过氧化氢、无菌生理盐水反复冲洗脓腔，直至干净。

### （八）放置引流物

将凡士林纱布条一端一直送到脓腔底部，使另一端留在脓腔外(图 4-61)，松紧度以不出血为宜。

图 4-61　放置引流物

### （九）伤口覆盖

用无菌纱布覆盖伤口，用胶布固定。

## 六、操作后处理

(1)协助整理衣物，交代术后注意事项。

(2)正确处理器械及污染的敷料。

(3)书写手术记录，记录脓液的量和性状，将标本送检验科行细菌培养。

## 七、并发症及处理

### （一）出血

若脓腔壁出现渗血，则不应盲目止血，用凡士林纱布条填塞压迫就可以达到止血目的。

### （二）感染扩散

调整局部引流，应用全身敏感抗生素。

## 八、注意事项

(1)切开表浅脓肿时，应在波动最明显处；对深部脓肿，在切开皮肤、筋膜后，可将紧闭的血管钳插入脓腔，然后将血管钳尖端缓慢张开，也可先行穿刺抽脓，并以穿刺针为引导切开脓肿，明确局部解剖关系，然后再扩大切口、放置引流物。

(2)切口应足够大，位置应在最低位，以便于引流。

(3)切口方向应与大血管、神经干、皮纹的方向平行；切口应避免跨越关节。

(4)不要使切口穿过对侧脓腔壁进入正常组织，以免造成感染扩散。

(5)若脓腔切口较大，则对引流纱布应用缝线与皮肤妥善固定，以防止其坠入脓腔，造成异物残留。

(6)操作时，应注意彻底清除坏死组织，充分引流，不留分隔。

# 第九节　静脉切开术

静脉切开术

静脉切开术是通过手术切开皮肤及静脉，在直视下将导管插入静脉，为输血、输液建立静脉通路的一种方法。

## 一、优、缺点

### （一）优点

优点：成功率高；无须专用装置；通道较粗，流量较大。

(二)缺点

缺点：创伤相对较大；不能原位重复。

## 二、适应证

(1)当病情紧急(如患休克、大出血等)，需要快速大量输血、输液，而静脉穿刺有困难时。

(2)需较长时间维持静脉输液，而表浅静脉和深静脉穿刺有困难或已堵塞者。

(3)某些特殊体型患者，如严重肥胖患者。

## 三、禁忌证

(1)静脉周围皮肤有炎症。

(2)静脉炎、已有血栓形成。

(3)有出血倾向者。

## 四、常用部位

人体静脉切开的常用部位包括以下几处。

(一)头静脉

头静脉起于手背静脉网的桡侧，转至前臂桡侧，沿肱二头肌外侧上行至肩部，穿深筋膜后注入腋静脉。

(二)贵要静脉

贵要静脉起于手背静脉网的尺侧，转至前臂尺侧，沿肱二头肌内侧上行至臂中部，穿深筋膜后注入肱静脉。

(三)肘正中静脉

肘正中静脉为一短粗的静脉干，在肘窝处连接头静脉和贵要静脉。

(四)大隐静脉

大隐静脉起于足背静脉弓内侧端，经内踝前方，沿小腿内侧缘伴隐神经上行，经股骨内侧髁后方约 2 cm 处进入大腿内侧部，与股内侧皮神经伴行，逐渐向前上，在耻骨结节外下方穿隐静脉裂孔，汇入股静脉，其汇入点称为隐股点(图 4-62)。

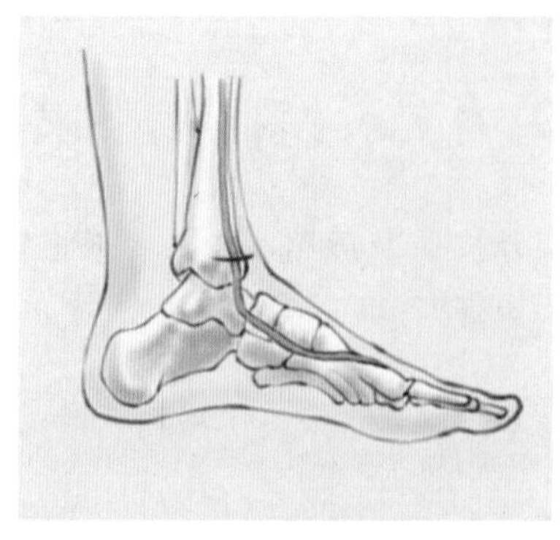

图 4-62　大隐静脉

## 五、方法步骤

### (一)物品准备

准备静脉切开包，其内包括手术刀柄(4#)、手术刀片(20#)、眼科剪、线剪、组织剪、弯血管钳、蚊式血管钳、持针器、平镊、细导管(塑料管或硅胶管)/医用输液导管、丝线、缝针、纱布、输液装置等(图4-63)。

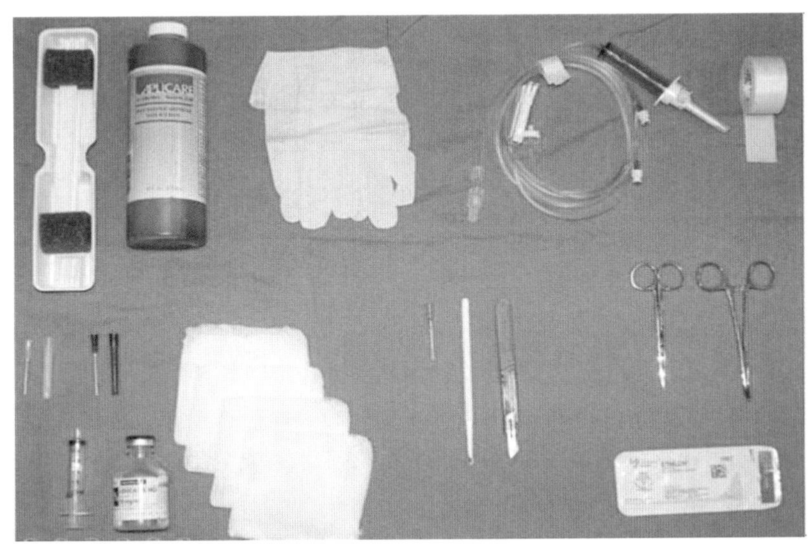

图4-63 静脉切开包

### (二)手术者准备

手术者戴帽子、口罩，洗手，进行无菌处理。注意：紧急时，可不洗手而直接戴手套。

### (三)患者准备

#### 1. 备皮

做好切口处皮肤的备皮。

#### 2. 体位

一般选择踝部的大隐静脉，患者仰卧，术侧下肢外旋。

#### 3. 麻醉

2%利多卡因局部浸润麻醉。

### (四)手术操作

#### 1. 定位切口

确定切开部位，不要选择关节部位、血管扭行部位及有重要结构的部位。

#### 2. 术区消毒

注意消毒范围及消毒顺序(碘酒—酒精—酒精)。

#### 3. 切开皮肤(图4-64)

(1)与静脉走行垂直，横行切开皮肤，切口长约2 cm。

(2)以执笔式持刀，切口不可太深，以防止损伤静脉。

(3)垂直进刀，斜行切开，垂直出刀。

4. 分离静脉(图 4－65)

用蚊式血管钳钝性分离静脉周围的结缔组织，游离静脉(距离适中，约 1 cm)，钝性分离静脉鞘。分离时的注意事项如下。

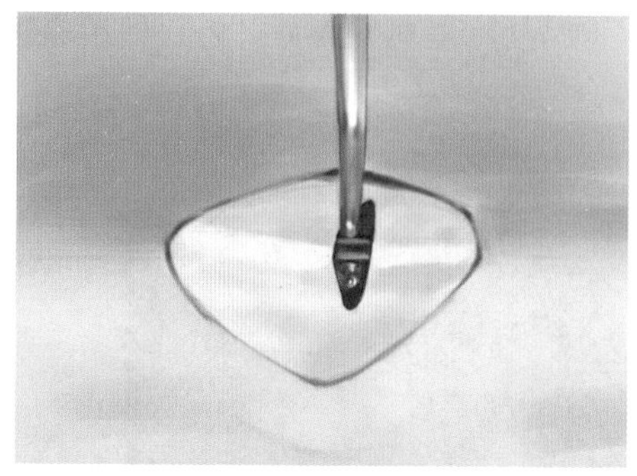

图 4－64　切开皮肤

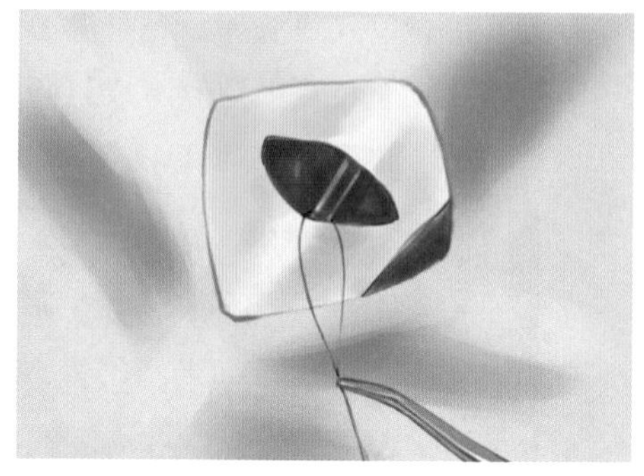

图 4－65　分离静脉

(1)从静脉下方递双股线。

(2)剪断后移至静脉两端。

(3)于远心端结扎，暂不剪断丝线，可在安置导管时做牵引用。

(4)于近心端用丝线将静脉提起(图 4－66)，使手术野充分暴露，以便于手术者操作。

5. 切开静脉并置管

(1)向近心端剪一斜面(图 4－67)，只剪一小半(约血管 1/3 周径)，以便于插管。

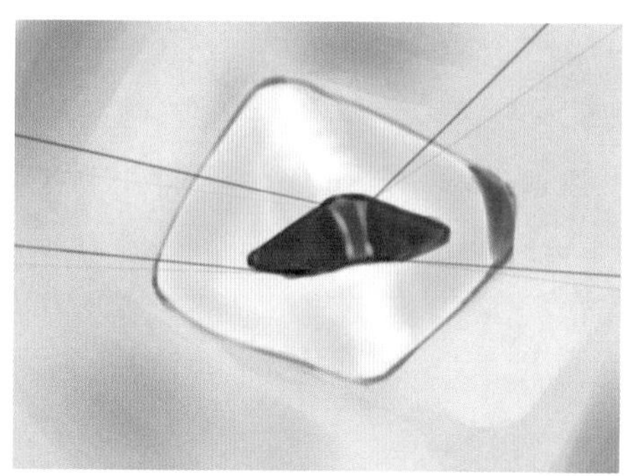

图 4－66　于近心端用丝线将静脉提起

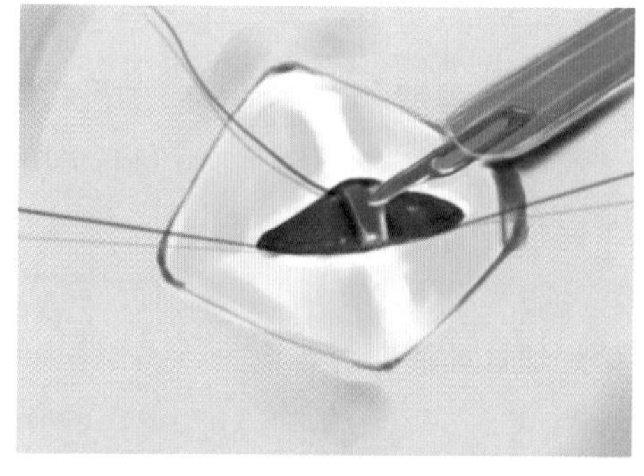

图 4－67　向近心端剪一斜面

(2)置管时，尖端斜面向上。

(3)用无齿小镊夹起切口上唇静脉壁，将静脉导管插入静脉腔，回抽，有回血时，再置入导管 3～4 cm。

(4)助手缓慢、持续地推注少量无菌生理盐水，以确保导管通畅。

(5)将备好的输液器接头与导管连接起来，观察液体输入是否通畅及有无外渗(图 4－68)，若回血顺畅，则说明导管在合适的

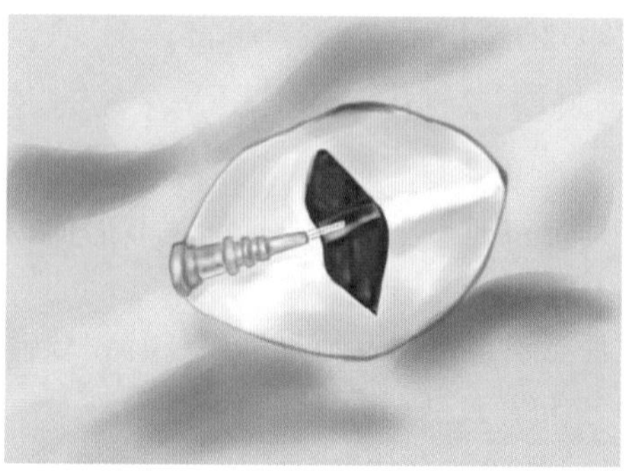

图 4－68　观察液体输入是否通畅及有无外渗

位置。

6. 缝合固定

(1)于近心端结扎固定，剪去上、下两端多余的丝线，待手术野无明显的出血点后缝合切口。

(2)缝合皮肤切口，在靠近导管一针处用缝线打结，在离结 1 cm 处打一方结，将线缠绕导管 2 圈后打结固定。

(3)缝合前，再次确定液体输入是否通畅。

7. 术后处理

(1)观察全身情况，如呼吸、脉搏等。

(2)观察伤口是否有渗出。

(3)进行导管护理，妥善固定，以防脱落；经常检查，以防堵塞；用肝素封管。

(4)适当加压，防止出血；严格进行无菌技术原则，勤消毒伤口，以防感染。

## 六、注意事项

(1)严格执行无菌技术原则，慎防感染。

(2)切口不可太深，分离皮下组织时，应仔细，以免损伤静脉血管。

(3)分离静脉时，动作要轻柔；待侧支结扎后，方可将其剪断，以免造成血管痉挛或损伤；血管痉挛时，可用 2%利多卡因湿敷。

(4)剪开静脉壁时，剪刀口应斜向近心端，且不可太深，以免剪断静脉。

(5)将静脉切开导管插入静脉前，应用无菌生理盐水将导管冲洗干净，并使之充满液体，以防空气进入。

(6)如静脉切开失败，则应更换部位另找血管。

(7)剪线后，线头宜短。

## 复习思考题

1. 正中切口的切开层次：皮肤、________、________、________及________。

2. 虽肠吻合的方法较多，但缝合方法大致相同，均要求________、________，才易在吻合处产生粘连，以利于愈合。

3. 开放性伤口可分为________、________和________三类。

4. 经腹部的纵切口不包括(　　)。

A. 正中切口　　B. 旁正中切口　　C. 经腹直肌切口

D. 旁腹直肌切口　　E. 肋缘下切口

5. 在小肠部分切除术中行肠吻合时，错误的是(　　)。

A. 将可疑肠段提出切口外，用热生理盐水纱布保护肠段

B. 要求切断处保留的肠管具有良好的血液供应

C. 切断肠管近、远端时，以各距病变 10 cm 左右为宜

D. 在肠管拟切断处分离出约 1 cm 无系膜附着缘

E. 对肠梗阻引起的肠管坏死行近端切除时，范围应适当大一些

6. 切开脓肿时的持刀方式为(　　)。

A. 持握式　　B. 执弓式　　C. 反挑式

D. 执笔式　　　　　　　E. 以上都不是

7. 简述腹前外侧壁的解剖层次。

8. 简述清创术的适应证。

9. 案例分析

(1)患者，女，28岁，因“车祸挤压右前臂致皮肤疼痛、出血2 h”而到某医院急诊科就诊。查体：血压128/85 mmHg，右前臂中远端掌侧可见一约5 cm×8 cm大小的不规则的开放性伤口，肌腱、血管外露，上面有沙子等异物，局部渗血，右手各指活动受限，感觉无异常。X线检查：右臂尺、桡骨未见异常。对该患者如何进行血管、神经、肌腱等重要组织的清创处理？

(2)患者，女，29岁，因车祸造成头部及肢体多处创伤，并伴有大量出血(估计为1200 mL)，需大量快速输液、输血，经外周血管补液速度太慢，行深静脉穿刺不成功。该患者属于何种休克？应选择何种方式确保顺利快速输液、输血？静脉切开常选择哪些部位？

(3)患者，女，30岁，已婚，腹痛、腹泻、发热、呕吐12 h。患者于入院前24 h在路边餐馆吃饭，半天后出现腹部不适，呈阵发性腹痛并伴有恶心，自服654－2等对症治疗，未见好转，并出现呕吐胃内容物，发热及腹泻数次，大便为稀便、无脓血，体温38～39.1 ℃。入某医院急诊科。检查示大便常规阴性，按急性胃肠炎给予颠茄、小檗碱等治疗。晚间腹痛加重，伴发热39.1 ℃，腹痛由胃部移至右下腹部，仍有腹泻。再来就诊，血常规检查示白细胞计数$20\times10^9$/L。急收入院。查体：体温39.1 ℃，心率120次/分，血压110/75 mmHg，发育、营养正常，全身皮肤无黄染、出血点及皮疹，浅表淋巴结不大，眼睑无水肿，结膜无苍白，巩膜无黄染，颈软，甲状腺不大，心界大小正常，律齐，未闻及杂音，双肺清，未闻及干、湿啰音，腹平，肝、脾未触及，无包块，全腹压痛，以右下腹麦氏点周围为主，无反跳痛，无明显肌紧张，肠鸣音8次/分。辅助检查：血红蛋白150 g/L，白细胞计数$20\times10^9$/L，中性粒细胞86%，尿常规(—)。大便常规：稀水样便，白细胞3～5/高倍，红细胞0～2/高倍。肝功能正常。对该患者的诊断及诊断依据分别是什么？需要进一步做哪些检查？治疗原则是什么？

# 内科操作篇

# 第五章

# 穿刺技术

## 第一节　胸腔穿刺术

胸腔穿刺术

### 一、解剖

胸腔穿刺术指用穿刺针经皮肤、肋间组织、壁胸膜穿刺进入胸腔的方法，是比较常见且简易的诊断和治疗方法。

### 二、目的

(1)检查胸腔积液的性质，以明确病因。

(2)抽液、抽气减压，促进肺复张；胸腔内给药(如抗生素、抗肿瘤药、粘连剂等)；辅助治疗。

### 三、适应证

(1)检查原因未明的胸腔积液的性质。

(2)对大量胸腔积液、积气产生的压迫症状进行减压。

(3)感染性积液有中毒症状。

(4)胸腔内给药。

### 四、禁忌证

(1)严重出、凝血功能障碍未纠正，血小板明显减少或用肝素、双香豆素等进行抗凝治疗者。

(2)严重衰竭者。

(3)大咯血、严重的肺结核及肺气肿等。

(4)对不能合作者，必要时可给予镇静或行基础麻醉后进行胸腔穿刺。

(5)穿刺部位如有感染，则应更换穿刺点。

### 五、操作前准备

#### (一)患者准备

(1)明确患者的一般情况和各项检查结果，确认无穿刺禁忌证。

(2)与患者及其家属进行术前谈话，告知穿刺目的、大致操作过程、可能的风险，并签署知情同意书。

### (二)物品准备

准备胸腔穿刺包，其内包括带胶管或三通的胸腔穿刺针、带帽无菌试管、5 mL 及 50 mL注射器、纱布、棉球、消毒杯、止血钳、弯盘、洞巾、0.5%碘伏或爱尔碘消毒液、2%利多卡因(每支 5mL)、无菌手套、胶布、标记笔、大容量标本容器(图 5-1)。

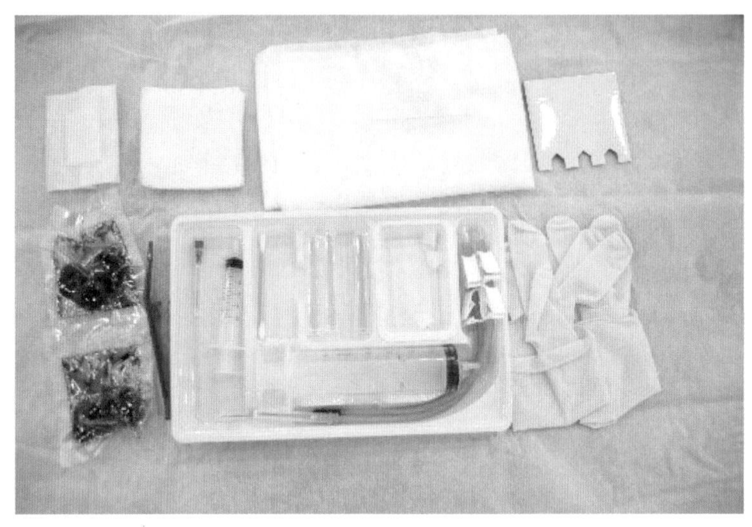

图 5-1 胸腔穿刺包

### (三)操作者准备

(1)了解、熟悉患者病情。

(2)掌握操作步骤、并发症的诊断与处理。

(3)洗手，戴帽子、口罩。

## 六、操作步骤

### (一)摆放体位

(1)患者取面向椅背的骑跨坐位，两前臂置于椅背上，前额伏于前臂，自然呼吸(图 5-2)。

(2)卧床和气胸患者可取半卧位，将患侧前臂上举并抱于枕部。

### (二)选择穿刺点

(1)根据患者胸水、气胸的范围选择穿刺点(图 5-3)，可行超声或 X 线定位，或选择胸部叩诊实音或鼓音最明显处进行。

(2)抽取胸腔积液时，一般取肩胛线或腋后线第 7、第 8 肋间，腋中线第 6、第 7 肋间或腋前线第 5 肋间为穿刺点；对气胸患者抽气时，选择叩诊鼓音或听诊呼吸音降低最明显处，多取锁骨中线第 2 肋间或腋中线第 4、第 5 肋间；对包裹性积液和局限性积气患者，须结合 X 线或 B 超定位穿刺点。

(3)避开局部皮肤感染灶，以所选肋间的肋骨上缘为穿刺点，并用标记笔标记。

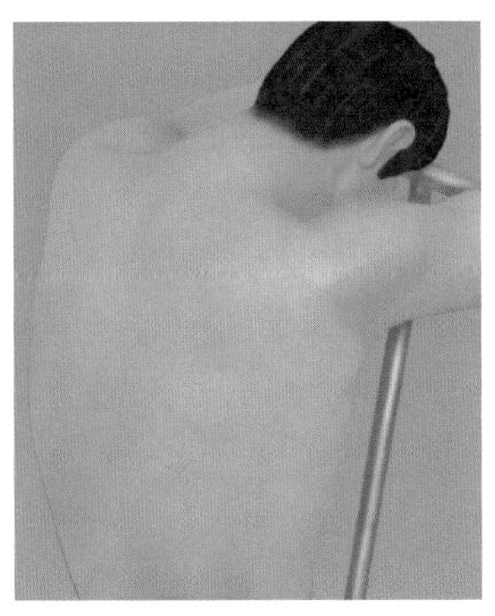
图 5－2 胸穿体位——骑跨坐位

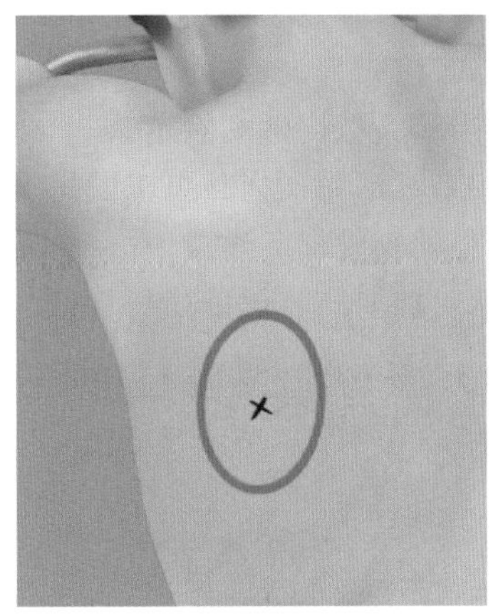
图 5－3 选择穿刺点

### (三)消毒、铺单

(1)手术者打开无菌胸腔穿刺包，戴无菌手套，助手协助倒入消毒液。

(2)夹取消毒棉球，以穿刺点为中心进行消毒，消毒范围直径为 15 cm 左右，消毒 2 或 3 次(图 5－4)。

(3)将无菌洞巾中心对准穿刺点，将其上方用胶布固定于患者衣服上。

### (四)麻醉

(1)用 5 mL 注射器抽取 2%利多卡因。

(2)在穿刺点局部皮下注射并形成皮丘，自皮肤至壁胸膜进行局部浸润麻醉(图 5－5)。

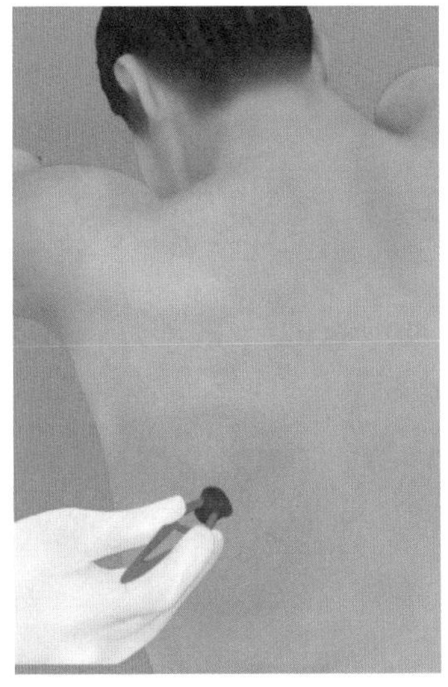
图 5－4 消毒穿刺点周围皮肤

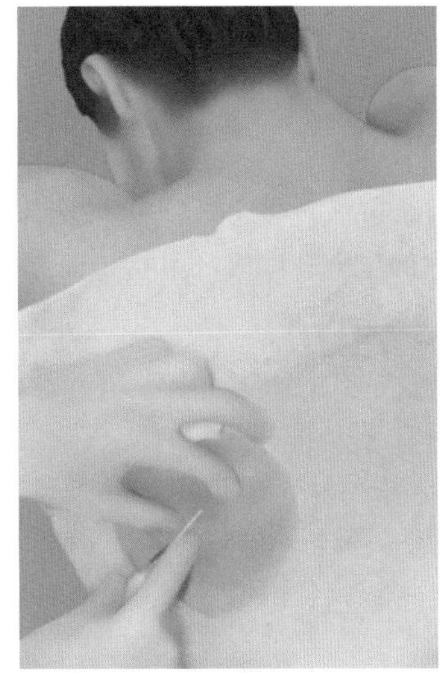
图 5－5 局部浸润麻醉

(3)在麻醉过程中边进针，边回抽，待无液体或血液流出后，方可注药。

(4)进针至阻力突然消失且有液体吸出时，提示进入胸腔，记录进针深度。

### (五)穿刺

(1)夹闭连接胸腔穿刺针的胶皮管或关闭三通，按麻醉时的进针深度估算进针深度。

(2)手术者用左手拇指与食指固定穿刺部位的皮肤，右手持穿刺针在局部麻醉部位垂直皮肤缓缓刺入(图 5－6)。

(3)当针头抵抗感突然消失时，表明已穿入胸腔，助手用止血钳协助固定穿刺针，以防因刺入过深而损伤肺组织。

(4)将乳胶管或三通与 50 mL 注射器连接，松开止血钳或转动三通活栓，使胸腔与外界相通，抽取胸腔积液或积气(图 5－7)。

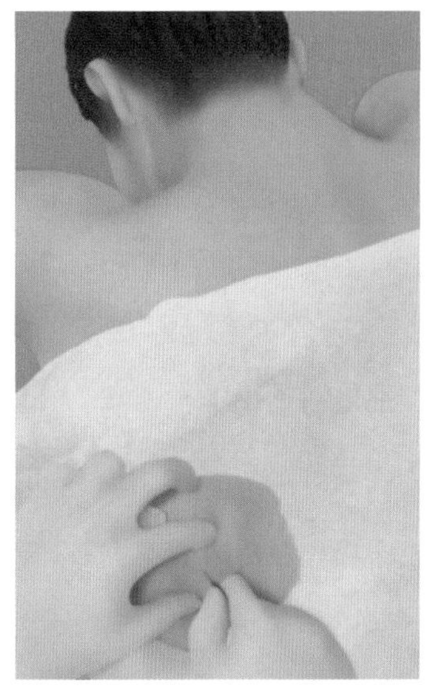

图 5－6 穿刺进针

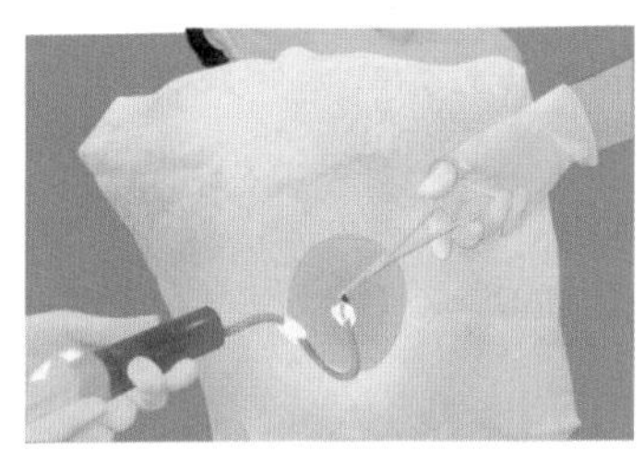

图 5－7 抽取胸腔积液或积气

(5)留取标本送检，记录抽液量或抽气量以及液体的色泽、浑浊度等。

(6)必要时，安置胸腔闭式引流。

### (六)拔针

抽液结束后，夹闭乳胶管，拔出穿刺针，对穿刺点覆盖无菌纱布并压迫片刻，用胶布固定(图 5－8)。

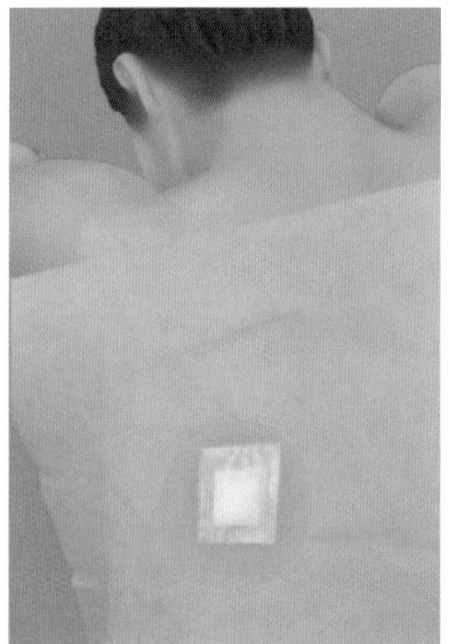

图 5－8 包扎穿刺点

### (七)术后处理

(1)嘱患者取卧位或半卧位并休息半小时，测血压并观察病情有无变化，注意有无气胸、出血等并发症发生。

(2)清洁器械，整理用物及操作场所。

(3)送检标本并做好穿刺记录。

## 七、并发症及处理

### (一)气胸

气胸多由穿刺过程中操作不当、空气进入胸腔所致，或由突破脏胸膜所致，部分患者可合并皮下气肿。处理：术后严密观察，及时复查胸部 X 线；对无症状者观察即可，对有症状者可再次行胸腔穿刺术，必要时安置胸腔闭式引流。

(二)出血

出血多由穿刺部位不正确、穿刺针损伤血管所致，可引起肺内、胸腔内或胸壁出血，导致咯血、血胸或皮下血肿。处理：对皮下出血一般无须处理；当抽液或抽气过程中发现胸腔出血时，应立即停止操作，嘱患者休息并严密观察，如 4 h 以上无变化，则可择期再次行胸腔穿刺，对严重者应尽快明确诊断后行外科手术止血；对小量咯血可先观察，对较严重者应按咯血常规处理。

(三)膈肌及腹腔脏器损伤

膈肌及腹腔脏器损伤多由穿刺部位过低所致。处理：当怀疑有膈肌或腹腔脏器损伤时，应监测生命体征并严密观察患者的反应，及时复查腹部 X 线或 B 超；对无症状者观察即可，对有症状者应尽快明确诊断后给予相应处理。

(四)胸膜反应

胸膜反应多见于精神紧张者，为血管迷走神经反射增强所致，表现为穿刺过程中出现头昏、面色苍白、出汗、心悸、胸部压迫感或剧痛、昏厥等症状。处理：立即停止操作，嘱患者平卧、吸氧，缓解其紧张、焦虑情绪，多可自行缓解；对出汗明显、血压下降的患者，可给予液体静脉滴注，必要时，皮下注射肾上腺素 0.3～0.5 mg。

(五)胸膜腔感染

胸膜腔感染多由穿刺者无菌观念不强所致。处理：全身使用抗菌药物，形成脓胸时，应行胸腔闭式引流，必要时，进行外科处理。

(六)复张性肺水肿

复张性肺水肿多由抽液或抽气过多、过快，肺组织迅速复张所致。患者出现不同程度的低氧血症和低血压，表现为剧烈咳嗽、呼吸困难、胸痛、烦躁、心悸等，继而咳大量白色或粉红色泡沫痰，可伴发热、恶心及呕吐，甚至出现休克或昏迷。处理：给予对症治疗，纠正低氧血症，稳定血流动力学，必要时给予机械通气；严密观察，一般在 3～4 d 内可自行消退。

## 八、注意事项

(1)进行胸腔穿刺前，应向患者说明胸腔穿刺的目的，消除顾虑，如患者精神较紧张，则可于术前半小时给予地西泮 10 mg 镇静，以保持平静呼吸；对剧烈咳嗽者，可给予止咳剂。穿刺前，采用叩诊、触诊和阅读胸部 X 线片、B 超等影像检查结果的方法准确定位穿刺点，必要时在 B 超引导下进行。

(2)操作过程中，应密切观察患者的反应和生命体征，如出现头晕、面色苍白、出汗、心悸、胸闷、晕厥等胸膜反应表现，则应立即停止操作，给予对症治疗，严重时，皮下注射 0.1%肾上腺素 0.3～0.5 mL；当出现连续咳嗽、气短、咳泡沫样痰等复张后肺水肿表现时，应立即停止操作，给予吸氧，服用利尿剂和糖皮质激素等对症治疗。

(3)一次抽液、抽气不宜过多、过快。诊断性抽液，50～100 mL 即可；减压抽液、抽气，首次不超过 600 mL，以后每次不超过 1000 mL；两次抽吸的间隔时间一般为5～7 d，积液量较大时，可每周抽吸 2 或 3 次；对脓胸应尽量抽净，且可用生理盐水冲洗，疑为化脓性感染时，可留取标本，行涂片革兰氏染色镜检、细菌培养及药敏试验；检查肿瘤细胞时，应至少抽取 100 mL 并立即送检，以免发生细胞自溶。

(4)严格执行无菌技术原则；注意保持胸腔的密闭性，防止胸腔通过穿刺针与外界相通，导致空气进入胸腔。

(5)避免在第9肋以下穿刺，以免穿破膈肌，损伤腹腔脏器；沿肋骨上缘进针，以免损伤肋间血管。

(6)对恶性胸腔积液患者，可在抽取积液后注入抗肿瘤药物或胸膜粘连剂，促进脏胸膜与壁胸膜粘连，闭合胸腔。

(7)术后，严密监测患者的生命体征，观察有无并发症并做相应处理。

## 第二节　腹腔穿刺术

腹腔穿刺术

### 一、学习要点

掌握腹腔穿刺术的目的、适应证、禁忌证、穿刺方法和注意事项。

### 二、目的

(1)检查腹腔内液体的性质，以明确病因。

(2)抽液减压，减轻对腹腔脏器的压迫症状；腹膜腔内给药(如抗生素、抗肿瘤药、粘连剂等)；辅助治疗；造成人工腹水，以行腹膜透析。

### 三、适应证

(1)诊断原因未明的腹部损伤、腹腔积液，抽取腹水进行检查。

(2)对大量腹腔积液致腹部胀痛，引起胸闷、气促、少尿等症状者，可抽放腹水，以缓解症状，一次放液不超过6000 mL。

(3)对腹腔感染或肿瘤、结核累及腹腔者注射药物。

(4)拟行腹膜透析者。

### 四、禁忌证

(1)严重出、凝血机制障碍未纠正。

(2)严重衰竭者。

(3)有肝性脑病先兆者。

(4)腹膜炎广泛粘连。

(5)腹腔内巨大肿瘤。

(6)腹部胀气明显。

(7)妊娠中后期。

### 五、操作前准备

#### (一)患者准备

(1)明确患者的一般情况和各项检查结果，确定无穿刺禁忌证。

(2)与患者及其家属谈话，告知穿刺目的、大致操作过程、可能的风险，并签署知情同意书。

(3)对腹腔胀气明显者，嘱其口服泻药或对其进行清洁灌肠。

(4)对不能合作者，必要时，可在给予镇静药物后进行。

(5)术前嘱患者排尿，以防误伤膀胱。

### (二)物品准备

准备腹腔穿刺包，其内包括带胶管或二通的腹腔穿刺针、带帽无菌试管、5 mL及50 mL注射器、纱布、棉球、消毒杯、止血钳、弯盘、洞巾、碘伏或爱尔碘消毒液、2%利多卡因(每支5 mL)、无菌手套、胶布、标记笔、多头腹带、皮尺、大容量标本容器(图5-9)。

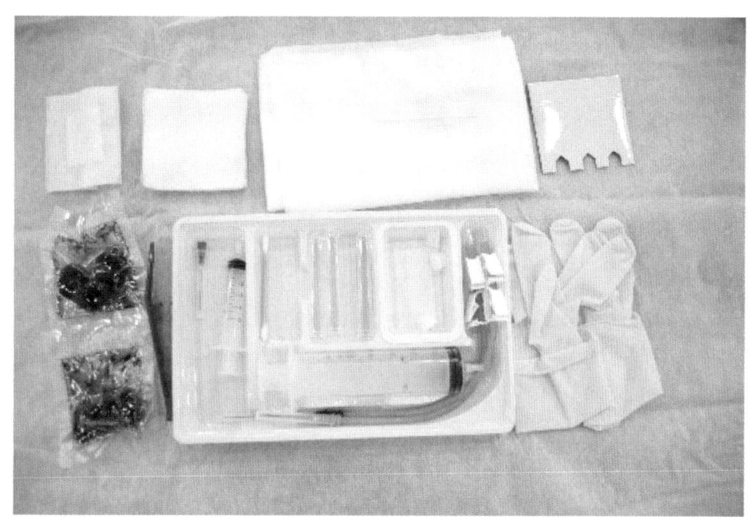

图5-9　腹腔穿刺包

### (三)操作者准备

(1)了解、熟悉患者的病情。

(2)掌握操作步骤及并发症的诊断与处理。

(3)测量患者的体重、腹围、血压、脉搏和腹部体征，以便于观察术后病情变化。

(4)洗手，戴帽子、口罩。

## 六、操作步骤

### (一)体位

(1)根据病情和需要可取平卧位、半卧位或稍左侧卧位，并尽量使患者舒适，以便能接受较长时间手术。

(2)协助患者暴露腹部，在其背部铺好腹带(放腹水时)。

### (二)穿刺点选择(图5-10)

(1)左下腹脐与髂前上棘连线的中、外1/3交点处，因此处不易损伤腹壁动脉，故较为常用。

(2)脐与耻骨联合连线的中点上方1.0 cm，稍偏左或偏右1.0～1.5 cm处，此处无重要器官且易愈合。

(3)当腹水量较小时，侧卧位穿刺点在脐水平线与腋前线或腋中线交叉处较为安全，此处常用于诊断性穿刺。

(4)患急腹症时，选择压痛和肌紧张最明显处进行诊断性穿刺，注意避开重要器官。

(5)对少量积液或包裹性积液者，可在B超引导下定位穿刺点。

## (三)消毒、铺单

(1)手术者打开无菌腹腔穿刺包，戴无菌手套，助手协助倒入消毒液。

(2)检查穿刺针是否通畅，橡皮管上开关是否灵活和漏气(图5-11)。

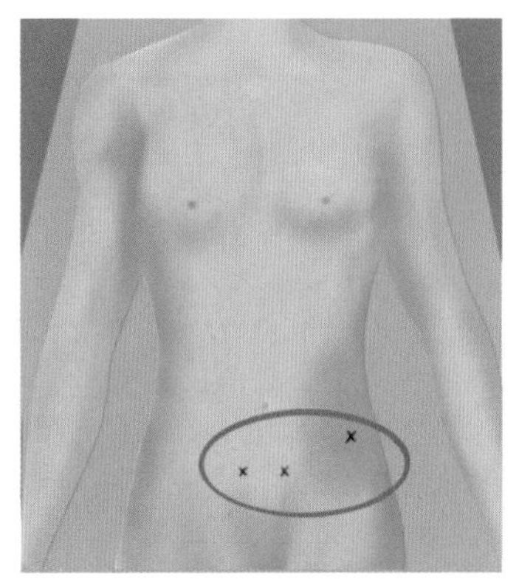

图5-10　常见穿刺点

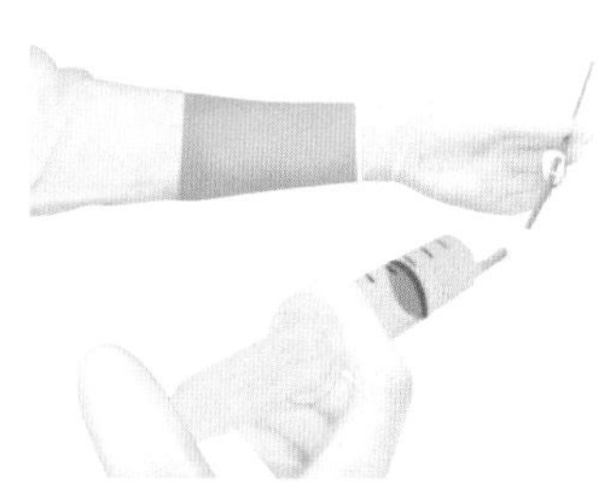

图5-11　检查通气情况

(3)夹取消毒棉球，以穿刺点为中心进行消毒，消毒范围直径为15 cm左右，消毒2或3次。

(4)将无菌洞巾中心对准穿刺点，用胶布将之固定于患者衣服上。

## (四)麻醉

(1)用5 mL注射器抽取2%利多卡因。

(2)在穿刺点局部皮下注射并形成皮丘(图5-12)，自皮肤至壁腹膜进行逐层浸润麻醉(图5-13)。

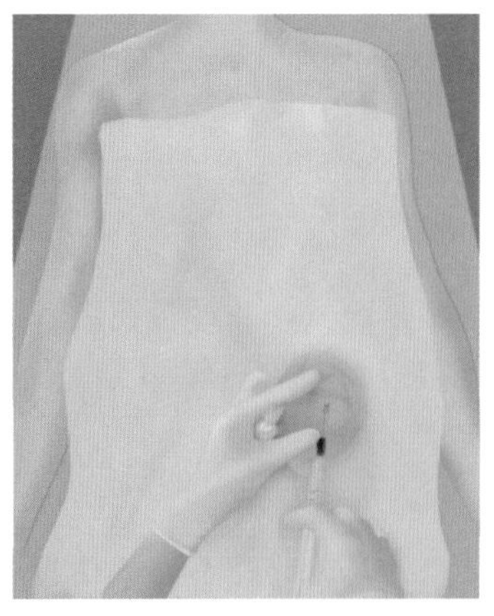

图5-12　皮下注射并形成皮丘

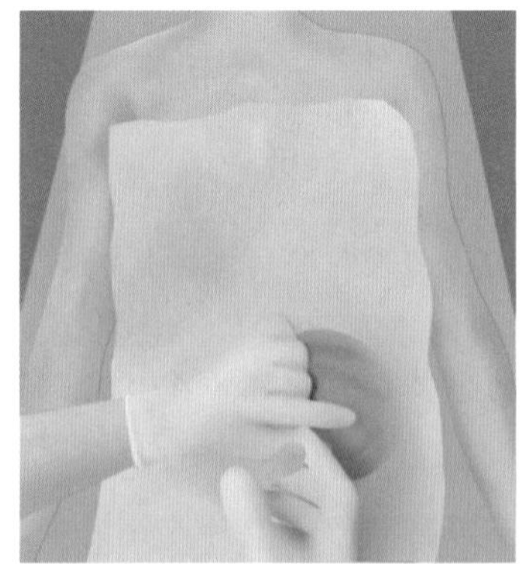

图5-13　逐层浸润麻醉

(3)麻醉过程中边进针，边回抽，待无液体或血液流出后，方可注药。

(4)进针至阻力突然消失且有液体吸出时，提示进入腹腔，记录进针深度。

### (五)穿刺

(1)夹闭连接腹腔穿刺针的胶皮管或关闭三通，按麻醉时的进针深度估算进针深度。

(2)手术者用左手拇指与食指固定穿刺部位的皮肤，右手持穿刺针在局部麻醉部位垂直皮肤缓缓刺入(图 5-14)；针尖到达皮下后，倾斜 45°～60°进 1～2 cm，再向腹腔刺入，使穿刺路径不在一条直线上。

(3)当针头抵抗感突然消失时，表明已穿入腹腔，助手用止血钳协助固定穿刺针(图 5-15)。

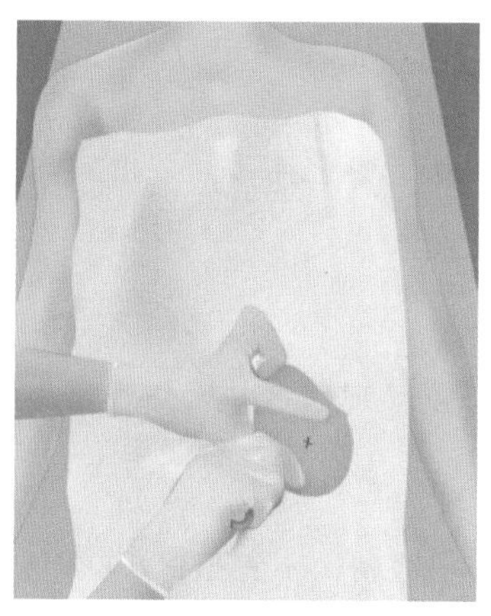

图 5-14　将穿刺针刺入腹腔

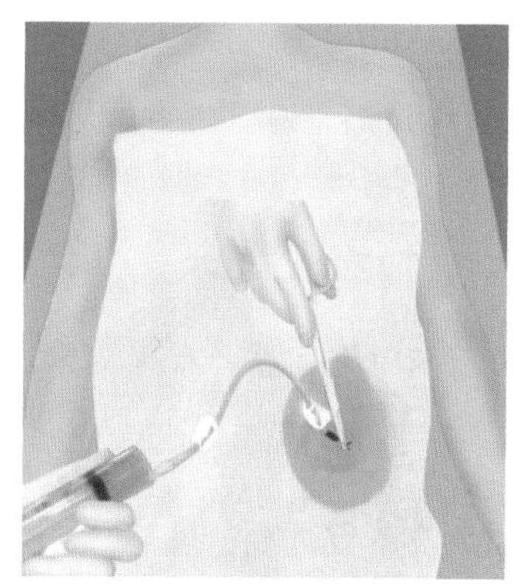

图 5-15　助手协助固定穿刺针

(4)将乳胶管或三通与 50 mL 注射器连接起来，松开止血钳或转动三通活栓即可抽取腹水。

(5)当放液量较大时，可直接将穿刺针连接大容量容器。

(6)留取标本并送检，记录抽液量或抽气量以及液体的色泽、浑浊度等。

(7)进行诊断性穿刺时，可直接用 20 mL 或 50 mL 注射器及适当针头进行。

(8)当腹水不断流出时，应将预先绑在腹部的多头腹带逐步收紧，以防腹压骤然降低。

### (六)拔针

抽液结束后，夹闭乳胶管，拔出穿刺针，留取标本并送检(图 5-16)，覆盖无菌纱布并压迫片刻，用胶布固定。大量放液后，应束以多头腹带，以防因腹压骤降、内脏血管扩张而引起血压下降或休克。

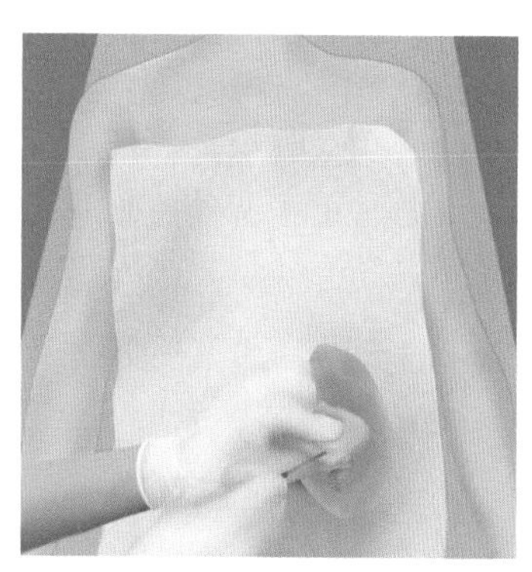

图 5-16　拔出穿刺针

### (七)术后处理

(1)嘱患者平卧休息 1～2 h，避免取穿刺侧卧位，测血压并观察病情有无变化。

(2)清洁器械及操作场所。

(3)送检标本并做好穿刺记录。

## 七、并发症及处理

### (一)持续性腹水渗漏

腹水可能会通过穿刺路径外渗，甚至流出。处理：进针过程中改变方向，使穿刺路径不在一条直线上；术后用腹带加压包扎；渗漏量较大时，可缝合穿刺部位。

### (二)循环功能障碍

循环功能障碍多由放液过多、过快所致。处理：避免放液过多、过快；术中密切观察，当发现心悸、气短等症状时，立即停止操作，嘱患者休息，给予吸氧，必要时补充血容量。

### (三)其他并发症

其他并发症如局部感染、出血、腹腔脏器损伤、腹壁疝等，多由操作不当所致，必要时，可行手术干预。

## 八、注意事项

(1)术中应随时询问患者有无头晕、恶心、心悸等症状，并密切观察患者的呼吸、脉搏及面色等，若有异常，则应停止操作，使患者取平卧位，给予输液、扩容等紧急处置。

(2)腹腔放液不宜过多、过快：治疗性放液，一般初次不宜超过1000 mL，之后每次不超过6000 mL；对肝硬化患者，一次放液不应超过3000 mL；大量放液可诱发肝性脑病和电解质紊乱，应补充白蛋白[(6～8)g/1000 mL]；进行诊断性穿刺的过程中，当抽出血液或血性腹水时，留取标本后即应停止放液。

(3)对腹水量较多者，为防止漏出，在穿刺时应注意避免从皮肤到壁腹膜的针眼位于一条直线上。

(4)放腹水时，若腹水流出不畅，则可将穿刺针稍作移动或变换体位。

(5)放腹水前和放腹水后，测血压、脉搏、腹围、体重，复查腹部体征，术后应严密观察有无出血和继发感染等严重并发症；应注意执行无菌技术原则，以防发生腹腔感染。

(6)当出现血性腹水时，应停止放液。

# 第三节　腰椎穿刺术

腰椎穿刺术

## 一、学习要点

掌握腰椎穿刺术的目的、适应证、禁忌证、穿刺方法和注意事项。

## 二、目的

(1)检查脑脊液的性质，以明确病因；测定颅内压力；了解蛛网膜下腔是否阻塞。

(2)适当引流脑脊液；鞘内注射药物(如麻醉药、抗肿瘤药、造影剂等)。

## 三、适应证

(1)怀疑为中枢神经系统炎症、血管病变、肿瘤等，需进行脑脊液分析，以协助诊断或辅助治疗时。

(2)怀疑颅内压或脑脊液循环异常，需进行脑脊液压力及脑脊液动力学检查时。

(3)脊髓造影、椎管内麻醉等需进行鞘内给药时。

## 四、禁忌证

(1)颅内压增高，有脑疝形成先兆。

(2)颅后窝、腰椎管占位性病变，急性脊髓、颈椎外伤者。

(3)休克、衰竭等危重患者及不能合作者。

(4)全身性感染或穿刺部位感染。

(5)凝血功能障碍。

(6)已有脑脊液鼻漏或耳漏者。

## 五、操作前准备

### (一)患者准备

(1)明确诊断，进行必要的体格检查及辅助检查，以排除穿刺禁忌证；明确患者的一般情况和各项检查结果，确认无穿刺禁忌证。

(2)与患者及其家属谈话，告知穿刺目的、大致操作过程、可能的风险，并签署知情同意书。

### (二)物品准备

准备腰椎穿刺包，其内包括腰椎穿刺针(根据情况选择型号)、一次性测压管、带帽无菌试管、5 mL注射器、纱布、棉球、消毒杯、镊子或止血钳、弯盘、洞巾、3%碘伏或爱尔碘消毒液、2%利多卡因(每支5 mL)、无菌手套、胶布、标记笔(图5-17)。

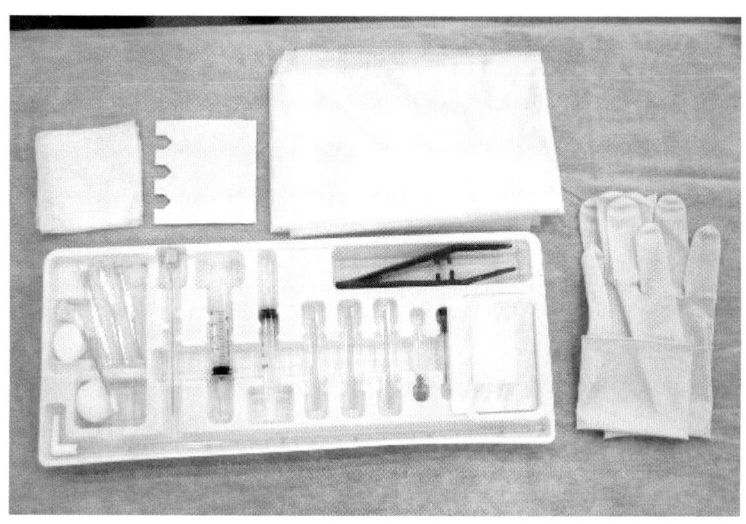

图5-17 腰椎穿刺包

### (三)操作者准备

(1)了解、熟悉患者的病情。

(2)掌握操作步骤及并发症的诊断与处理。

(3)测量患者的血压、脉搏。

(4)洗手，戴帽子、口罩。

## 六、操作步骤

### (一)摆放体位

(1)患者躺在硬板床上，取侧卧位，背部与床面垂直，头向前胸部屈曲，双手抱膝，紧贴腹部，使躯干呈弓形，以增宽脊椎间隙(图 5-18)。

(2)当侧卧不便或侧卧位暴露不佳时，可取坐位。

### (二)选择穿刺点

一般选择第 3、第 4 腰椎间隙：以成人双侧髂嵴最高点连线与后正中线交叉点辅助定位，此处相当于第 4 腰椎棘突或第 3、第 4 腰椎棘突间隙(图 5-19)，也可上移或下移 1 个椎间隙，选择好穿刺点后，用标记笔标记。

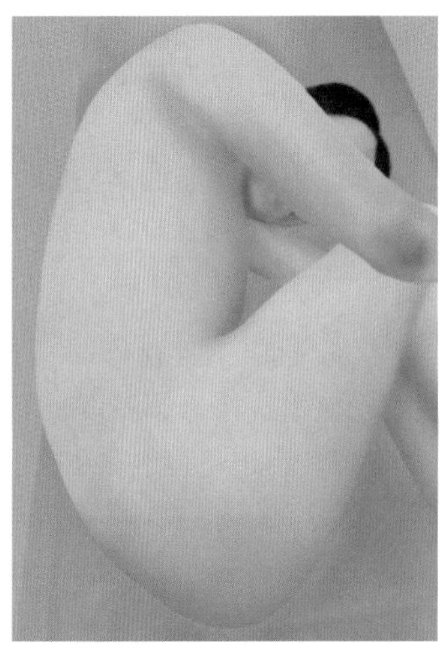

图 5-18　腰椎穿刺患者的体位

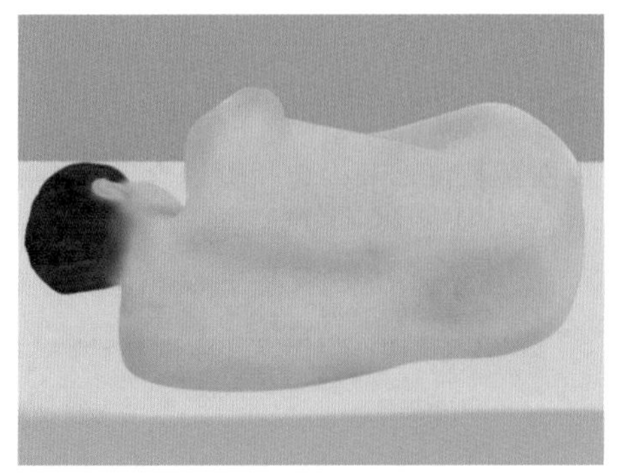

图 5-19　腰椎穿刺点

### (三)消毒、铺单

(1)手术者打开腰椎穿刺包，戴无菌手套，助手协助倒入消毒液。

(2)夹取消毒棉球，消毒范围上至肩胛下角，下至尾椎，两侧至腋后线，消毒 2 或 3 次(图 5-20)。

(3)将无菌洞巾中心对准穿刺点，将其上方用胶布固定于患者的衣服上。

### (四)麻醉

(1)用 5 mL 注射器抽取 2%利多卡因。

(2)在穿刺点局部皮下注射并形成皮丘，自皮肤至椎间韧带逐层进行局部浸润麻醉(图 5-21)。

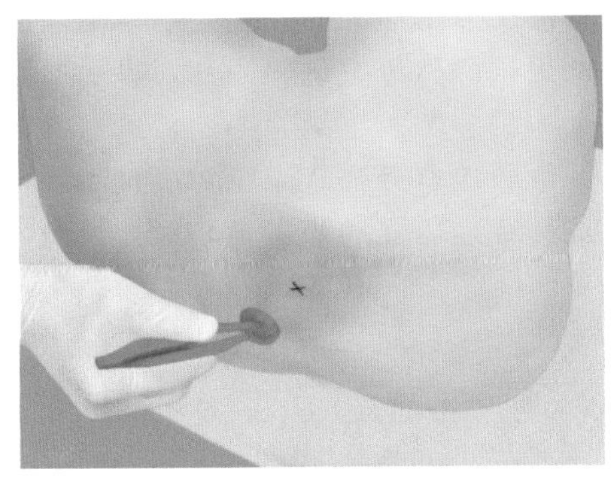

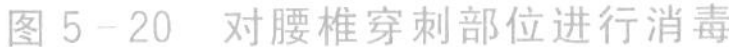
图 5－20 对腰椎穿刺部位进行消毒

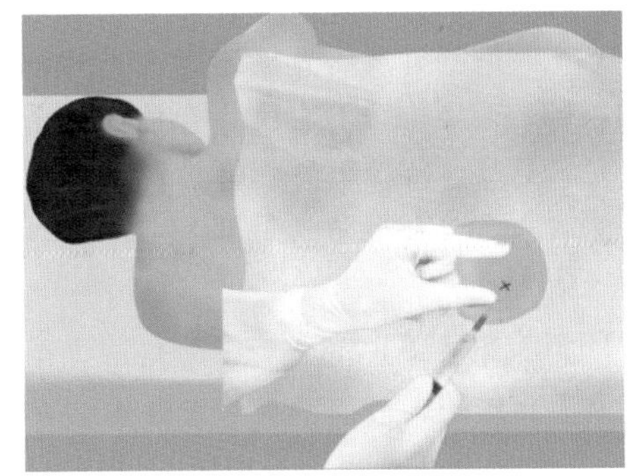
图 5－21 局部浸润麻醉

(3)麻醉过程中边进针，边回抽，待确定回抽无血液后，方可注药。

### (五)穿刺

(1)手术者左手固定穿刺点皮肤，右手持穿刺针，尾端略斜向尾侧缓慢刺入，针尖开口方向朝向头侧(图 5－22)。

(2)当针头穿过韧带与硬脊膜时，有阻力突然消失的落空感，此时，将针芯慢慢抽出，可见脑脊液流出，提示已进入蛛网膜下腔；若流出不畅，则可将针体略微旋转，以防止针尖被堵。

(3)成人进针的深度为 4～6 cm，儿童进针的深度为 2～4 cm。

### (六)测压

(1)抽出针芯后，将穿刺针尾端与测压管相连。

(2)嘱患者伸颈，伸直下肢，彻底放松，可见脑脊液在测压管内上升至一定水平后停止，此时读值即为患者的脑脊液压力数值(图 5－23)。

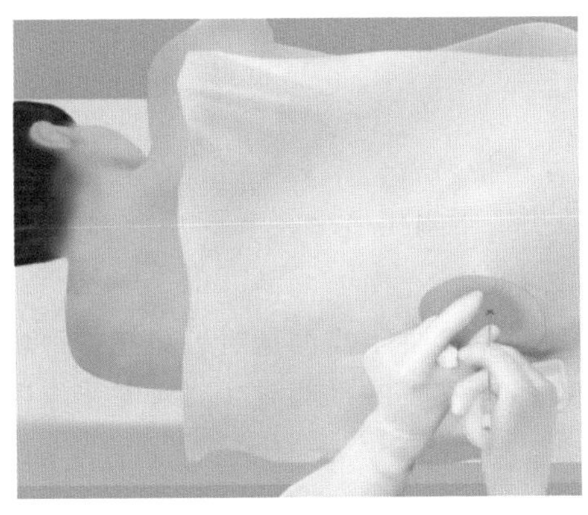
图 5－22 穿刺针进针

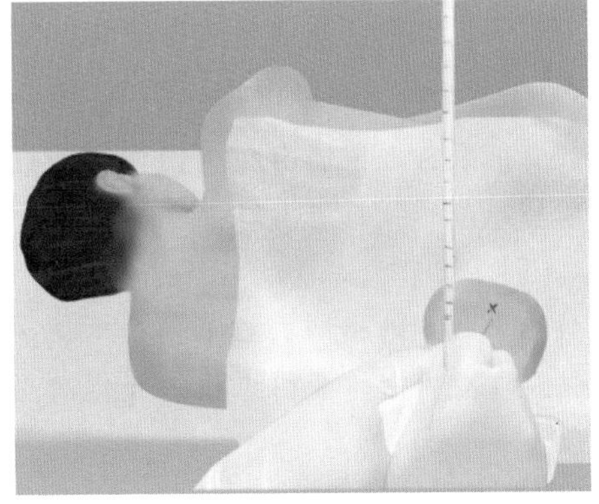
图 5－23 测定脑脊液压力

(3)正常侧卧位脑脊液压力为 70～180 mm$H_2O$，或 40～50 滴/分。若脑脊液压力过大，则应使脑脊液缓慢滴出，以防形成脑疝。

(4)颈静脉压迫试验，又称奎肯施泰特试验(Queckenstedt test)或压颈试验，是指行腰椎穿刺时压迫颈部，以观察脑脊液压力变化、了解蛛网膜下腔是否阻塞的方法。具体操作方法：初次测压后，压迫一侧颈静脉约 10 s，再压迫另一侧，最后同时按压双侧。判断标准：正常时，压迫颈静脉后，脑脊液压力迅速升高1倍左右，解除压迫后10～20 s，脑脊液压力迅速降至原来水平，此为颈静脉压迫试验阴性，提示蛛网膜下腔通畅；若施压后不能使脑脊液压力升高，则为颈静脉压迫试验阳性，提示蛛网膜下腔完全阻塞；若施压后脑脊液压力缓慢上升，解除压迫后脑脊液压力缓慢下降，则提示蛛网膜下腔有不完全阻塞。对颅内压增高或怀疑后颅窝肿瘤者，禁做此试验，以免发生脑疝。

#### (七)收集标本

撤去测压管，根据检测要求收集脑脊液并送检(图5-24)。

#### (八)拔针

插入针芯后，拔出穿刺针，覆盖无菌纱布并用胶布固定。

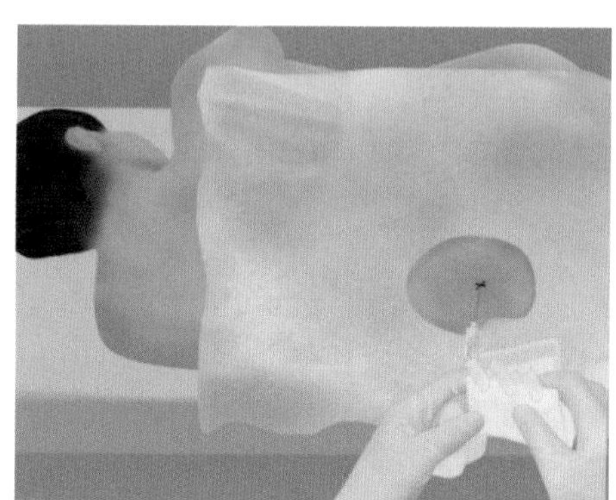

图5-24　收集脑脊液并送检

#### (九)术后处理

(1)协助患者取去枕平卧位4～6 h。高颅压者平卧12～24 h，以免引起头痛。

(2)测量血压，并观察有无病情变化及有无并发症等。

(3)清洁器械及操作场所。

(4)送检标本并做好穿刺记录。

### 七、并发症及处理

#### (一)头痛

行腰椎穿刺后，头痛多由脑脊液外渗使颅内压降低所致，为最常见的并发症。处理：延长去枕平卧的时间，多饮水，必要时，可给予静脉补液；用细针穿刺，穿刺时，针尖开口方向朝向头侧或尾侧可降低头痛的发生率。

#### (二)腰背痛及神经根痛

腰背痛及神经根痛由穿刺损伤椎间韧带或神经根所致，多为一过性，且症状较轻微。处理：症状轻者多可自行缓解；对症状严重者需行镇痛治疗。

#### (三)脑疝

脑疝由脑脊液释放后幕上、幕下压力增大所致，多见于高颅压者。处理：严密观察病情，注意生命体征和瞳孔的变化；当怀疑有脑疝发生的可能时，应及时采取降颅压措施。

#### (四)出血

出血多见于正在接受抗凝治疗或存在凝血障碍者。出血量较少时，可无任何症状；出血量较大时，可有类似蛛网膜下腔出血的表现，严重时可导致瘫痪。处理：严格掌握适应证和禁忌证；怀疑有出血时，可再次进行腰椎穿刺，确诊后，可按蛛网膜下腔出血治疗。

#### (五)感染

感染由无菌操作不严格所致。处理：需全身应用可通过血脑屏障的抗菌药物。

## 八、注意事项

(1)严格掌握适应证和禁忌证。

(2)进针不顺利多由体位摆放不当所致，应由助手帮助患者正确摆放体位，使椎间隙尽量打开。

(3)穿刺时，应严密观察患者的生命体征和症状，若患者出现呼吸、脉搏、面色异常，则应立即停止操作并做相应处理。

(4)应使用试管接取脑脊液，不可用注射器抽吸，以免导致出血。

(5)若穿刺不成功，则可上移或下移1个椎间隙并再次尝试。

(6)若鞘内给药体积较大，则应先放出等量脑脊液，再以等量液体稀释药物后注入。

# 第四节 骨髓穿刺术

骨髓穿刺术

## 一、学习要点

掌握骨髓穿刺术的目的、适应证、禁忌证、穿刺方法和注意事项。

## 二、目的

(1)检查骨髓造血细胞的种类、数量、性质和遗传学改变；进行造血干细胞培养；进行寄生虫和细菌学检查。

(2)观察疗效，判断预后；为骨髓移植提供骨髓；急救小儿时输液。

## 三、适应证

(1)各类血液病的诊断和疗效观察。

(2)不明原因的发热，肝、脾大，淋巴结肿大。

(3)对某些传染病或寄生虫病患者查找病原体。

(4)怀疑发生恶性肿瘤骨髓转移。

(5)应用抗肿瘤药或免疫抑制药前，需了解骨髓造血情况。

(6)造血干细胞培养和造血干细胞移植。

(7)特殊毒物检验(如酚、醌等)及特殊疾病[如戈谢病(Gaucher disease)、尼曼-皮克病(Niemann－Pick disease)等]诊断。

(8)对6岁以下小儿进行急救，但静脉通路开放不佳时。

## 四、禁忌证

(1)血友病及有严重凝血功能障碍者。

(2)外周血可诊断者。

(3)晚期妊娠者。

(4)穿刺部位皮肤有感染。

## 五、操作前准备

### (一)患者准备

(1)明确患者的一般情况和各项检查结果，确认无穿刺禁忌证。

(2)与患者及其家属谈话，告知穿刺目的、大致操作过程、可能的风险，并签署知情同意书。

### (二)物品准备

骨髓穿刺针(根据情况选择型号)(图 5-25)、载玻片、5 mL 及 20 mL 注射器、纱布、棉球、消毒杯、镊子或止血钳、弯盘、洞巾、3%碘伏或爱尔碘消毒液、2%利多卡因(每支 5 mL)、无菌手套、胶布、标记笔，必要时准备抗凝管和含培养基的细菌培养瓶等。

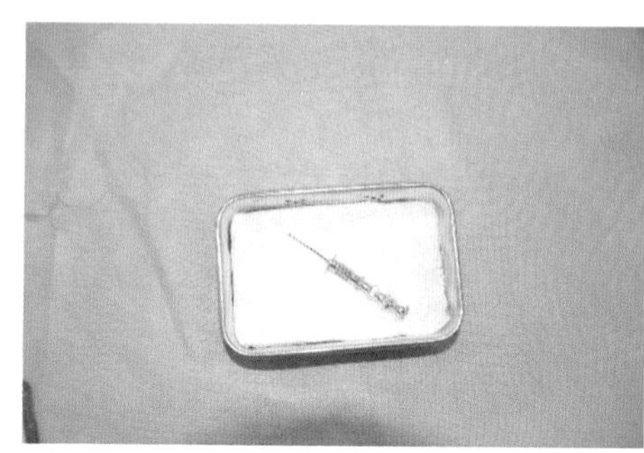

图 5-25 骨髓穿刺针

### (三)操作者准备

(1)了解、熟悉患者的病情。

(2)掌握操作步骤及并发症的诊断与处理。

(3)洗手，戴帽子、口罩。

## 六、操作步骤

### (一)体位

(1)当胸骨和髂前上棘为穿刺点时，患者取仰卧位。

(2)当腰椎棘突为穿刺点时，患者取坐位或侧卧位。

(3)当髂后上棘为穿刺点时，患者取俯卧位或侧卧位。

### (二)穿刺点选择

(1)髂前上棘穿刺点位于髂前上棘后 1～2 cm 的髂嵴上(图 5-26)，骨面较平，易固定，操作方便。

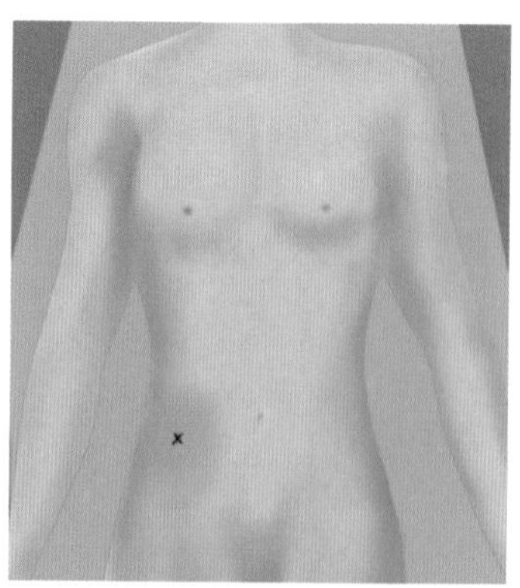

图 5-26 髂前上棘穿刺点

(2)髂后上棘穿刺点位于骶椎两侧臀部上方突出的部位，为最常用的穿刺点。

(3)胸骨穿刺点位于胸骨柄或胸骨体相当于第 1、第 2 肋间隙水平，因胸骨较薄(约 1.0 cm)，其后方为心房和大血管，故应严防因穿通胸骨而发生意外。

(4)腰椎棘突穿刺点位于腰椎棘突突出处，较少选用。

(5)胫骨头内侧穿刺点在胫骨结节平面下约 1 cm 或胫骨中、上 1/3 交界处的前内侧面，小儿急救需行骨髓内穿刺输液时选择。

(6)成人除四肢长骨骨干部位外均可进行穿刺。

(7)避开局部皮肤感染灶，用标记笔标记。

### (三)消毒、铺单

(1)手术者打开骨髓穿刺包，戴无菌手套，助手协助倒入消毒液。

(2)用镊子或止血钳夹取消毒棉球，以穿刺点为中心进行消毒，消毒范围直径为 15 cm,消毒 2 或 3 次。

(3)将无菌洞巾中心对准穿刺点，用胶布将之固定于患者衣服上。

### (四)麻醉

(1)用 5 mL 注射器抽取 2%利多卡因。

(2)在穿刺点局部皮下注射并形成皮丘，自皮肤至骨膜逐层进行局部浸润麻醉。

(3)麻醉过程中边进针，边回抽，待回抽无血液后方可注药。

(4)进针至难以继续刺入时，提示到达骨面，记录进针深度。

(5)以穿刺点为中心对骨膜进行多点麻醉。

(6)拔出注射针头后，用纱布覆盖穿刺点并进行局部按摩，以充分浸润。

### (五)穿刺

(1)将骨髓穿刺针与麻醉注射针对比，调节骨髓穿刺针螺旋，将骨髓穿刺针固定器固定在适当的位置上(胸骨穿刺约 1.0 cm，髂骨穿刺约 1.5 cm)。

(2)手术者用左手拇指和食指固定穿刺部位，用右手持针并向骨面垂直刺入(图 5 - 27)。进行胸骨穿刺时，应保持针体与胸骨呈 30°～40°。

(3)针尖接触骨质后，左右旋转针体，缓慢钻刺。

(4)当感到阻力消失、骨髓穿刺针在骨内固定时(图 5 - 28)，表示针尖已进入骨髓腔。

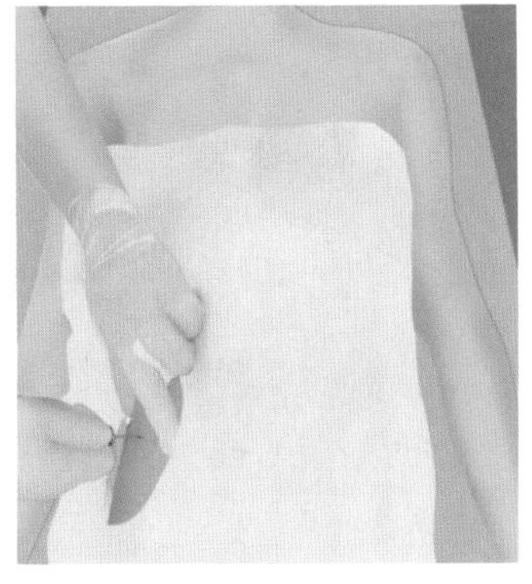

图 5 - 27 骨髓穿刺进针

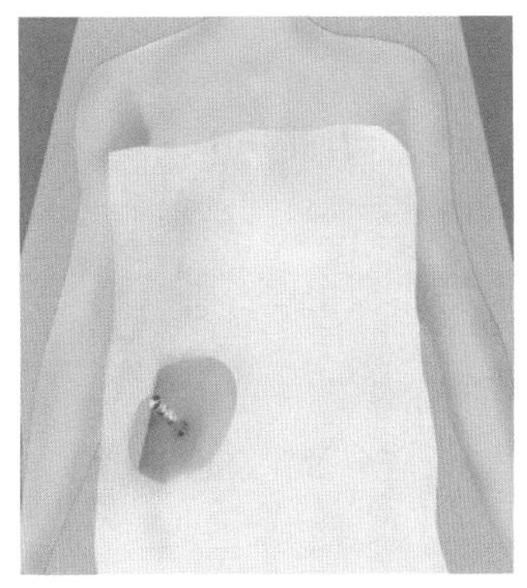

图 5 - 28 骨髓穿刺针固定

### (六)抽吸

(1)抽出针芯，将骨髓穿刺针与 20 mL 注射器连接起来，用适当力量抽取适量骨髓并送检(图 5-29)。

(2)骨髓吸取量为 0.1～0.2 mL。吸取后，将骨髓滴在载玻片上，迅速做有核细胞计数，并涂片数张备用。

(3)若需做其他检查，则抽吸所需量骨髓，将之注入培养瓶或抗凝管内并送检。

(4)若未能抽出骨髓，则应再次插入针芯，稍加旋转针体，或再钻入少许，或退出少许，抽出针芯再行抽吸；若仍抽不出骨髓，则应考虑更换部位穿刺或行骨髓活组织检查。

### (七)涂片

(1)抽吸骨髓并将之滴在干净的载玻片上(靠一端 1/3 处)。

(2)推片压血滴，使骨髓扩散成一条线(图 5-30)。

(3)调整推片角度，使之与玻片呈 30°～45°。

(4)向另一端推片，快速均匀前推。

(5)干燥后，在载玻片上标记患者信息。

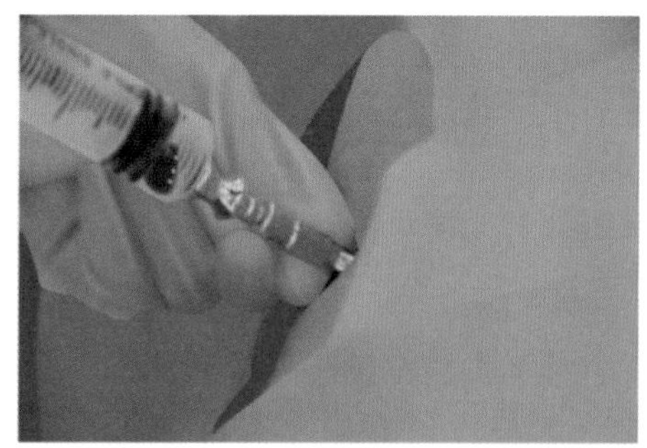

图 5-29　抽取骨髓

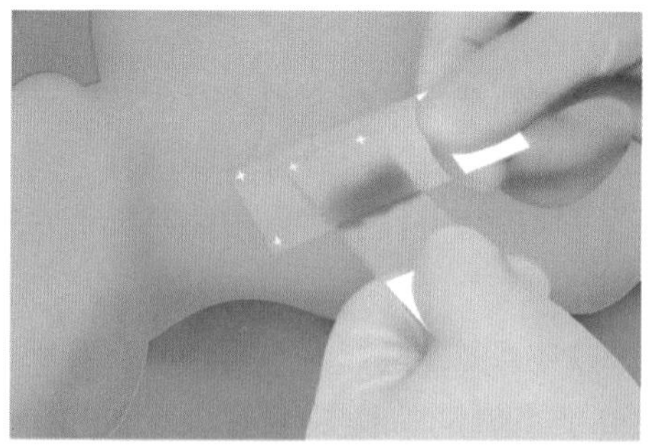

图 5-30　推片压血滴

### (八)拔针

抽吸完毕，插入针芯；用左手取无菌纱布，将之置于针孔处，用右手将穿刺针一起拔出，随即用纱布盖住针孔并按压 1～2 min，再用胶布对纱布进行加压固定。

### (九)术后处理

(1)嘱患者静卧休息，注意观察有无不适及穿刺部位有无血肿或感染。

(2)清洁器械及操作场所。

(3)送检标本并做好穿刺记录。

## 七、并发症及处理

### (一)局部疼痛

局部疼痛由麻醉效果不佳所致。处理：症状轻者多可自行缓解；对症状严重者需行镇痛治疗。

### (二)局部血肿

血液病患者多伴随出、凝血功能障碍。处理：拔针后，按压时间要足够；出现血肿后，可进一步加压包扎，多可自行吸收。

#### (三)感染

感染由无菌操作不严所致。处理：仅为局部感染时，可严密观察；有全身感染表现时，应及时使用抗感染药物。

#### (四)穿刺针折断

穿刺针折断由骨髓穿刺针进入骨质后摆动过大或强行进针所致，很罕见。处理：由外科医生取出。

### 八、注意事项

(1)术前应做凝血功能检查。对有出血倾向者，操作时应特别注意；对血友病患者，禁止做本项检查。

(2)骨髓穿刺针、注射器及玻片必须干燥，以免发生溶血。

(3)骨髓穿刺针进入骨质后，避免摆动过大和用力过猛，以防折断或穿透内侧骨板。

(4)若穿刺时感到骨质坚硬且穿不进骨髓腔，则不可强行操作，以防断针；应做骨骼 X 线检查，以排除大理石骨病。

(5)抽取骨髓不可过多。仅涂片时，抽取 0.1～0.2 mL 即可；需进行骨髓培养时，抽取 1～2 mL。

(6)抽取骨髓后，应立即进行涂片，以免因发生凝固而导致涂片失败。

(7)送检骨髓涂片时，应同时送检 2 或 3 张外周血涂片。

## 复习思考题

1. 胸腔穿刺抽液不宜________、________；诊断性抽液，________mL 即可；减压抽液，首次不超过________mL，以后抽液每次不超过________mL；两次抽吸的间隔时间一般为________d，积液量大时可每周进行________次。

2. 正常侧卧位脑脊液压力为________$mmH_2O$ 或________滴/分。

3. 骨髓穿刺针固定器固定深度，胸骨穿刺约________cm，髂骨穿刺约________cm。

4. 行胸骨骨髓穿刺时进针的方式为(　　)。

A. 与皮肤呈 30°进针　　B. 垂直进针　　C. 平行进针

D. 与皮肤呈 10°进针　　E. 与皮肤呈 5°进针

5. 下列不属于腹腔穿刺术禁忌证的是(　　)。

A. 多房性肝包虫患者　　B. 肝性脑病患者　　C. 腹腔广泛粘连的患者

D. 躁动且不能合作的患者　　E. 大量腹水严重影响呼吸的患者

6. 下列有关胸腔穿刺方法的说法，不正确的是(　　)。

A. 穿刺抽液时，穿刺点取浊音最明显部位

B. 穿刺抽气时，穿刺点取患侧锁骨中线第 2 肋间

C. 穿刺时，应于肋骨下缘进针

D. 抽液量每次不超过 1000 mL

E. 抽气量每次可大于 1000 mL

7. 简述腹腔穿刺术的穿刺点选择。

8. 简述腹腔穿刺术的适应证和禁忌证。

9. 病例分析

(1)患者，男，18岁，因胸痛伴气促1周就诊。经超声检查诊断为右侧胸腔积液，行诊断性胸腔穿刺术。穿刺操作过程中，患者出现头晕、面色苍白、出汗、心悸、胸部压迫感或剧痛、血压下降、脉细、肢冷、昏厥。请对该患者的情况做相应的判断及处理。

(2)患者，女，25岁，因头痛、发热加重2周，伴恶心、呕吐2 d入院。既往因系统性红斑狼疮长期口服免疫抑制剂。患者入院后，医生为明确诊断，最需要完善的检查是什么？有哪些注意事项？

(3)患者，女，60岁，因头晕、乏力、反复牙龈出血5个月余就诊。查体：贫血貌，皮肤有散在出血点，浅表淋巴结无肿大，胸骨下端无压痛，肝、脾不大。血常规：白细胞计数 $2.3\times10^9$/L，中性粒细胞比例40%，淋巴细胞比例60%，血小板计数 $39\times10^9$/L，血红蛋白浓度78 g/L，当地医院髂前上棘骨髓穿刺报告取材不佳。请对该情况的原因做出初步判断并提出处理意见。

# 第六章

# 心电图

## 第一节　临床心电学的基本知识

### 一、心电图的产生原理

心脏机械收缩之前会先产生电激动，心房和心室的电激动可经人体组织传到体表。心电图(electrocardiogram，ECG)是利用心电图机从体表记录心脏每一心动周期所产生电活动变化的曲线图形。

心肌细胞在静息状态时，细胞膜外因排列阳离子而带正电荷，细胞膜内因排列同等比例的阴离子而带负电荷，保持着平衡的极化状态，不产生电位变化。当细胞一端的细胞膜受到刺激(阈刺激)时，其通透性发生改变，使细胞内外正、负离子的分布发生逆转，受刺激部位的细胞膜出现除极化，使该处细胞膜外正电荷消失，而其前面尚未除极的细胞膜外仍带正电荷，从而形成一对电偶。电源(正电荷)在前，电穴(负电荷)在后，电流自电源流入电穴，并沿着一定的方向迅速扩展，直到整个心肌细胞除极完毕。此时，心肌细胞膜内带正电荷，细胞膜外带负电荷，称为除极(depolarization)状态。细胞的代谢作用使细胞膜又逐渐复原到极化状态，这种恢复过程称为复极(repolarization)过程，复极与除极先后程序一致，但复极化的电偶是电穴在前，电源在后，并较缓慢地向前推进，直至整个细胞全部复极(图 6－1)。

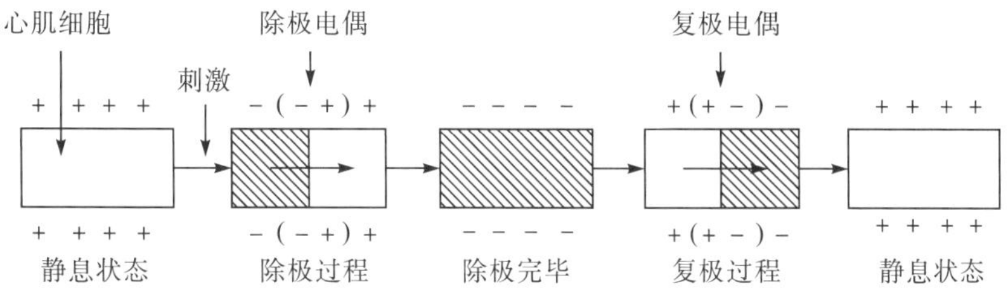


图 6－1　单个心肌细胞的除极和复极过程以及所产生的电偶变化

就单个心肌细胞而言，在除极时，检测电极对向电源(即面对除极方向)产生向上的波形，背向电源(即背离除极方向)产生向下的波形，在细胞中部则记录出双向波形。复极过程与除极过程的方向相同，但因复极过程的电偶是电穴在前，电源在后，故记录的复极波方向与除极波方向相反(图 6－2)。

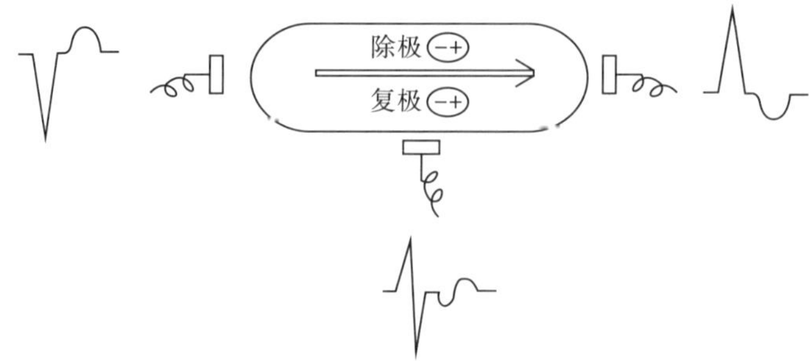


箭头表示除极与复极的方向。

图 6－2　单个心肌细胞检测电极方位与除极、复极波形方向的关系

需要注意的是，在正常人的心电图中，记录到的复极波的方向常与除极波主波的方向一致，与单个心肌细胞不同。这是因为正常人心室的除极从心内膜开始向心外膜推进，而复极则从心外膜开始向心内膜方向推进，其确切机制尚未完全清楚。

由体表所采集到的心脏电位强度与下列因素有关：①与心肌细胞数量（心肌厚度）成正比；②与探查电极位置和心肌细胞之间的距离成反比；③与探查电极的方位和心肌除极的方向所构成的夹度有关，夹角越大，心电位在导联上的投影越小，电位越弱（图 6－3）。这种既具有强度，又具有方向性的电位幅度，称为心电向量，通常用箭头表示其方向，用箭头长度表示其电位强度。心脏的电激动过程中产生许多心电向量。由于心脏的解剖结构及其电活动错综复杂，致使诸心电向量间的关系亦较复杂，然而一般均按下列原理合成为心电综合向量：同一轴的2 个心电向量的方向相同者，其幅度相加，方向相反者，则相减；2 个心电向量的方向构成一定角度者，则可应用“合力”原理将二者按角度及幅度构成一个平行四边形，而取其对角线为心电综合向量（图 6－4）。可以认为，由体表所采集到的心电变化是全部参与电活动心肌细胞的电位变化按上述原理所综合的结果。

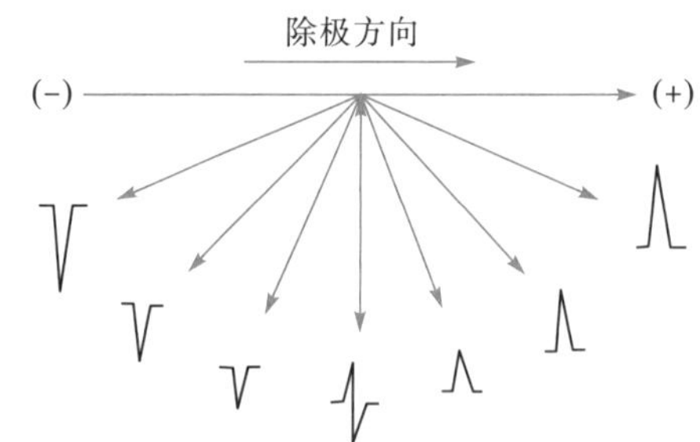


图 6－3　检测电极电位和波形与心肌除极方向的关系

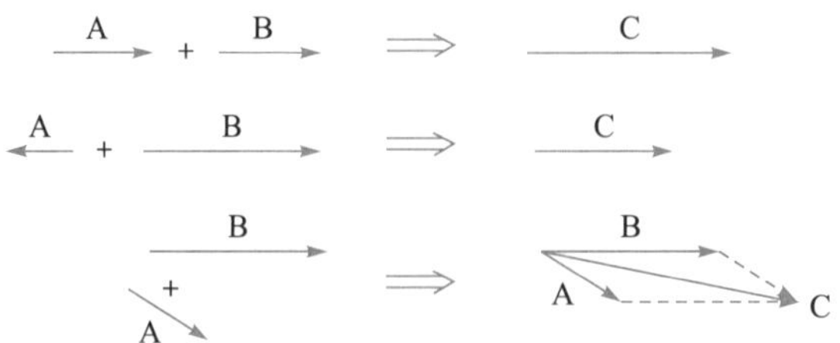


图 6－4　心电综合向量的形成原则

## 二、心电图各波段的组成和命名

心脏的特殊传导系统由窦房结、结间束(分为前、中、后结间束)、房间束(起自前结间束，称 Bachmann 束)、房室交界区(房室结、希氏束)、束支(分为左、右束支，左束支又分为前分支和后分支)以及浦肯野纤维(Pukinje fiber)构成。心脏的传导系统与每一心动周期顺序出现的心电变化密切相关(图 6－5)。

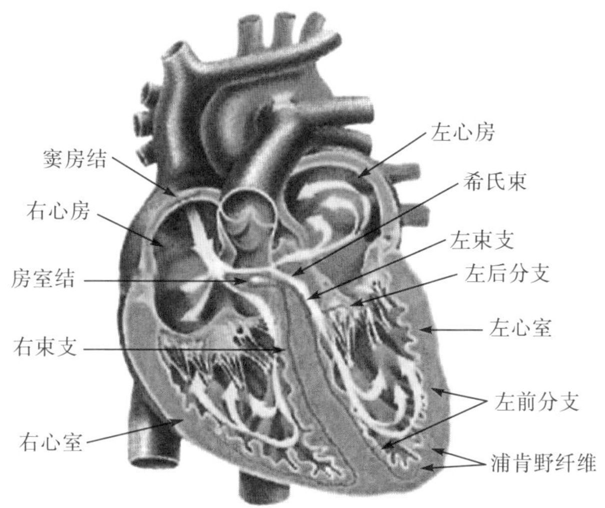


图 6－5 心脏的传导系统

正常心电活动始于窦房结，兴奋心房的同时经结间束传导至房室结(激动传导在此处延迟 0.05～0.07 s)，然后循希氏束至左、右束支，再到浦肯野纤维，最后兴奋心室。这种先后有序的电激动的传播，引起一系列电位改变，形成了心电图上的相应的波段(图 6－6)。临床心电学对这些波段规定了统一的名称：最早出现的幅度较小的 P

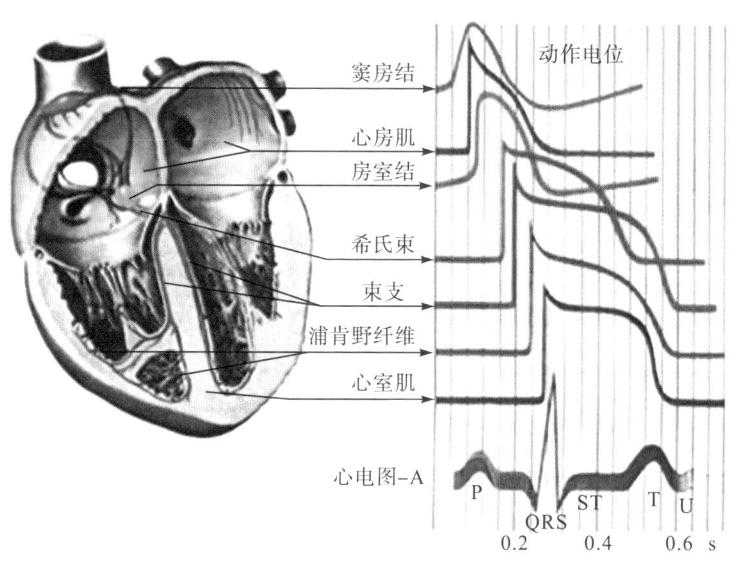


图 6－6 心脏各部位动作电位与心电图各波段的关系

波，反映心房的除极过程；②PR 段(实为 PQ 段，传统称为 PR 段)反映心房复极过程及房室结、希氏束、束支的电活动；③P 波与 PR 段合计为 PR 间期，反映自心房开始除极至心室开始除极的时间；④幅度最大的 QRS 波群，反映心室除极的全过程；⑤除极完毕，心室的缓慢和快速复极过程分别形成了 ST 段和 T 波；⑥QT 间期为心室开始除极至心室复极完毕全过程的时间。

QRS 波群可因检测电极位置的不同而呈多种形态，已统一命名如下：首先出现的位于参考水平线以上的正向波称为 R 波；R 波之前的负向波称为 Q 波；S 波是 R 波之后第 1 个负向波；R′波是继 S 波之后的正向波；R′波后再出现负向波称为 S′波；如果 QRS 波群只有负向波，则称为 QS 波。至于是采用 q、r、s 表示，还是采用 Q、R、S 表示，应根据其幅度大小而定。一般而言，若各波振幅＜0.5 mV，则用小写英文字母 q、r、s 表示；若振幅≥0.5 mV，则用大写英文字母 Q、R、S 表示。QRS 波群的命名见图 6－7。

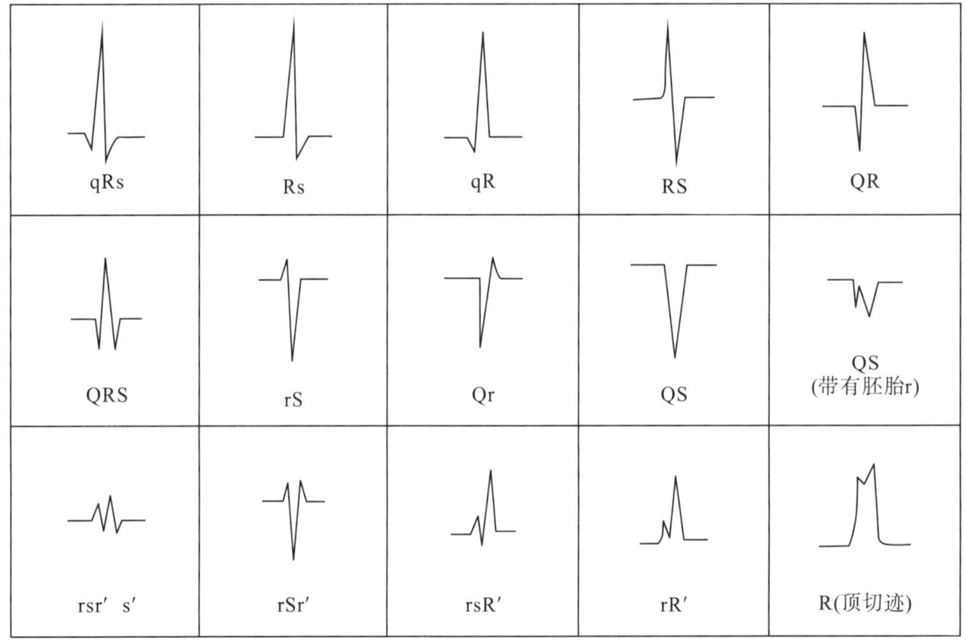


图 6－7　QRS 波群命名图

正常心室除极始于室间隔中部，自左向右方向除极；随后，左、右心室游离壁从心内膜朝心外膜方向除极；左心室基底部与右心室肺动脉圆锥部是心室最后的除极部位。心室肌这种规律的除极顺序，对于理解不同电极部位 QRS 波群形态的形成颇为重要。

## 三、心电图导联体系

在人体不同部位放置电极，并通过导联线与心电图机电流计的正、负极相连，这种记录心电图的电路连接的方法称为心电图导联。电极位置和连接方法不同，可组成不同的导联。在长期临床心电图实践中，已形成了一个由 Einthoven 创设而目前被广泛采纳的国际通用导联体系(lead system)，即常规 12 导联体系。

### (一)肢体导联

肢体导联(limb lead)：包括标准肢体导联Ⅰ、Ⅱ、Ⅲ及加压肢体导联aVR、aVL、aVF。肢体导联的电极主要放置于右臂(R)、左臂(L)、左腿(F)，连接此3点即成为所谓的Einthoven三角(图6-8A)。

在每一个标准导联正、负极间均可画出一假想的直线，称为导联轴(图6-8B)。为便于表明6个导联轴之间的方向关系，将Ⅰ、Ⅱ、Ⅲ导联的导联轴平行移动，使之与aVR、aVL、aVF的导联轴一并通过坐标图的轴中心点，这样便构成额面六轴系统(hexaxial system)(图6-8C)。此坐标系统采用±180°的角度标志。以左侧为0°，顺钟向的角度为正，逆钟向的角度为负。每个导联轴从中心点被分为正、负两半，每个相邻导联间的夹角为30°。此对测定心脏额面心电轴颇有帮助。

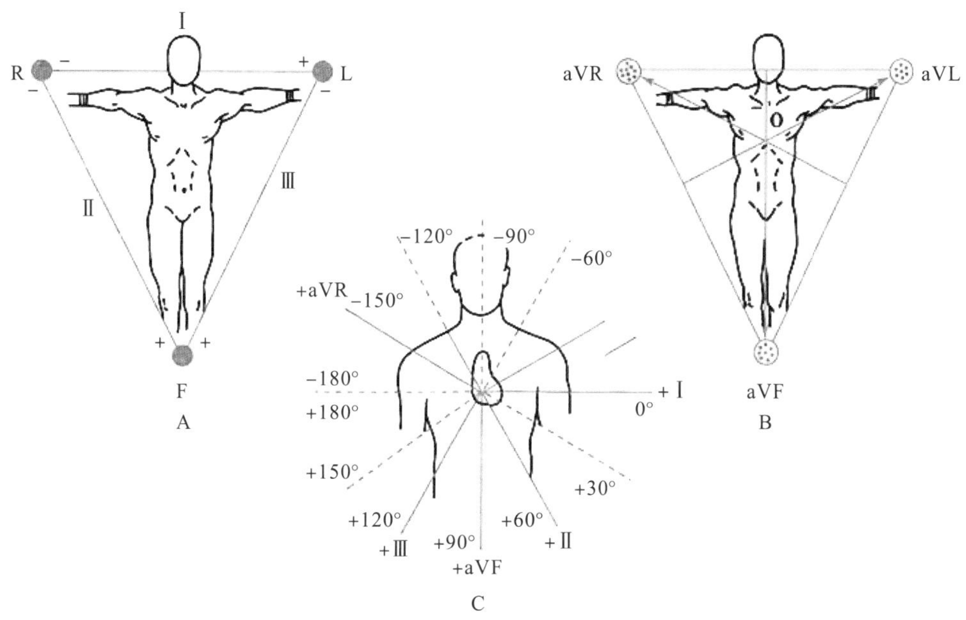


A. 标准导联的导联轴；B. 加压肢体导联的导联轴；C. 肢体导联额面六轴系统。

图6-8 肢体导联的导联轴

肢体各导联的电极位置及电极连接方式见图6-9、图6-10。

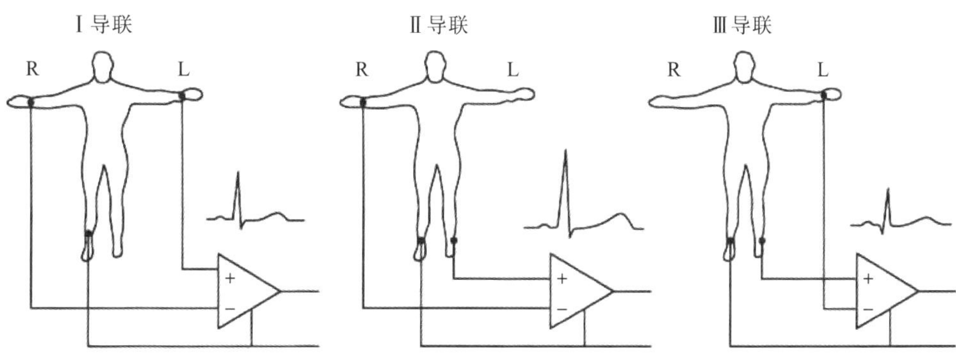


图6-9 标准肢体导联的电极位置及电极连接方式

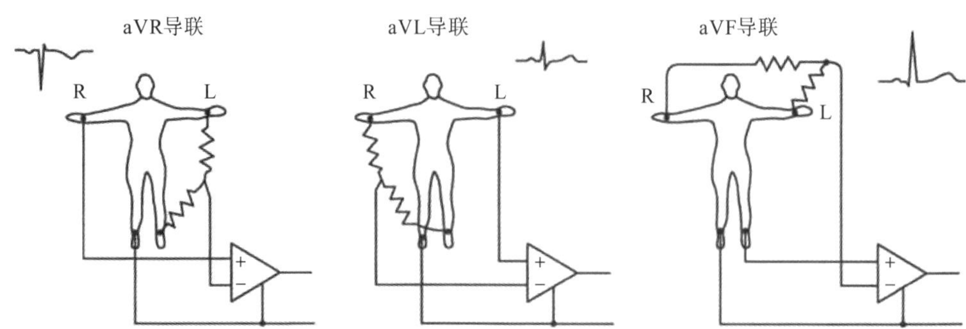


Ⅰ导联：左臂(正极)、右臂(负极)。Ⅱ导联：左腿(正极)、右臂(负极)。

Ⅲ导联：左腿(正极)、左臂(负极)。

图 6－10 加压肢体导联的电极位置及电极连接方式

(二)胸导联

胸导联(chest lead)：包括 $V_1$～$V_6$ 导联。检测的正电极应安放于胸壁规定的部位，另将肢体导联 3 个电极分别通过 5K 电阻与负极连接，构成中心电端(central terminal)(图 6－11)。胸导联检测电极具体安放的位置(图 6－12)：$V_1$ 位于胸骨右缘第 4 肋间；$V_2$ 位于胸骨左缘第 4 肋间；$V_3$ 位于 $V_2$ 与 $V_4$ 两点连线的中点；$V_4$ 位于左锁骨中线与第 5 肋间相交处；$V_5$ 位于左腋前线与 $V_4$ 同一水平处；$V_6$ 位于左腋中线与 $V_4$ 同一水平处。

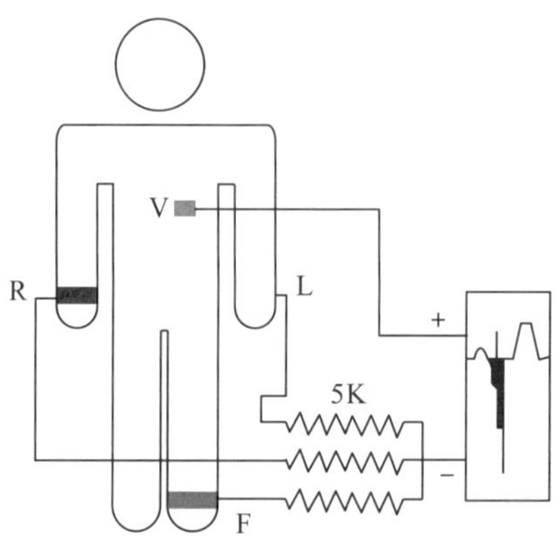


V 表示胸导联检测电极并与正极连接，3 个肢体导联电极分别通过 5K 电阻与负极连接，构成中心电端。

图 6－11 胸导联电极的连接方式

临床上诊断后壁心肌梗死还常选用 $V_7$～$V_9$ 导联：$V_7$ 位于左腋后线 $V_4$ 水平处；$V_8$ 位于左肩胛骨线 $V_4$ 水平处；$V_9$ 位于左脊旁线 $V_4$ 水平处。有时，做小儿心电图或诊断右心病变(如右心室心肌梗死)需要选用 $V_3R$～$V_6R$ 导联，电极放置在右胸部与 $V_3$～$V_6$ 对称处。

需要指出的是，所有的导联实质上都是“双极”导联，因此，近年来建议在描述标准肢体导联、加压肢体导联和胸导联时，不应再区分“单极”和“双极”，也不应再使用这两个术语。

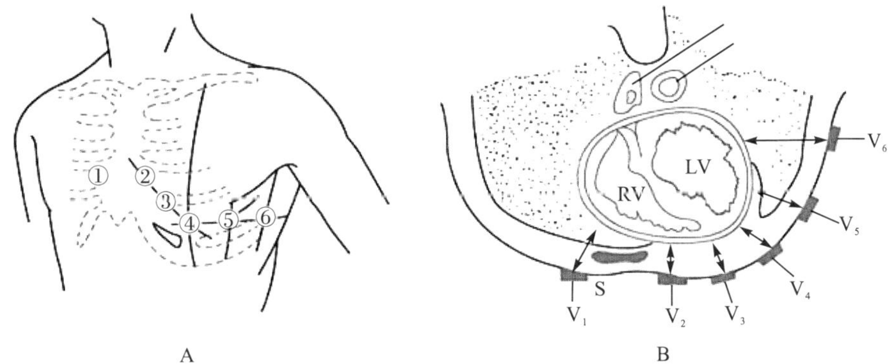


图 6－12 胸导联检测电极的位置(A)及此位置与心室壁部位的关系(B)

# 第二节 心电图的测量和正常数据

## 一、心电图的测量

心电图多描记在特殊的记录纸上(图 6－13)。心电图记录纸由纵线和横线划分成面积 1 $mm^2$ 的小方格。当走纸速度为 25 mm/s 时，每 2 条纵线间(1 mm)表示 0.04 s(即 40 ms)，当标准电压 1 mV 以 10 mm 表示时，2 条横线间(1 mm)表示 0.1 mV。每 5 个小方格可以构成 1 个大方格，大方格依然是 1 个正方形，它的横坐标代表的时间则是 0.2 s(200 ms)，而纵坐标代表的电压则是 0.5 mV。

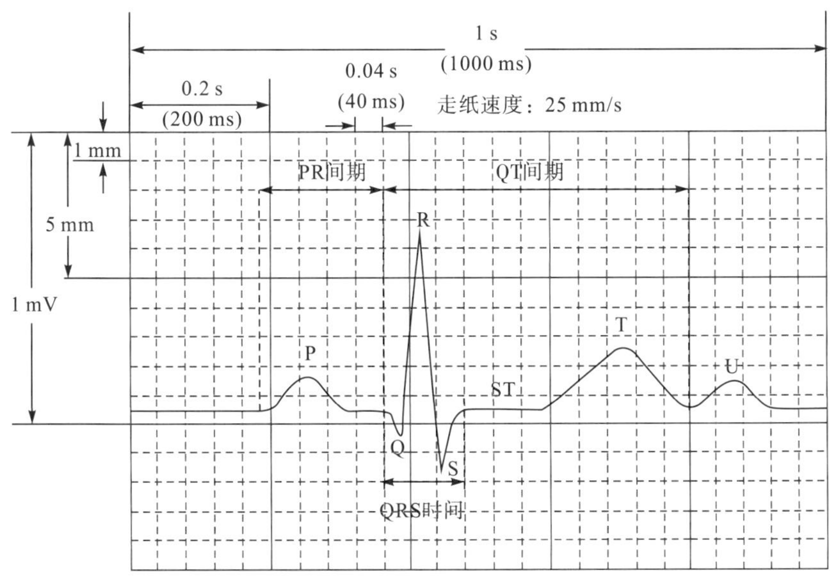


图 6－13 心电图各波段的测量

### (一)心率的测量

在安静清醒的状态下，正常心率范围在 60～100 次/分。测量心率时，根据心脏节律是否规整，可采取不同的测量方法。①在心脏节律规整的情况下，只需要测量 1 个

RR(或 PP)间期的秒数，然后被 60 除即可求出。例如，若 RR 间距为 4 个大格(0.8 s)，则心率为 60/0.8=75 次/分，具体如图 6-14 所示。②在心脏节律不规整的情况下，一般可以先数 6 s 的心搏数，然后乘以 10 作为心率。如图 6-15 所示的心电图，6 s 的心搏数是 10 次，由此可以粗略计算出心率为 10×10=100 次/分。此外，还可采用查表法或使用专门的心率尺直接读出相应的心率数。

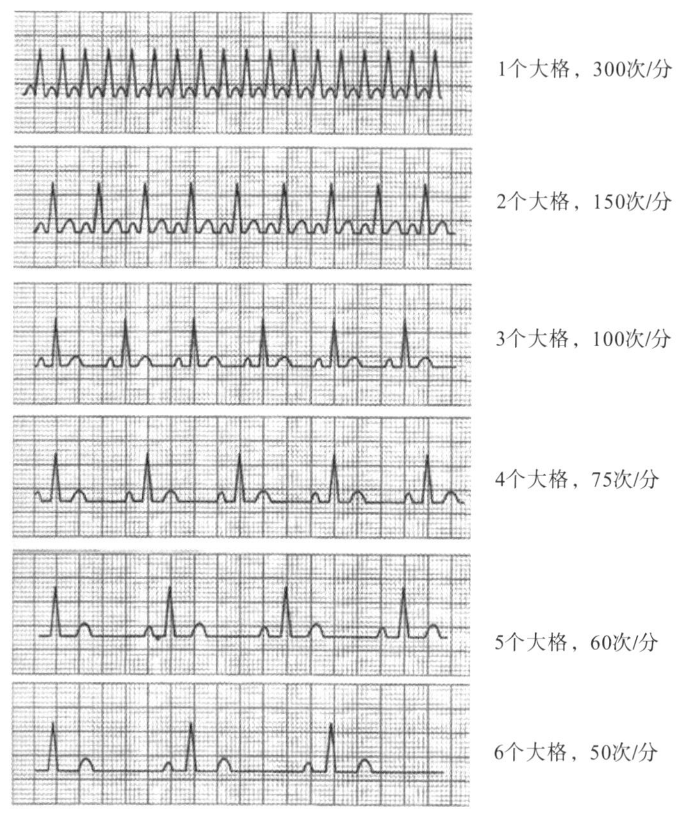


图 6-14　心脏节律规整时，心率与格子数对应关系示意图

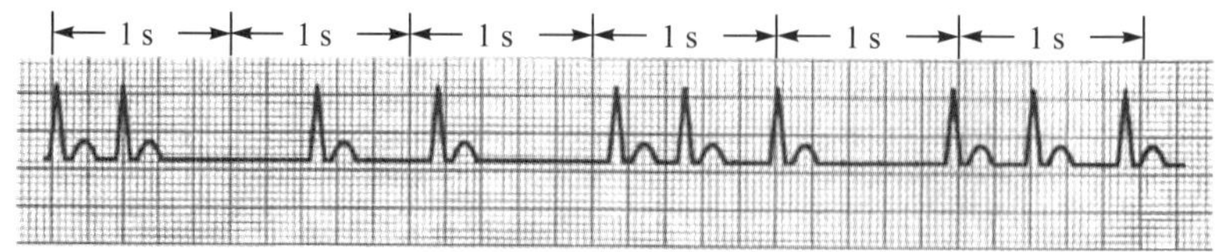


图 6-15　心脏节律不规整时，心率的计算方法示意图

### (二)各波段振幅的测量

P 波振幅测量的参考水平应以 P 波起始前的水平线为准。测量 QRS 波群、J 点、ST 段、T 波和 U 波振幅时，统一采用 QRS 波群起始部水平线作为参考水平。如果 QRS 波群起始部为一斜段(受心房复极波影响或患预激综合征等时可出现)，则应以 QRS 波群起点作为测量参考点。测量正向波形的高度时，应自参考水平线上缘垂直地测量到波的顶端；测量负向波形的深度时，应自参考水平线下缘垂直地测量到波的底端。

### (三)各波段时间的测量

近年来，已开始广泛使用12导联同步心电图仪记录心电图，对各波段时间测量的定义已有新的规定：测量P波和QRS波群时间，应分别从12导联同步记录中最早的P波起点测量至最晚的P波终点以及从最早的QRS波群起点测量至最晚的QRS波群终点；PR间期应从12导联同步心电图中最早的P波起点测量至最早的QRS波群起点，QT间期应是12导联同步心电图中最早的QRS波群起点至最晚的T波终点的间距。如果采用单导联心电图仪记录，则仍应采用既往的测量方法：测量P波及QRS波群时间应选择12个导联中最宽的P波及QRS波群进行；测量PR间期时间应选择12个导联中P波宽大且有Q波的导联进行；测量QT间期时间应取12个导联中最长的QT间期进行。一般规定，测量各波时间时，应自波形起点的内缘测至波形终点的内缘。

### (四)平均心电轴

#### 1. 概念

心电轴通常指的是平均QRS波群心电轴(mean QRS axis)，它是心室除极过程中全部瞬间向量的综合(平均QRS波群向量)，可以说明心室在除极过程这一总时间内的平均电势方向和强度。它是空间性的，但心电图学中通常所指的是它投影在前额面上的心电轴，可用任何2个肢体导联的QRS波群的振幅或面积计算出心电轴。正常心电轴的范围为－30°～＋90°，称心电轴不偏。心电轴的范围位于－30°～－90°为心电轴左偏；位于＋90°～＋180°为心电轴右偏；位于－90°～－180°为心电轴不确定(图6－16)。除测定QRS波群心电轴外，还可用同样的方法测定P波心电轴和T波心电轴。

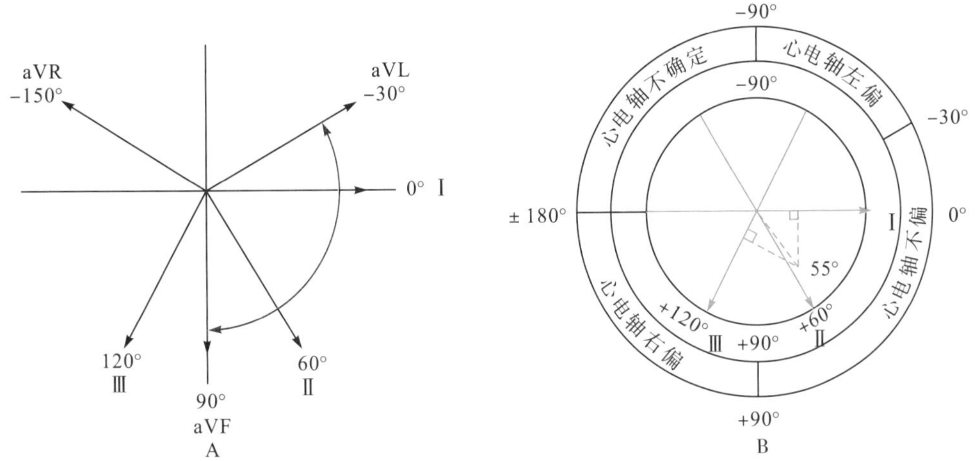


A. 正常心电轴及其偏移；B. 心电轴的精确测量方法。

图6－16 心电轴的测量方法

#### 2. 测定方法

临床上最常用、最简单的方法是目测Ⅰ、aVF导联QRS波群的主波方向，有时还需要结合Ⅱ导联QRS波群的主波方向粗略估测心电轴是否发生偏移，具体方法如下。精确的方法可采用分别测算Ⅰ导联和Ⅲ导联的QRS波群振幅的代数和，然后将这2个数值分别在Ⅰ导联和Ⅲ导联上画出垂直线，得到2条垂直线的交叉点。将电偶中心0点与该交叉点相连，即为心电轴，该心电轴与Ⅰ导联正侧的夹角，即为心电轴的角度

（图 6－16）。另外，也可将Ⅰ和Ⅲ导联 QRS 波群的振幅代数和通过查表直接求得心电轴。需要特别注意的是，不同方法测定的心电轴值不完全相同。

（1）心电轴不偏：主要有以下 2 种情况。①Ⅰ导联的主波方向向上，aVF 导联的主波方向也向上（图 6－17）。如果Ⅰ导联主波方向向上，则心电轴方向位于Ⅰ导联的正向，

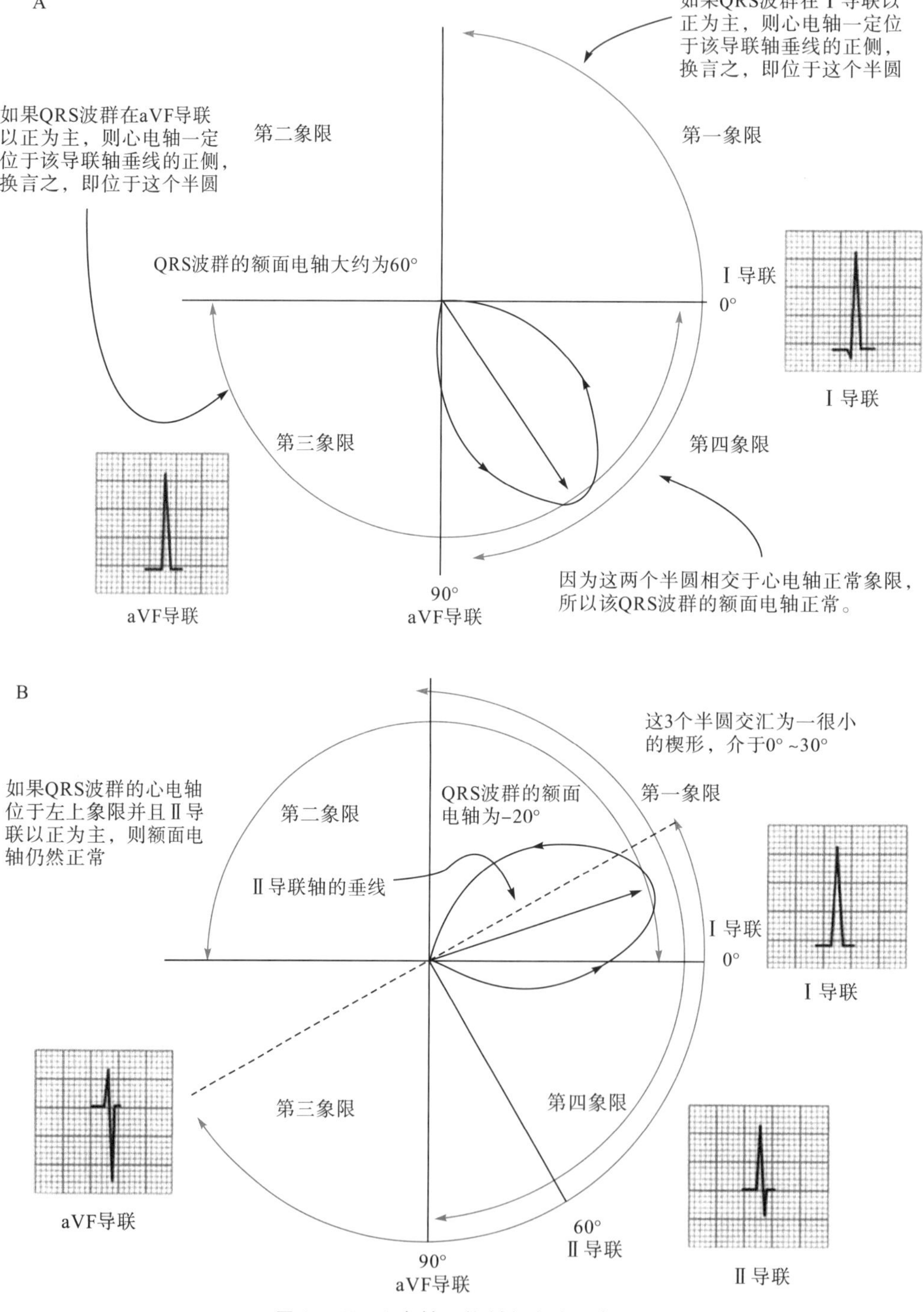

图 6－17　心电轴不偏判断方法示意图

即第一象限和第四象限；如果 aVF 导联主波方向向上，则电轴方向位于 aVF 导联的正向，即第三象限和第四象限。因为两者相互重叠于第四象限(0°～＋90°)，所以电轴不偏。②Ⅰ导联的主波方向向上，aVF 导联的主波方向向下，但Ⅱ导联的主波方向向上。如果Ⅰ导联主波方向向上，则心电轴方向位于Ⅰ导联的正向，即第一象限和第四象限；如果 aVF 导联主波方向向下，则心电轴方向位于 aVF 导联的负向，即第一象限和第二象限。两者相互重叠于第一象限(0°～－90°)，但因为Ⅱ导联的主波方向向上，心电轴方向投射于 0°～－30°范围，所以心电轴不偏。

(2)心电轴左偏：Ⅰ导联的主波方向向上，aVF 导联的主波方向向下，但Ⅱ导联的主波方向向下(图 6－18)。如果Ⅰ导联主波方向向上，则心电轴方向位于Ⅰ导联的正向，即第一象限和第四象限；如果 aVF 导联主波方向向下，则心电轴方向位于 aVF 导联的负向，即第一象限和第二象限。两者相互重叠于第一象限(0°～－90°)，但因为Ⅱ导联的主波方向向下，心电轴方向投射于－30°～－90°范围，所以心电轴左偏。

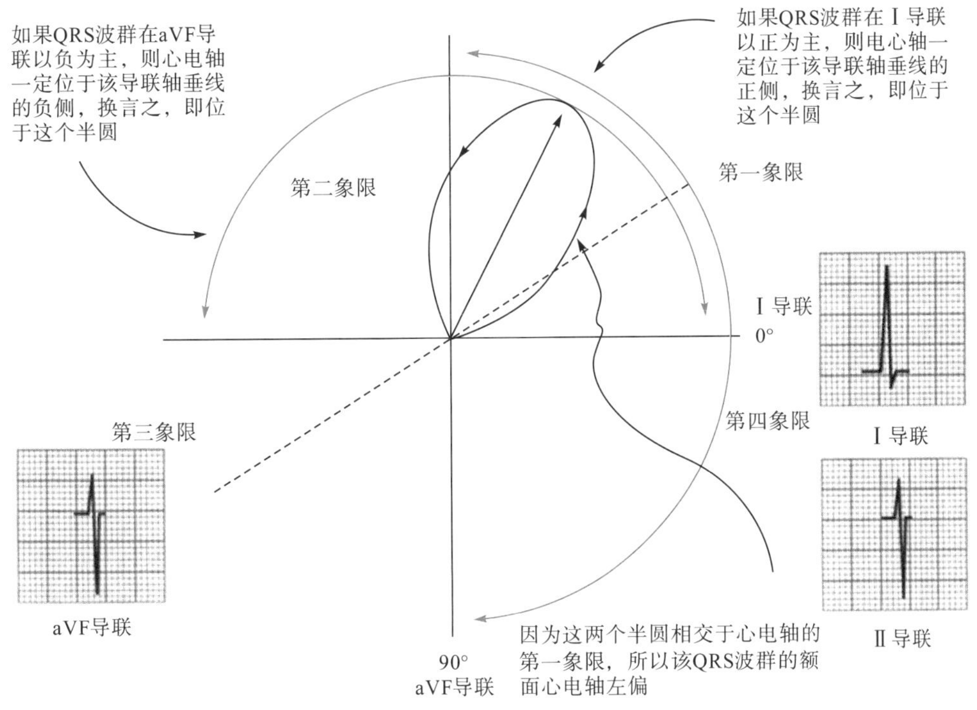


图 6－18 心电轴左偏判断方法示意图

(3)心电轴右偏：Ⅰ导联的主波方向向下，aVF 导联的主波方向向上(图 6－19)。如果Ⅰ导联主波方向向下，则心电轴方向位于Ⅰ导联的负向，即第二象限和第三象限；如果 aVF 导联主波方向向上，则心电轴方向位于 aVF 导联的正向，即第三象限和第四象限。因为两者相互重叠于第三象限(＋90°～＋180°)，所以心电轴右偏。

(4)心电轴不确定：Ⅰ导联的主波方向向下，aVF 导联的主波方向向下(图 6－20)。如果Ⅰ导联主波方向向下，则心电轴方向位于Ⅰ导联的负向，即第二象限和第三象限；如果 aVF 导联主波方向向下，则心电轴方向位于 aVF 导联的负向，即第一象限和第二象限。因为两者相互重叠于第二象限(－90°～－180°)，所以心电轴方向不确定。

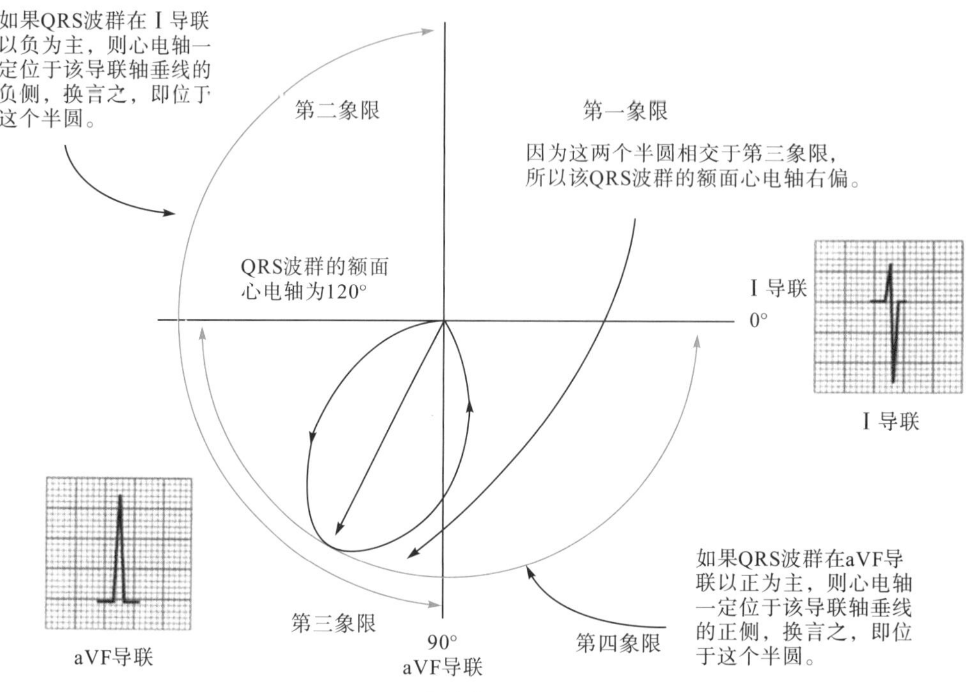


图6－19　心电轴右偏判断方法示意图

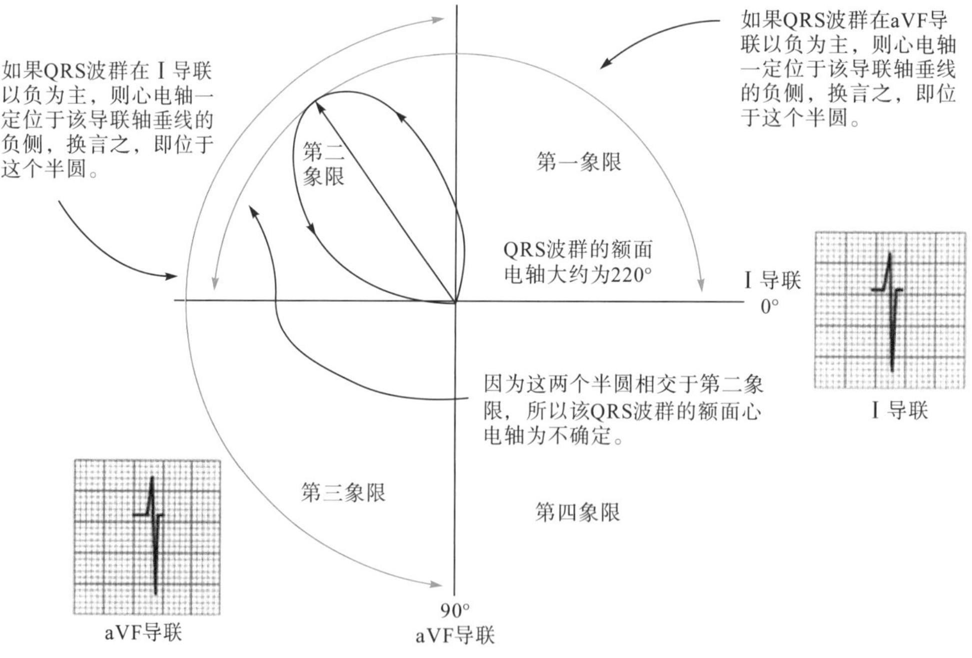


图6－20　心电轴不确定判断方法示意图

3. 临床意义

心电轴的偏移，一般受心脏在胸腔内的解剖位置、两侧心室的质量比例、心室内传导系统的功能、激动在心室内传导的状态、年龄以及体型等因素影响。左心室肥厚、左前分支阻滞等可使心电轴左偏；右心室肥厚、左后分支阻滞等可使心电轴右偏；心电轴不确定既可以发生在正常人(正常变异)身上，也可发生于某些疾病(如肺心病、冠心病、高血压等)患者身上。心电轴判断方法总结见图6-21。

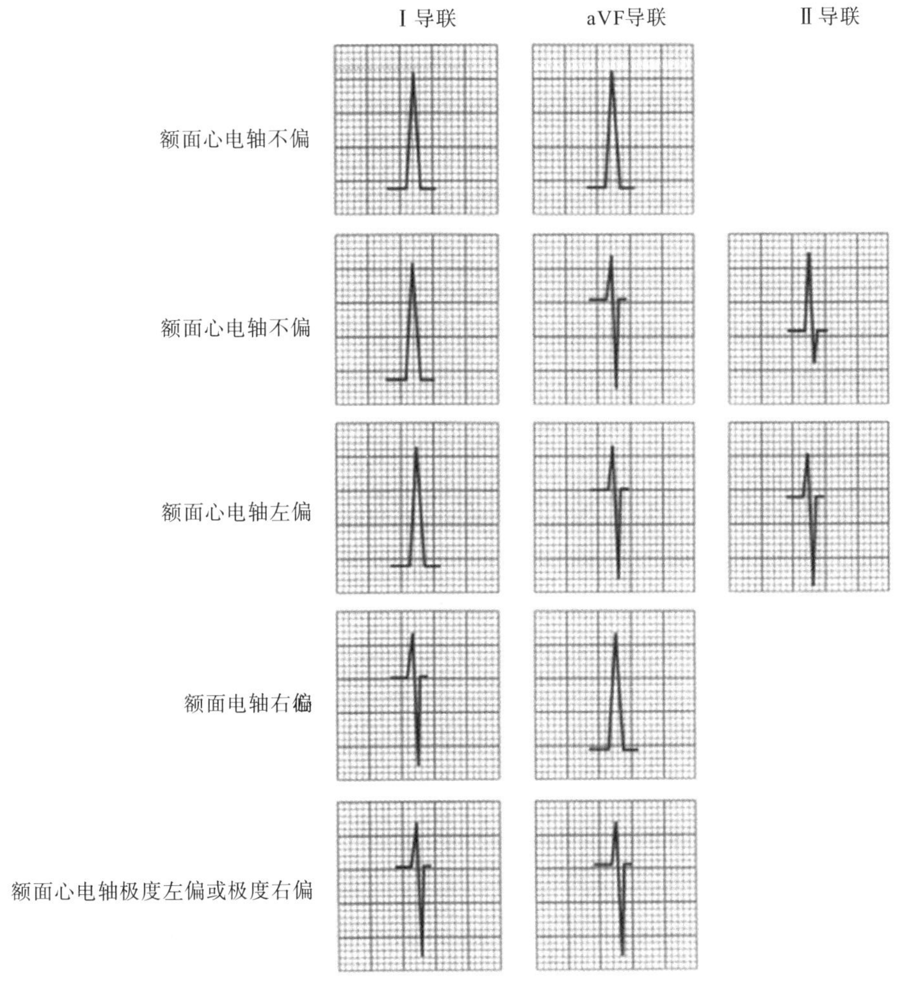


图6-21 心电轴判断方法总结

### (五)心脏循长轴转位

自心尖部朝心底部方向观察，设想心脏可循其本身长轴作顺钟向转位或逆钟向转位。正常时，$V_3$或$V_4$导联R/S大致相等，为左、右心室过渡区波形。顺钟向转位(clockwise rotation)时，正常在$V_3$或$V_4$导联出现的波形转向左心室方向，即出现在$V_5$或$V_6$导联上。逆钟向转位(counterclockwise rotation)时，正常$V_3$或$V_4$导联出现的波形转向右心室方向，即出现在$V_1$或$V_2$导联上。顺钟向转位可见于右心室肥厚，而逆钟向转位可见于左心室肥厚。但需要指出的是，心电图上的这种转位图形在正常人身上亦常可见到，提示这种图形改变有时为心电位变化，并非都是心脏在解剖上转位的结果(图6-22)。

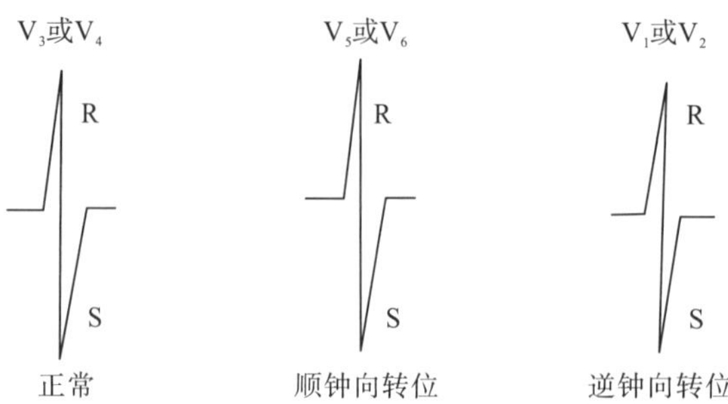


图 6－22　心电图图形转位判断方法示意图

## 二、正常心电图波形的特点和正常值

正常 12 导联心电图波形的特点见图 6－23。

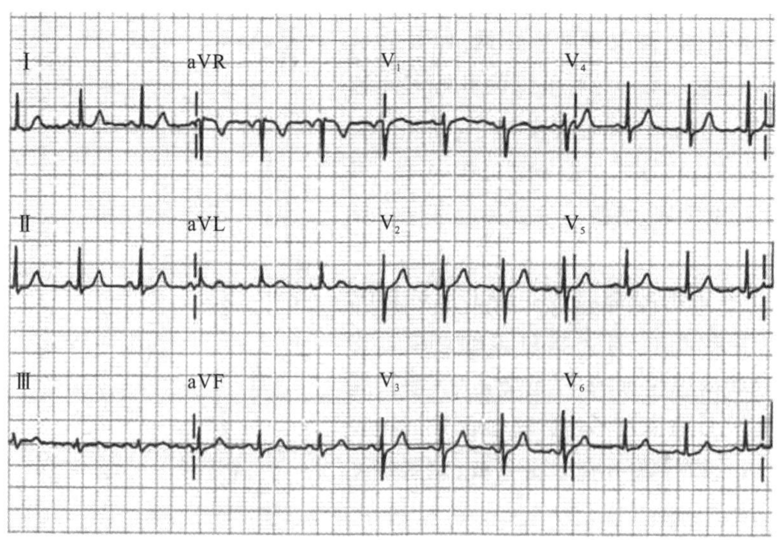


图 6－23　正常心电图波形的特点

### (一)P 波

P 波代表心房肌除极的电位变化。

1. 形态

P 波的形态在大部分导联上一般呈钝圆形，有时可能有轻度切迹(图 6－24)。因为心脏激动起源于窦房结，心房除极的综合向量指向左、前、下，所以 P 波方向在Ⅰ、Ⅱ、aVF、$V_4$～$V_6$导联向上，在 aVR 导联向下，在其余导联上呈双向、倒置或低平均可。

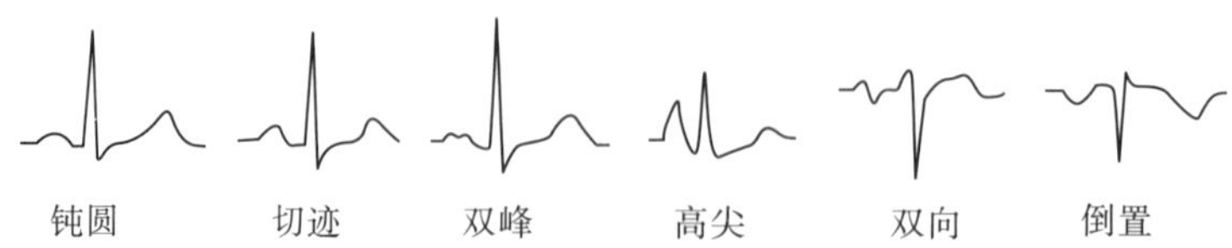


图 6－24　P 波的常见形态示意图

2. 时间

正常人的 P 波时间一般小于 0.12 s。

3. 振幅

P 波振幅在肢体导联一般小于 0.25 mV，在胸导联一般小于 0.2 mV。

### (二)PR 间期

PR 间期为从 P 波起点至 QRS 波群起点的时间，代表心房开始除极至心室开始除极的时间。当心率在正常范围时，PR 间期为 0.12～0.20 s。在幼儿身上及心动过速的情况下，PR 间期相应缩短。在老年人及心动过缓的情况下，PR 间期可略延长，但一般不超过 0.22 s。

### (三)QRS 波群

QRS 波群代表心室肌除极的电位变化。

1. 时间

正常人的 QRS 波群时间一般不超过 0.11 s，多数在 0. 06～0.10 s。

2. 形态和振幅

在胸导联，正常人 $V_1$、$V_2$ 导联多呈 rS 型，$V_1$ 的 R 波一般不超过 1.0 mV。$V_5$、$V_6$ 导联 QRS 波群可呈 qR、qRs、Rs 或 R 型，且 R 波一般不超过 2.5 mV。胸导联的 R 波自 $V_1$ 至 $V_5$ 逐渐增高，$V_6$ 的 R 波一般低于 $V_5$ 的 R 波。通常情况下，$V_2$ 的 S 波较深，$V_2$～$V_6$ 的 S 波逐渐变浅。$V_1$ 的 R/S 小于 1，$V_5$ 的 R/S 大于 1。在 $V_3$ 或 $V_4$ 导联，R 波和 S 波的振幅大体相等。在肢体导联，Ⅰ、Ⅱ导联的 QRS 波群主波一般向上，Ⅲ导联的 QRS 波群主波方向多变。aVR 导联的 QRS 波群主波向下，可呈 QS、rS、rSr′或 Qr 型。aVL 与 aVF 导联的 QRS 波群可呈 qR、Rs 或 R 型，也可呈 rS 型。正常人 aVR 导联的 R 波一般小于 0.5 mV，Ⅰ导联的 R 波小于 1.5 mV，aVL 导联的 R 波小于 1.2 mV，aVF 导联的 R 波小于 2.0 mV。

6 个肢体导联的 QRS 波群振幅（正向波与负向波振幅的绝对值相加）一般不应都小于 0.5 mV，6 个胸导联的 QRS 波群振幅（正向波与负向波振幅的绝对值相加）一般不应都小于 0.8 mV，否则称为低电压。

3. R 峰时间

R 峰时间(R peak time)过去称为类本位曲折时间或室壁激动时间，指 QRS 波群起点至 R 波顶端垂直线的间距。如有 R′波，则应测量至 R′峰；如 R 峰呈切迹，则应测量至切迹第二峰。各种波形的 R 峰时间的测量方法见图 6－25。正常 R 峰时间在 $V_1$、$V_2$ 导联一般不超过 0.03 s，在 $V_5$、$V_6$ 导联一般不超过 0.05 s。R 峰时间延长见于心室肥大、预激综合征及心室内传导阻滞。

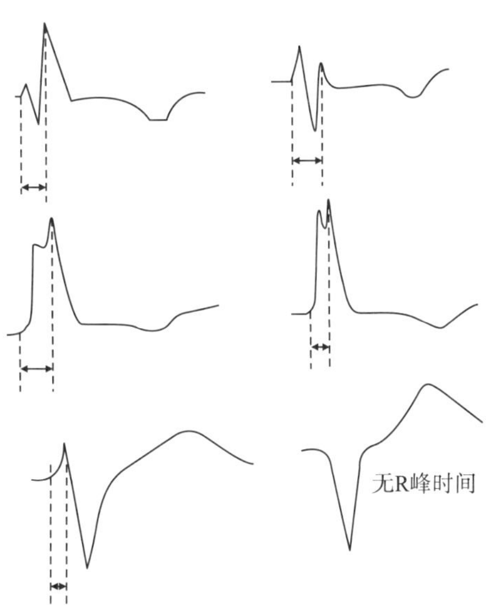

图 6－25 各种波形的 R 峰时间测量方法

4. Q 波

正常人的 Q 波时限一般不超过 0.03 s(除Ⅲ、aVR 导联外)。Ⅲ导联 Q 波的宽度可达 0.04 s。aVR 导联出现较宽的 Q 波或呈 QS 波均属正常。正常情况下，Q 波的深度不超过同导联 R 波振幅的 1/4。正常人 $V_1$、$V_2$导联不应出现 Q 波，但偶尔可呈 QS 波。

(四)J 点

QRS 波群的终末与 ST 段起始之交接点称为 J 点。

J 点大多在等电位线上，通常随 ST 段的偏移而发生移位。心动过速等使心室除极与心房复极并存，导致心房复极波(Ta 波)重叠于 QRS 波群的后段，可发生 J 点下移。

(五)ST 段

ST 段为自 QRS 波群的终点至 T 波起点间的线段，代表心室缓慢复极的过程(图 6-26)。正常的 ST 段大多为一等电位线，有时亦可有轻微的偏移，但在任一导联，ST 段下移一般不超过 0.05 mV。成人 ST 段抬高在 $V_2$和 $V_3$导联较明显，可达 0.2 mV 或更高，且男性抬高的幅度一般大于女性的。在 $V_4$～$V_6$导联及肢体导联，ST 段抬高的幅度很少超过 0.1 mV。部分正常人(尤其是年轻人)，可因局部心外膜区心肌细胞提前复极导致部分导联 J 点上移、ST 段呈现凹面向上抬高(常出现在 $V_2$～$V_5$导联及Ⅱ、Ⅲ、aVF 导联)，通常被称为早期复极，其大多属正常变异(图 6-27)。

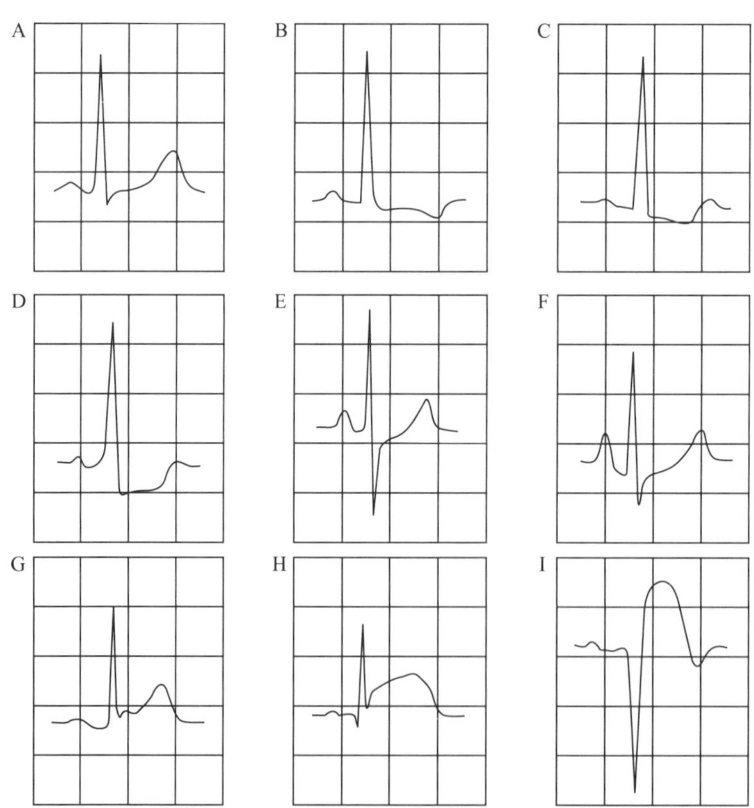


A. 正常 ST 段；B. 水平型下移；C. 下斜型下移；D. 完全水平型下移；E. 交接点(J 点)下移；F. 假性 ST 段下移；G. 凹面向上型抬高；H. 弓背向上型抬高；I. 弓背向上型抬高。

图 6-26 常见的 ST 段形态改变示意图

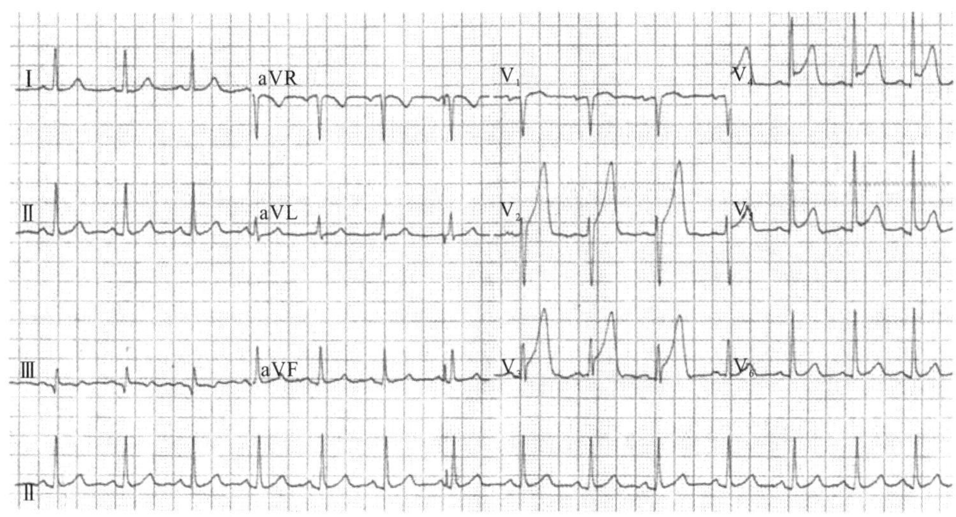


图 6－27 早期复极($V_2$～$V_5$导联 ST 段呈凹面向上抬高)

### (六)T 波

T 波代表心室快速复极时的电位变化。

正常 T 波形态两支不对称，前半部斜度较平缓，而后半部斜度较陡(图 6－28)。T 波的方向大多与 QRS 波群主波的方向一致。T 波方向在Ⅰ、Ⅱ、$V_4$～$V_6$导联向上，在 aVR 导联向下，Ⅲ、aVL、aVF、$V_1$～$V_3$导联可以向上、双向或向下。若 $V_1$的 T 波方向向上，则 $V_2$～$V_6$导联就不应再向下。

### (七)QT 间期

QT 间期指 QRS 波群起点至 T 波终点的间距，代表心室肌除极和复极全过程所需的时间。

QT 间期的长短与心率的快慢密切相关，心率越快，QT 间期越短；反之，则越长。当心率在 60～100 次/分时，QT 间期的正常范围为 0.32～0.44 s。因为 QT 间期受心率的影响很大，所以常用校正的 QT 间期(QTc 间期)，通常采用 Bazett 公式计算：$QTc=QT/\sqrt{RR}$。QTc 就是 RR 间期为 1 s(心率 60 次/分)时的 QT 间期。传统的 QTc 间期的正常上限值设定为 0.44 s，超过此时限，即认为 QT 间期延长。一般女性的 QT 间期较男性的略长。近年推荐的 QT 间期延长的标准：男性 QTc 间期≥0.45 s，女性 QTc 间期≥0.46 s。

QT 间期的另一个特点是不同导联之间的 QT 间期存在一定的差异，正常人不同导联间的 QT 间期差异最大可达 50 ms，以 $V_2$、$V_3$导联 QT 间期最长。

### (八)U 波

在 T 波之后 0.02～0.04 s 出现的振幅很低小的波，称为 U 波，其产生机制至今仍未完全清楚，近年的研究认为，心室肌舒张的机械作用可能是形成 U 波的原因。正常 U 波的形态为前半部斜度较陡，而后半部斜度较平缓，与 T 波恰好相反。U 波的方向大体与 T 波的一致。U 波在胸导联较易见到，以 $V_2$、$V_3$导联较明显。U 波振幅的大小与心率的快慢有关。心率增快时，U 波振幅降低或消失；心率减慢时，U 波振幅增高。

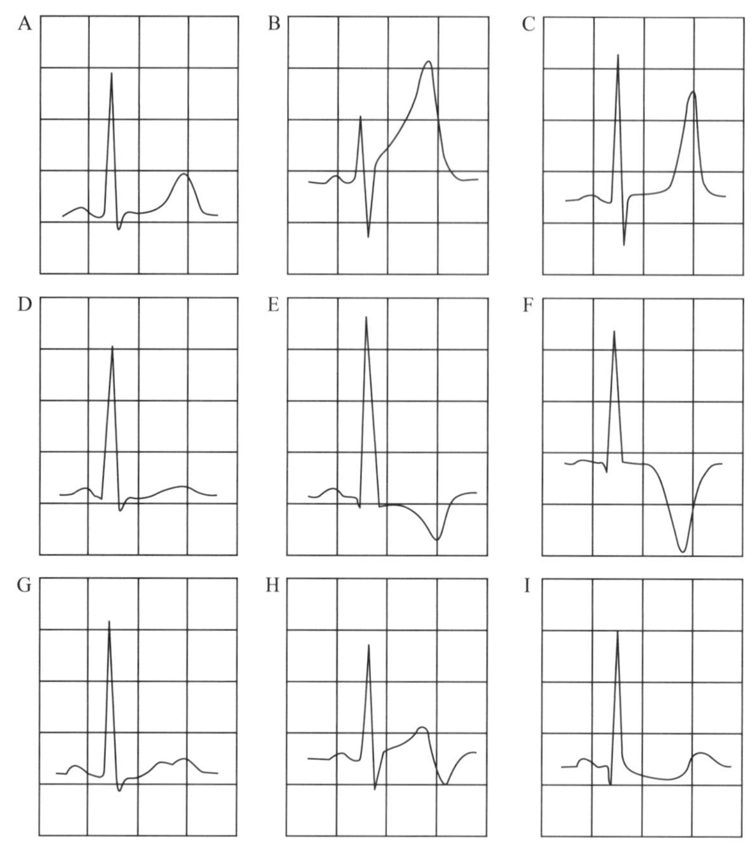


A. 正常 T 波；B. 高耸 T 波；C. 高尖 T 波；D. 低平 T 波；E. 倒置 T 波；F. 冠状 T 波；G. 双峰 T 波；H. 正负双向 T 波；I. 负正双向 T 波。

图 6-28 常见的 T 波形态改变示意图

U 波明显增高常见于低血钾。U 波倒置可见于高血压和冠心病。

## 三、小儿心电图的特点

为了正确评估小儿心电图，需充分认识其特点。小儿的生理发育过程迅速，其心电图变化也较大，总的趋势可概括为自起初的右心室占优势型转变为左心室占优势型的过程，其具体特点可归纳如下。

(1)小儿的心率比成人的快，至 10 岁以后，即可大致保持为成人的心率水平(60～100 次/分)。小儿的 PR 间期较成人的为短，7 岁以后趋于恒定(0.10～0.17 s)，小儿的 QTc 间期较成人的略长。

(2)小儿的 P 波时间较成人的稍短(儿童＜0.09 s)，P 波的电压于新生儿较高，以后则较成人为低。

(3)婴幼儿常呈右心室占优势的 QRS 波群图形特征。Ⅰ导联有深 S 波；$V_1$($V_3$R)导联多呈高 R 波，而 $V_5$、$V_6$ 导联常出现深 S 波；$R_{V_1}$ 电压随年龄增长逐渐减低，$R_{V_5}$ 逐渐增高。小儿 Q 波较成人为深(常见于Ⅱ、Ⅲ、aVF 导联)；3 个月以内婴儿的 QRS 波群初始向量向左，因此 $V_5$、$V_6$ 常缺乏 q 波。新生儿期的心电图主要呈“悬垂型”，心电轴＞+90°，以后与成人的大致相同。

(4)小儿T波的变异较大，于新生儿期，其肢体导联及右胸导联常出现T波低平、倒置(图6-29)。

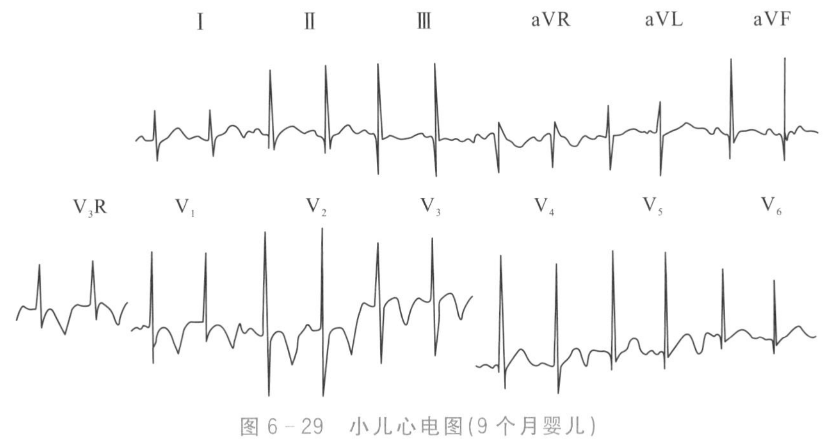


图6-29 小儿心电图(9个月婴儿)

# 第三节 心房肥大与心室肥厚

## 一、心房肥大

心房肥大(atrial hypertrophy)多表现为心房的扩大，而较少表现为心房肌肥厚。心房扩大引起心房肌纤维增长、变粗，以及房间传导束的牵拉和损伤，导致整个心房肌除极综合向量的振幅和方向发生变化。心房肥大在心电图上主要表现为P波振幅、除极时间及形态的改变。

### (一)右心房肥大

正常情况下，右心房先除极，左心房后除极(图6-30)。因右心房肥大(right atrial enlargement)时，除极时间延长，往往与稍后除极的左心房的时间重叠，故总的心房除极时间并未延长。右心房肥大在心电图上主要表现为心房除极波振幅增高(图6-31)。

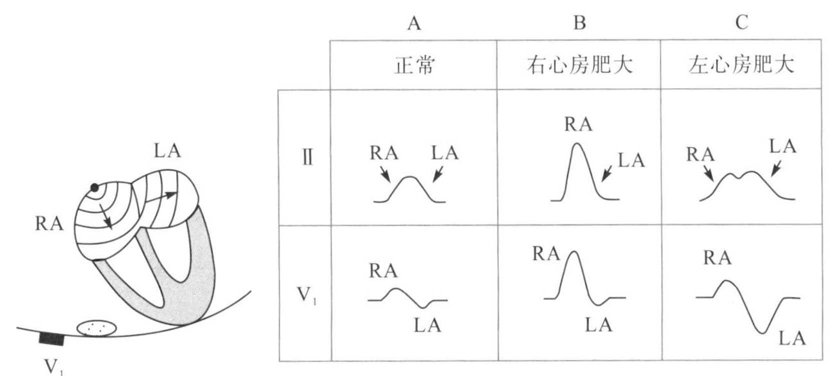


RA：右心房。LA：左心房。

图6-30 心房除极顺序及心房肥大的心电图表现示意图

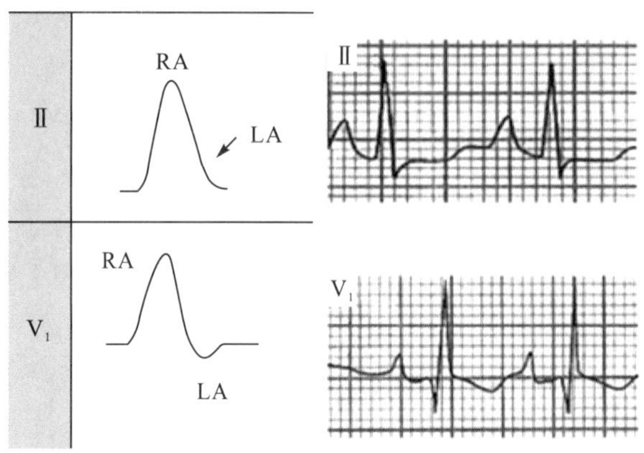


图 6－31　右心房肥大

(1)P 波尖而高耸，其振幅≥0.25 mV，以Ⅱ、Ⅲ、aVF 导联表现最为突出，又称肺型 P 波。

(2)$V_1$导联 P 波直立时，振幅≥0.15 mV，如 P 波呈双向，则其振幅的算术和≥0.20 mV。

(3)P 波心电轴右移超过 75°。

需要强调的是，上述 P 波异常改变除见于右心房肥大外，心房内传导阻滞、各种原因引起的右心房负荷增加(如肺栓塞)、心房心肌梗死等亦可出现类似的心电图表现。

## (二)左心房肥大

因左心房最后除极，故当左心房肥大(left atrial enlargement)时，心电图主要表现为心房除极时间延长(图 6－32)。

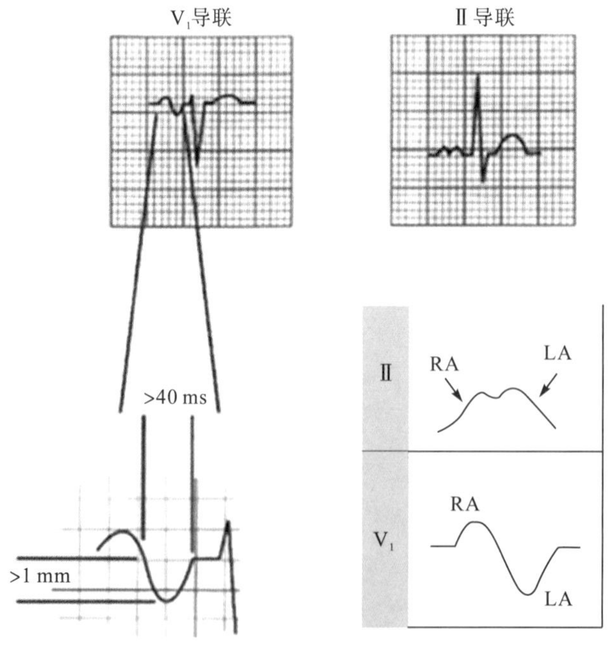


图 6－32　左心房肥大

(1)P 波增宽，其时限≥0.12 s，P 波常呈双峰型，两峰间距≥0.04 s，以Ⅰ、Ⅱ、aVL 导联明显，又称二尖瓣型 P 波。

(2)PR 间期缩短，P 波时间与 PR 间期时间之比>1.6。

(3)$V_1$ 导联上 P 波常呈先正而后出现深宽的负向波。将 $V_1$ 负向 P 波的时间乘以负向 P 波振幅，称为 P 波终末电势(P－wave terminal force，Ptf)。当左心房肥大时，$Ptf_{V_1}$(绝对值)≥0.04 mm·s。

需要强调的是，上述 P 波异常改变并非左心房肥大特有，心房内传导阻滞、各种原因引起的左心房负荷增加(如左心室功能不全)、心房心肌梗死等亦可出现类似的心电图表现。

### (三)双侧心房肥大

双侧心房肥大(biatrial enlargement)的心电图表现见图 6－33。

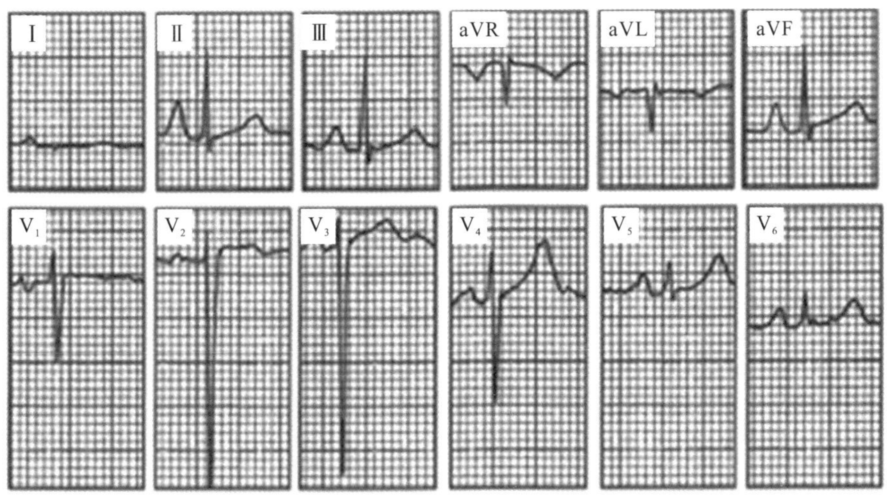


图 6－33 双侧心房肥大

(1)P 波增宽≥0.12 s，其振幅≥0.25 mV。

(2)$V_1$ 导联 P 波高大双相，上、下振幅均超过正常范围。

需要指出的是，上述“肺型 P 波”及“二尖瓣型 P 波”并非慢性肺源性心脏病及二尖瓣疾病特有，因此不能称其为具有特异性的病因学诊断意义的心电图改变。

## 二、心室肥厚

心室肥厚(ventricular hypertrophy)是由心室舒张期或(和)收缩期负荷过重所致，是器质性心脏病的常见后果。当心室肥厚达到一定程度时，可使心电图发生变化。一般认为，其心电的改变与下列因素有关。

(1)心肌纤维增粗、横截面积增大，心肌除极产生的电压增高。

(2)心室壁的增厚及心肌细胞变性所致传导功能低下，均可使心室肌激动的时程延长。

(3)心室壁肥厚引起心室肌复极顺序发生改变。

上述心电变化可以作为诊断心室肥厚及有关因素的重要依据。但心电图在诊断心室肥厚方面存在一定的局限性，不能仅凭某一项指标而做出肯定或否定的结论，主要是因为：①对来自左、右心室肌相反方向的心电向量进行综合时，有可能互相抵消而失去两者各自的心电图特征，以至于难于做出肯定诊断；②除心室肥厚外，同样类型的心电图改变尚可由其他因素引起。因此，进行心室肥厚诊断时，需结合临床资料以及其他的检查结果，通过综合分析，才能得出正确的结论(图 6－34)。

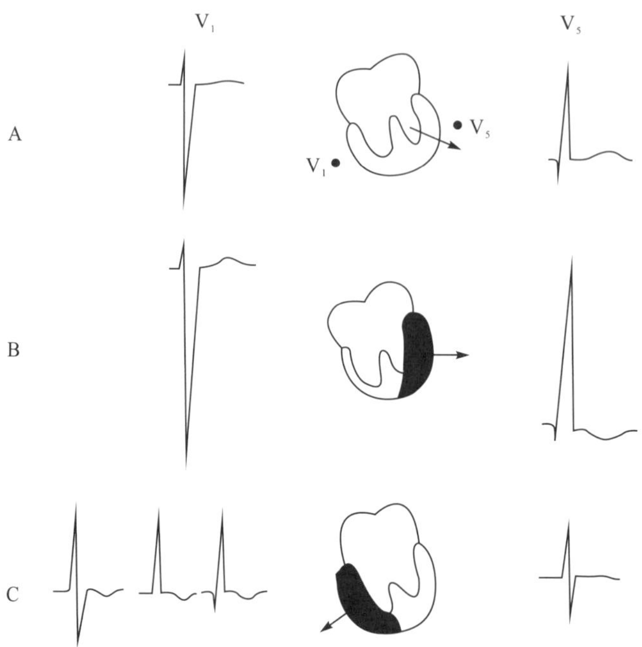


A. 正常；B. 左心室肥厚；C. 右心室肥厚(箭头分别表示正常、左心室肥厚及右心室肥厚时的心室除极综合向量)。

图 6－34　左、右心室肥厚的机制及心电图表现

### (一)左心室肥厚

正常左心室的位置位于心脏的左后方，且左心室壁明显厚于右心室壁，因此，正常时，心室除极综合向量表现为左心室占优势的特征(图 6－34)。当左心室肥厚(left ventricular hypertrophy)时，可使左心室优势的情况更为突出，引起面向左心室的导联(Ⅰ、aVL、$V_5$和$V_6$)R 波振幅的增加，而面向右心室的导联($V_1$和$V_2$)则出现较深的 S 波(图 6－35)。当左心室肥厚时，心电图上可出现如下改变。

(1)QRS 波群电压增高，常用的左心室肥厚电压标准如下。①胸导联：$R_{V_5}$或$R_{V_6}>2.5$ mV；$R_{V_5}+S_{V_1}>4.0$ mV(男性)或$>3.5$ mV(女性)。②肢体导联：$R_{Ⅰ}>1.5$ mV；$R_{aVL}>1.2$ mV；$R_{aVF}>2.0$ mV；$R_{Ⅰ}+S_{Ⅲ}>2.5$ mV。③Cornell 标准：$R_{aVL}+S_{V_3}>2.8$ mV(男性)或$>2.0$ mV(女性)。需要指出的是，每个电压标准诊断左心室肥厚的敏感性和特异性是不同的。另外，QRS 波群电压还受到年龄、性别及体型差异等诸多因素的影响。心电图电压标准诊断左心室肥厚的敏感性通常较低(<50%)，而特异性较高(85%～90%)。

(2)可出现额面 QRS 心电轴左偏。

(3)QRS 波群时间延长到 0.10～0.11 s。

(4)在 R 波为主的导联(如$V_5$、$V_6$导联)上，其 ST 段可呈下斜型压低，达 0.05 mV 以上，T 波低平、双向或倒置。在以 S 波为主的导联(如$V_1$导联)上，则可见直立的 T 波。此类 ST－T 改变多为继发性改变，亦可能同时伴有心肌缺血(图 6－35)。

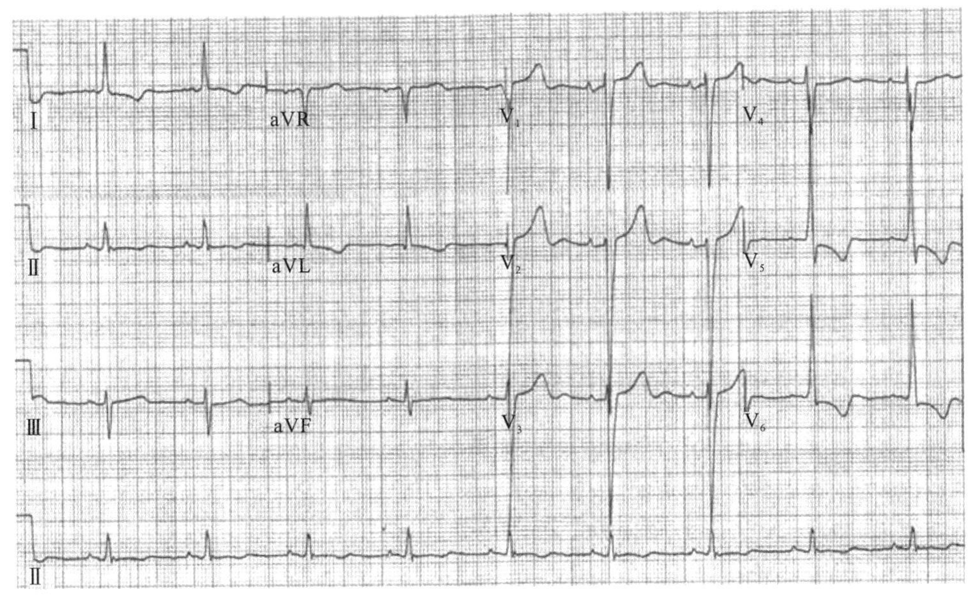

图 6－35　左心室肥厚

(5)在符合 1 项或几项 QRS 波群电压增高标准的基础上，结合其他阳性指标之一，一般支持左心室肥厚的诊断。符合条件越多，则诊断的可靠性越高。对仅有 QRS 波群电压增高，而无其他任何阳性指标者，诊断左心室肥厚时应慎重。

### (二)右心室肥厚

右心室壁的厚度仅有左心室壁的 1/3，只有当右心室壁的厚度达到相当程度时，才会使综合向量由左心室优势转变为右心室优势，并导致位于右心室面导联($V_1$、aVR)的 R 波增高，而位于左心室面导联(Ⅰ、aVL、$V_5$)的 S 波变深(图 6－36)。右心室肥厚(right ventricular hypertrophy)可具有如下心电图表现。

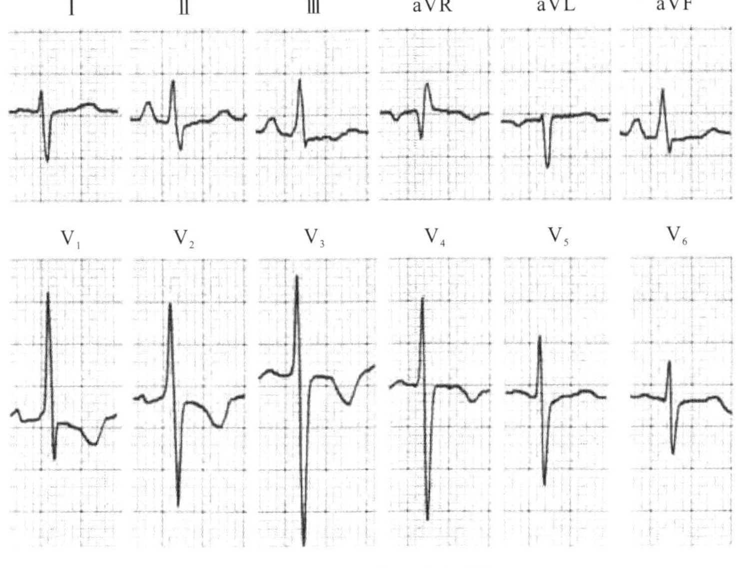

图 6－36　右心室肥厚

(1)$V_1$导联R/S≥1，呈R型或Rs型，重度右心室肥厚可使$V_1$导联呈qR型(除心肌梗死外)；$V_5$导联R/S≤1或S波比正常加深；aVR导联以R波为主，R/q或R/S≥1。

(2)$R_{V_1}+S_{V_5}>1.05$ mV(重症>1.2 mV)；$R_{aVR}>0.5$ mV。

(3)心电轴右偏≥+90°(重症可>+110°)。

(4)常同时伴有右胸导联($V_1$、$V_2$)ST段压低及T波倒置，属继发性ST-T改变(图6-36)。

除了上述典型的右心室肥厚心电图表现外，临床上慢性肺源性心脏病的心电图特点如下：$V_1$～$V_6$导联呈rS型(R/S<1)，即所谓极度顺钟向转位；Ⅰ导联QRS波群低电压；心电轴右偏；常伴有P波电压增高。此类心电图表现是心脏在胸腔中的位置改变、肺体积增大及右心室肥厚等因素综合作用的结果。

在诊断右心室肥厚方面，有时定性诊断(依据$V_1$导联QRS波群形态及心电轴右偏等)比定量诊断更有价值。

一般来说，阳性指标越多，则诊断的可靠性越高。虽然心电图对诊断明显的右心室肥厚的准确性较高，但敏感性较低。

### (三)双侧心室肥厚

与诊断双心房肥大不同，双侧心室肥厚(biventricular hypertrophy)的心电图表现并不是简单地把左、右心室的异常表现相加，其心电图可出现下列情况。

(1)大致正常的心电图：双侧心室电压同时增高，增加的除极向量方向相反，互相抵消。

(2)单侧心室肥厚心电图：只表现出一侧心室肥厚，而另一侧心室肥厚的图形被掩盖。

(3)双侧心室肥厚心电图：既表现出右心室肥厚的心电图特征(如$V_1$导联以R波为主、心电轴右偏等)，又存在左心室肥厚的某些征象(如$V_5$导联R/S>1、R波振幅增高等)(图6-37)。

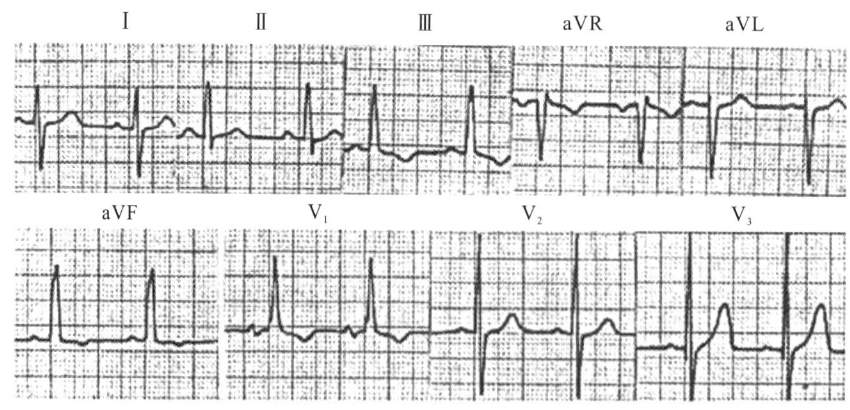


图6-37 双侧心室肥厚

## 第四节 心肌缺血与ST-T改变

心肌缺血(myocardial ischemia)通常发生在冠状动脉粥样硬化的基础上。当心肌某一部分缺血时，将影响到心室复极的正常进行，并可使缺血区相关导联发生 ST－T 异常改变。心肌缺血心电图改变的类型取决于缺血的严重程度、持续时间和缺血部位。

## 一、心肌缺血的心电图类型

### （一）缺血型心电图改变

正常情况下，心外膜处的动作电位时程较心内膜处的短，心外膜完成复极早于心内膜，因此，可将心室肌复极的过程看作从心外膜开始向心内膜方向推进。当发生心肌缺血时，复极过程发生改变，心电图上出现 T 波变化。

若心内膜下心肌缺血，则这部分心肌复极时间较正常时明显延迟，使原来存在的与心外膜复极向量相抗衡的心内膜复极向量减小或消失，T 波向量增加，出现高大的 T 波。例如，当下壁心内膜下缺血时，下壁Ⅱ、Ⅲ、aVF 导联可出现高大直立的 T 波；当前壁心内膜下缺血时，胸导联可出现高耸直立的 T 波。

当心外膜下心肌缺血（包括透壁性心肌缺血）时，心外膜动作电位时程比正常时明显延长，从而引起心肌复极顺序的逆转，即心内膜开始先复极，膜外电位为正，而缺血的心外膜心肌尚未复极，膜外电位仍呈相对的负性，于是出现与正常方向相反的 T 波向量。此时，面向缺血区的导联记录出倒置的 T 波（图 6－38）。例如，当下壁心外膜下缺血时，下壁Ⅱ、Ⅲ、aVF 导联可出现倒置的 T 波；当前壁心外膜下缺血时，胸导联可出现 T 波倒置。

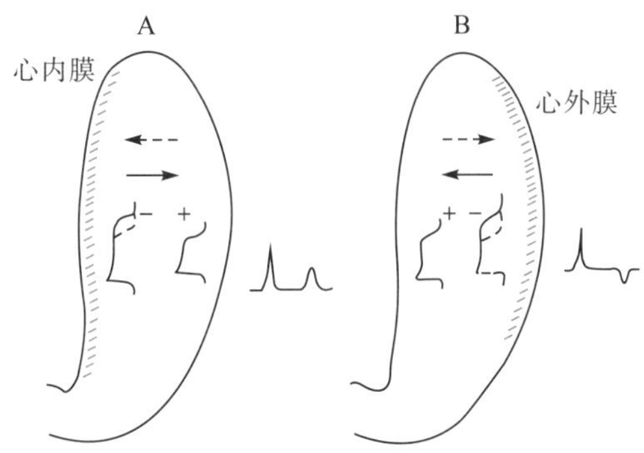


A. 心内膜下缺血；B. 心外膜下缺血（虚线箭头表示复极方向，实线箭头表示 T 波向量方向，动作电位中的虚线部分表示未发生缺血时的动作电位时程）。

图 6－38　心肌缺血与 T 波变化的关系

### （二）损伤型心电图改变

心肌缺血除了可出现 T 波改变外，还可出现损伤型 ST 段改变。损伤型 ST 段改变可表现为 ST 段压低及 ST 段抬高 2 种类型。

当发生心肌损伤（myocardial injury）时，ST 向量从正常心肌指向受损心肌。心内膜下心肌损伤时，ST 向量背离心外膜面指向心内膜，使位于心外膜面的导联出现 ST 段压低（图 6－39）；心外膜下心肌损伤时（包括透壁性心肌缺血），ST 向量指向心外膜面导联，引起 ST 段抬高。发生损伤型 ST 段改变时，对侧部位的导联常可记录到相反的 ST 段改变。

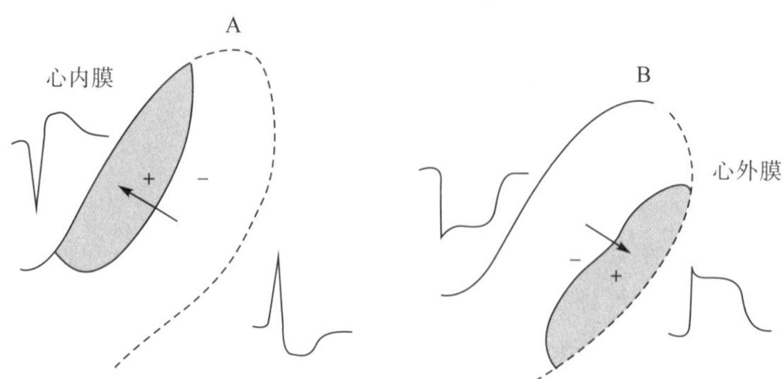


A. 心内膜下损伤；B. 心外膜下损伤(箭头表示 ST 向量方向)。

图 6-39 心肌损伤与 ST 段改变的关系

另外，临床上发生透壁性心肌缺血时，心电图往往表现为心外膜下缺血(T 波深倒置)或心外膜下损伤(ST 段抬高)类型。有学者把引起这种现象的原因归为：①发生透壁性心肌缺血时，心外膜缺血范围常大于心内膜；②因为检测电极靠近心外膜缺血区，所以透壁性心肌缺血在心电图上主要表现为心外膜缺血改变。

## 二、临床意义

心肌缺血的心电图可仅仅表现为 ST 段改变或者 T 波改变，也可同时出现 ST-T 改变。临床上可发现约一半的冠心病患者未发作心绞痛时，心电图可以正常，而仅于心绞痛发作时记录到 ST-T 动态改变。约 10%的冠心病患者在心肌缺血发作时，心电图可以正常或仅有轻度 ST-T 改变。

典型的心肌缺血发作时，面向缺血部位的导联常显示缺血型 ST 段压低(水平型或下斜型下移≥0.1 mV)和(或)T 波倒置(图 6-40)。有些冠心病患者心电图可呈持续性 ST 段改变(水平型或下斜型下移≥0.05 mV)和(或)T 波低平、负正双向和倒置，而于心绞痛发作时出现 ST-T 改变加重或伪性改善。冠心病患者心电图上出现倒置深尖、双支对称的 T 波(称为冠状 T 波)，反映心外膜下心肌缺血或有透壁性心肌缺血，这种

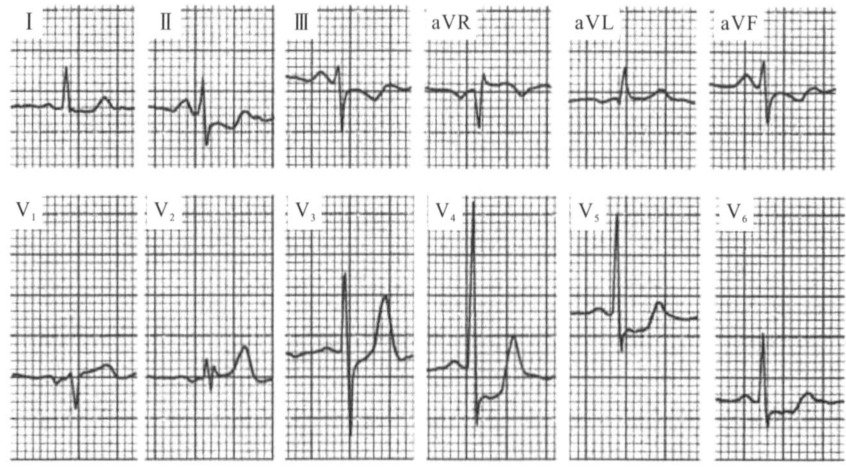


图 6-40 心肌缺血

T 波改变亦见于心肌梗死患者。变异型心绞痛(冠状动脉痉挛为主要因素)多引起暂时性 ST 段抬高，并常伴有高耸 T 波和对应导联的 ST 段下移，这是急性严重心肌缺血的表现，如 ST 段呈持续性抬高，则提示可能发生心肌梗死。

患者心绞痛发作，Ⅱ、Ⅲ、aVF 导联及 $V_4 \sim V_6$ 导联 ST 段水平或下斜型压低＞0.1 mV。

## 三、鉴别诊断

需要强调的是，心电图上 ST－T 改变可以是各种原因引起的心肌复极异常的共同表现，在做出心肌缺血的心电图诊断前，必须紧密结合临床资料进行鉴别诊断。

除冠心病外，其他疾病，如心肌病、心肌炎、瓣膜病、心包炎、脑血管意外(尤其是颅内出血)等，均可出现此类 ST－T 改变。低钾、高钾等电解质紊乱，药物(如洋地黄、奎尼丁等)影响以及自主神经调节障碍也可引起非特异性 ST－T 改变。此外，心室肥厚、束支传导阻滞、预激综合征等可引起继发性 ST－T 改变。表 6－1 列举了临床上 3 种原因引起的显著 T 波倒置的心电图表现。

表 6－1 临床上 3 种原因引起的显著 T 波倒置的心电图表现

| 原因 | $V_3$ | $V_4$ | $V_5$ |
| --- | --- | --- | --- |
| 心肌缺血、心肌梗死 | | | |
| 脑血管意外 | | | |
| 心尖部肥厚型心肌病 | | | |

脑血管意外可引起宽而深的倒置 T 波，常伴显著的 QT 间期区间；心尖部肥厚型心肌病引起的 T 波深倒置有时易被误认为是心肌缺血或心肌梗死。

# 第五节 心肌梗死

绝大多数心肌梗死(myocardial infarction)是在冠状动脉粥样硬化基础上发生完全性或不完全性闭塞所致，属于冠心病的严重类型。除了出现临床症状及心肌坏死标记物含量升高外，心电图的特征性改变对确定心肌梗死的诊断和治疗方案，以及判断患者的病情和预后起着重要作用。

## 一、基本图形及机制

当冠状动脉发生闭塞后，随着时间的推移，在心电图上可先后出现缺血型、损伤型和坏死型图形。因为各部分心肌接受不同冠状动脉分支的血液供应，所以图形改变常具有明显的区域特点。心电图显示的电位变化是梗死后心肌多种心电变化综合的结果。

### (一)缺血型图形

冠状动脉急性闭塞后，最早出现的变化是缺血型 T 波改变。通常缺血最早出现在心内膜下肌层，使对向缺血区的导联出现高而直立的 T 波。若缺血发生在心外膜下肌层，则面向缺血区的导联会出现 T 波倒置。缺血使心肌复极时间延长，特别是 3 位相延缓，进而引起 QT 间期延长。

### (二)损伤型图形

随着缺血时间的延长、缺血程度的进一步加重，会出现损伤型图形改变，主要表现为面向损伤心肌的导联出现 ST 段抬高。关于急性心肌缺血和心肌梗死引起 ST 段抬高的机制至今仍不清楚，通常认为与损伤电流有关。ST 段明显抬高可形成单向曲线(mono - phasic curve)。一般地说，损伤改变不会持久，要么恢复，要么进一步发生心肌坏死。常见的损伤型 ST 段抬高的形态变化见图 6 - 41。

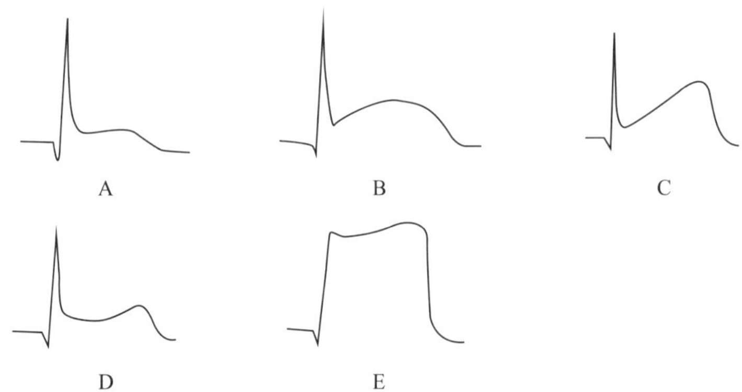


A. 平台型；B. 弓背型；C. 上斜型；D. 凹面向上型；E. 单向曲线型。

图 6 - 41 常见的损伤型 ST 段抬高的形态变化

### (三)坏死型图形

更进一步的缺血可导致细胞变性、坏死。坏死的心肌细胞丧失了电活动，该部位心肌不再产生心电向量，而正常健康心肌仍照常除极，致使产生一个与梗死部位相反的综合向量(图 6 - 42)。因为心肌梗死主要发生于室间隔或左心室壁心肌，往往引起起始 0.03 s 除极向量背离坏死区，所以坏死型图形改变主要表现为面向坏死区的导联出现异常 Q 波(时限≥0.03 s，振幅≥1/4R)或者呈 QS 波。一般认为，当梗死的心肌直径＞20～30 mm 或厚度＞5 mm 时，才可产生病理性 Q 波。

临床上，若冠状动脉某一分支发生闭塞，则受损伤部位的心肌发生坏死，直接置于坏死区的电极记录到异常 Q 波或 QS 波；靠近坏死区周围的受损心肌呈损伤型改变，

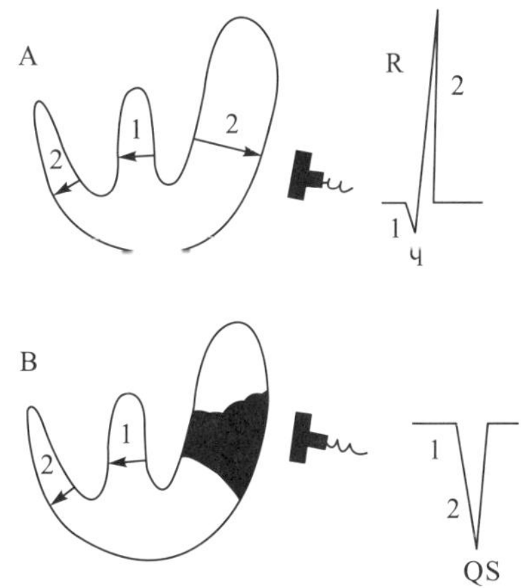


A. 正常心肌除极顺序：室间隔向量；产生 Q 波，左、右心室综合除极向量；产生 R 波。
B. 心肌坏死后，电极透过坏死“窗口”只能记录相反的除极向量，产生 QS 波。

图 6－42 坏死型 Q 波或 QS 波的发生机制

可记录到 ST 段抬高；而外边受损较轻的心肌则呈缺血型改变，可记录到 T 波倒置。体表心电图导联可同时记录到心肌缺血、损伤和坏死的图形改变(图 6－43)。因此，若上述 3 种改变同时存在，则急性心肌梗死的诊断可基本确立。

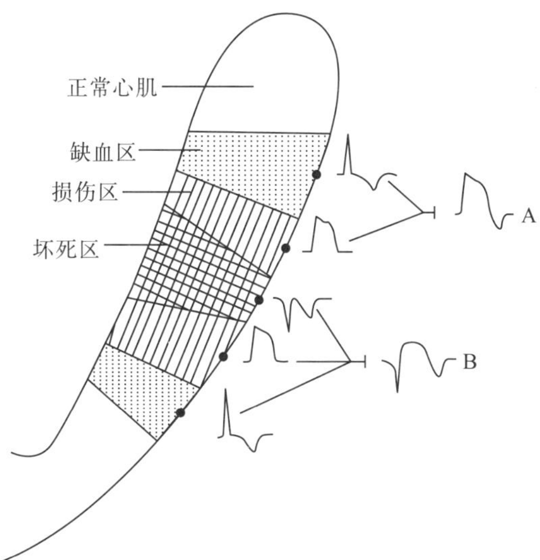


A. 位于坏死区周围的体表电极记录到缺血型和损伤型的图形；B. 位于坏死区中心的体表电极同时记录到缺血型、损伤型、坏死型图形(“·”点表示直接置于心外膜的电极可分别记录到缺血型、损伤型、坏死型图形)。

图 6－43 急性心肌梗死后心电图上产生的特征性改变

## 二、心肌梗死的心电图演变及分期

急性心肌梗死发生后，心电图的变化随着心肌缺血、损伤、坏死的发展和恢复而呈现一定的演变规律。根据心电图图形的演变过程和演变时间可将心肌梗死的心电图分为超急性期、急性期、近期(亚急性期)和陈旧期(愈合期)(图 6－44)。

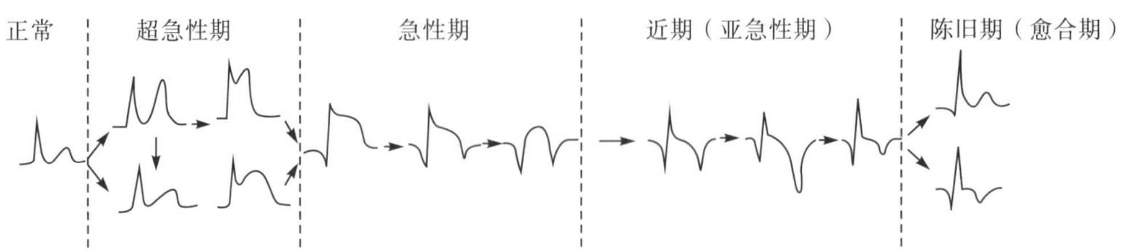


图 6-44 典型的急性心肌梗死的图形演变过程及分期

(一)超急性期

急性心肌梗死发病数分钟后，首先出现短暂的心内膜下心肌缺血，心电图上产生高大的T波，之后迅速出现ST段上斜型或弓背向上型抬高，与高耸直立的T波相连。随着急性损伤性阻滞的发展，可见QRS波群振幅增高并轻度增宽，但尚未出现异常Q波。这些表现一般仅持续数小时，此期若能及时进行干预和治疗，则可避免发展为心肌梗死，或可使已发生心肌梗死的范围趋于缩小。

(二)急性期

此期开始于心肌梗死后数小时或数日，可持续到数周，心电图呈现一个动态演变过程。ST段呈弓背向上型抬高，抬高显著者可形成单向曲线，继而逐渐下降；心肌坏死导致面向坏死区导联的R波振幅降低或消失，出现异常Q波或QS波；T波由直立开始倒置并逐渐加深。坏死型的Q波、损伤型的ST段抬高和缺血型的T波倒置在此期内可同时并存。

(三)近期(亚急性期)

近期(亚急性期)出现于心肌梗死后数周至数月，此期以坏死型及缺血型图形为主要特征。抬高的ST段恢复至基线，缺血型T波由倒置较深逐渐变浅，坏死型Q波持续存在。

(四)陈旧期(愈合期)

陈旧期(愈合期)常出现在急性心肌梗死数月之后，ST段和T波恢复正常或T波持续倒置、低平，趋于恒定不变，残留下坏死型Q波。从理论上来看，坏死型Q波将持续存在，但随着瘢痕组织的缩小和周围心肌的代偿性肥大，其范围在数年后有可能会明显缩小。小范围心肌梗死的图形改变有可能变得很不典型，异常Q波甚至可消失。

需要指出的是，近年来，急性心肌梗死的检测水平、诊断手段及治疗技术已取得突破性进展。通过对急性心肌梗死患者早期实施有效的治疗(如溶栓、抗栓或介入治疗等)，已可显著缩短整个病程，并可改变急性心肌梗死的心电图表现，可不再呈现上述典型的心电图演变过程。

## 三、心肌梗死的定位诊断及梗死相关血管的判断

冠状动脉闭塞引起冠状动脉所分布区域的心肌供血中断并导致缺血、坏死，即心肌梗死。心肌梗死的范围基本上与冠状动脉的分布一致。心肌梗死的部位主要根据心电图坏死型图形(异常Q波或QS波)出现于哪些导联而做出判断。当发生急性前间壁心肌梗死时，异常Q波或QS波主要出现在$V_1$～$V_3$导联(图 6-45)；当发生急生前壁心肌梗死时，异常Q波或QS波主要出现在$V_3$、$V_4$($V_5$)导联；当发生急性侧壁心肌梗死时，在Ⅰ、

aVL、$V_5$、$V_6$ 导联出现异常 Q 波(如异常 Q 波仅出现在 $V_5$、$V_6$ 导联，则称为前侧壁心肌梗死，如异常 Q 波仅出现在Ⅰ、aVL 导联，则称为高侧壁心肌梗死)；当发生急性下壁心肌梗死时，在Ⅱ、Ⅲ、aVF 导联出现异常 Q 波或 QS 波(图 6－46)；当发生急性正后壁心肌梗死时，$V_7$、$V_8$、$V_9$ 导联记录到异常 Q 波或 QS 波，而与正后壁导联相对应的 $V_1$、$V_2$ 导联出现 R 波增高、ST 段压低及 T 波增高(称为对应性改变)(图 6－46)。如果大部分胸导联($V_1$～$V_5$)出现异常 Q 波或 QS 波，则称为急性广泛前壁心肌梗死(图 6－47)。孤立的右心室心肌梗死较少见，常与下壁心肌梗死并存。当发生急性下壁心肌梗死时，若 $V_3R$～$V_4R$ 导联出现 ST 段抬高≥0.1 mV，则提示还合并右心室心肌梗死。

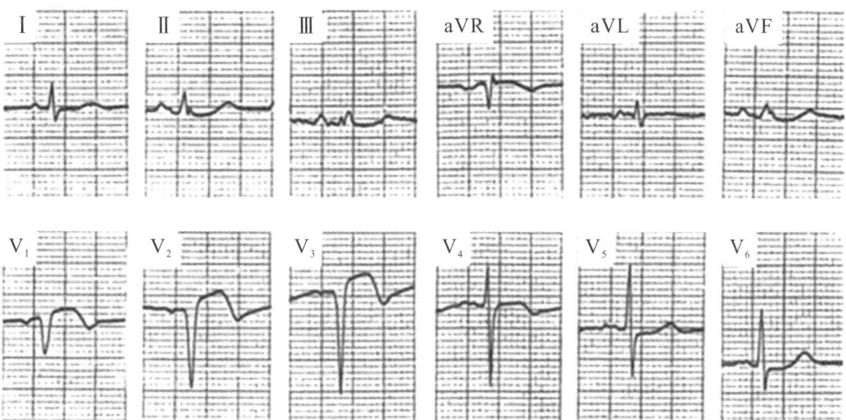


图 6－45　急性前间壁心肌梗死

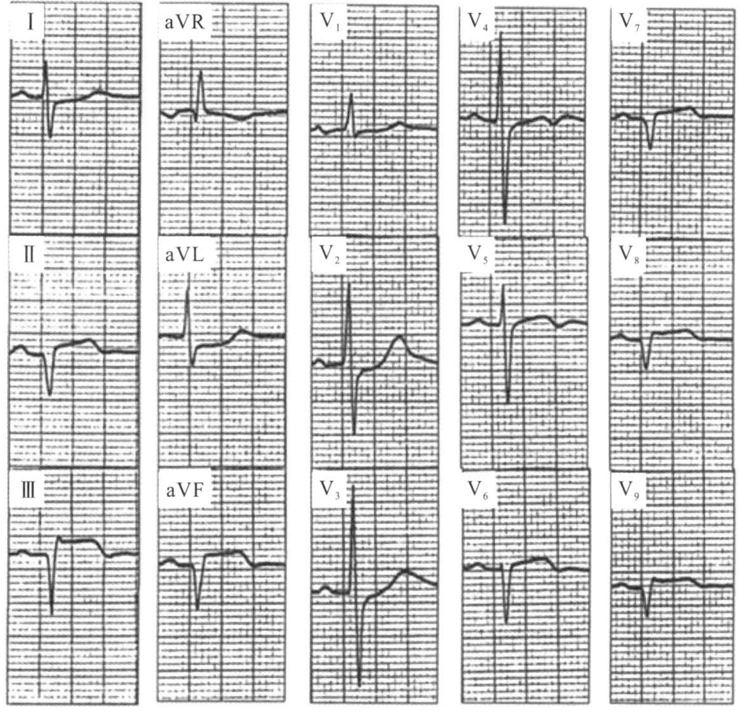


图 6－46　急性下壁及正后壁心肌梗死

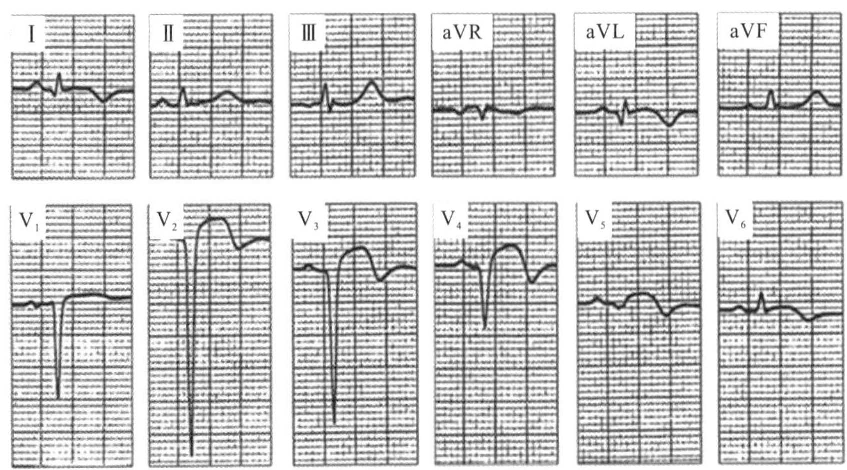


图 6－47 急性广泛前壁心肌梗死

因为发生心肌梗死的部位多与相应的冠状动脉发生闭塞相关，所以根据心电图确定的心肌梗死部位可大致确定与心肌梗死相关的病变血管(表 6－2)。前间壁或前壁心肌梗死常为左前降支发生闭塞所致；侧壁和正后壁同时发生的心肌梗死多为左回旋支发生闭塞所致；下壁心肌梗死大多为右冠状动脉闭塞所致，少数为左回旋支闭塞所致；下壁心肌梗死同时合并右心室心肌梗死时，往往为右冠状动脉近段闭塞所致。

表 6－2 心电图导联与心室部位及冠状动脉供血区域的关系

| 导联 | 心室部位 | 供血的冠状动脉 |
| --- | --- | --- |
| Ⅱ、Ⅲ、aVF | 下壁 | 右冠状动脉或左回旋支 |
| Ⅰ、aVL、$V_5$、$V_6$ | 侧壁 | 左前降支或左回旋支 |
| $V_1$～$V_3$ | 前间壁 | 左前降支 |
| $V_3$～$V_5$ | 前壁 | 左前降支 |
| $V_1$～$V_5$ | 广泛前壁 | 左前降支 |
| $V_7$～$V_9$ | 正后壁 | 左回旋支或右冠状动脉 |
| $V_3R$～$V_4R$ | 右心室 | 右冠状动脉 |

在急性心肌梗死发病早期(数小时内)，尚未出现坏死型 Q 波，心肌梗死的部位可根据 ST 段抬高或压低以及 T 波异常(增高或深倒置)出现于哪些导联来判断。

## 四、心肌梗死的分类和鉴别诊断

### (一)Q 波型心肌梗死和非 Q 波型心肌梗死

非 Q 波型心肌梗死过去被称为非透壁性心肌梗死或心内膜下心肌梗死。部分患者发生急性心肌梗死后，心电图可只表现为 ST 段抬高或压低及 T 波倒置，ST－T 改变可呈规律性演变，但不出现异常 Q 波，需要根据临床表现及其他检查指标明确诊断。近年来的研究发现，非 Q 波型心肌梗死既可为非透壁性，又可为透壁性。与典型的 Q

波型心肌梗死相比，此种不典型的心肌梗死较多见于多支冠状动脉病变。此外，发生多部位梗死(不同部位的梗死向量相互作用、发生抵消)、梗死范围弥漫或局限、梗死区位于心电图常规导联记录的盲区(如右心室、基底部、孤立正后壁等)均可产生不典型的心肌梗死图形。

### (二)ST 段抬高型心肌梗死和非 ST 段抬高型心肌梗死

临床研究发现，ST 段抬高型心肌梗死(ST - elevation myocardial infarction，STEMI)可以不出现异常 Q 波，而非 ST 段抬高型心肌梗死(non - ST - elevation myocardial infarction，NSTEMI)亦可出现异常 Q 波，心肌梗死后是否出现异常 Q 波通常是回顾性诊断。为了最大程度地改善心肌梗死患者的预后，近年来，临床上把急性心肌梗死分类为 ST 段抬高型心肌梗死和非 ST 段抬高型心肌梗死，并且与不稳定型心绞痛一起统称为急性冠脉综合征。ST 段抬高型心肌梗死在心电图上表现为 2 个或 2 个以上相邻的导联出现 ST 段抬高(ST 段抬高的标准为在 $V_2$～$V_3$ 导联抬高≥0.2 mV，在其他导联抬高≥0.1 mV)(图 6 - 48)；非 ST 段抬高型心肌梗死在心电图上表现为 ST 段压低和(或)T 波倒置，或无 ST - T 异常。

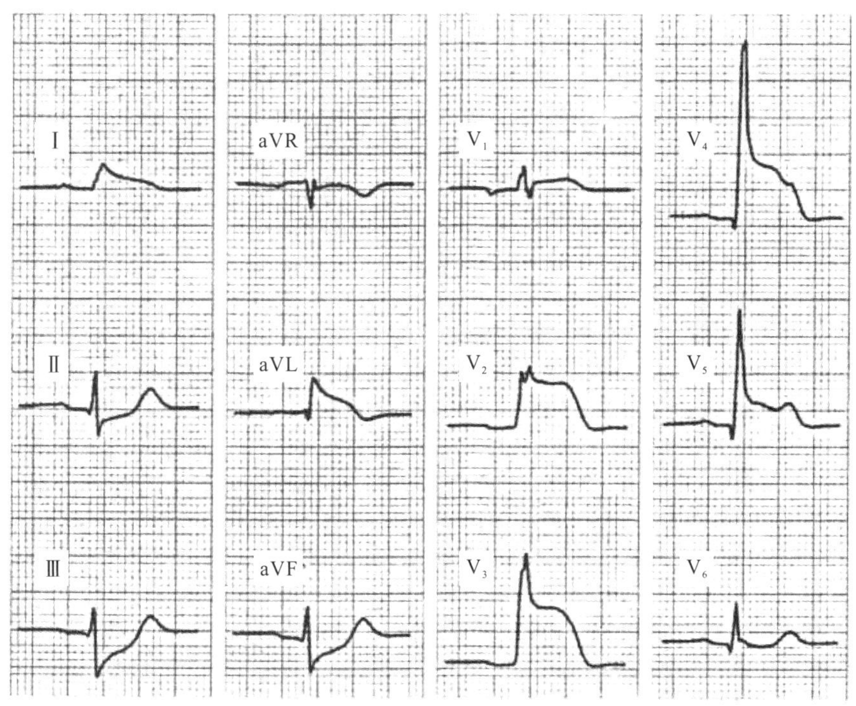


$V_1$～$V_5$ 导联及Ⅰ、aVL 导联 ST 段抬高，冠状动脉造影可见左前降支近段闭塞。

图 6 - 48 ST 段抬高型心肌梗死

以 ST 段的改变进行分类体现了对急性心肌梗死早期诊断、早期干预的理念。在坏死型 Q 波出现前及时进行干预(如溶栓、抗栓、介入治疗等)，可挽救濒临坏死的心肌或减小梗死面积。另外，对 ST 段抬高型心肌梗死和非 ST 段抬高型心肌梗死二者的干预治疗对策是不同的，可以根据心电图上是否出现 ST 段抬高而选择正确和合理的治疗方案。在做出 ST 段抬高型心肌梗死或非 ST 段抬高型心肌梗死的诊断时，应该结合临床病史，并注意排除其他原因引起的 ST 段改变。无论是 ST 段抬高型心肌梗死，还是非 ST 段抬高型心肌梗死，若不及时进行干预治疗，都可演变为 Q 波型心肌梗死或非 Q 波型心肌梗死。

(三)心肌梗死合并其他病变

(1)当心肌梗死合并室壁瘤(多发生于左心室前壁)时，可见 ST 段持续性抬高达数月以上(ST 段抬高幅度常≥0.2 mV，同时伴有坏死型 Q 波或 QS 波)。

(2)当心肌梗死合并右束支传导阻滞时，心室除极初始向量表现出心肌梗死特征，终末向量表现出右束支传导阻滞特征，一般不影响对二者的诊断(图 6－49)。

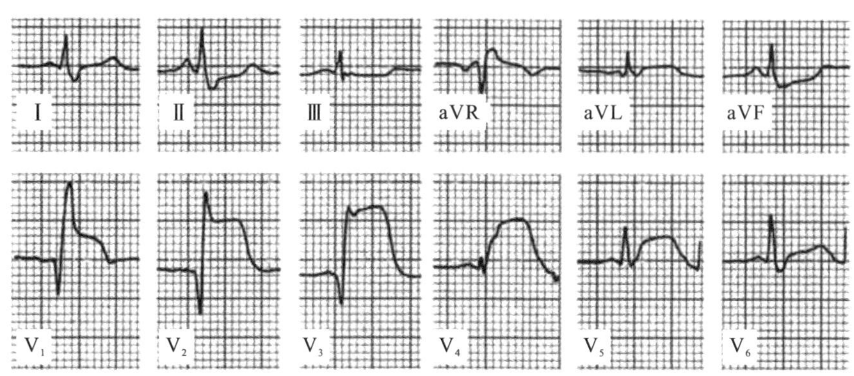


图 6－49　急性心肌梗死合并右束支传导阻滞

(3)在存在左束支传导阻滞的情况下，心肌梗死的图形常被掩盖，按常规的心肌梗死标准进行诊断比较困难。

不过，在急性心肌梗死的早期，通过观察 ST 段的异常改变(抬高或下移)及动态演变，仍可判断是否合并急性心肌缺血或心肌梗死。在 QRS 波群为正向(R 波为主)的导联出现 ST 段抬高≥0.1 mV，在 $V_1$～$V_3$导联出现 ST 段压低≥0.1 mV，在 QRS 波群为负向(S 波为主)的导联出现 ST 段抬高≥0.5 mV，均提示左束支传导阻滞可能合并急性心肌缺血或心肌梗死。

(四)心肌梗死的鉴别诊断

ST 段抬高除了见于急性心肌梗死外，还可见于变异型心绞痛、急性心包炎、急性肺栓塞、主动脉夹层、急性心肌炎、高钾血症、早期复极等，可根据病史、是否伴有异常 Q 波及典型 ST－T 演变过程进行鉴别。异常 Q 波的出现不一定都提示为心肌梗死，如发生感染或脑血管意外时，可出现短暂的 QS 波或异常 Q 波，但缺乏典型的演变过程，很快可以恢复正常。心脏横位可导致Ⅲ导联出现异常 Q 波，但Ⅱ导联通常正常。当发生顺钟向转位、左心室肥厚及左束支传导阻滞时，$V_1$、$V_2$导联可出现 QS 波，但并非急性前间壁心肌梗死。预激综合征的心电图在某些导联上可出现异常 Q 波或 QS 波。此外，右心室肥厚、心肌病、心肌炎等也可出现异常 Q 波，结合患者的病史和临床资料一般不难鉴别。仅当异常的 Q 波、抬高的 ST 段以及倒置的 T 波同时出现并具有一定的演变规律时，才是急性心肌梗死的特征性改变。

## 第六节　心律失常

### 一、概述

正常人的心脏起搏点位于窦房结，并按正常传导系统顺序激动心房和心室。心脏激动的起源异常或(和)传导异常，称为心律失常(arrhythmias)。心律失常的产生原因有以下几点。①激动起源异常，可分为两类：一类为窦房结起搏点本身激动的程序与规律异常；另一类为心脏激动全部或部分起源于窦房结以外的部位，称为异位节律，异位节律又可分为主动性异位节律和被动性异位节律。②激动的传导异常最多见的一类为传导阻滞，包括传导延缓或传导中断；另一类为激动传导通过房室之间的附加异常旁路，使心肌某一部分提前激动，属传导途径异常。③激动起源异常和激动传导异常同时存在并相互作用，可引起复杂的心律失常表现。对心律失常目前多按形成原因进行分类(图 6－50)。

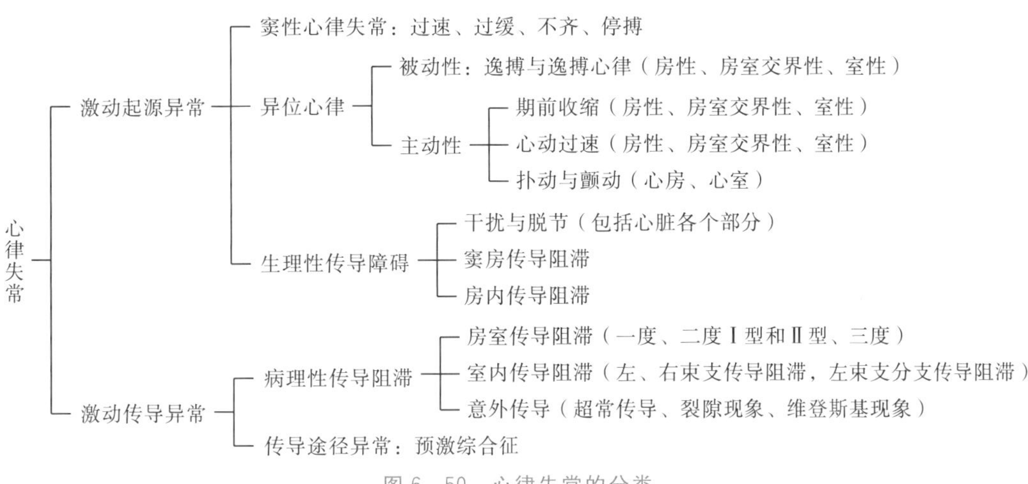

图 6－50　心律失常的分类

## 二、窦性心律及窦性心律失常

起源于窦房结的心律，称为窦性心律(sinus rhythm)。窦性心律属于正常节律。

### (一)窦性心律的心电图特征

一般心电图机描记不出窦房结激动电位，都是以窦性激动发出后引起的心房激动波——P 波的特点来推测窦房结的活动。窦性心律的心电图特点为 P 波规律出现，且 P 波形态表明激动来自窦房结(即 P 波在Ⅰ、Ⅱ、aVF、$V_4$～$V_6$导联直立，在 aVR 导联倒置)。正常人窦性心律的频率呈生理性波动，传统上静息心率的正常范围一般为 60～100 次/分。近年来，国内大样本健康人群调查发现：国人男性静息心率的正常范围为 50～95 次/分，女性为 55～95 次/分。

### (二)窦性心动过速

传统上规定，当成人窦性心律的频率＞100 次/分时，称为窦性心动过速(sinus tachycardia)(图 6－51)。当发生窦性心动过速时，PR 间期及 QT 间期相应缩短，有时

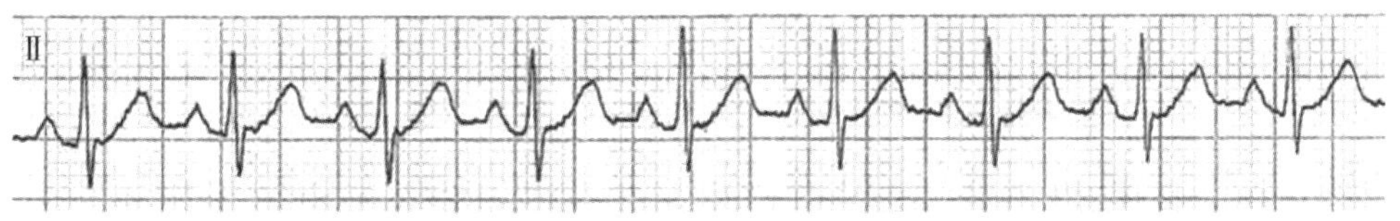

图 6－51　窦性心动过速

可伴有继发性 ST 段轻度压低和 T 波振幅降低。窦性心动过速常见于运动、精神紧张、发热、甲状腺功能亢进、贫血、失血、心肌炎和拟肾上腺素类药物作用等情况。

### (三)窦性心动过缓

传统上规定，当窦性心律的频率<60 次/分时，称为窦性心动过缓(sinus bradycardia)(图 6－52)。近年来的大样本健康人群调查发现，约 15%正常人的静息心率可<60 次/分，尤其是男性。另外，老年人及运动员的心率可以相对较缓。窦房结功能障碍、甲状腺功能减退、服用某些药物(如 β 受体阻滞剂)等亦可引起窦性心动过缓。

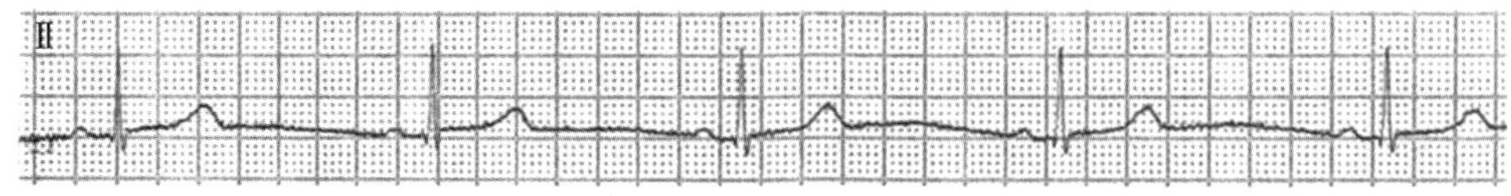


图 6－52　窦性心动过缓及窦性心律不齐

### (四)窦性心律不齐

窦性心律不齐(sinus arrhythmia)指窦性心律的起源未变，但节律不整，在同一导联上 PP 间期差异>0.12 s。窦性心律不齐常与窦性心动过缓同时存在(图 6－52)。较常见的一类心律不齐与呼吸周期有关，称呼吸性窦性心律不齐，多见于青少年，一般无临床意义。另有一些比较少见的窦性心律不齐与呼吸周期无关，如与心室收缩排血有关的(室相性)窦性心律不齐以及窦房结内游走性心律不齐等。

### (五)窦性停搏

窦性停搏(sinus arrest)指在规律的窦性心律中，有时因迷走神经张力增大或窦房结功能障碍，在一段时间内窦房结停止发放激动，心电图上见规则的 PP 间期突然出现 P 波脱落，形成长 PP 间距，且长 PP 间距与正常 PP 间距不成倍数关系(图 6－53)。窦性停搏后常出现逸搏或逸搏心律。

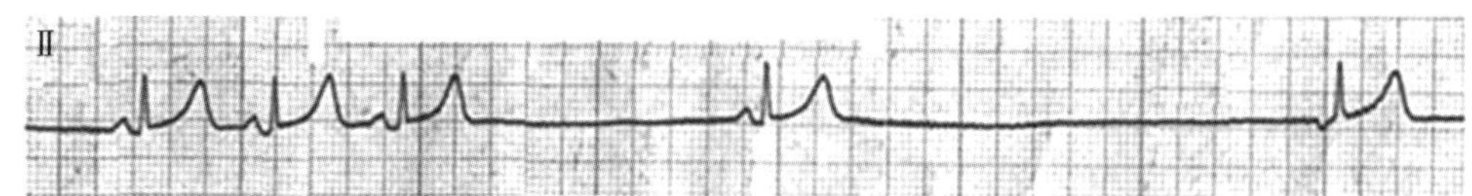


图 6－53　窦性停搏

### (六)病态窦房结综合征

近年来的研究发现，起搏传导系统退行性病变以及冠心病、心肌炎(尤其是病毒性心肌炎)、心肌病等疾病，可累及窦房结及其周围组织而产生一系列缓慢性心律失常，并引起头昏、黑蒙、晕厥等临床表现，这称为病态窦房结综合征(sick sinus syndrome，SSS)。其主要的心电图表现包括：①持续的窦性心动过缓，心率<50 次/分，且较难用阿托品等药物纠正；②窦性停搏或窦房传导阻滞；③在显著窦性心动过缓的基础上，常出现室上性快速心律失常(如房性心动过速、房性心房扑动、心房颤动等)，又称为慢-快综合征；④若病变同时累及房室交界区，则可出现房室传导障碍，或发生窦性停搏，长时间不出现交界性逸搏，此即为双结病变(图 6－54)。

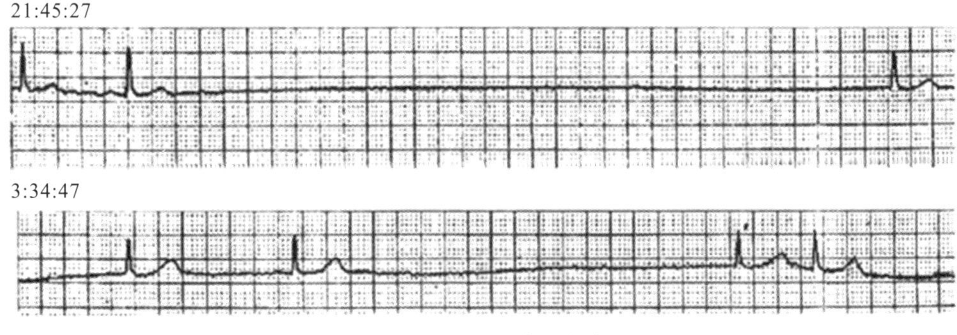

图 6-54 病态窦房结综合征

## 三、期前收缩

期前收缩指起源于窦房结以外的异位起搏点提前发出的激动，又称过早搏动，是临床上最常见的心律失常。

期前收缩的产生机制：①折返激动；②触发活动；③异位起搏点的兴奋性增高。根据异位搏动发生的部位，可将期前收缩分为室性期前收缩、房性期前收缩和房室交界性期前收缩，其中以室性期前收缩最为常见，房性期前收缩次之，房室交界性期前收缩比较少见。

描述期前收缩心电图特征时常用到下列术语。①联律间期(coupling interval)：指异位搏动与其前窦性搏动之间的时距，折返途径与激动的传导速度等可影响联律间期的长短。对房性期前收缩的联律间期，应从异位 P 波起点测量至其前窦性 P 波起点，而对室性期前收缩的联律间期，应从异位搏动的 QRS 波群起点测量至其前窦性 QRS 波群起点。②代偿间歇(compensatory pause)：指期前出现的异位搏动代替了 1 个正常窦性搏动，其后出现 1 个较正常心动周期长的间歇。因为房性异位激动常易逆传侵入窦房结，使其提前释放激动，引起窦房结节律重整，所以房性期前收缩大多为不完全性代偿间歇。而房室交界性、室性期前收缩距窦房结较远，不易侵入窦房结，因此往往表现为完全性代偿间歇。③间位性期前收缩：又称插入性期前收缩，指夹在 2 个相邻正常窦性搏动之间的期前收缩，其后无代偿间歇。④单源性期前收缩：指期前收缩来自同一异位起搏点或有固定的折返径路，其形态、联律间期相同。⑤多源性期前收缩：指在同一导联中出现 2 种或 2 种以上形态及联律间期互不相同的异位搏动。如联律间期固定，而形态各异，则称为多形性期前收缩，其临床意义与多源性期前收缩相似。⑥频发性期前收缩：依据出现的频度，可人为地将期前收缩分为偶发性期前收缩和频发性期前收缩。常见的二联律(bigeminy)与三联律(trigeminy)就是一种有规律的频发性期前收缩。前者指期前收缩与窦性搏动交替出现；后者指每 2 个窦性搏动后出现 1 次期前收缩。

### (一)室性期前收缩

室性期前收缩(premature ventricular contraction)的心电图表现：①期前出现的 QRS-T 波群前无 P 波或无相关的 P 波；②期前出现的 QRS 波群形态宽大、畸形，时限通常＞0.12 s，T 波方向多与 QRS 波群的主波方向相反；③往往为完全性代偿间歇，即期前收缩前后的2个窦性P波间距等于正常PP间距的2倍(图6-55)。

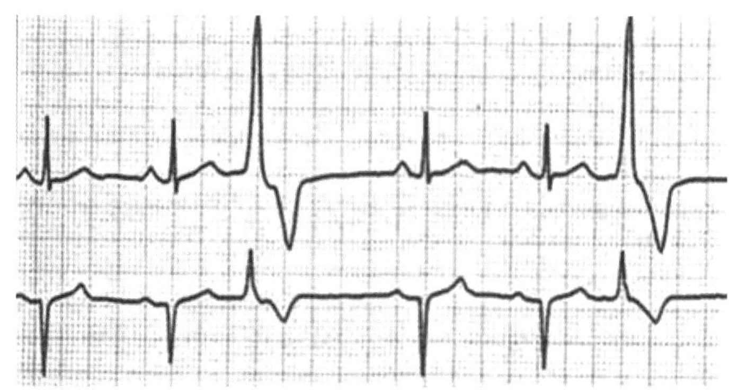

图6-55 室性期前收缩

## (二)房性期前收缩

房性期前收缩(premature atrial contraction)的心电图表现：①期前出现的异位P′波，其形态与窦性P波不同；②P′R间期>0.12 s；③大多为不完全性代偿间歇，即期前收缩前后2个窦性P波的间距小于正常PP间距的2倍(图6-56)。

若异位P′波下传心室，引起QRS波群增宽变形，且多呈右束支传导阻滞图形，则称为房性期前收缩伴室内差异性传导(图6-56)；某些房性期前收缩的P′R间期可以延长；若异位P′波后无QRS-T波群，则称为未下传的房性期前收缩(图6-56)，有时易将未下传的房性期前收缩引起的长间期误认为是窦房传导阻滞、窦性停搏或窦性心律不齐，应注意鉴别。

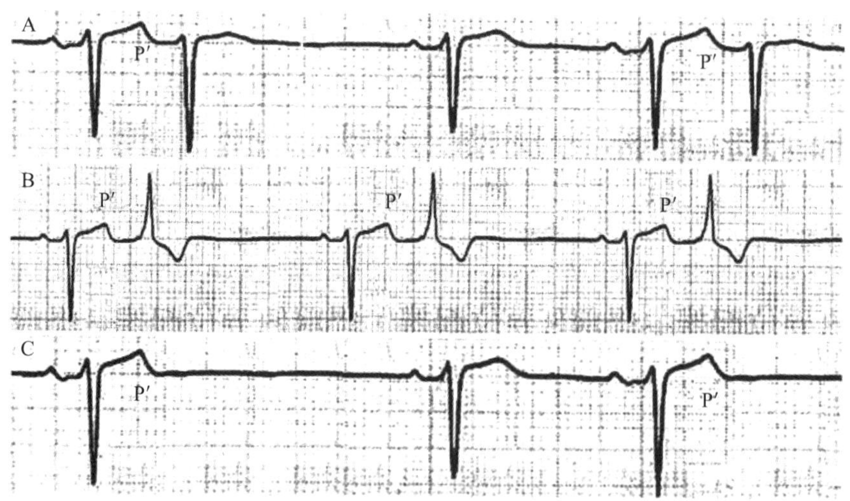


A. 正常下传的房性期前收缩；B. 房性期前收缩伴室内差异性传导；
C. 未下传的房性期前收缩，异位P′波重叠在T波上，其后无QRS-T波群。

图6-56 房性期前收缩

## (三)房室交界性期前收缩

房室交界性期前收缩(premature junctional contraction)的心电图表现：①期前出

现的 QRS－T 波群，其前无窦性 P 波，QRS－T 波群的形态与窦性下传者的基本相同；②出现逆行 P′波(P 波在Ⅱ、Ⅲ、aVF 导联倒置，在 aVR 导联直立)，可发生于 QRS 波群之前(P′R 间期＜0.12 s)或 QRS 波群之后(RP′间期＜0.20 s)，或者与 QRS 波群相重叠；③大多为完全性代偿间歇(图 6－57)。

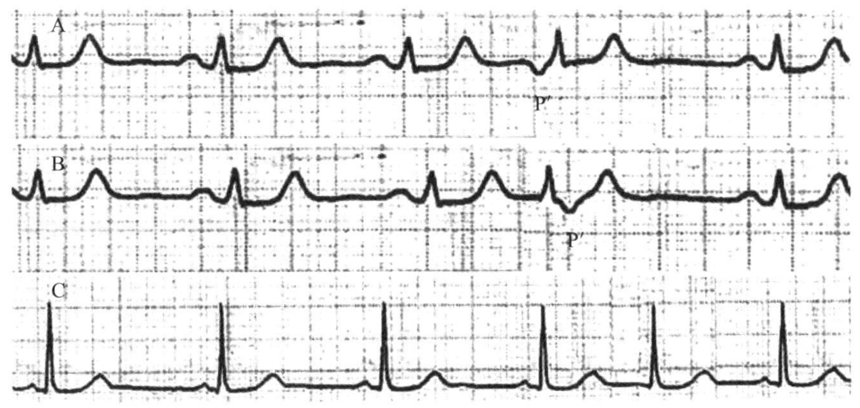


A. 逆行 P′波出现在 QRS 波群前面；B. 逆行 P′波出现在 QRS 波群后面；C. 逆行 P′波与 QRS 波群相重叠。

图 6－57　房室交界性期前收缩

## 四、逸搏与逸搏心律

当高位节律点发生病变或受到抑制而出现停搏或节律明显减慢(如病态窦房结综合征)时，或者因发生传导障碍而不能下传(如窦房或房室阻滞)时，或其他原因造成长间歇(如期前收缩后的代偿间歇等)时，作为一种保护性措施，低位起搏点就会发出 1 个或一连串的激动，激动心房或心室。仅发出 1 或 2 个冲动，称为逸搏(escape)，连续发生 3 个以上激动，称为逸搏心律(escape rhythm)。按发生的部位可将逸搏心律分为房性逸搏心律、房室交界性逸搏心律和室性逸搏心律。其 QRS 波群的形态特点与各相应的期前收缩相似，二者的差别是期前收缩为提前发生，属主动节律，而逸搏则在长间歇后出现，属被动节律。临床上以房室交界性逸搏心律最为多见，室性逸搏心律次之，房性逸搏心律较少见。除这 3 种逸搏心律外，下文还将介绍反复搏动。

### (一)房性逸搏心律

心房内分布着许多潜在的节律点，频率多为 50～60 次/分，略低于窦房结。右心房上部的逸搏心律产生的 P 波与窦性心律的 P 波相似；节律点在右心房后下部者，表现为Ⅰ、aVR 导联 P 波直立，aVF 导联 P 波倒置，P′R 间期＞0.12 s，有人称之为冠状窦心律(图 6－58)。节律点在左心房者，称左心房心律；节律点在左心房后壁者，Ⅰ、$V_6$导联 P 波倒置，$V_1$导联 P 波直立，具有前圆顶、后高尖的特征；节律点来自左心房前壁者，$V_3$～$V_6$导联 P 波倒置，$V_1$导联 P 波浅倒或双向。如果 P 波形态、PR 间期，甚至心动周期有周期性变异，则称为游走心律，游走的范围可达房室交界区，从而出现倒置的逆行 P 波。

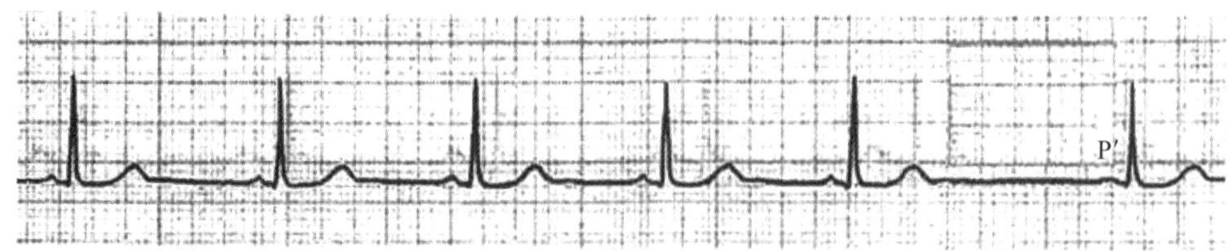


图 6－58　房性逸搏心律

### (二)房室交界性逸搏心律

房室交界性逸搏心律(图 6－59)是最常见的逸搏心律，见于窦性停搏以及三度房室传导阻滞等情况，其 QRS 波群呈房室交界性搏动特征，频率一般为 40～60 次/分，慢而规则。

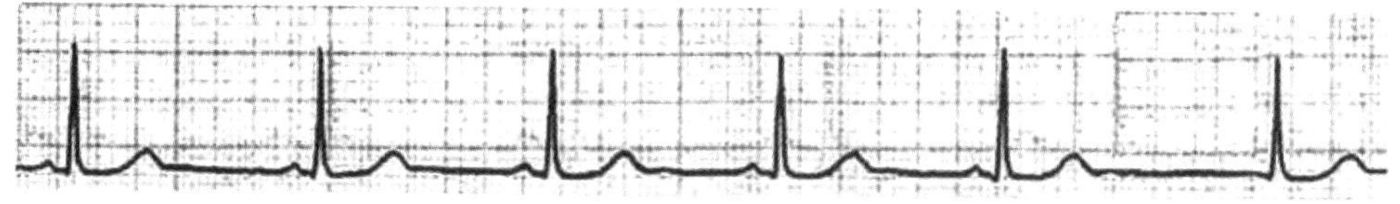

图 6－59　房室交界性逸搏心律

### (三)室性逸搏心律

室性逸搏心律(图 6－60)多见于双结病变或发生于束支水平的三度房室传导阻滞。其 QRS 波群呈室性波形，频率一般为 20～40 次/分，慢而规则，亦可以不十分规则。

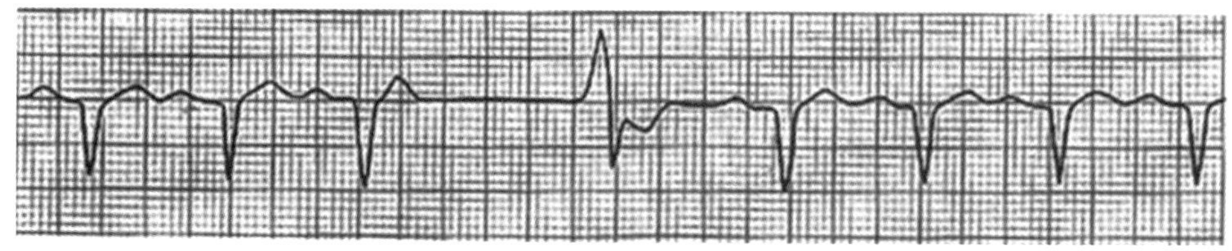

图 6－60　室性逸搏心律

### (四)反复搏动

反复搏动(reciprocal beat)又称反复心律(reciprocal rhythm)，其电生理基础是房室交界区存在双径路传导。有时当发生房室交界性逸搏或房室交界性心律时，激动逆行上传至心房，于 QRS 波群之后出现逆行 P 波，这个激动又可在房室结内折返，再次下传心室。当折返激动传抵心室时，如心室已脱离前 1 个房室交界性搏动引起的不应期，则可以产生1 个QRS 波群。反复搏动属于一种特殊形式的折返激动(图 6－61)。如果 2 个QRS 波群之间夹有 1 个窦性 P 波，则属伪反复心律，应称之为逸搏-夺获心律。

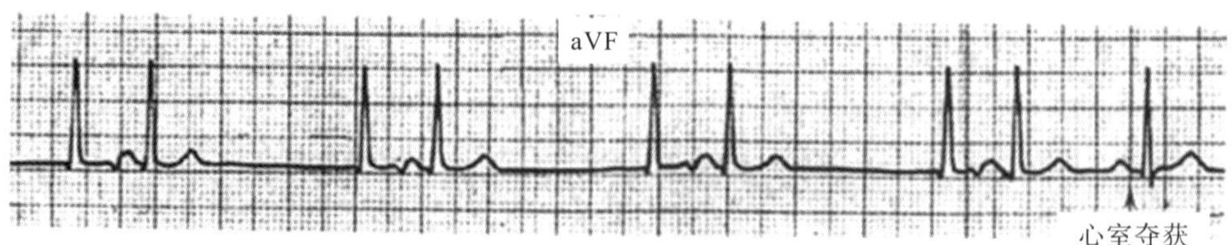


图 6－61　反复搏动

## 五、异位性心动过速

异位性心动过速指异位节律点兴奋性增高或折返激动引起的快速异位心律(期前收缩连续出现3次或3次以上)。根据异位节律点发生的部位,可将异位性心动过速分为阵发性室上性心动过速、室性心动过速、非阵发性心动过速、双向性室性心动过速和扭转型室性心动过速。

### (一)阵发性室上性心动过速

阵发性室上性心动过速(paroxysmal supraventricular tachycardia)理应分为房性以及与房室交界区相关的心动过速,但常因P′波不易辨别,故统称为陈发性室上性心动过速(图6-62)。此类心动过速发作时有突发突止的特点,频率一般为160～250次/分,节律快而规则,QRS波群形态一般正常(伴有束支传导阻滞或室内差异性传导时,可呈宽QRS波群心动过速)。临床上最常见的室上性心动过速类型为预激旁路引发的房室折返性心动过速(A-V reentry tachycardia,AVRT)以及房室结双径路(dual A-V nodal pathways)引发的房室结折返性心动过速(A-V nodal reentry tachycardia,AVNRT)。心动过速通常可由1个房性期前收缩诱发。二者发生的机制见图6-63。这两类心动过速患者多数没有器质性心脏病,因为其解剖学定位比较明确,所以可通过导管射频消融术根治。

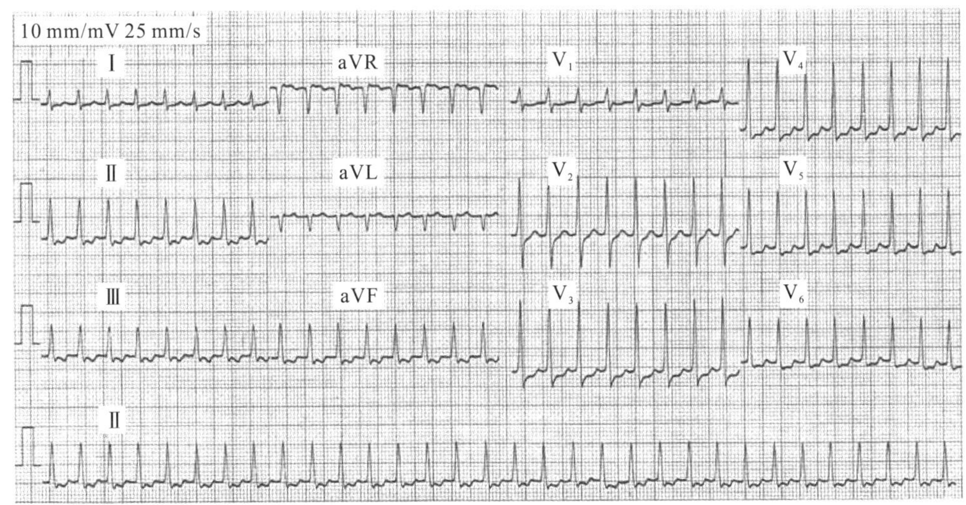


图6-62 陈发性室上性心动过速

### (二)室性心动过速

室性心动过速(ventricular tachycardia)属于宽QRS波群心动过速类型。室性心动过速的心电图表现:①频率多为140～200次/分,节律可稍不齐;②QRS波群形态宽大、畸形,时限通常>0.12 s;③如能发现P波,并且P波频率慢于QRS波群频率,PR无固定关系(房室分离),则可明确诊断;④偶尔心房激动夺获心室或发生室性融合波,也支持室性心动过速的诊断(图6-64、图6-65)。

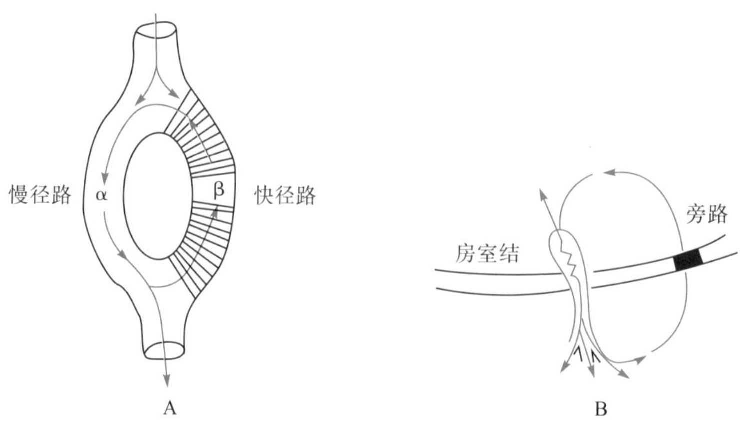


A. 房室结折返性心动过速的发生机制；B. 房室折返性心动过速的发生机制。

图 6－63 房室结折返性心动过速和房室折返性心动过速的发生机制示意图

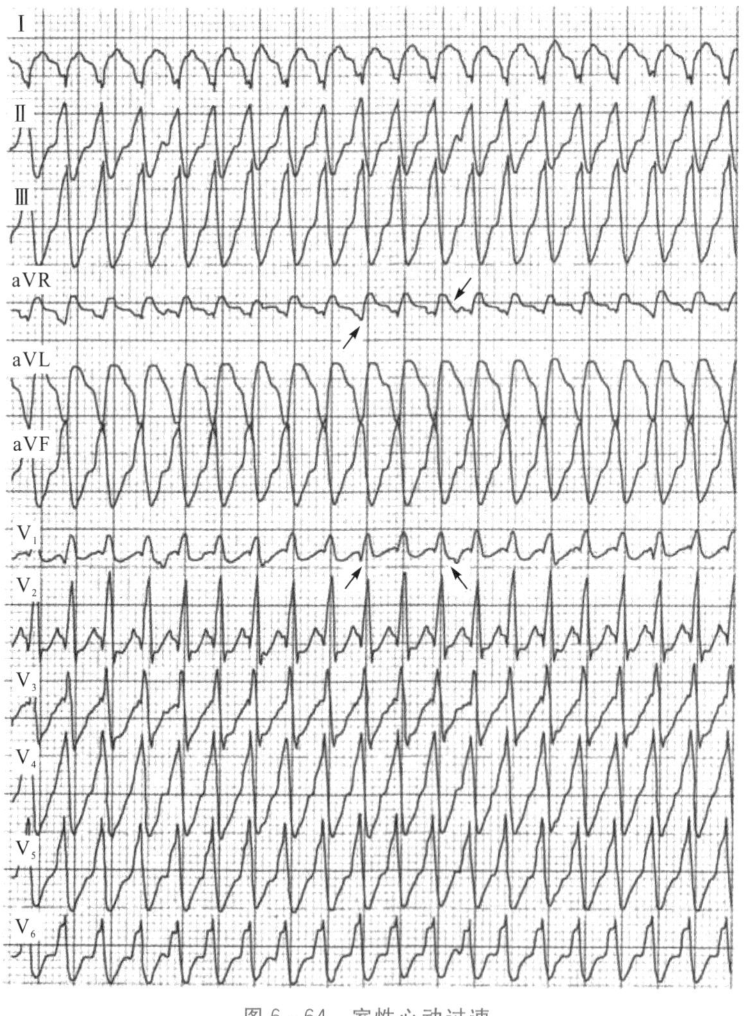


图 6－64 室性心动过速

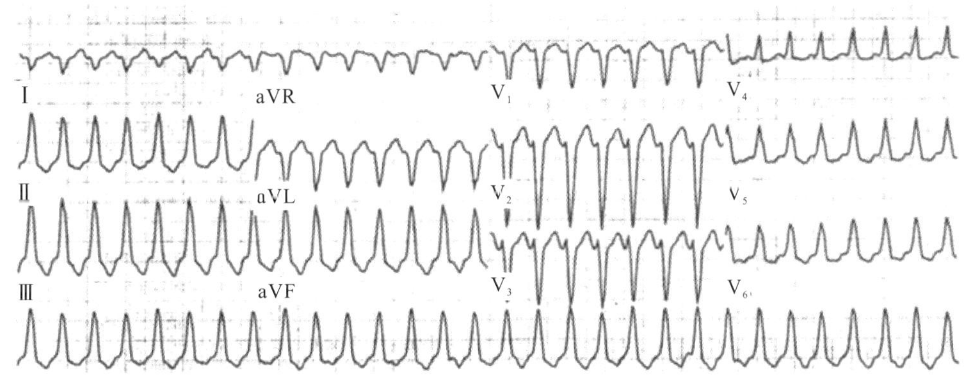


图 6-65 起源于右室流出道的室性心动过速

除了室性心动过速外，室上性心动过速伴心室内差异性传导，室上性心动过速伴原来存在束支传导阻滞或室内传导延迟，室上性心律失常(房性心动过速、心房扑动或心房颤动)经房室旁路前传，经房室旁路前传的房室折返性心动过速等，亦可表现为宽 QRS 波群心动过速类型，应注意鉴别诊断。

### (三)非阵发性心动过速

非阵发性心动过速(nonparoxysmal tachycardia)可发生在心房、房室交界区或心室，又称加速的房性、房室交界性或室性自主心律。此类心动过速发作多有渐起渐止的特点，其心电图主要表现为频率比逸搏心律快，比阵发性心动过速慢，房室交界性自主心律频率多为 70～130 次/分，室性自主心律频率多为 60～100 次/分。因为心动过速频率与窦性心律频率相近，所以易发生干扰性房室脱节，并出现各种融合波或夺获心搏。此类心动过速的机制是异位起搏点自律性增高，多发生于器质性心脏病。

### (四)双向性室性心动过速

双向性室性心动过速(bidirectional ventricular tachycardia)是一种少见的心律失常，是室性心动过速的一种特殊类型。其心电图的特征为，心动过速时，QRS 波群的主波方向出现上下交替改变(图 6-66)。此类心律失常除见于洋地黄中毒患者外，还可见于儿茶酚胺敏感性多形性室性心动过速患者(属于遗传性心律失常的一种类型)。

监护导联

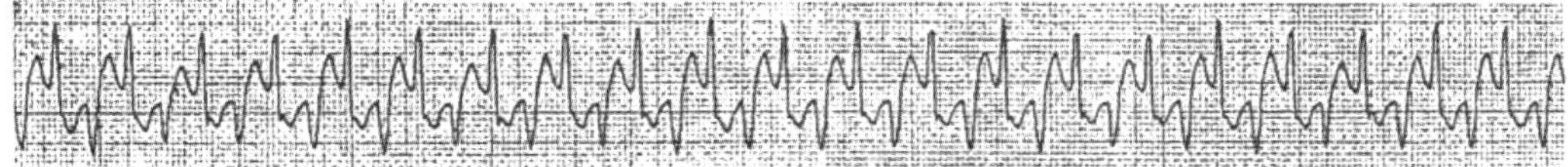

图 6-66 双向性室性心动过速

### (五)扭转型室性心动过速

扭转型室性心动过速(torsade de pointes，TDP)是一种严重的室性心律失常，发作时可见一系列增宽变形的 QRS 波群，以每 3～10 个心搏围绕基线不断扭转其主波的正、负方向，典型者常伴有 QT 间期延长，每次发作持续数秒到数十秒而自行终止，但极易复发或转为心室颤动(图 6-67)，临床上表现为反复发作的心源性晕厥或阿-斯综合征。

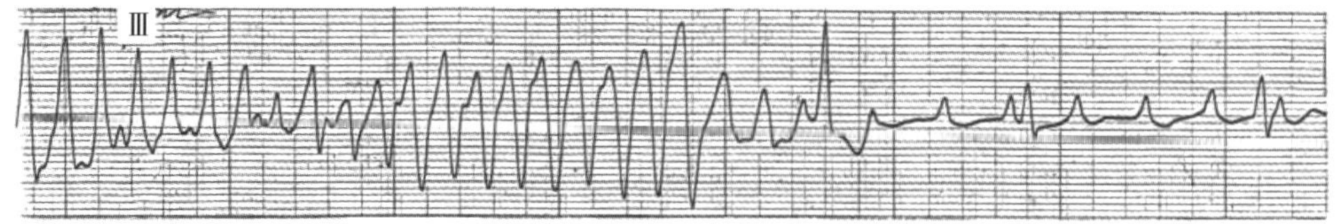


图 6-67 扭转型室性心动过速

扭转型室性心动过速可由不同病因引起，临床上常见的原因有：①遗传性心律失常(离子通道功能异常)，如先天性长 QT 间期综合征等；②严重的房室传导阻滞、逸搏心律伴有巨大的 T 波；③电解质紊乱(如低钾、低镁)伴有 QT 间期延长；④某些药物(如奎尼丁、胺碘酮等)所致。

## 六、扑动与颤动

扑动、颤动可出现于心房或心室。其主要的电生理基础为心肌的兴奋性增高、不应期缩短，同时伴有一定的传导障碍，形成环形激动及多发微折返激动。

### (一)心房扑动

典型心房扑动(atrial flutter，AFL)的发生机制已比较清楚，其属于房内大折返环路激动(图 6-68)。心房扑动大多为短阵发性，少数可呈持续性。总体而言，心房扑动不如心房颤动稳定，常可转为心房颤动或窦性心律。

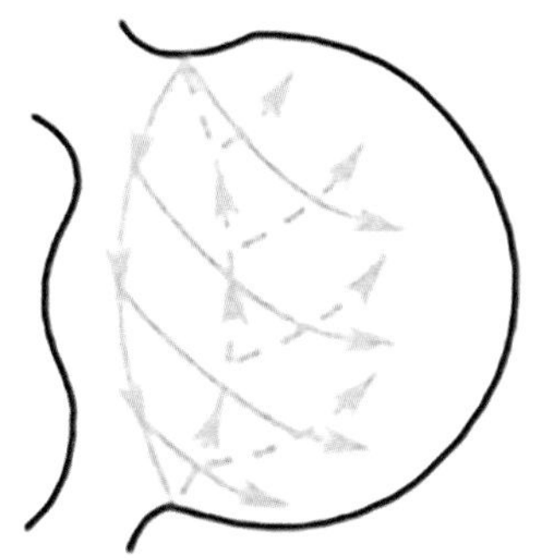

图 6-68 心房扑动的发生机制示意图

心房扑动的心电图表现：①正常 P 波消失，代之以连续的锯齿状扑动波(F 波)，多数在Ⅱ、Ⅲ、aVF 导联上清晰可见；②F 波间无等电位线，波幅大小一致、间隔规则，频率为 240～350 次/分，大多不能全部下传，常以固定房室比例(2∶1或 4∶1)下传，因此，心室律规则(图 6-69)。如果房室传导比例不固定或伴有文氏现象(Wenckebach phenomenon)，则心室律可以不规则。当发生心房扑动时，QRS 波群一般不增宽。心房扑动如伴 1∶1房室传导，则可引起严重的血流动力学改变，应及时处理。如果 F 波的大小和间距有差异，且频率＞350 次/分，则称为不纯性心房扑动或非典型心房扑动。

近年来，对于典型的心房扑动，通过射频消融三尖瓣环到下腔静脉口之间的峡部区域，可以阻断折返环，从而达到根治的目的。

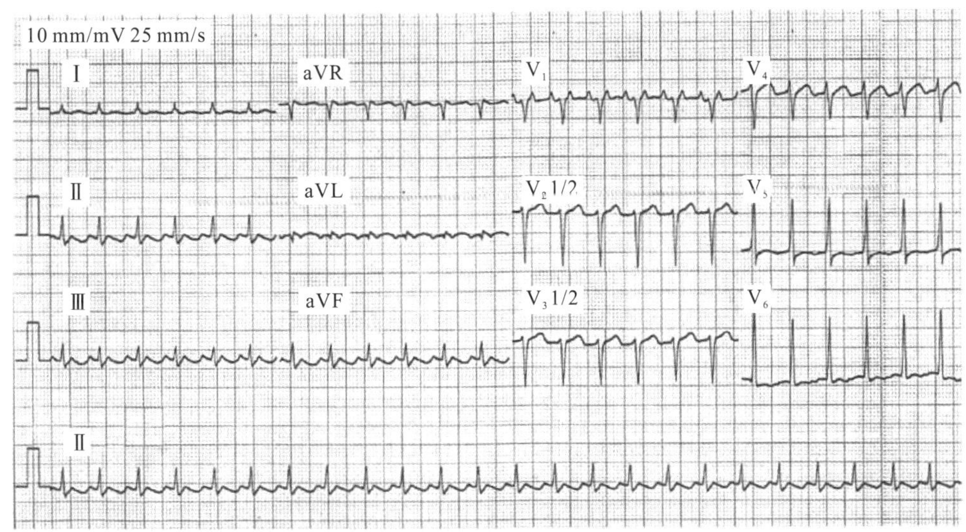


F波呈2∶1传导；Ⅱ、Ⅲ、aVF扑动波呈锯齿状。

图6-69 心房扑动

### (二)心房颤动

心房颤动(atrial fibrillation，AF)是临床上很常见的心律失常。心房颤动可以是阵发性或持续性的，大多发生在器质性心脏病的基础上，多与心房扩大、心肌受损、心力衰竭等有关。但也有少部分心房颤动患者无明显的器质性心脏病。心房颤动的发生机制比较复杂，至今仍未完全清楚，多数可能由多个小折返激动所致(图6-70)。近年来的研究发现，一部分心房颤动可能是局灶触发机制(大多起源于肺静脉)。发生心房颤动时，整个心房失去协调一致的收缩，心排血量降低且易形成附壁血栓。

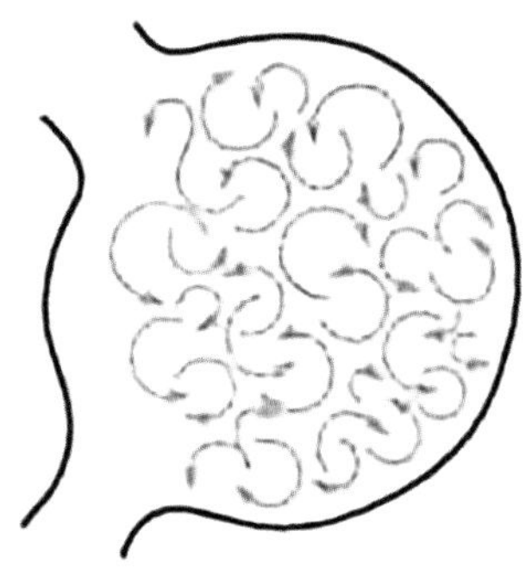

图6-70 心房颤动的发生机制示意图

心房颤动的心电图表现：①正常P波消失，代之以大小不等、形状各异的颤动波(f波)，通常以 $V_1$ 导联最明显；②心房颤动波可较粗大，亦可较细小；③心房颤动波的频率为350～600次/分；④RR绝对不齐，QRS波群一般不增宽(图6-71)。当前一个RR间距偏长且与下一个QRS波群相距较近时，易出现1个增宽、变形的QRS波群，这可能是心房颤动伴有室内差异性传导，而并非室性期前收缩，应注意进行鉴别(图6-72)。持续性心房颤动患者，如果心电图上出现RR绝对规则，且心室率缓慢，则常提示发生完全性房室传导阻滞。

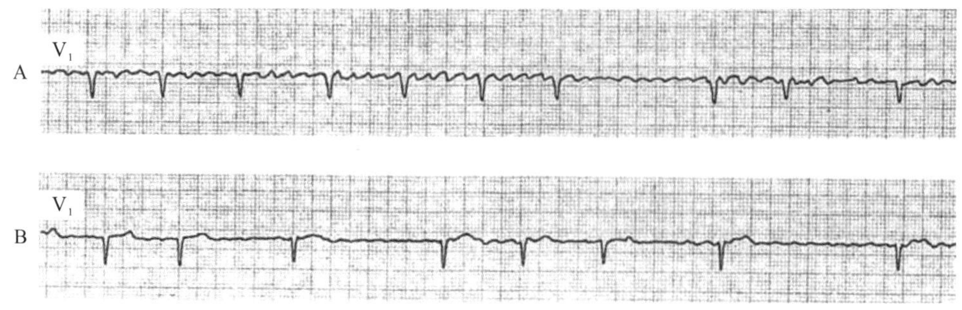


A. 颤动波较粗大；B. 颤动波较细小。

图 6－71 心房颤动

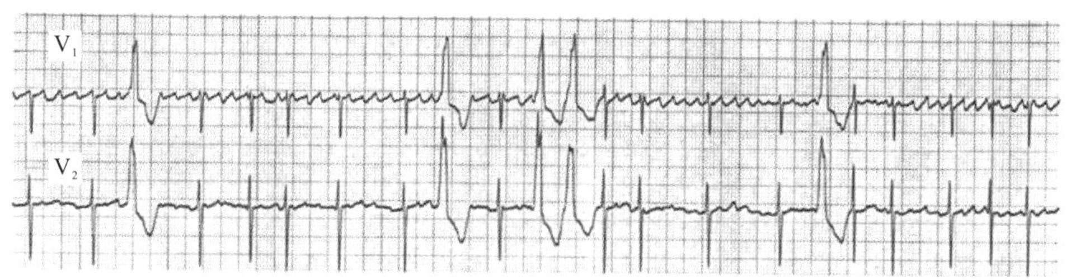


图 6－72 心房颤动伴室内差异性传导

## （三）心室扑动与心室颤动

多数人认为，心室扑动（ventricular flutter）是心室肌产生环形激动的结果（图 6－73）。出现心室扑动一般需要具有 2 个条件：①心肌明显受损、缺氧或代谢失常；②异位激动落在易颤期。其心电图特点是无正常 QRS－T 波群，代之以连续快速而相对规则的大振幅波动，频率达 200～250 次/分，心脏失去排血功能。心室扑动常不能持久，

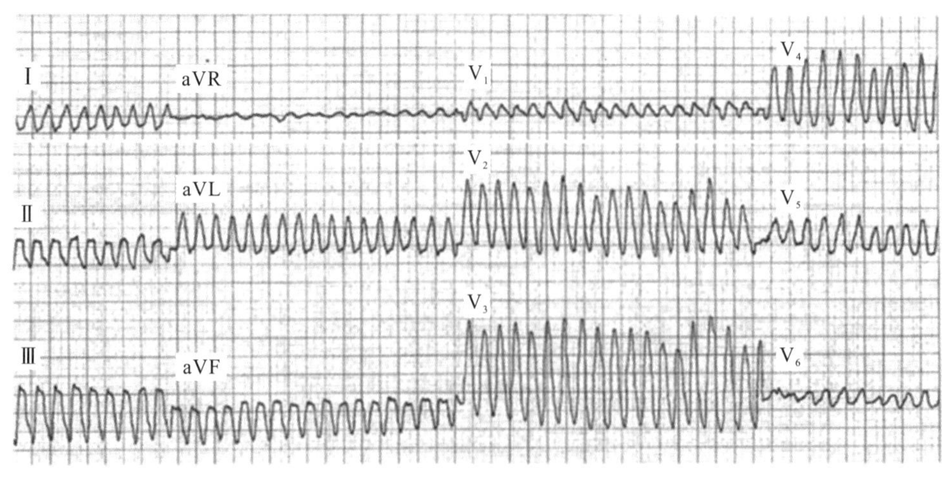


图 6－73 心房扑动

若不能很快恢复，则会转为心室颤动(ventricular fibrillation)并导致死亡。心室颤动往往是心脏停搏前的短暂征象，也可以因急性心肌缺血或心电紊乱而发生(图 6-74)。心室颤动患者的心脏常出现多灶性局部兴奋，以至于完全失去排血功能。心电图上QRS-T 波群完全消失，出现大小不等、极不匀齐的低小波，频率为 200～500 次/分。心室扑动和心室颤动均是极严重的致死性心律失常。

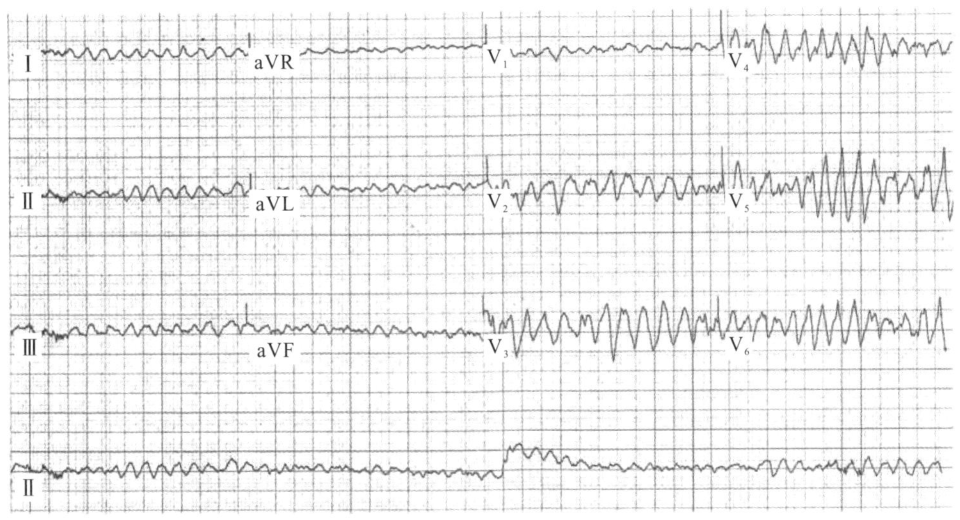


图 6-74 心室颤动

## 七、心脏传导异常

心脏传导异常包括病理性传导阻滞、生理性干扰与脱节及传导途径异常。

### (一)病理性传导阻滞

病理性传导阻滞的病因既可能是传导系统的器质性损害，也可能是迷走神经张力增高引起的功能性抑制或药物作用及位相性影响。心脏传导阻滞(heart block)按发生的部位可分为窦房传导阻滞、房内传导阻滞、房室传导阻滞和室内传导阻滞；按阻滞程度可分为一度(传导延缓)、二度(部分激动传导发生中断)和三度(传导完全中断)；按传导阻滞发生情况可分为永久性、暂时性、交替性和渐进性。

#### 1. 窦房传导阻滞

因常规心电图不能直接描记出窦房结电位，故一度窦房传导阻滞(sinoatrial block)不能被观察到。三度窦房传导阻滞较难与窦性停搏相鉴别。只有二度窦房传导阻滞出现心房和心室漏搏(P-QRS-T 均脱漏)时才能诊断。窦房传导逐渐延长，直至 1 次窦性激动不能传入心房。窦房传导阻滞的心电图表现为 PP 间距逐渐缩短，出现漏搏后 PP 间距又突然延长，呈文氏现象，称为二度Ⅰ型窦房传导阻滞(图 6-75)，其应与窦性心律不齐相鉴别。在规律的窦性 PP 间距中突然出现 1 个长间歇，这个长间歇刚好等于正常窦性 PP 间距的倍数，称二度Ⅱ型窦房传导阻滞(图 6-76)。

#### 2. 房内传导阻滞

心房内有前、中、后 3 条结间束连接窦房结与房室结，同时也激动心房。连接右心房与左心房的主要为上房间束(为前结间束的房间支，又称 Bachmann 束)和下房间

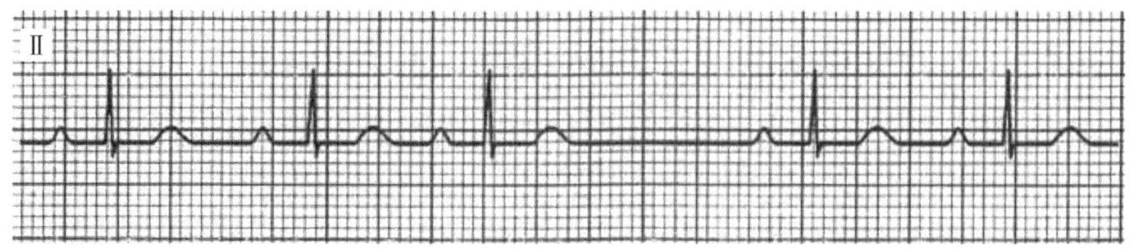

图 6－75　二度Ⅰ型窦房传导阻滞

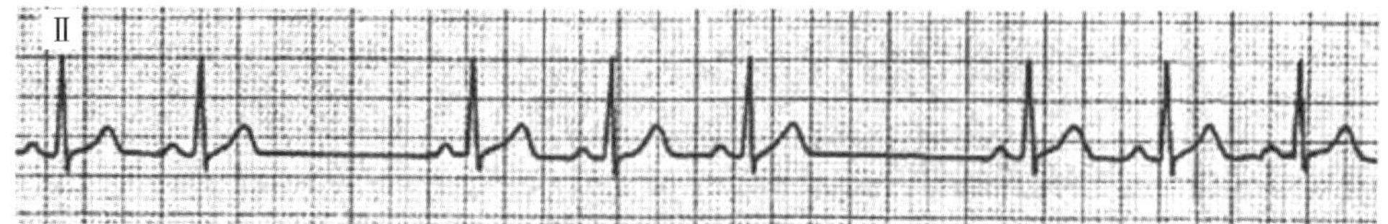

图 6－76　二度Ⅱ型窦房传导阻滞

束。房内传导阻滞(intra－atrial block)一般不产生心律不齐，以不完全性房内传导阻滞多见，主要是上房间束传导阻滞。其心电图表现为 P 波增宽≥0.12 s，出现双峰，切迹间距≥0.04 s，与左心房肥大的心电图表现类似。完全性房内传导阻滞少见，其产生原因是局部心房肌周围形成传入、传出阻滞，引起心房分离。房内传导阻滞的心电图表现为在正常窦性 P 波之外，还可见与其无关的异位 P′波/心房颤动波/心房扑动波，自成节律。

3. 房室传导阻滞

房室传导阻滞(atrioventricular block，AVB)是临床上常见的一种心脏传导阻滞。通常分析 P 波与 QRS 波群的关系可以了解房室传导情况。房室传导阻滞可发生在不同水平：在房内的结间束(尤其是前结间束)传导延缓，即可引起 PR 间期延长；房室结和希氏束是常见的发生传导阻滞的部位；若左、右束支或三支(左束支的前、后分支及右束支)同时出现传导阻滞，则也归于房室传导阻滞。阻滞部位越低，潜在节律点的稳定性越差，危险性也就越大。准确地判断房室传导阻滞发生的部位，需要借助于希氏束(His bundle)电图。房室传导阻滞多数由器质性心脏病所致，少数可见于迷走神经张力增高的正常人。

(1)一度房室传导阻滞：心电图主要表现为 PR 间期延长。在成人若 PR 间期＞0.20 s(老年人 PR 间期＞0.22s)，或对 2 次检测结果进行比较，心率没有明显改变，而 PR 间期延长超过 0.04 s，则可诊断为一度房室传导阻滞(图 6－77)。PR 间期可随年龄、心率的变化而变化，故诊断标准需相适应。

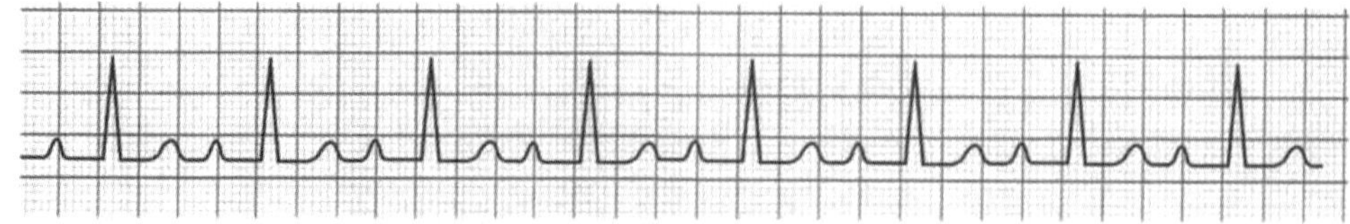

图 6－77　一度房室传导阻滞

(2)二度房室传导阻滞：心电图主要表现为部分 P 波后 QRS 波群脱漏，可分为以下 2 种类型。①二度Ⅰ型房室传导阻滞(称 Morbiz Ⅰ型)：表现为 P 波规律地出现，PR 间期逐渐延长(通常每次延长的绝对增加值多呈递减)，直到 P 波下传受阻，脱漏 1 个 QRS 波群，漏搏后房室阻滞得到一定改善，PR 间期又趋缩短，之后又逐渐延长，如此周而复始地出现，称为文氏现象。通常以 P 波数与 P 波下传数的比例来表示房室传导阻滞的程度，例如，4∶3传导表示 4 个 P 波中有 3 个 P 波下传心室，而只有 1 个 P 波不能下传(图 6-78)。②二度Ⅱ型房室传导阻滞(称 Morbiz Ⅱ型)：表现为 PR 间期恒定(正常或延长)，部分 P 波后无 QRS 波群(图 6-79)。一般认为，绝对不应期延长为二度Ⅱ型房室传导阻滞的主要电生理改变，且发生阻滞部位偏低。连续出现 2 次或 2 次以上的 QRS 波群脱漏(例如，呈 3∶1、4∶1传导的房室传导阻滞)，称为高度房室传导阻滞(图 6-80)。

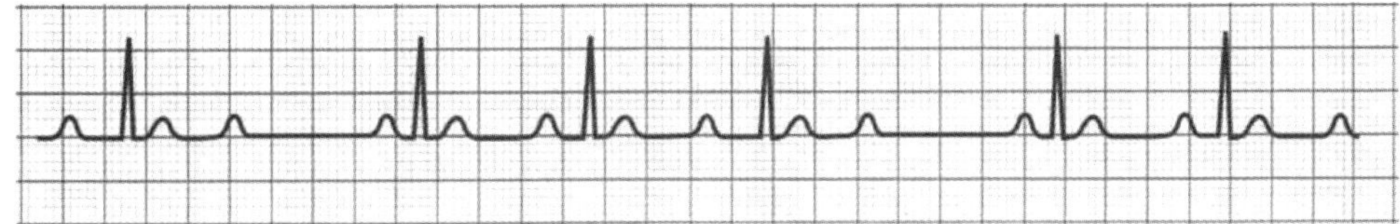

图 6-78　二度Ⅰ型房室传导阻滞

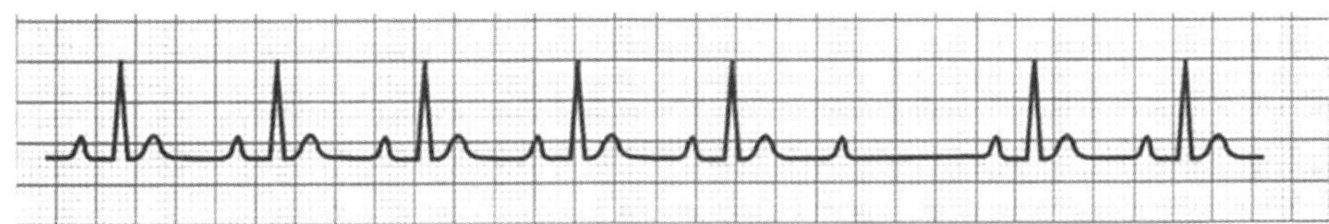

图 6-79　二度Ⅱ型房室传导阻滞

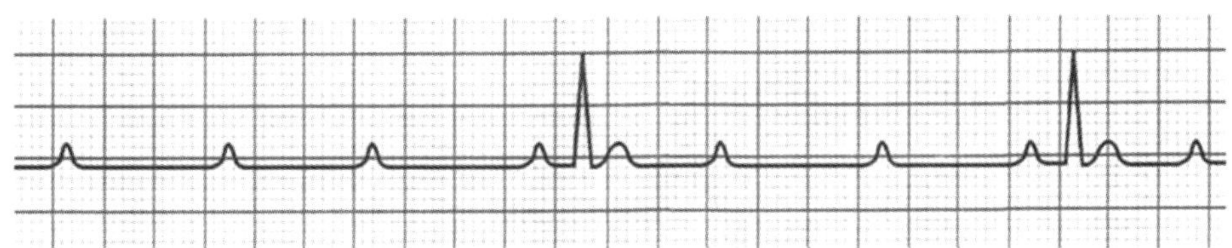

图 6-80　高度房室传导阻滞

二度Ⅰ型房室传导阻滞较二度Ⅱ型房室传导阻滞和高度房室传导阻滞常见。前者多为功能性损害，病变大多位于房室结或希氏束的近端，预后较好；后者多为器质性损害，病变大多位于希氏束的远端或束支部位，易发展为完全性房室传导阻滞，预后较差。

(3)三度房室传导阻滞：又称完全性房室传导阻滞(图 6-81)。当来自房室交界区以上的激动完全不能通过阻滞部位时，在阻滞部位以下的潜在起搏点就会发放激动，出现房室交界性逸搏心律(QRS 波群形态正常，频率一般为 40～60 次/分，见图 6-82)或室性逸搏心律(QRS 波群形态宽大、畸形，频率一般为 20～40 次/分，见图 6-83)，以房室交界性逸搏心律为多见。如出现室性逸搏心律，则往往提示发生阻滞的部位较低。发生三度房室传导阻滞时，心房与心室分别由 2 个不同的起搏点激动，各保持自身的节律，在心电图上表现为 P 波与 QRS 波群毫无关系(PR 间期不固定)，心房率快于心室率。

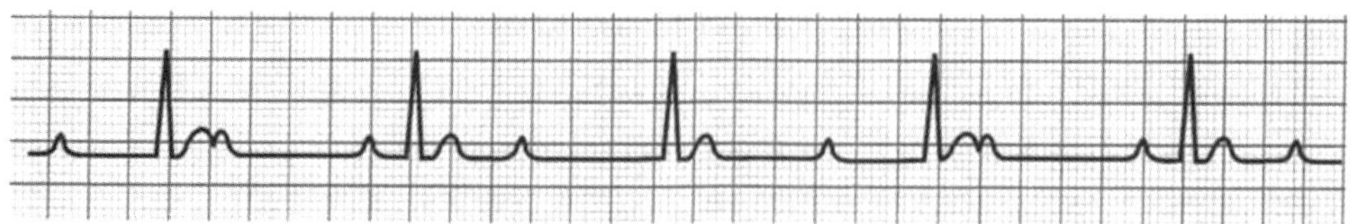

图 6-81 三度房室传导阻滞

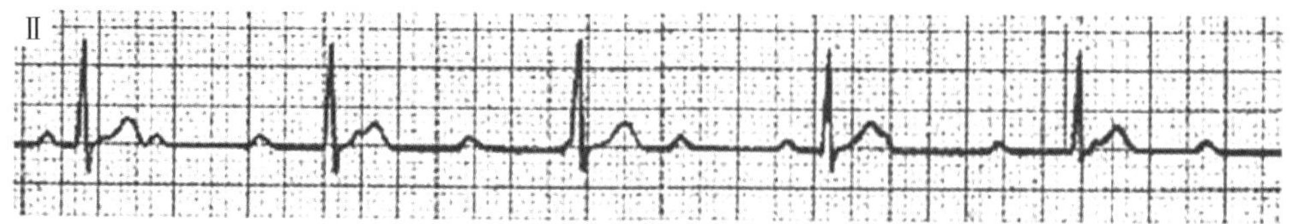


图 6-82 三度房室传导阻滞，房室交界性逸搏心律

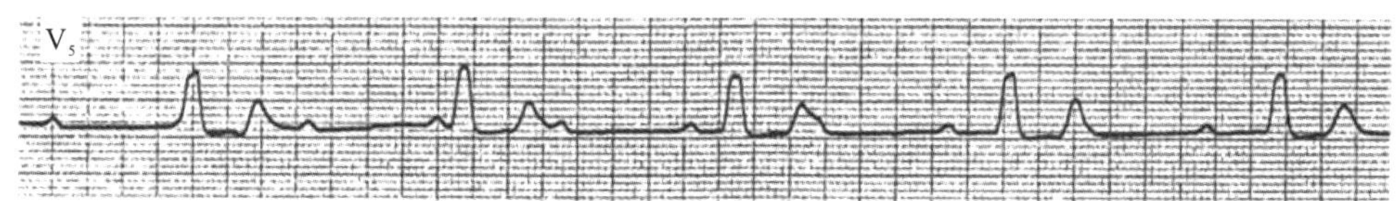


图 6-83 三度房室传导阻滞，室性逸搏心律

4. 室内传导阻滞

室内传导阻滞指室上性的激动在心室内(希氏束分叉以下)传导过程中发生异常，从而导致 QRS 波群时限延长及形态发生改变。这种心室内传导异常可以长期恒定不变，可以为暂时性、亦可以呈频率依赖性(仅在快频率或慢频率情况下发生)。

希氏束穿膜进入心室后，在室间隔上方分为右束支和左束支，分别支配右心室和左心室。左束支又分为左前分支和左后分支。它们可以分别发生不同程度的传导障碍(图 6-84)。当发生一侧束支传导阻滞时，激动从健侧心室跨越室间隔后缓慢地激动阻滞一侧的心室，在时间上可延长 40～60 ms。根据 QRS 波群的时限是否≥0.12 s，可

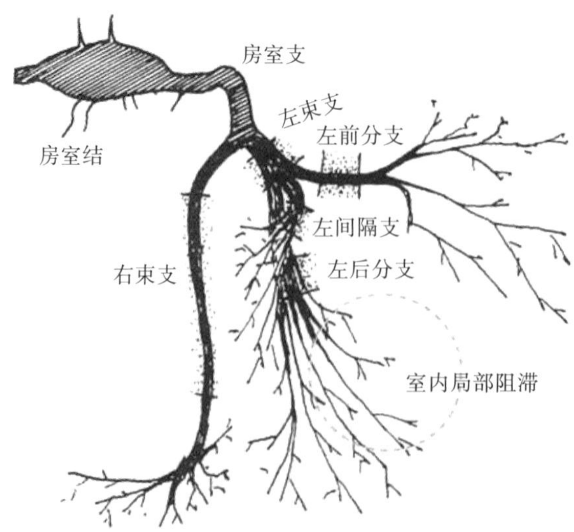


图 6-84 束支传导阻滞可能发生的部位

将束支传导阻滞分为完全性束支传导阻滞和不完全性束支传导阻滞。所谓完全性束支传导阻滞，并不意味在该束支上激动绝对不能传导，只要两侧束支激动的传导时间差超过 40 ms，延迟传导一侧的心室就会被对侧传导过来的激动所激动，从而表现出完全性束支传导阻滞的图形改变。左、右束支及左束支分支不同程度的传导障碍，还可分别构成不同组合及复杂的束支传导阻滞类型。

(1)右束支传导阻滞(right bundle branch block，RBBB)：右束支细长，主要由左前降支供血，其不应期一般比左束支长，发生阻滞较多见。右束支传导阻滞既可以发生在各种器质性心脏病患者身上，也可发生在健康人身上。当发生右束支传导阻滞时，心室除极仍始于室间隔中部，自左向右方向除极，接着通过浦肯野纤维正常快速地激动左心室，最后通过缓慢的心室肌传导激动右心室。因此，QRS 波群前半部接近正常，主要表现在后半部 QRS 波群时间延迟、形态发生改变(图 6－85)。

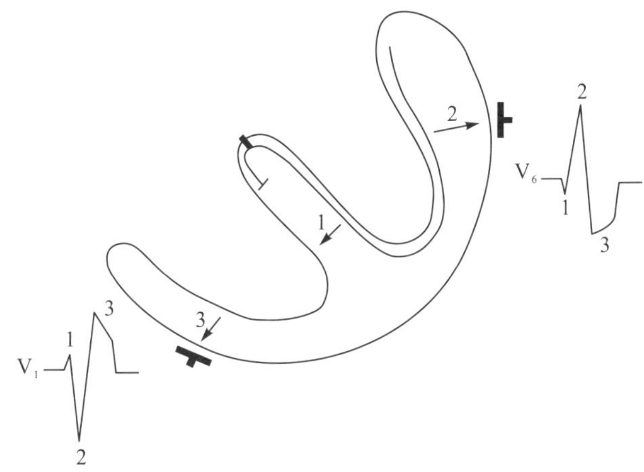


图 6－85 右束支传导阻滞 QRS 波群形态示意图

完全性右束支传导阻滞的心电图表现：①成人 QRS 波群时间≥12 s；② $V_1$ 或 $V_2$ 导联 QRS 波群呈 rsR′型或 M 形，此为最具特征性的改变；Ⅰ、$V_5$、$V_6$ 导联 S 波增宽且有切迹，其时限≥0.04 s，aVR 导联呈 QR 型，其 R 波宽且有切迹；③ $V_1$ 导联 R 峰时间＞0.05 s；④ $V_1$、$V_2$ 导联 ST 段轻度压低，T 波倒置，Ⅰ、$V_5$、$V_6$ 导联 T 波方向与终末 S 波方向相反，仍为直立(图 6－86)。当发生右束支传导阻滞时，在不合并左前分支传导阻滞或左后分支阻滞的情况下，QRS 心电轴一般仍在正常范围。

若 QRS 波群形态和完全性右束支传导阻滞相似，但 QRS 波群时间＜0.12 s，则应诊断为不完全性右束支传导阻滞。

在存在右束支传导阻滞的情况下，若出现心电轴明显右偏(＞＋110°)，$V_1$ 导联 R 波振幅明显增高(＞1.5 mV)，$V_5$、$V_6$ 导联的 S 波明显加深(＞0.5 mV)，则提示可能合并右心室肥厚。

(2)左束支传导阻滞(left bundle branch block，LBBB)：左束支粗且短，由双侧冠状动脉分支供血，不易发生传导阻滞。如有发生，则大多为器质性病变所致。当发生左束支传导阻滞时，激动沿右束支下传至右心室前乳头肌根部才开始向不同方向扩布，引起心室除极顺序从开始就发生一系列改变。因初始室间隔除极变为右向左方向除极，故导致Ⅰ、$V_5$、$V_6$ 导联正常室间隔除极波(q 波)消失；因左心室除极不是通过浦肯野

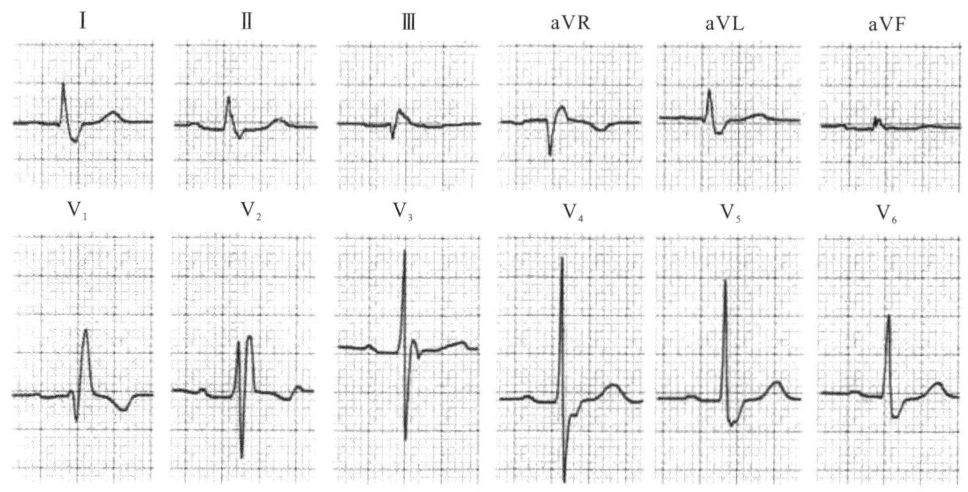


图 6-86　完全性右束支传导阻滞

纤维激动，而是通过心室肌缓慢传导激动，故心室除极时间明显延长；心室除极向量主要向左后，其 QRS 波群向量中部及终末部除极过程缓慢，使 QRS 波群主波（R 或 S 波）增宽、粗钝或有切迹（图 6-87）。

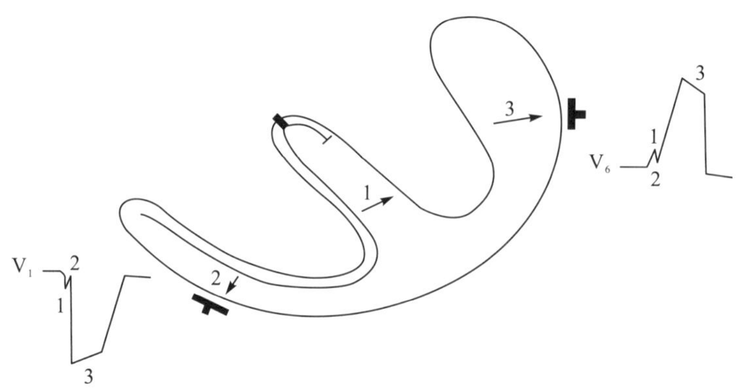


图 6-87　右束支传导阻滞 QRS 波群形态示意图

完全性左束支传导阻滞的心电图表现：①成人 QRS 波群时间≥0.12 s；②$V_1$、$V_2$导联呈 rS 波（其 r 波极小，S 波明显加深增宽）或呈宽而深的 QS 波；Ⅰ、aVL、$V_5$、$V_6$导联 R 波增宽、顶峰粗钝或有切迹；③Ⅰ、$V_5$、$V_6$导联 q 波一般消失；④$V_5$、$V_6$导联 R 峰时间>0.06 s；⑤ST-T 方向通常与 QRS 波群主波方向相反（图 6-88）。有时在 QRS 波群为正向（R 波为主）的导联上亦可表现为直立的 T 波。当发生左束支传导阻滞时，QRS 波群心电轴既可以在正常范围或向左上偏移，也可以出现心电轴右偏。

若 QRS 波群时间<0.12 s，则应诊断为不完全性左束支传导阻滞，其图形与左心室肥厚的心电图表现十分相似，对二者的鉴别有时比较困难。

(3)左前分支传导阻滞（left anterior fascicular block，LAFB）：左前分支细长，支配左心室左前上方，主要由左前降支供血，易发生传导障碍。当发生左前分支传导阻滞时，心脏激动沿左后分支下传，首先使左心室后下壁除极，QRS 波群初始向量朝向右下方，在 0.03 s 之内由右下转向左上，然后使左心室前上壁除极。当发生左前分支

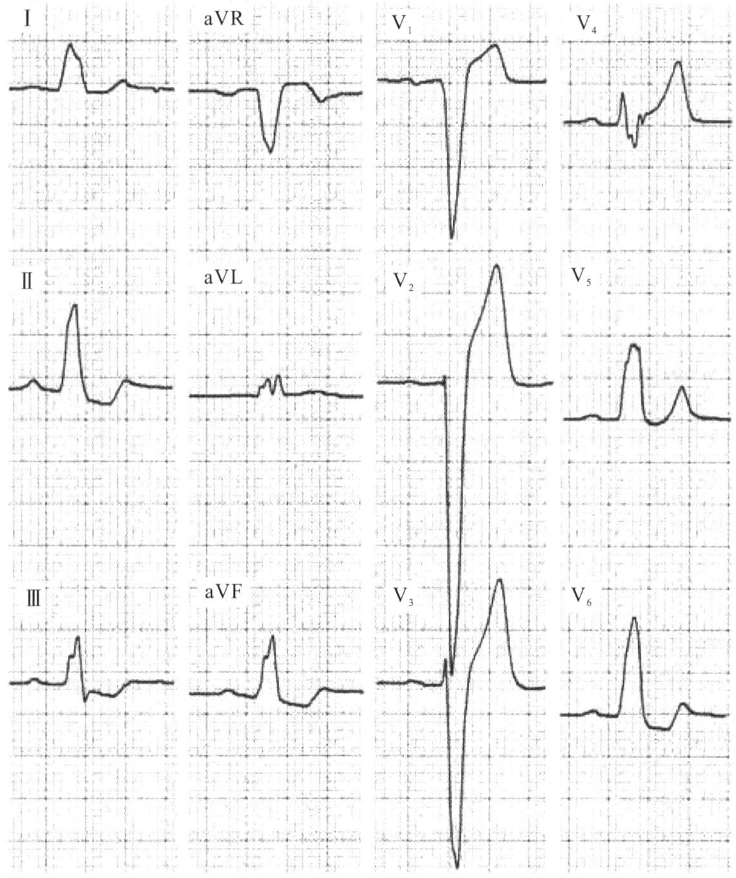


图 6-88 完全性左束支传导阻滞

传导阻滞时，QRS 波群主向量朝向左上方(图 6-89)。因为激动仍然通过传导系统扩布，所以 QRS 波群时限仅轻度延长。

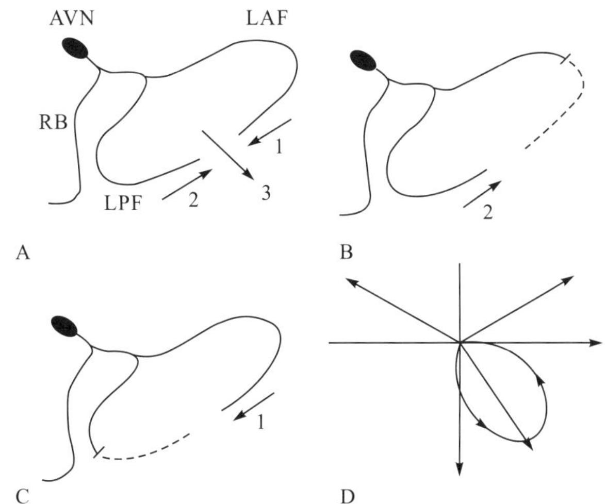


AVN：房室结。RB：右束支。LAF：左前分支。LPF：左后分支。

图 6-89 左前分支传导阻滞和左后分支传导阻滞 QRS 波群向量偏转示意图

左前分支传导阻滞的心电图表现：①QRS 波群心电轴左偏，在－45°～－90°；②Ⅱ、Ⅲ、aVF 导联 QRS 波群呈 rS 型，Ⅰ、aVL 导联 QRS 波群呈 qR 型；③aVL 导联 R 峰时间≥45 ms；④QRS波群时间轻度延长，但小于 0.12 s(图 6－90)。

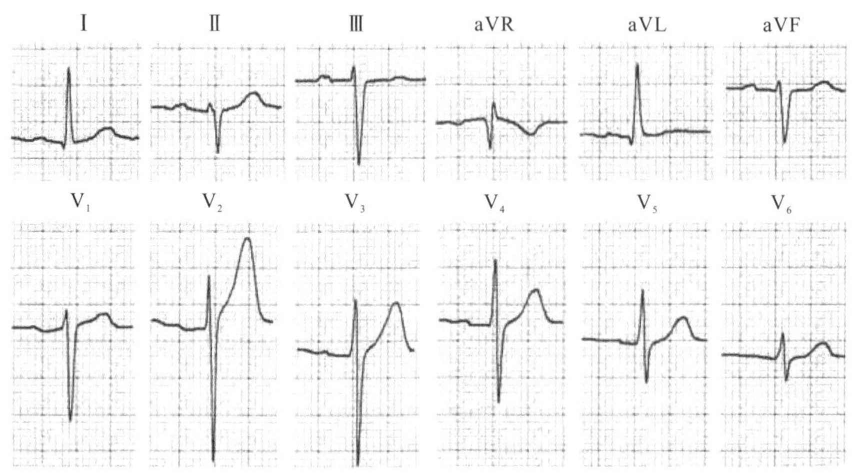


图 6－90　左前分支传导阻滞

需要注意的是，左前分支传导阻滞可引起胸导联 R 波递增不良，表现如下：①$V_5$、$V_6$导联 S 波加深(受 QRS 波群终末朝上向量的影响)，易被误认为合并有右心室肥厚；②偶尔 $V_1$导联呈 QS 型(受 QRS 波群初始朝下向量的影响)，易被误认为合并有前间壁心肌梗死。

(4)左后分支传导阻滞(left posterior fascicular block，LPFB)：左后分支较粗，向下向后散开分布于左心室的膈面，具有双重血液供应，因此，左后分支传导阻滞比较少见。当发生左后分支传导阻滞时，心脏激动沿左前分支下传，首先使左心室前上壁除极，QRS 波群初始向量朝向上方，然后使左心室后下壁除极。当发生左后分支传导阻滞时，QRS 波群主向量位于右下方(图 6－91)。因为激动仍然通过传导系统扩布，所以 QRS 波群时限仅轻度延长。

左后分支传导阻滞的心电图表现：①QRS 心电轴右偏在，＋90°～＋180°；②Ⅰ、aVL 导联 QRS 波群呈 rS 型，Ⅲ、aVF 导联 QRS 波群呈 qR 型；③QRS 波群时间轻度延长，但小于 0.12 s(图 6－91)。临床上诊断左后分支传导阻滞时，应首先排除引起心电轴右偏的其他原因。

(二)生理性干扰与脱节

因为正常的心肌细胞在一次兴奋后具有较长的不应期，所以对于 2 个相近的激动，前一激动产生的不应期必然影响后面激动的形成和传导，这种现象称为干扰。心脏 2 个不同起搏点并行产生激动，并引起一系列干扰的过程，称为干扰性房室脱节(interference atrioventricular dissociation)。干扰所致心电图的许多变化特征(如传导延缓、中断、房室脱节等)与传导阻滞的图形相似，对其必须与病理性传导阻滞相鉴别。干扰是一种生理现象，常可使对心律失常的分析变得更加复杂。干扰可以发生在心脏的各个部位，最常见的部位是房室交界区。房性期前收缩的代偿间歇不完全(窦房结内干扰)，房性期前收缩本身的 P′R 间期延长，间位性期前收缩或室性期前收缩后的窦性 PR 间期延长

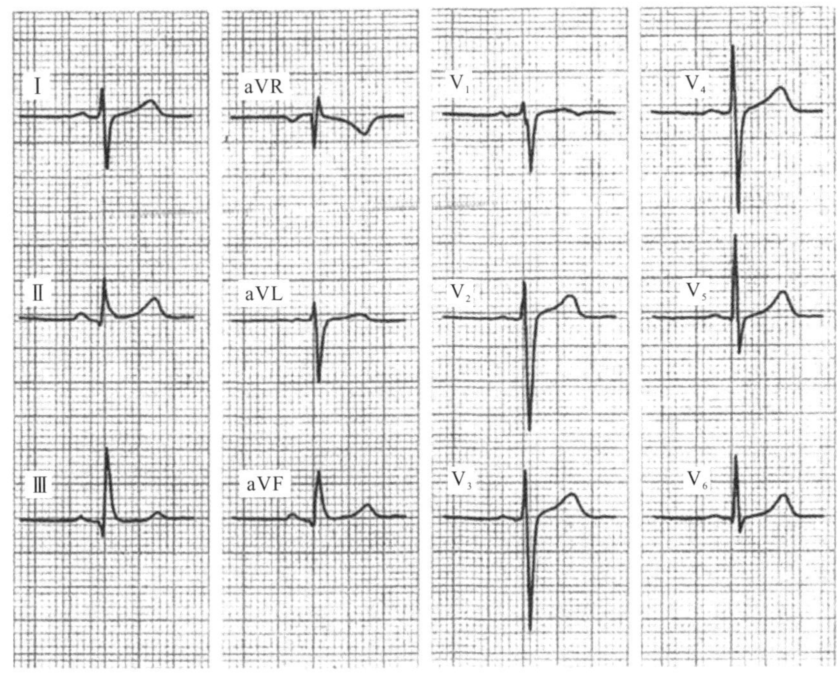


图 6-91　左后分支传导阻滞

等，均属干扰现象。

## (三)传导途径异常

传导途径异常主要表现为预激综合征(pre-excitation syndrome)。预激综合征是指在正常的房室结传导途径之外，沿房室环周围还存在附加的房室传导束(旁路)。预激综合征有以下类型。

### 1. WPW 综合征

WPW 综合征(Wolff-Parkinson-While syndrome)又称经典型预激综合征，为显性房室旁路传导。其解剖学基础为房室环存在直接连接心房与心室的一束纤维(Kent 束)。窦房结激动或心房激动可经传导很快的旁路纤维下传，预先激动部分心室肌，同时经正常房室结途径下传并激动其他部分心室肌，形成特殊的心电图特征：①PR 间期缩短，$<0.12$ s；②QRS 波群增宽，$\geqslant 0.12$ s；③QRS 波群起始部有预激波(delta 波)；④P-J 间期一般正常；⑤出现继发性 ST-T 改变(图 6-92)。需要注意的是，心电图

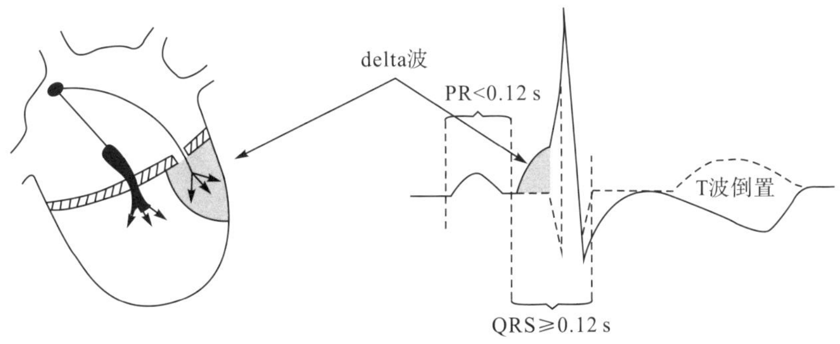


图 6-92　WPW 综合征特殊的心电图特征

delta 波的大小、QRS 波群的宽度及 ST－T 改变的程度与预激成分的多少有关，少数预激综合征患者的 QRS 波群时间可小于 0.12 s。

根据 $V_1$ 导联 delta 波极性及 QRS 波群主波方向可对旁路进行初步定位。如 $V_1$ 导联 delta 波正向且以 R 波为主，则一般为左侧旁路(图 6－93)；如 $V_1$ 导联 delta 波负向或 QRS 波群主波以负向波为主，则一般为右侧旁路(图 6－94)。

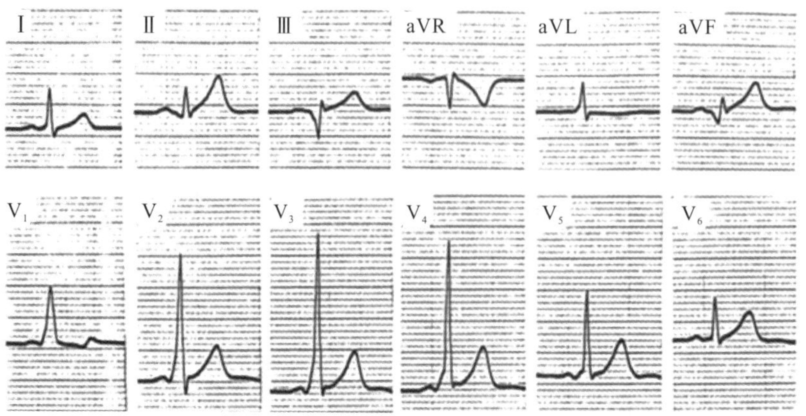


图 6－93　WPW 综合征(左侧旁路)

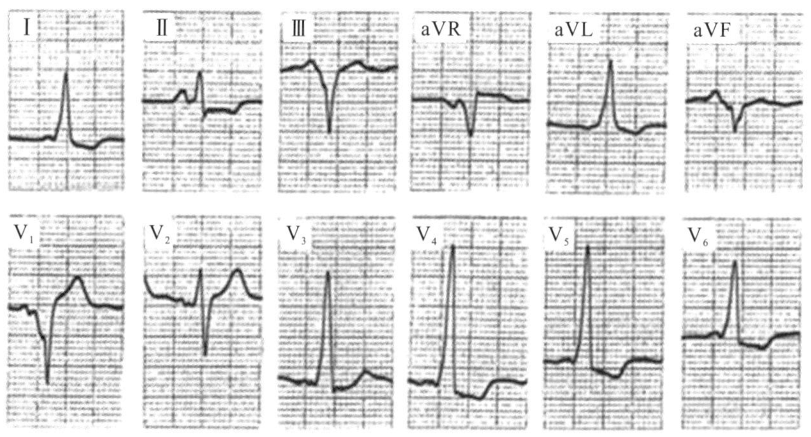


图 6－94　WPW 综合征(右侧旁路)

部分患者的房室旁路没有前向传导功能，仅有逆向传导功能，心电图上 PR 间期正常，QRS 波群起始部无预激波，但可反复发作 AVRT，此类旁路被称为隐匿性旁路。

**2. LGL 综合征**

LGL 综合征(Lown－Ganong－Levine syndrome)又称短 PR 综合征。目前 LGL 综合征的解剖生理有 2 种解释：①存在绕过房室结传导的旁路纤维 James 束；②房室结较小，发育不全，或房室结内存在 1 条传导异常快的通道，可引起房室结加速传导。其在心电图上表现为 PR 间期＜0.12 s，但 QRS 波群起始部无预激波。

**3. Mahaim 型预激综合征**

Mahaim 纤维具有类房室结样特征，传导缓慢，呈递减性传导，是一种特殊的房室旁路。此类旁路只有前传功能，没有逆传功能。其在心电图上表现为 PR 间期正常或长于正常值，QRS 波群起始部可见预激波。Mahaim 型旁路可以引发宽 QRS 波群心动过速并呈左束支传导阻滞图形。

预激综合征多见于健康人，其主要危害是常可引发房室折返性心动过速。WPW 综合征如合并心房颤动，则还可引起快速的心室率，甚至引发心室颤动，属一种严重的心律失常类型(图 6－95)。近年来，采用导管射频消融术已可对预激综合征进行根治。

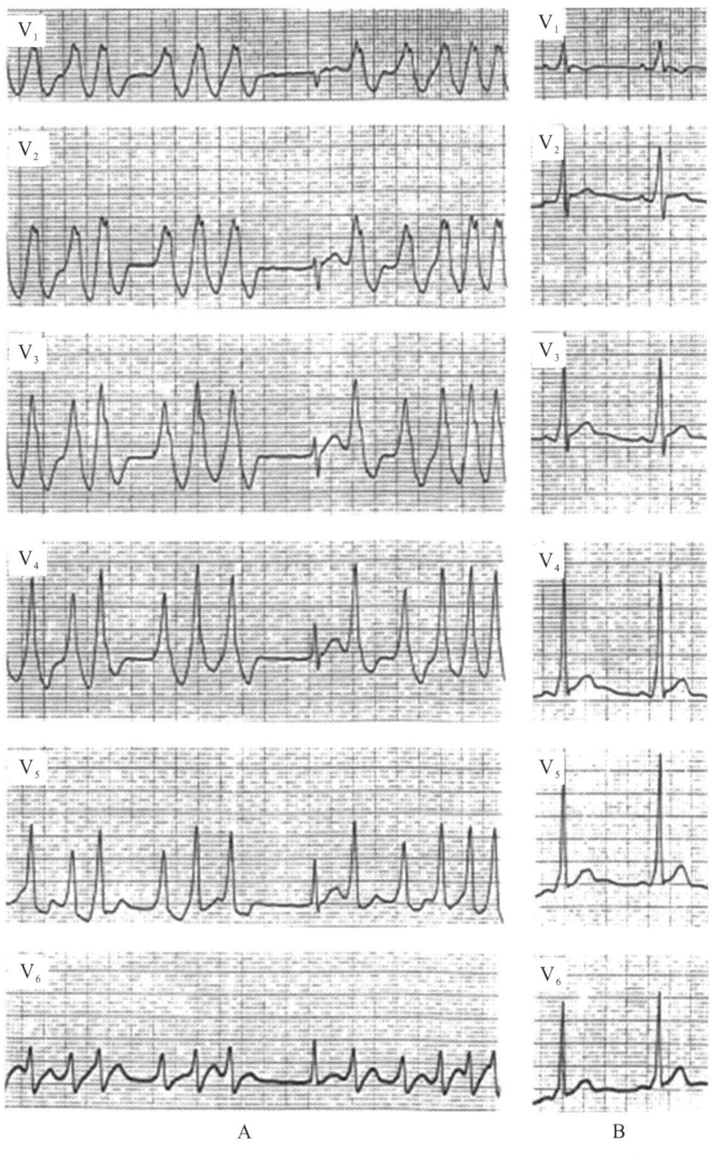


A. 发生心房颤动时的心电图；B. 窦性心律时的心电图显示预激图形。

图 6－95 预激综合征合并心房颤动

# 第七节 电解质紊乱和药物影响

## 一、电解质紊乱

电解质紊乱(electrolytes disturbance)是指血清电解质浓度的增高与降低，无论是增高，还是降低，都会影响心肌的除极、复极及激动的传导，并可反映在心电图上。需要强调的是，心电图虽有助于对电解质紊乱的诊断，但由于受其他因素的影响，心电图改变与血清中的电解质水平并不完全一致。例如，同时存在各种电解质紊乱时，它们又可互相影响，加重或抵消心电图改变。因此，应密切结合病史和临床表现进行判断。

### (一)高钾血症

高钾血症(hyperkalemia)引起的心电图变化见图 6－96。细胞外血钾浓度超过 5.5 mmol/L,致使 QT 间期缩短和 T 波高尖，基底部变窄；当血清钾深度＞6.5 mmol/L 时，QRS 波群增宽，PR 间期及 QT 间期延长，R 波电压降低及 S 波加深，ST 段压低。当血清钾浓度＞7 mmol/L 时，QRS 波群进一步增宽，PR 间期及 QT 间期进一步延长；P 波增宽，振幅降低，甚至消失，有时窦房结仍在发出激动，激动沿 3 个结间束经房室交界区传入心室，因心房肌受抑制而无 P 波，这被称为窦室传导。在高钾血症的最后阶段，宽大的 QRS 波群甚至与 T 波融合，呈正弦波。高钾血症可引起室性心动过速、心室扑动或颤动，甚至心脏停搏。高钾血症的心电图表现见图 6－97。

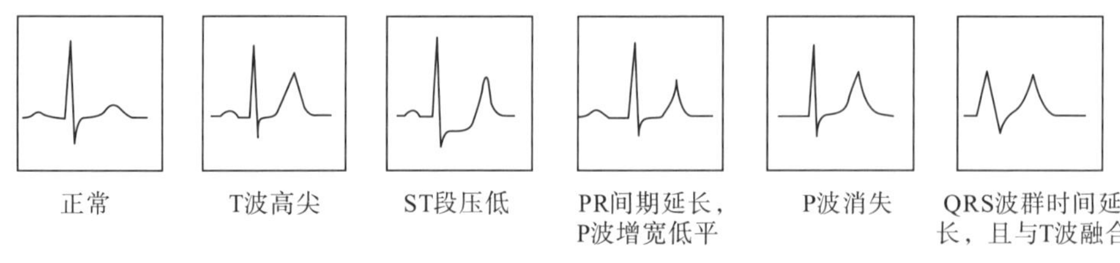


图 6－96 高钾血症引起的心电图变化

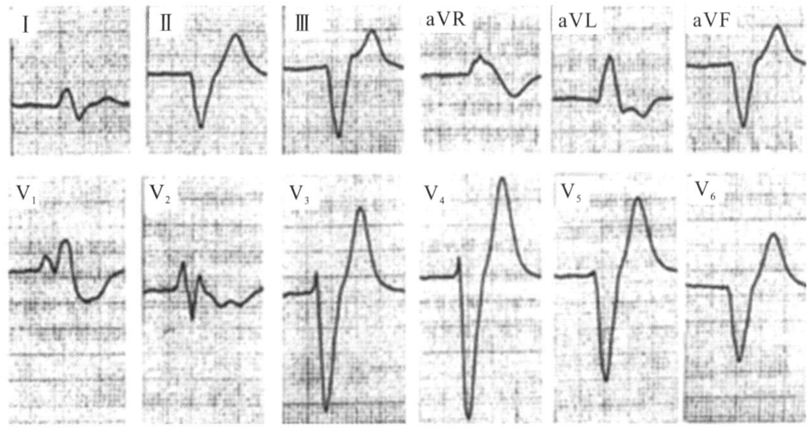


图 6－97 高钾血症(血清钾浓度为 8.5 mmol/L)的心电图表现

### (二)低钾血症

低钾血症(hypokalemia)引起的心电图变化见图 6－98。其典型改变为 ST 段压低，T 波低平或倒置，u 波增高(u 波振幅＞0.1 mV，或 u/T＞1，或 T－u 融合、双峰)，QT 间期一般正常或轻度延长，表现为 QT－u 间期延长(图 6－99)。明显的低钾血症可使 QRS 波群时间延长，P 波振幅增高。低钾血症可引起房性心动过速、室性异位搏动、室性心动过速、室内传导阻滞及房室传导阻滞等各种心律失常。

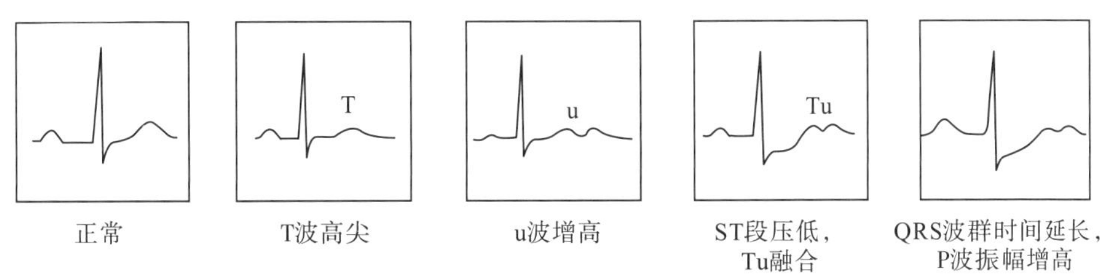


图 6－98 低钾血症引起的心电图变化

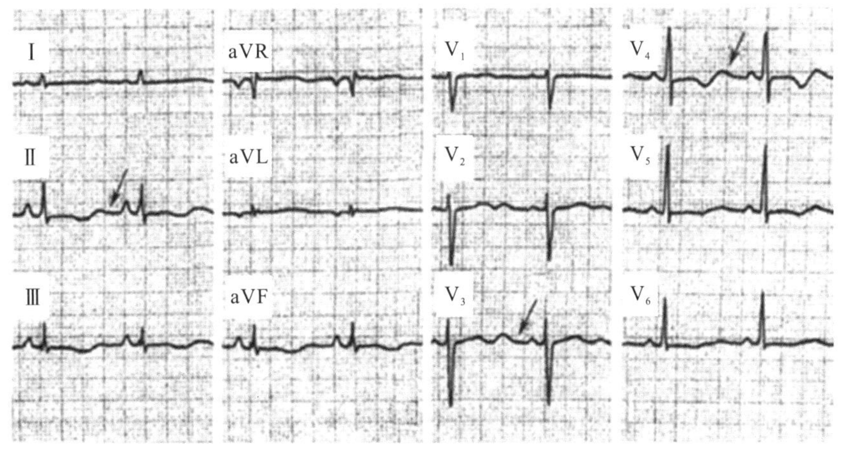


图 6－99 低钾血症(血清钾浓度为 2.1 mmol/L，箭头指示 u 波，QT－u 间期为 0.70 s)的心电图表现

### (三)高钙血症和低钙血症

高钙血症的主要心电图改变为 ST 段缩短或消失，QT 间期缩短(图 6－100)。严重高钙血症(如快速静脉注射钙剂时)可引发窦性停搏、窦房传导阻滞、室性期前收缩、阵发性室性心动过速等。低钙血症的主要改变为 ST 段明显延长，QT 间期延长，直立 T 波变窄、低平或倒置，一般很少发生心律失常(图 6－101)。

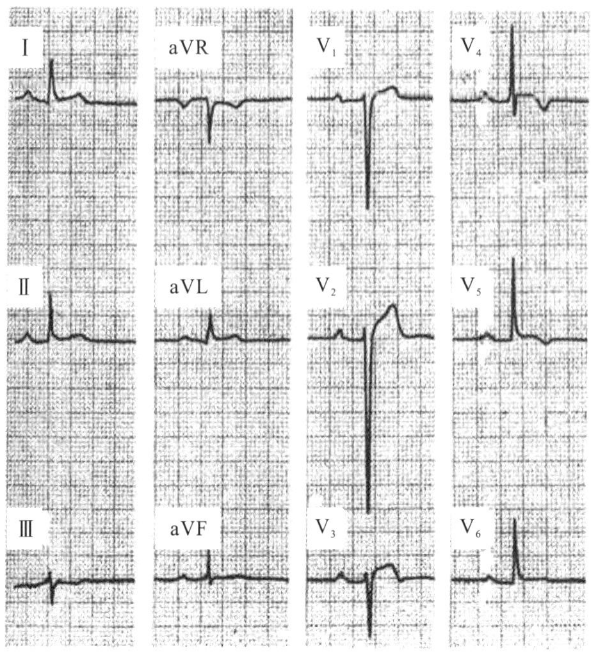


图 6-100　高钙血症(血清钙浓度为 3.8 mmol/L，QT 间期为 0.30 s)的心电图表现

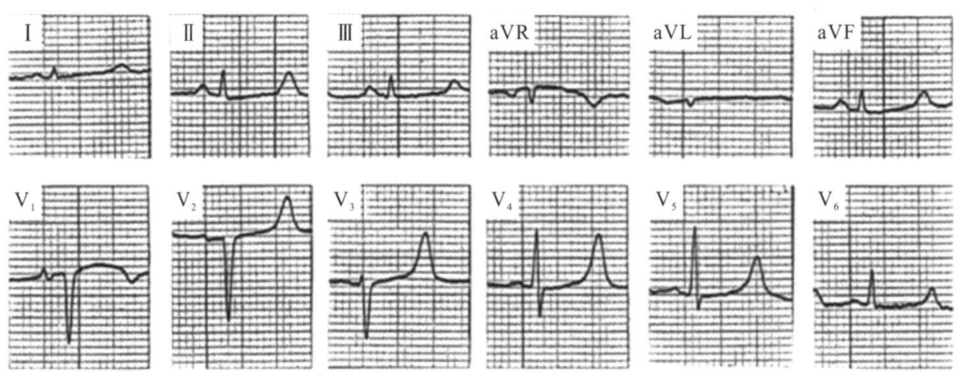


图 6-101　低钙血症(血清钙浓度为 1.46 mmol/L，QT 间期为 0.46 s)的心电图表现

## 二、药物影响

### (一)洋地黄对心电图的影响

#### 1. 洋地黄效应

洋地黄效应(digitalis effect)：洋地黄直接作用于心室肌，使动作电位的 2 位相缩短甚至消失，并减少 3 位相坡度，因而动作电位时程缩短，引起如下心电图特征性表现：①ST 段下垂型压低；②T 波低平、双向或倒置，双向 T 波往往是初始部分倒置，终末部分直立变窄，ST-T 呈鱼钩型；③QT 间期缩短。上述心电图表现常为已经接受洋地黄治疗的标志，即已经产生洋地黄效应(图 6-102)。

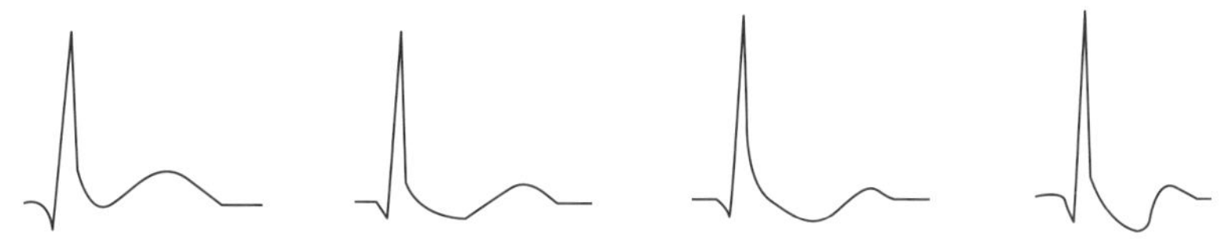

图 6－102 洋地黄引起 ST－T 变化，逐渐形成特征性的 ST－T 改变(鱼钩型)

**2. 洋地黄中毒**

洋地黄中毒(digitalis toxicity)患者可以有胃肠道症状和神经系统症状，但出现各种心律失常是洋地黄中毒的主要表现。常见的心律失常有频发性(二联律或三联律)及多源性室性期前收缩，严重时，可出现室性心动过速(特别是双向性心动过速)，甚至心室颤动。房室交界性心动过速伴房室脱节、房性心动过速伴不同比例的房室传导阻滞，也是常见的洋地黄中毒的表现。洋地黄中毒还可造成房室传导阻滞，若出现二度或三度房室传导阻滞，则是洋地黄严重中毒的表现。另外，洋地黄中毒后，也可引发窦性停搏或窦房传导阻滞、心房扑动、心房颤动等。

### (二)奎尼丁对心电图的影响

奎尼丁属ⅠA 类抗心律失常药物，对心电图有较明显的作用。摄入奎尼丁治疗剂量时的心电图表现：①QT 间期延长；②T 波低平或倒置；③u 波增高；④P 波稍宽，可有切迹，PR 间期稍延长。奎尼丁中毒时的心电图表现：①QT 间期明显延长；②QRS波群时间明显延长(用药过程中，QRS 波群时间不应超过原来的 25%，如达到 25%，则应立即停药)；③各种程度的房室传导阻滞、窦性心动过缓以及窦性停搏或窦房阻滞；④各种室性心律失常，严重时，可发生扭转型室性心动过速，甚至因心室颤动而引起晕厥和突然死亡。

### (三)其他药物对心电图的影响

胺碘酮及索他洛尔等可使 QT 间期延长。

# 第八节 心电图的分析方法和临床应用

## 一、心电图的分析方法

必须强调的是，要充分发挥心电图检查在临床诊断中的作用，单纯地死记硬背某些心电图诊断标准或指标数值是不行的，甚至会发生误导。只有熟练地掌握心电图分析的方法和技巧，并善于将心电图的各种变化与具体病例的临床情况密切结合起来，才可能对心电图做出正确的诊断和解释。

### (一)结合临床资料的重要性

心电图记录的只是心肌激动的电学活动，心电图检测技术本身存在一定的局限性，并且还受到个体差异等的影响。许多心脏疾病，特别是早期阶段，心电图可以正常。多种疾病可以引起同一种图形改变，如心肌病、心肌炎、脑血管意外等都可能出现异常 Q 波，不可轻易诊断为心肌梗死，又如 $V_5$ 导联电压增高，在正常青年人的心电图上仅能提示为高电压现象，而对长期高血压或瓣膜病患者，就可作为诊断左心室肥厚的依据之一。因此，在检查心电图前，应仔细阅读申请单，必要时，应亲自询问病史和做必要的体格检查。对心电图的各种变化应密切结合临床资料，才能得出正确的解释。

### （二）对心电图描记技术的要求

心电图机必须保证经放大后的电信号不失真。采样率、频率响应、阻尼、时间常数、走纸速度、灵敏度等各项性能指标应符合规定的标准和要求。描记时，应尽量避免干扰和基线漂移。心电图检查应常规描记 12 导联的心电图，以避免遗漏某些重要信息。描记者应了解临床资料及掌握心电图分析的基本方法。应根据临床需要及心电图变化，决定描记时间的长短和是否加做导联。例如，疑有右心室肥厚或右心室心肌梗死时，应加做 $V_3R \sim V_5R$ 导联；怀疑后壁心肌梗死时，应加做 $V_7 \sim V_9$ 导联。对于心律失常，要取 P 波清晰的导联，描记长度最好能达到重复显示具有异常改变的周期。对胸痛时描记心电图发现有 ST－T 异常改变者，一定要在短期内重复描记心电图，以便证实是否为急性心绞痛发作所致等。

### （三）熟悉心电图的正常变异

分析心电图时，必须熟悉心电图的正常变异。例如，P 波一般偏小，常无意义；儿童 P 波偏尖；由于体位和节律点位置的关系，当Ⅲ、aVF 导联 P 波低平或轻度倒置时，只要Ⅰ导联 P 波直立，aVR 导联 P 波倒置，则并非异常；QRS 波群振幅随年龄的增加而递减；儿童右心室电位常占优势；横位时，Ⅲ导联易见 Q 波；当出现顺钟向转位时，$V_1$ 甚至 $V_2$ 导联可出现 QS 波形；呼吸可导致交替电压现象；青年人易见 ST 段斜形轻度抬高；有自主神经功能紊乱者（尤其是女性），可出现 ST 段压低、T 波低平或倒置；体位、情绪、饮食等也常引起 T 波振幅减低；儿童和妇女 $V_1 \sim V_3$ 导联的 T 波倒置机会较多等。

### （四）心电图的具体分析方法

在进行心电图分析的时候，首先，应该关注走纸速度和标准电压，前述分析心电图的诸多方法和心电图波形，均是在走纸速度为标准 25 mm/s 的情况下获得的，若心电图的走纸速度发生变化，则相应的心电图波形也会有适当的改变；其次，可以按照心电图波形产生的顺序来分析，具体分析顺序如下。

**1. 心率的计算**

心率的计算对于临床决策及处理至关重要，大概的心率计算方法可以按照心脏节律规整或不规整分别加以计算。

**2. P 波的分析**

（1）分析心电图是否存在窦性 P 波，并分析窦性 P 波相关的异常心电图，包括窦性心动过速，窦性心动过缓，左、右心房肥大等。

（2）分析心电图是否存在非窦性 P 波，并分析非窦性 P 波相关的异常心电图，包括房性期前收缩、房性逸搏、房室交界性期前收缩、房室交界性逸搏等。

（3）分析心电图是否没有 P 波，并分析没有 P 波的异常心电图，包括房室交界性期前收缩、房室交界性逸搏、窦性停搏、窦房传导阻滞、心房颤动、心房扑动等。

**3. PR 间期的分析**

（1）当 PR 间期延长时，可能存在房室传导阻滞。

（2）当 PR 间期缩短时，可能存在预激综合征。

4. QRS 波群的分析

(1)分析正常 QRS 波群的形态及电压特点。

(2)借助 QRS 波群进行心电轴偏转的判断。

(3)借助 QRS 波群电压的变化进行心室肥厚的判断。

(4)分析增宽的 QRS 波群，如室性期前收缩、室性逸搏、室内传导阻滞。

(5)分析无正常 QRS 波群，如心室扑动、心室颤动。

5. ST 段的分析

(1)ST 段抬高的分析

(2)ST 段压低的分析。

6. T 波的分析

(1)T 波高尖的分析。

(2)T 波低平的分析。

(3)T 波倒置的分析。

7. 影响因素

分析电解质及药物对心电图的影响。这种分析方法的优点在于可以收集足够多的心电图信息，避免对异常心电图的漏诊。另外，对分析的最后结果，还要反过来看其与临床是否有明显不符合的地方，并提出适当的解释。原则上能用一种道理解释的不要设想过多的可能性；应首先考虑常见的诊断，从临床角度出发，心电图诊断要顾及治疗和患者的安全。

## 二、心电图的临床应用

心电图主要反映心脏激动的电学活动，因此，对各种心律失常和传导障碍的诊断及分析具有十分肯定的价值，到目前为止，尚没有任何其他检查方法能替代心电图在这方面的作用。心电图是诊断急性心肌缺血和心肌梗死的快速、简便、可靠且实用的方法。在诊断和指导治疗遗传性心律失常(如先天性长 QT 间期综合征、Brugada 综合征、儿茶酚胺敏感性多形性室性心动过速等)方面，心电图发挥着重要作用。房室肥大、药物和电解质紊乱都可引起一定的心电图变化，有助于诊断。心电图对心包炎、心肌病、心肌炎、肺栓塞、慢性肺源性心脏病、各种先天性心脏病等也有其特定的诊断价值。进行心脏电生理检查时，常需要与体表心电图进行同步描记。在帮助判断电生理现象和辅助诊断瓣膜活动、心音变化、心肌功能状态等方面，心电图不能提供直接判断，但作为心动周期的时相标记，可为其他检查提供重要的辅助手段。目前，除了循环系统疾病外，心电图已广泛应用于各种危重患者的抢救、手术麻醉、用药观察，航天人员的心电监测，登山人员心电监测等过程中。

## 复习思考题

1. 心率正常时，成人的 PR 间期为________。

2. $V_1$ 导联电极安放的位置为________。

3. 小儿心电图的特点是心率较成人快，PR 间期较成人短，QTc 间期较成人长，P 波的时限较成人短，QRS 波群图形呈________室占优势，________波变异大。

4. 心肌梗死的损伤型改变在心电图上主要表现为(　　)。

A. R 波电压降低　　B. 异常 Q 波

C. T 波直立、高耸　　D. ST 段抬高

E. T 波呈对称性

5. 双侧心室肥大的心电图表现不包括(　　)。

A. 只显示左心室肥大　　B. 只显示右心室肥大

C. 同时显示双心室肥大　　D. 大致正常

E. 显示左、右心房肥大

6. 心脏转位的判断依据为(　　)。

A. P 波的时间和振幅　　B. QRS 波群的时间和振幅

C. T 波的时间和振幅　　D. ST 段的偏移

E. QRS 波群在胸导联的演变

7. 心房颤动与心房扑动的心电图表现各有哪些?

8. 房性早搏的心电图特征有哪些?

9. 病例分析

(1)患者，男，60 岁，心前区疼痛 12 h。心电图检查：窦性心律，心率 70 次/分，PR 间期 0.18 s；QT 间期 0.4 s，QRS 波群时间 0.09 s，心电轴不偏，$V_1$～$V_3$ 导联呈 QS 型，ST 段呈弓背向上样抬高 0.2～0.4 mV，T 波直立。对该患者的诊断是什么?诊断的依据是什么?这样的 ST 段改变还可见于哪些疾病(至少说出 3 种)?

(2)患者，男，59 岁，突发上腹痛，伴胸闷、气急，既往有高血压史多年，常有劳累后胸骨后痛。体格检查：血压 180/100 mmHg，心率 90 次/分，心律齐，两肺呼吸音清。心电图检查：Ⅱ、Ⅲ、aVF 导联 ST 段弓背向上抬高。对该患者最可能的诊断是什么?其典型演变的特点是什么?

# 第七章

# 内镜检查

内镜(endoscope)泛指经各种管道进入人体，以观察人体内部状况的医疗仪器。利用内镜的检查称为内镜检查术(endoscopy)。部分内镜借助附件可实现疾病治疗，如胃镜下止血术、结肠镜下腺瘤切除术、支气管镜下异物取出术、膀胱镜下碎石术、腹腔镜下胃癌根治术等。

## 一、概述

### (一)内镜的发展历程

内镜的发展历经了200多年历史。1806年，有医师开始试着借助烛光和反射镜观察膀胱的内部；1869年，Kussmaul受到欧洲吞剑术的启发，发明了胃镜的雏形，并借助它通过人的口腔进入胃内进行观察；1908年，David使用改进的新型光源成功进行人体宫腔镜检查；1910年和1912年，Jacobeus因分别实施了胸腔镜检查及腹腔镜检查而享誉一时。

20世纪60年代，柱状透镜使内镜的影像品质大幅提升，而Basil Hirschowitz发明了一种导光性优良的玻璃纤维，使内镜进化到纤维内镜(光源和影像均由光纤传递，镜身可弯曲)时代；20世纪70至80年代，出现了各种革新的内镜附件，各类内镜下微创治疗的手术由此开创，第1例腹腔镜胆囊切除术于1984年完成；20世纪90年代，电荷耦合器件(charge coupled device，CCD)被用于内镜影像传送，宣告电子内镜时代的到来，从此医师可以将内镜影像传到监视器上进行检查和治疗；同时期，内镜下微创治疗手术蓬勃发展，与很多传统手术相比，其创伤小，患者舒适性更好、恢复更快。

21世纪以来，诞生了第1款可用于胃肠道检查的无线胶囊内镜，随后各公司陆续进行改良，推出了磁控胶囊内镜、结肠胶囊内镜等；而达芬奇手术机器人系统的推出拓展了手术应用范围，使手术精度得以提高，其已越来越多地被用于泌尿外科手术、心脏外科手术、腹部外科手术和妇科手术等的过程中。

### (二)内镜的构造与分类

内镜的构造较为复杂，主要包括光源(照明系统)、影像传输系统和工作孔道。光源(照明系统)通过光线系统将光线导入体内，照亮所要看的部位；影像传输系统多利用内镜头端的CCD将数字化的影像信息传至屏幕；工作孔道是内镜内附有的管道，既可以通过冲水或空气使视野清晰，也可以供手术器械进出操作。

内镜可分为软式内镜和硬式内镜2种。软式内镜多通过人体弯曲的自然腔道进行疾病的诊治，具体包括上消化道内镜(经口腔)、下消化道内镜(经肛门)、喉镜和气管镜(经鼻或经口)、膀胱镜(经尿道口)等；硬式内镜多在较直的腔道中应用，如耳内镜(经外耳道)、阴道镜(经阴道口)、肛镜(经肛门)等。另外，在没有自然腔道的地方，也可通过穿刺等方法建立孔道，用于硬式内镜手术治疗，常见的有腹腔镜、胆道镜、胸腔镜、关节镜和神经内镜等。与硬式内镜相比，软式内镜的优点是弯曲度大，使用单一内镜即可完成深部空腔脏器内的诸多诊治操作，但弯曲钳道的器械操作难度较大，也不便于多孔道协同操作，因此难以完成复杂的手术操作。

(三)内镜与疾病诊治

在诊断方面，内镜与传统的影像学(如B超、CT、MRI等)相比有诸多特点，具体如下。①直接成像：分辨率高，可3D成像，病变"所见即所得"。②辅助成像：通过放大、染色或电子染色等，可更好地判断黏膜病变的性质，通过超声内镜可观察黏膜下层或者邻近管腔的病变。③利于病变暴露：可通过充气、牵拉或局部清理暴露病变，受胃肠道蠕动和内容物的影响相对较小。④利于病变活检：可在直视下或者超声内镜引导下更方便地完成病变的活检，有利于进行病理组织学或细胞学诊断。目前，内镜检查仍是人体自然腔道内黏膜病变诊断的"金标准"。

在治疗方面，软式内镜的活检孔道最粗可达4.2 mm，通过其活检孔道可送入丰富的附件(如钛夹、透明帽、套扎器、注射针、穿刺针、各类切开和扩张装置等)，可对出血、狭窄、异物、结石、早期肿瘤性病变、感染坏死灶等实现较为复杂的治疗。因操作简便、微创的特点，软式内镜已经成了诸多疾病治疗的范式。借助硬式内镜则可以更好地进行多器械协同操作，其在各学科得到了广泛应用，可完成最为复杂的手术操作(如腹腔镜下胰十二指肠切除术等)，在很多疾病的治疗中体现出了优势。

随着内镜系统和器械的研发、内镜诊治技术和理念的进步，内镜的诊断逐步走向智能化和无线化，AI技术的加持使得初级医生的诊断水平得以提高。而内镜下治疗的微创化代表了外科手术的重要方向，将有更加广阔的应用前景。

## 二、上消化道内镜检查

上消化道内镜最常见的是胃镜，它是应用最早、开展最广泛的内镜。胃镜也称为食管胃十二指肠镜，借助它可完成对食管、胃及十二指肠球、降部管腔的检查。常用胃镜的工作部长度约为1.1 m，直径约为9 mm。胃镜检查是上消化道腔内病变检查最准确的方法，但与B超、CT、钡餐等相比，属于有创的检查，因此，只有当患者的症状、体征、实验室检查、常规影像检查不能明确病变性质的时候，才考虑进行胃镜检查。此外，胃镜检查也越来越多地被用于上消化道早癌的筛查。

(一)适应证

胃镜检查的适应证包括筛查、诊断、治疗和随访等几大方面，具体如下。

**1. 筛查**

筛查45～70岁人群的上消化道早癌。

**2. 诊断**

(1)不明原因的上消化道症状(如吞咽困难、上腹痛、出血、呕吐)的检查。

(2)X线钡餐、B超等影像学检查不能确诊或解释的上消化道病变的诊断。

(3)肿瘤标志物癌胚抗原(CEA)、糖类抗原199(CA199)等不明原因浓度升高的判断。

3. 治疗

开展取异物、止血、早癌切除、狭窄扩张等治疗。

4. 随访

随访胃溃疡、肠化生、Barrett 食管、食管癌术后等情况。

### (二)禁忌证

胃镜检查的禁忌证是相对的，需要权衡风险和获益，慎重选择。其禁忌证具体包括以下几点。

(1)严重心、肺、全身疾病或血流动力学不稳定状态，如严重心律失常、心力衰竭、心肌梗死急性期、主动脉瘤、严重呼吸衰竭、支气管哮喘发作期等，或休克、昏迷等危重状态，必要时，需在麻醉医生监护下进行。

(2)神志不清、精神失常、不能合作或无法麻醉者。

(3)上消化道穿孔且不具备治疗条件时、严重咽喉部狭窄等。

(4)对急性传染病一般应暂缓检查，对病毒感染或病原携带者应进行特殊的消毒处理。

### (三)内镜检查过程

1. 检查前准备

(1)检查前禁食 8 h。对有上消化道梗阻或胃排空延缓者，应考虑禁食更长时间或进行胃管负压吸引。

(2)检查当天，对高血压药物一般常规服用，对降糖药物暂停使用。

(3)签署知情同意书。简要回顾病史及相关病历资料，了解胃镜检查的适应证，了解有无危险性及禁忌证。

(4)镇静或麻醉：完成相应的麻醉前准备，对部分患者提前评估心肺功能。由麻醉医生术中给予丙泊酚等药物，必要时，进行全身麻醉，以减少患者的不适感。

(5)药物：检查前，酌情使用利多卡因胃镜胶(咽喉局部麻醉和润滑)、二甲硅油去泡剂(去除气泡)、链蛋白酶(溶解黏稠胃液)、东莨菪碱(抗蠕动)等药物；因一些治疗性胃镜操作可能会增加出血风险，故需要询问抗凝药物的使用情况。

(6)检查胃镜及配件：注意光源、送水阀、送气阀及吸引装置、操纵部旋钮、水泵、活检钳等，检查监视器屏幕影像和内镜报告系统。进行治疗性操作前，需将相应器械准备齐全。内镜室还应具有监护设施、氧气及急救用品。

2. 检查要点

患者取左侧卧位，双腿屈曲，头垫低枕，佩戴牙垫。医生操控内镜，在直视下将胃镜经口插入咽部，缓缓沿咽后壁、梨状窝处插入食管，约进镜 40 cm 到达齿状线，后缓缓插入贲门，在胃底部略向左、向上可见胃体腔，推进至胃窦，通过幽门口进入十二指肠球部后，再将先端右旋向上，可到达十二指肠降段。开始退镜，逐段观察，配合注气、冲洗或吸引，逐一检查十二指肠、胃窦、胃角、胃体、胃底及食管各段，观察各部位管腔的大小、形态、黏膜皱襞、黏膜下血管、分泌物性状以及蠕动情况。可对发现的病变进行染色、局部放大、活检等检查。一般检查结束 2 h 后，可进食易消化的食物，麻醉胃镜检查当天不宜开车。

### (四)并发症

胃镜检查的并发症较少，主要为术后腹胀、咽部不适等，偶可见下颌关节脱臼、食管贲门黏膜撕裂、咽部损伤、误吸等。胃镜检查的严重并发症罕见，具体包括以下几点。

(1)心搏骤停、心肌梗死、脑卒中等：一旦发生，就应立即停止检查，积极处理。

(2)出血、穿孔：多与治疗性操作有关，偶尔由操作不当所致。

(3)感染：一般与治疗性操作相关，偶尔由内镜消毒不彻底所致。

### (五)常见上消化道疾病的内镜表现

胃镜下常见的疾病有慢性胃炎、溃疡和肿瘤，其次还有息肉、食管胃底静脉曲张、黏膜下肿瘤和憩室、食管裂孔疝等。

#### 1. 慢性胃炎

慢性胃炎可分为慢性非萎缩性胃炎和慢性萎缩性胃炎 2 种。前者表现为黏膜红斑、有出血点、粗糙、充血、水肿或渗出等；后者表现为黏膜红白相间，以白相为主，皱襞变平甚至消失，部分黏膜下血管显露，黏膜也可呈颗粒状或结节状改变。慢性胃炎可同时存在糜烂(平坦或隆起)、出血和胆汁反流。

#### 2. 溃疡

溃疡可位于食管、胃、十二指肠等部位。内镜下可分为活动期、愈合期和瘢痕期。①活动期：可见圆形或椭圆形凹陷，直径多为 0.5～1.5cm，底部覆以白苔、血痂或血凝块，周围黏膜充血、水肿、堤状隆起。②愈合期：溃疡缩小、变浅，其表面有薄白苔，边缘光滑整齐，周边水肿消失，再生上皮明显呈红色栅栏状，溃疡边缘可见黏膜皱襞向中央集中。③瘢痕期：溃疡消失，为再生上皮覆盖，黏膜发红，呈栅栏状，以向心性放射状排列。

#### 3. 肿瘤

我国是胃癌、食管癌高发区。胃癌分为进展期胃癌和早期胃癌两类。胃镜检查是最佳方法，对发现早期胃癌尤为重要。进展期胃癌可分为肿块型或隆起型、溃疡型、浸润溃疡型、弥漫浸润型四类。癌性溃疡一般较良性溃疡大而不规则、周边不整齐、底部不平，触之质硬，黏膜脆且易出血。弥漫浸润型胃癌患者的胃壁变得僵硬、增厚、扩张受限、缺乏蠕动，并形成皮革胃，易漏诊，一般需进行活检及病理检查，以明确诊断。

## 三、下消化道内镜检查

下消化道内镜检查最常见的为结肠镜检查，它是检查直肠、结肠(包括回肠末端)黏膜病变最准确的方法。

### (一)适应证

#### 1. 筛查

筛查 45～75 岁的结肠腺瘤或结肠癌。

#### 2. 诊断

诊断不明原因的腹部症状：腹痛、腹泻、便秘、腹部包块、便血；X 线钡餐、CT 等影像学不能确诊或解释的结直肠病变；CEA、CA199 等不明原因浓度升高的判断。

3. 治疗

进行治疗，如腺瘤切除、狭窄支架植入、止血等。

4. 随访

随访腺瘤切除术后、结肠癌术后、溃疡性结肠炎治疗后等情况。

### (二)禁忌证

(1)严重心肺功能衰竭、精神失常、昏迷或血流动力学不稳定者。

(2)肛门、直肠严重狭窄者，急性重度结肠炎、急性弥漫性腹膜炎、腹腔脏器穿孔、腹内广泛粘连者。

(3)妊娠期妇女。

同样，结肠镜的禁忌证是相对的，需要权衡利弊，慎重选择。

### (三)检查方法

1. 检查前准备

结肠镜检查前的准备过程与胃镜的雷同，主要区别在于肠道准备。良好的肠道准备是高质量结肠镜检查的必要条件。肠道准备有两大要点：饮食控制和使用泻药。在饮食控制方面，要求头一晚进食低渣流质饮食，禁止食用蔬菜、果皮、果核、海带等，检查当天禁食，对部分肠道准备困难者(如高龄、便秘、糖尿病患者)可适当延长饮食控制的时间。在使用泻药方面，最常用的是复方聚乙二醇电解质溶液，其特点是对电解质影响小，适用于所有人群，但用量较大，一般用量为 3000 mL 左右，推荐检查前一晚和检查当天分 2 次服用。其他可选的泻药包括匹可硫酸钠、聚乙二醇-抗坏血酸复合制剂、硫酸镁、番泻叶等，其用量较少、耐受性更好，但需注意潜在的电解质紊乱、肾损伤等副作用。

2. 检查方法要点

结肠镜的操作比胃镜的困难，操作过程中需要注意避免持续给气、盲目滑镜等操作。患者一般取左侧卧位，双腿屈曲。遵照循腔进镜原则，少量注气，减少成袢，适时解袢，回拉保持镜身轴向和自由度。当碰到进镜困难时，可通过腹部按压或变换体位等操作辅助进镜。

到达回盲部的标志为可见阑尾开口和回盲瓣，还可进行回肠末端的观察。退镜操作要求时间大约 6 min；退镜时，需要环视肠壁，结合适量注气、抽气，逐段仔细观察；需要重视皱襞后、转弯部位或未见到结肠全周的肠段；应调整角度及进镜深度，甚至适当更换体位，重复观察。

### (四)并发症

下消化道内镜检查最多见的并发症为一过性腹痛，其与术中注气有关。使用二氧化碳有助于减少术后腹痛情况。其他较为罕见但严重的并发症包括：①肠穿孔后，可出现急性弥漫性腹膜炎表现，X 线腹部透视可见膈下有游离气体；②心搏骤停、心肌梗死、脑卒中等心脑血管意外；③其他包括出血、肠系膜撕裂、胰腺炎、肠梗阻加重等。对并发症要做到早期发现、早期处理，尽可能减少不良后果。

### (五)结直肠疾病的内镜诊断

结直肠的常见病变包括炎症、溃疡、肿瘤和憩室等。

1. 炎症

炎症可由多种原因引起，对形态改变必须结合病原学、病因学、病理学及临床表现才能做出诊断。

2. 溃疡

对溃疡性结肠炎在镜下可见黏膜广泛充血、水肿、糜烂或表浅溃疡，表面有脓苔和渗出物，形态多样，并伴炎性息肉形成。

3. 肿瘤

良性肿瘤以腺瘤、息肉多见，其大小、形态及有无蒂对选择合适的切除方式甚为重要。结肠癌或直肠癌部位组织表面发红、凹凸不平、多有糜烂或溃疡，周围黏膜呈环堤样不规则分布，触碰易出血，可累及部分肠壁及肠壁全周，对其进行病理活检是诊断的必要手段。

4. 憩室

憩室多在右半结肠被发现，表现为袋状凹陷，底部一般清洁，偶有粪渣残留。憩室也是下消化道出血的常见原因之一。

## 四、纤维支气管镜检查

纤维支气管镜检查是呼吸系统疾病诊疗的重要方法之一。纤维支气管镜管径细，可弯曲，易插入段支气管和亚段支气管。进行纤维支气管镜检查时，既可在直视下做活检或刷检，也可做支气管灌洗(bronchial lavage，BL)和支气管肺泡灌洗(bronchoalveolar lavage，BAL)。细胞学或灌洗液检查已成为支气管、肺和胸腔疾病诊断、治疗和抢救上的一项重要手段。

### (一)适应证

(1)不明原因咯血、需明确出血部位和咯血原因者，或原因和病变部位明确，但内科治疗无效，或因反复大咯血而不能行急诊手术且需局部止血治疗者。

(2)胸部X线或CT检查示肿块影、肺不张、阻塞性肺炎，疑为肺癌者；痰细胞学阳性的“隐性肺癌”者；性质不明的弥漫性病变、孤立性结节或肿块，需钳取或针吸肺组织做病理切片或细胞学检查者。

(3)原因不明的肺不张或胸腔积液、原因不明的喉返神经麻痹和膈神经麻痹、原因不明的干咳或局限性喘鸣、吸收缓慢或反复发作的肺炎。

(4)需用双套管吸取或刷取肺深部细支气管的分泌物做病原学培养，以避免口腔污染。

(5)支气管异物治疗、肺化脓症吸痰及局部用药、手术后痰液滞留吸痰、肺癌局部瘤体的放疗和化疗、球囊扩张、气管支架等。

(6)肺部手术术前评估。

### (二)禁忌证

(1)对麻醉药过敏者以及不能配合检查的受检者。

(2)有严重心肺功能不全、严重心律失常、频发心绞痛者，因全身状况极度衰弱而不能耐受检查者，主动脉瘤有破裂危险者。

(3)凝血功能严重障碍以致无法控制的出血倾向者。

(4)对新近有上呼吸道感染或高热、哮喘发作、大咯血者，需待症状控制后再考虑做纤维支气管镜检查。

(三)检查方法

1. 术前准备

术前向患者说明检查的目的、意义、大致过程和配合方法，以消除患者的顾虑，使检查顺利进行。签署知情同意书。受检者需有近期胸部X线片或胸部CT片，以确定病变位置。对有出血倾向者，需做凝血时间和血小板计数等检查。对年老体弱、心肺功能不佳者，需做心电图和肺功能检查。嘱术前受检者禁食4 h。术前半小时肌内注射阿托品0.5 mg和地西泮10 mg。

2. 局部麻醉

局部麻醉常用2%利多卡因溶液，既可对咽喉喷雾，也可在纤维支气管镜插入气管后滴入或经环甲膜穿刺注入。

3. 操作步骤

患者一般取平卧位，若不能平卧，则可取坐位。手术者用左手或右手持纤维支气管镜的操纵部，拨动角度调节环和钮，持镜经鼻或口腔插入，找到会厌与声门，观察声门的活动情况。当声门张开时，将镜快速送入气管，在直视下，在向前推进的同时观察气管内腔，达到隆突后，观察隆突形态。见到两侧主支气管开口后，先进入健侧，再进入患侧，依据各支气管的位置，拨动操纵部调节钮，依次插入各段支气管，分别观察支气管黏膜是否光滑，色泽是否正常，有无充血、水肿、渗出、出血、糜烂、溃疡、增生、结节与新生物，间嵴是否增宽，管壁有无受压，管腔有无狭窄等。对直视下的可见病变，先活检，再用毛刷刷取涂片，或将10 mL无菌生理盐水注入病变部位进行支气管肺泡灌洗，做细胞学或病原学检查。对某些肺部疾病，如肺泡蛋白沉积症，尚可进行支气管肺泡灌洗。

(四)并发症

纤维支气管镜检查一般并发症的发生率为0.3%，较严重并发症的发生率为0.1%，病死率为0.04%。其并发症的发生率与病例选择、操作者的技术水平有关。其主要并发症有喉痉挛、低氧血症、出血、气胸、术后发热等，偶见心搏骤停。

1. 喉痉挛

本症多为麻醉药所致的严重并发症，亦可在给支气管哮喘或慢性阻塞性肺疾病患者插镜时发生。除了喉痉挛外，还可出现抽搐、呼吸抑制，甚至心搏骤停。为防止该并发症的发生，术前一定要详细询问患者的药物过敏史以及基础疾病史。对有基础疾病者，最好给予氧气吸入。

2. 低氧血症

一般认为，插镜时80%左右的患者氧分压下降，其下降幅度在10 mmHg左右，操作时间越长，下降幅度越大。低氧血症可诱发心律失常、心肌梗死，甚至心搏骤停。

3. 出血

少量出血可自行或经局部注入止血药后停止，大出血时，除经纤维支气管镜及时负压吸引外，还需局部注入稀释的肾上腺素或凝血酶。不易经纤维支气管镜吸出时，应及时换气管插管或金属硬质直管支气管镜吸引，并及时采取全身的止血药物治疗。

4. 气胸

气胸主要由肺活检引起，也有少数发生在气管腔内直视下活检。对约50%的气胸患者，需进行胸腔闭式引流处理。

5. 术后发热

术后发热继发于肺部细菌感染、菌血症，偶尔也继发于术后致死性败血症。

### (五)常见疾病的诊断

1. 肺癌

纤维支气管镜检查可大大提高肺癌的确诊率，尤其是对于管内增殖型及管壁浸润型肺癌。钳检时，特别要注意第 1 次活检的钳夹，要求部位准确、钳夹肿瘤的基部。为提高诊断阳性率，可通过多种采样方法，如针吸、钳检、刷检和冲洗等。

2. 肺不张

肺不张常见的原因包括肿瘤、炎症和结核以及某些特殊病因，如血块、异物、外伤和胸腹手术后等。在临床工作中，医务人员发现了不少被 CT 诊断为“肿瘤”，而实为异物(骨头)的病例。

3. 咯血

纤维支气管镜检查可明确支气管可见范围内有无黏膜改变、管腔狭窄或小新生物以及出血的部位，同时可以清除血块、局部止血。但临床上对大咯血患者的纤维支气管镜检查的时机问题还存在争议。

4. 肺部感染

通过对纤维支气管镜冲洗液进行细菌培养，可为感染性疾病提供病原学诊断。

5. 弥漫性肺部间质性疾病

对弥漫性肺部间质性疾病，可通过经纤维支气管镜肺组织活检或肺泡灌洗液细菌培养来进行诊断。

6. 胸膜疾病

当胸腔积液细胞学检查和胸膜活检的结果不满意时，纤维支气管镜检查可提高诊断率，对于伴有咯血或肺部病变者，纤维支气管镜检查对诊断的价值优于胸膜活检。

## 复习思考题

1. 上消化道内镜多用于________、________、________等部位的病变检查和治疗。

2. 下列情况目前不适合选择结肠镜检查的是(　　)。

A. 60 岁无症状患者，一般状况良好

B. 35 岁男性，间断暗红色血便 1 周，既往体健

C. 23 岁女性，间断下腹痛、腹泻 3 个月余，保守治疗效果欠佳

D. 40 岁男性，右下腹痛伴发热 2 d，全腹肌紧张、反跳痛阳性。血压 80/50 mmHg

E. 以上情况都不适合

3. 病例分析：患者，男，25 岁，间断上腹痛 2 年，伴黑便 3 d。患者呈中上腹隐痛，间断发作，多于饥饿时出现，进食后缓解，无明显肩背部及后腰部放射痛。3 d 前，无明显诱因出现柏油样便，共 3 次，无明显血便。发病以来，无发热、呕吐、腹泻等不适。查体：生命体征平稳，剑突下轻压痛，无反跳痛，未触及明显包块，余无异常。根据上述病史，优先选择什么辅助检查?

# 第八章

# 三腔二囊管止血法

三腔二囊管止血法

## 一、概述

三腔二囊管止血法主要用于门静脉高压引起的食管胃底静脉曲张破裂出血的急救治疗。它是一种暂时性措施，可用于稳定患者的病情。放置三腔二囊管后，一般仍需联合其他更具针对性的治疗，如降低门脉压力的药物治疗、内镜治疗或 TIPS 治疗等，以达到确切止血的效果。三腔二囊管(图 8-1)是由位于体外的 3 个腔和体内的 2 个囊组成(图 8-2)。3 个腔分别为胃管腔、食管气囊腔、胃气囊腔。2 个囊分别为胃气囊和食管气囊。2 个囊充气后，体外牵拉可压迫胃底和食管的曲张静脉，以达到压迫止血的目的。

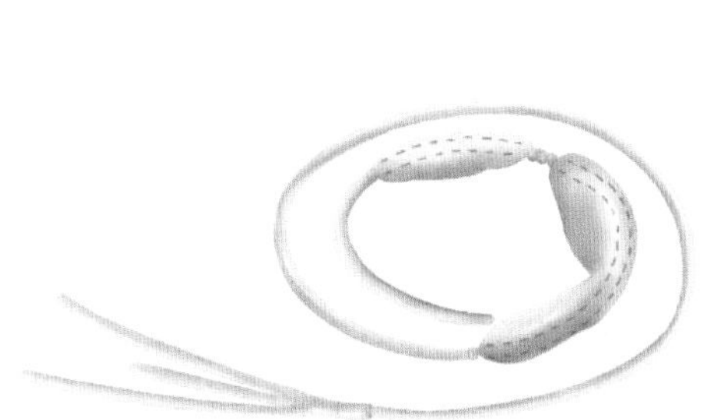

图 8-1　三腔二囊管的基本形态

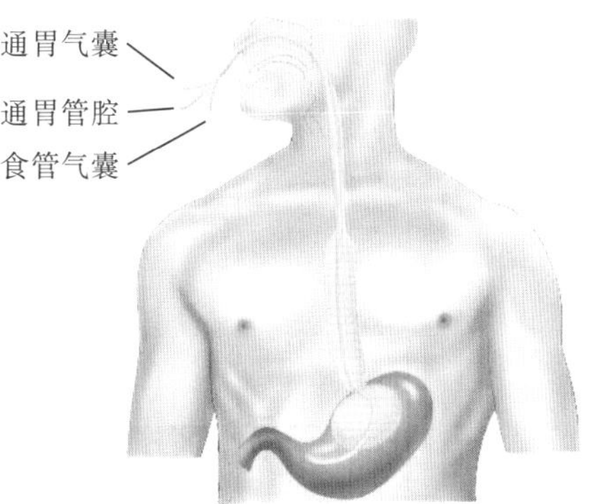


图 8-2　三腔二囊管的基本构造

## 二、适应证

三腔二囊管止血法的适应证为食管胃底静脉曲张破裂所致的大出血。

## 三、禁忌证

(1)严重的冠心病、高血压和心力衰竭患者。
(2)考虑有咽部、食管狭窄时。
(3)患者无法配合或者意识不清。

## 四、物品准备

物品准备：三腔二囊管、止血钳、血压计、50 mL 注射器、0.5 kg 重沙袋(或生理盐水瓶)、滑轮牵引装置(或外科绷带)、液状石蜡、宽胶布、无菌纱布、治疗盘等。

## 五、操作步骤

### (一)取得患者配合

做好个人防护，与患者沟通，取得其配合。对躁动不安或不合作者，可注射安定5～10 mg。清除患者鼻腔内的结痂及分泌物。

### (二)准备三腔二囊管

充气检查三腔二囊管是否通畅，双气囊有无漏气；找到管壁上45 cm、60 cm、65 cm三处的标记；确认食管气囊腔、胃气囊腔和胃管腔外口；抽尽双气囊内的气体，将液状石蜡涂抹在三腔二囊管的前端及双气囊表面。

### (三)插入三腔二囊管及气囊充气

(1)将三腔二囊管从患者鼻腔送入，到达咽部时，嘱患者吞咽，使三腔二囊管顺利送至65 cm标记处，如能由胃管抽出胃内容物(或注气听诊有气过水声)，则表示胃管端已至胃内。

(2)用注射器先向胃气囊内注入空气200～300 mL，用血管钳将此管腔钳夹住。

(3)将三腔二囊管轻轻向外牵拉，感觉有弹性阻力时，表示胃气囊已压于胃底部。再以0.5 kg重沙袋通过滑车持续牵引三腔二囊管，以达到充分压迫的目的。用记号笔在三腔二囊管近鼻孔处做标记。

(4)对经观察仍未能止血者，再向食管气囊内注入空气100～150 mL，然后钳夹住此管腔，以直接压迫食管下段的曲张静脉。

### (四)观察治疗效果

定时自胃管内抽吸胃内容物，以观察是否继续出血。也可自胃管给予局部止血药物(如去甲肾上腺素、冰盐水、局部用凝血酶等)进行治疗。

三腔二囊管的操作示意图见图8-3。

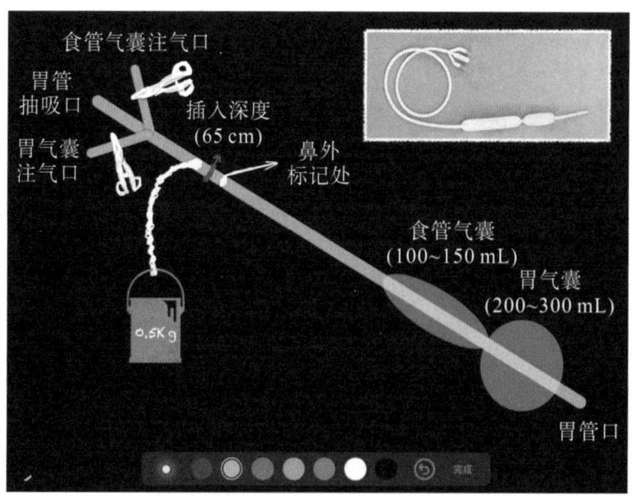


图8-3 三腔二囊管操作示意图

## 六、术后处理

(1)每 2～3 h 检查双气囊内压力 1 次，如压力不足，则应及时注气，以维持压力，防止在重物牵拉下外滑。

(2)每 8～12 h 对食管气囊放气并放松牵引 1 次，同时将三腔二囊管再稍深入，使胃气囊与胃底黏膜分离，放气前，先口服液状石蜡 15～20 mL，以防胃底黏膜与双气囊粘连或坏死。15～30 min 后，再对双气囊充气加压。

(3)对胃气囊可先压迫 24 h，之后每 12 h 放气 1 次，每次 15～30 min，直至出血停止。

(4)出血停止后，可再压迫 24 h，然后取下牵引装置，并对食管气囊和胃气囊放气，继续留置于胃内观察 24 h。如未再出血，则可嘱患者口服液状石蜡 15～20 mL，然后抽尽双气囊内的气体，缓缓将三腔二囊管拔出。

## 七、注意事项

(1)三腔二囊管仅为暂时性的止血措施，有较高的并发症发生率和再出血率，并且很多肝硬化患者还合并有其他并发症，因此，应根据患者的个体情况和其他止血方法的可行性进行综合评估选择。

(2)操作时及术后，注意监测生命体征，观察呼吸、循环情况，一旦患者出现明显的呼吸困难、烦躁不安、胸骨后不适或心律失常，就应注意是否为食管气囊压力过高(不可超过 45 mmHg)或胃气囊滑脱进入食管压迫气管(鼻孔外标记外移)，若有此情况，则需及时调整三腔二囊管的位置或压力。

(3)置管后，应嘱患者侧卧或将头偏向一侧，以利于排出咽喉部的分泌物或血液，防止发生误吸。

(4)放置三腔二囊管后，仍需积极联合其他更具针对性的治疗，如内镜下套扎、硬化剂或组织胶注射、介入下弹簧圈置入或 TIPS 等。

## 复习思考题

1. 患者首次应用三腔二囊管时，可以持续压迫________h。

2. Which is the correct order to operate Sengstaken－Blakemore tube?（　　）

A. lubrication—intubation—inject gas into gastric pouch—inject gas into esophageal pouch

B. intubation—lubrication—inject gas into gastric pouch—inject gas into esophageal pouch

C. lubrication—intubation—inject gas into esophageal pouch—inject gas into gastric pouch

D. intubation—lubrication—inject gas into esophageal pouch—inject gas into gastric pouch

E. intubation—lubrication—inject alcohol into gastric pouch—inject gas into esophageal pouch

3. 三腔二囊管止血法的适应证和禁忌证分别有哪些?

4. 将三腔二囊管插入气管后患者会有什么表现?

# 第九章

# 肺功能检查

肺功能检查是呼吸系统疾病的必要检查之一，对于早期检出肺、气管病变，评估疾病的病情严重程度及预后，评定药物或其他治疗方法的疗效，鉴别呼吸困难的原因，诊断病变部位，评估肺功能对手术的耐受力或劳动强度耐受力，对危重患者的监护等方面有重要的指导意义。肺功能检查是一种物理检查方法，对身体无任何损伤，无痛苦和不适。肺功能检查具有敏感度高、重复检测方便和患者易于接受等优点。与胸部X线片、CT等检查相比，肺功能检查更侧重于了解肺部的功能性变化，是呼吸系统疾病的重要检查手段。肺功能检查包括肺容积、通气、换气、血流和呼吸动力等项目。

## 一、适应证

### (一)诊断

鉴别呼吸困难的原因；鉴别慢性咳嗽的原因；用于诊断支气管哮喘、慢性阻塞性肺疾病等；用于胸、腹部手术的术前评估。

### (二)监测

监测药物及其他干预性治疗的反应；评估胸部手术后肺功能的变化；评估心肺疾病康复治疗的效果；进行公共卫生流行病学调查；开展运动、高原、航天和潜水等医学研究。

### (三)损害/致残评价

评价肺功能损害的性质和类型；评价肺功能损害的严重程度，判读预后；进行职业性肺疾病劳动力鉴定。

## 二、禁忌证

### (一)绝对禁忌证

近3个月患心肌梗死、脑卒中、休克；近1个月患严重心功能不全、严重心律失常、不稳定型心绞痛；近1个月发生大咯血；癫痫发作需要药物治疗；未控制的高血压(收缩压大于200 mmHg，舒张压大于100 mmHg)；主动脉瘤；严重的甲状腺功能亢进。

### (二)相对禁忌证

心率＞120次/分者；气胸、巨大肺大疱且不准备手术治疗者；孕妇；鼓膜穿孔者

(需堵塞耳道后测定)；近1个月有呼吸道感染者；免疫力低下者；患有呼吸道传染性疾病(如肺结核、流感、新型冠状病毒感染等)者。

## 三、肺功能检查操作

### (一)检查仪器准备

(1)肺功能仪器应满足一定的技术要求，可参考美国胸科协会(ATS)或欧洲呼吸学会(ERS)的标准。

(2)每次启动肺量计时，需经容量定标器定标，确保该肺量计工作正常(误差应小于等于3%)。在工作中发现，有些仪器使用一段时间后，会出现漂移的情况，导致检查结果误差增大，如不进行定标，则不能排除系统误差，最终可导致肺功能误诊。每天测试前，必须进行环境校准；每次开机后，必须进行容量定标；每周至少进行1次线性定标；如果中途更换或清洗传感器，则需要再次定标。

(3)做室内温度、气压、湿度等的校正，通常采用体温(37 ℃)、标准大气压(760 mmHg)、饱和水蒸气的气体状态做校正。因为气体容积易受这些因素的影响，所以对有些仪器，需人工输入检查当时的室内温度、气压、湿度等，以对上述因素进行校正。通常每次开机后，均需做饱和水蒸气的气体状态校正，对日间室温变化较大的实验室亦需做适时校正。

### (二)检查动作规范

肺功能检查需要指导者和受检者相互密切配合。

1. 指导者

指导者细心的解释和良好的示范是检查成功的关键环节，因此，指导者在做肺功能检查前，应受到严格的培训。在检查开始前，指导者应做好以下工作。

(1)详细询问受检者的病史、吸烟史、最近用药情况[包括使用的药物，是否使用影响支气管功能的支气管舒张剂(如肾上腺素能受体兴奋剂、胆碱能受体拮抗剂)、黄嘌呤类药物、支气管收缩剂(如肾上腺素能受体抑制剂等)；使用的剂量；使用的时间等]。需排除受试者是否有肺功能检查的禁忌证。

(2)为准确地得到受检者的肺功能预计值，测量其身高和体重时，应去鞋、轻衣测量。

(3)向受检者详细解释检查步骤及注意事项，务求让受试者理解为何需要其进行良好的配合。

(4)指导者示范完全吸气和用力连续呼气动作。检查时，指导者通过身体语言或用手按受检者的肩膀等提示有助于受检者的呼吸配合。在受检者接受检查时，指导者应不断提示和鼓励受检者，使其能按照指令完成用力呼吸动作。

2. 受检者

受检者的良好配合也是肺功能检查的关键一环。检查时，受检者取坐位并坐直，不能靠背，双脚着地，双目平视，避免头过后仰或低头俯身。正确的坐姿能使受检者取得最大的呼吸量。按指导者指令练习用力呼吸动作，掌握检查动作要领。如受检者不能很好地配合，则将使用力肺功能检查失去意义。用力呼吸对流量-容积曲线的影响见图9-1。

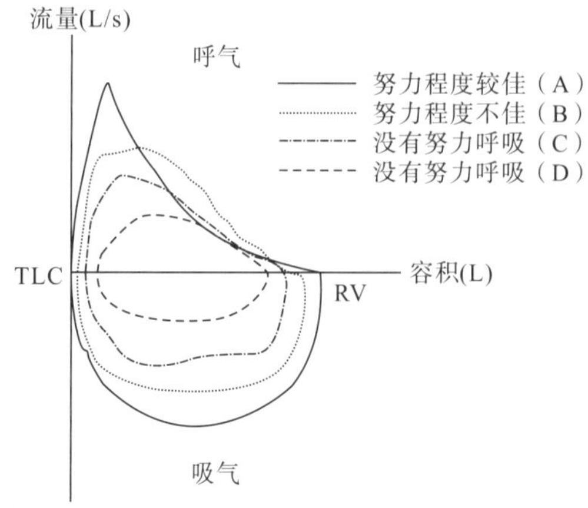


TLC：肺总量。RV：残气量。

图 9－1　用力呼吸对流量－容积曲线的影响

由图 9－1 可见，随着努力呼吸程度的加大，呼气早期的流量也逐渐增大。爆发呼气努力程度最佳者，呼气流量迅速上升至最大值，有尖峰出现(A)。爆发呼气努力程度较低者尖峰平顿(B)，甚至没有尖峰出现(C、D)。

### (三)肺功能检查的临床意义

**1. 健康者**

评价呼吸功能的基本状况。

**2. 患者**

明确通气功能障碍的程度和类型(表 9－1)。

表 9－1　通气功能障碍的类型

| 阻塞性 | 限制性 | 混合性 |
| --- | --- | --- |
| 慢性阻塞性肺疾病 | 重症肺炎 | — |
| 支气管哮喘 | 肺间质纤维化 | — |
| 大气道梗阻 | 急性呼吸窘迫综合征 | — |
| — | 胸膜肥厚 | — |
| — | 胸腔积液 | — |
| — | 胸廓、神经、肌肉疾病 | — |
| — | 腹内高压、心力衰竭 | — |

### (四)肺功能检查的方法和步骤

(1)因为鼻子被夹住，所以应保持用嘴呼吸。

(2)尽可能含紧口嘴，保证测试过程中不漏气。

(3)尽可能配合操作者的口令，及时做呼气动作和吸气动作。

(4)尽最大可能吸气，然后以最大力量、最快速度呼出。

### (五)通气功能检查的内容

通气功能检查包括肺容积及肺通气功能检查两方面。肺容积可用于评估静态肺容积；通气功能可用于评估动态肺容积。

1. 肺容积

在呼吸运动中，呼吸幅度不同可以引起肺内容纳气量的变化。

(1)基础肺容积：指平静状态下，测定一次呼吸所出现的容积变化，其包括以下4个指标，它们互不重叠，全部相加等于肺的最大容量。①潮气量(tidal volume，VT)：指在平静呼吸时，每次吸入或呼出的气量。②补吸气量(inspiratory reserve volume，IRV)：指平静吸气后所能吸入的最大气量。③补呼气量(expiratory reserve volume，ERV)：指平静呼气后能继续呼出的最大气量。④残气量(residual volume，RV)：指补呼气后肺内不能呼出的残留气量。

(2)基础肺容量：指肺容积中2项或2项以上的联合气量，包括深吸气量、肺活量、功能残气量和肺总量。①深吸气量(inspiratory capacity，IC)：指平静呼气后能吸入的最大气量。由潮气量与补吸气量组成。②肺活量(vital capacity，VC)：指最大吸气后能呼出的最大气量，由深吸气量与补呼气量组成。③功能残气量(functional residual capacity,FRC)：指平静呼气后肺内所含有的气量，由补呼气量与残气量组成。④肺总量(total lung capacity，TLC)：指深吸气后肺内所含有的总气量，由肺活量与残气量组成(图9-2)。

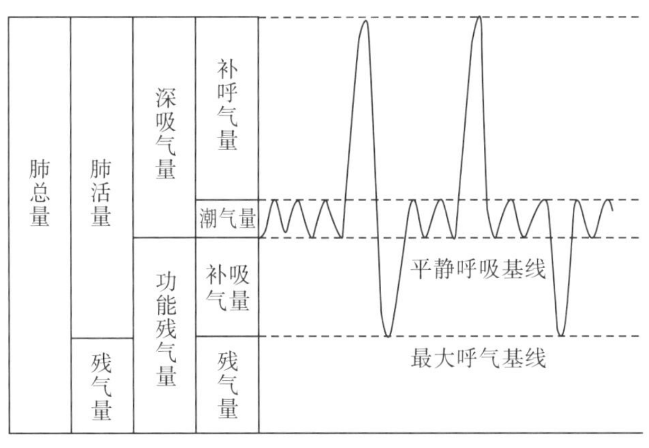


图9-2 基础肺容量的组成

对潮气量、深吸气量、补呼气量和肺活量可用肺量计直接测定；对功能残气量及残气量不能直接用肺量计来测定，只能采用间接的方法。肺总量测定可由肺活量与残气量相加求得。

肺活量减低见于胸廓、肺扩张受限，肺组织损害，气道阻塞。功能残气量改变常与残气量改变同时存在。阻塞性肺部疾病(如支气管哮喘、肺气肿等)残气量增加。限制性肺部疾病(如弥漫性肺间质纤维化、肺占位性疾病、肺切除后肺组织受压等)残气量减少。临床上以残气量/肺总量×100%作为考核指标。

**2. 肺通气功能**

肺通气功能的评估主要通过测定单位时间内肺脏吸入或呼出的气量来进行。

(1)每分钟静息通气量(minute ventilation，VE)：指潮气量与呼吸频率的乘积，正常成人静息状态下每分钟的呼吸次数约为 15 次，潮气量为 500 mL，VE 的正常值为 5～8 L/min。大于 10 L 提示通气过度，见于呼吸性碱中毒；小于 3 L 提示通气不足，见于呼吸性酸中毒。

潮气量中有 140 mL 气体存留在气道内不进行气体交换，称为解剖无效腔，因此，肺泡通气量仅为 5.5 L/min。若呼吸浅快，则解剖无效腔通气量相对增高，可影响肺泡通气量。进入肺泡的气量可因局部血流量不足而使气体不能与血液进行气体交换。这部分气体称为肺泡无效腔量。肺泡无效腔量与解剖无效腔量合称为生理无效腔量。

(2)肺泡通气量＝(潮气容积－生理无效腔量)×呼吸频率。肺泡通气量(alveolar ventilation volume，AVV)不足，常见于肺气肿；肺泡通气量增加，常见于过度通气综合征。

(3)最大通气量(maximal voluntary ventilation，MVV)：指在单位时间内以最快速度和最深幅度进行呼吸所得到的通气量。一般嘱患者深快呼吸 12 s，将得到的通气量乘以 5，即为每分钟的最大通气量。测量最大通气量的过程是一项简单的负荷试验。最大通气量主要用以衡量气道的通畅度、肺和胸廓的弹性和呼吸肌的力量。严重程度评判标准：正常人大于等于预计值的 80%；轻度降低为预计值的 60%～79%；中度降低为预计值的 40%～59%；重度降低小于预计值的 40%。

(4)通气储备能力的考核指标：$通气储量\% = \frac{MVV-每分钟静息通气量}{MVV} \times 100\%$，正常值为 93%以上。通气储量%常作为能否胜任胸部手术的判定指标。当其小于 86%时，进行胸部手术应慎重。

(5)用力肺活量(forced vital capacity，FVC)：指用最快速度所做的呼气肺活量。可由此计算出第 1 秒呼出的容积($FVC_1$)和第 1 秒呼出的容积占用力肺活量之比。用力肺活量既是当前最佳的测定项目，可以反映较大气道的呼气期阻力。用力肺活量既可用作慢性支气管炎、支气管哮喘和肺气肿的辅助诊断指标，也可用于考核支气管扩张剂的疗效。

(6)评价通气功能障碍：①阻塞性疾病 $FEV_1$、$FEV_1/FVC$ 减少；②限制性病变 $FEV_1/FVC$ 正常或增高(甚至高达 100%)。通气功能的临床应用见表 9－2。

表 9－2 通气功能的临床应用

| 肺容量指标 | 阻塞性 | 限制性 | 混合性 |
|---|---|---|---|
| VC | N或↓ | ↓↓ | ↓ |
| TLC | ↑ | ↓ | 不一定 |
| RV | ↑ | N或↓ | 不一定 |
| RV/TLC | ↑ | 不一定 | 不一定 |

肺通气功能障碍的程度见表 9-3。

表 9-3 肺通气功能障碍的程度

| 通气功能指标 | 阻塞性 | 限制性 | 混合性 |
|---|---|---|---|
| FVC | N 或↓ | ↓↓ | ↓↓ |
| $FEV_1$ | ↓↓ | N 或↓ | ↓↓ |
| $FEV_1/FVC$ | ↓↓ | N 或↓ | N 或↓ |
| MVV | ↓↓ | ↓ | ↓↓ |
| MMEF | ↓↓ | ↓ | ↓↓ |

注：N 代表正常，↓代表下降，↑代表上升。

通气功能障碍程度的判断应结合临床资料，其划分目的是协助临床医生判断疾病的严重程度。肺通气功能障碍的程度分级见表 9-4。

表 9-4 肺通气功能障碍的程度分级

| 分级 | 指标 |
|---|---|
| 严重程度 | $FEV_1$占预计值% |
| 轻度 | ≥70%，但小于 LLN 或 $FEV_1/FVC$<LLN |
| 中度 | 60%～69% |
| 中重度 | 50%～59% |
| 重度 | 35%～49% |
| 极重度 | <35% |

注：LLN 指健康人群低限(lower limit of normal)。

临床上 FVC、$FEV_1$、PEF 等一般以参考值的 80%为 LLN。肺功能指南推荐以 $FEV_1/FVC$ 大于等于预计值的 92%为正常。

**3. 支气管舒张试验**

受试者先测定基础肺功能，当 $FEV_1$或 $FEV_1/FVC$ 降低时，吸入沙丁胺醇0.2 mg，15～20 min 后，重复测定 $FEV_1$及 $FEV_1/FVC$。支气管舒张试验的流量-容积曲线及时间-容积曲线改变见图 9-3。

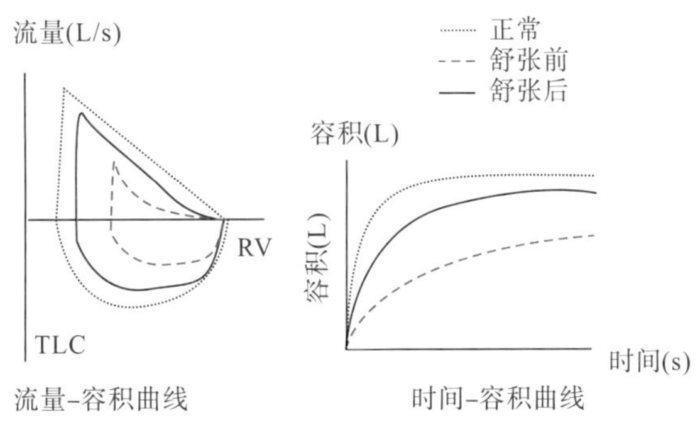


图 9-3 支气管舒张试验的流量-容积曲线及时间-容积曲线改变

判定标准具体如下。

改变率=(用药后 $FEV_1$-用药前 $FEV_1$)/用药前 $FEV_1$×100%。

改变值=用药后 $FEV_1$-用药前 $FEV_1$。

支气管舒张试验阳性：$FEV_1$增加率≥12%，且绝对值增加≥200 mL。

支气管舒张试验阴性：达不到上述标准。

4. 支气管激发试验

支气管激发试验是通过化学、物理、生物等人工刺激，诱发气道平滑肌收缩，并借助肺功能指标的改变来判断支气管是否缩窄及其程度的方法，是检测气道高反应性最常用、最准确的临床检查。一般采用非特异性的支气管痉挛药物，如组胺和乙酰甲胆碱等，按标准的剂量规程，通过雾化吸入达支气管，然后反复检查肺功能，如通气功能的流速容量环等，观察支气管的反应。一旦观察的参数(如 $FEV_1$)下降了20%以上(与用药前比较)，或者受检者出现明显不适等临床症状，则按照中华医学会的标准，就可以判定该受检者为支气管激发试验阳性。

支气管激发试验的判定标准为 PD20-$FEV_1$，即 $FEV_1$降低20%所需的药物累积量。乙酰甲胆碱的 PD20-$FEV_1$<12.8 μmol、组胺的 PD20-$FEV_1$<7.8 μmol，均提示为气道激发试验阳性。

气道高反应性分级见表9-5。

表9-5 气道高反应性分级

| 分级 | 组胺 | 乙酰甲胆碱 |
|---|---|---|
| | PD20-$FEV_1$[mg(μmol)] | PD20-$FEV_1$[mg(μmol)] |
| 重度 | <0.031(<0.1) | <0.035(<0.18) |
| 中度 | 0.031～0.275(0.1～0.8) | 0.035～0.293(0.18～1.4) |
| 轻度 | 0.276～1.012(0.9～3.2) | 0.294～1.075(1.5～5.4) |
| 可疑或极轻度 | 1.013～2.400(3.3～7.8) | 1.076～2.500(5.5～12.8) |
| 正常 | >2.400(>7.8) | >2.500(>12.8) |

## (六)换气功能检查的内容

肺换气功能指肺泡与肺毛细血管间进行的气体交换功能，反映肺换气功能的指标有肺弥散功能、通气/血流值(V/Q值)。

1. 肺弥散功能

弥散指分子从高浓度区移向低浓度区的一种倾向，肺弥散指氧和二氧化碳通过肺泡毛细血管膜的过程。弥散功能的常用评价指标如下。①肺一氧化碳弥散量(diffusion capacity for carbon monoxide of lung，$D_LCO$)：指单位时间内、单位压力差下通过肺泡毛细血管膜进入毛细血管血液中的一氧化碳量，其实测值与预计值的百分比大于80%为正常；②弥散系数($D_LCO$/VA)：指一氧化碳弥散量与肺泡气量之比，其实测值与预计值的百分比大于80%为正常。

任何可引起有效弥散面积减少或使有效弥散距离增加的疾病都将导致弥散量减少。有效弥散面积减少见于肺切除、肺不张、气道阻塞、肺栓塞等。有效弥散距离增加见于肺间质纤维化、结节病、肺泡细胞癌、石棉肺、肺水肿等。

此外，弥散量还与弥散膜两侧气体分压差有关。增加吸入氧浓度可使肺泡气氧浓度提高、肺泡-肺毛细血管氧分压差增大、弥散量增加，因此，由弥散功能障碍引起的低氧血症可通过氧疗纠正。

弥散功能损害的严重程度分级见表 9-6。

表 9-6 弥散功能损害的严重程度分级

| 严重程度分级 | $D_LCO$ 占预计值的百分比 |
|---|---|
| 正常 | ≥80%或 LLN |
| 轻度 | 60%～79%或 LLN |
| 中度 | 40%～59% |
| 重度 | ＜40% |

2. 通气/血流值(V/Q 值)

正常成人在静息状态下，每分钟肺泡通气量约 4 L，肺血流量约 5 L，V/Q 值为 0.8。但因为通气与血流均受重力、体位和肺容积等的影响，所以 V/O 值也存在区域性差异。

无效腔通气：当发生血流障碍时，通气超过血流，即 V/Q 值＞0.8。

动静脉分流：当发生气道阻塞时，通气低于血流，即 V/Q 值＜0.8。

测定方法：通常通过测定无效腔量、肺内分流量和肺泡气-动脉血氧分压差来间接反映 V/Q 值。

V/Q 值的临床意义：可反映肺部疾病产生缺氧的主要原因。

V/Q 失调常见于：①肺血管阻塞，如肺栓塞、肺血栓形成；②气道阻塞，如慢性阻塞性肺疾病、痰液滞留；肺扩张障碍，如肺水肿、肺充血、肺不张、肺炎、肺纤维化；肺泡毛细血管网破坏，如阻塞性肺气肿。

## 四、并发症及处理

(1)呼吸性碱中毒：由患者反复用力深大呼吸、过度通气，使呼出气中二氧化碳过多所致。其主要症状有头晕，手、足指端和面部麻木或针刺感，轻微手颤等，严重者可出现昏厥。此时，应让患者尽量放松、避免过度紧张，并注意保护患者，让其坐在有靠背的椅子上，必要时让其平卧，以防摔倒受伤。一般 5～10 min 可自行缓解，如果仍未恢复，则可用硬纸卷成喇叭状，罩在患者的口鼻部，或者嘱患者戴口罩，使呼出的二氧化碳部分回吸。

(2)支气管哮喘急性发作：在基础通气功能检查中出现，主要由激发因素(如激发药物、运动等)诱发气道痉挛所致。其主要症状有咳嗽、胸闷、气促、喘息等，此时以伴有通气功能下降、肺部喘鸣音为特征，一般吸入短效 $\beta_2$受体激动剂后可迅速缓解。支气管激发试验引起的支气管哮喘急性发作的急救方案如下：①立刻停止雾化吸入激发药物；②吸入短效 $\beta_2$受体激动剂；③吸氧，可通过鼻导管或面罩吸氧；④立即建立静脉通道，可采用茶碱静脉滴注或推注，必要时，可静脉滴注全身激素；⑤立即准备急救车，做好气管插管准备，同时打麻醉科电话或请求会诊；⑥重度哮喘患者经上述积极治疗后，大多数可得到缓解，少数患者需建立人工气道和进行机械通气。

(3)激发药物不良反应：激发药物可使心脏兴奋、收缩力增强、心率加快，可产生头痛、面色潮红、心悸等症状。激发药物可促进胃肠平滑肌蠕动和胃肠分泌，引起恶心、呕吐、腹痛等，这种症状多发生于儿童。此时，不伴有通气功能下降，多数患者休息 15～30 min 后可自行缓解，少数患者症状可延长至 2.5～4 h。

(4)舒张药物不良反应：支气管舒张试验药物常用选择性 $\beta_2$受体激动剂，其作用于骨骼肌上的 $\beta_2$受体时，可引起骨骼肌收缩力增强，产生肌肉震颤(如手颤等)症状；其作用于心血管系统时，可表现为外周血管舒张及代偿性心率加速，产生心悸症状。进行舒张试验前，需了解受试者的用药史，并检查其基础心率(心律)，如对选择性 $\beta_2$受体激动剂较敏感者，宜减少选择性 $\beta_2$受体激动剂的用药量。对心率过快不能耐受者，可谨慎使用 $\beta_2$受体拮抗剂予以对抗。

(5)肺大疱：为少见并发症，若患者突发胸痛、胸闷、呼吸困难，则应考虑有肺大疱破裂气胸的可能；支气管扩张症患者用力呼气致血管破裂，可出现咯血；心功能不稳定者可发生心律失常等。遇到这些情况时，均应及时进行对症处理，以免发生后遗症。

## 五、注意事项

(1)进行肺功能测试前，患者需安静休息 15 min，调整呼吸，待呼吸稳定后，再接受肺功能检查。

(2)高热、剧烈咳嗽、极度衰弱的患者暂不适宜做肺功能检查。

(3)肺大疱、自发性气胸患者不能做肺功能检查。

(4)大咯血患者应止血 2 周后才能做肺功能检查。

(5)呼吸道传染病患者暂时不能做肺功能检查。

(6)测试前，应校正肺功能仪器的环境参数。

(7)如果被怀疑为哮喘，则在进行肺功能检查前应停用平喘药物，停药时间要遵照医嘱。

(8)凡是有血压不稳定或者心脏病发作等禁忌证的患者，暂时不能做肺功能检查。

(9)检查前，询问患者的病史及过敏史，避免对有通气功能障碍的患者或对支气管激发药物过敏的患者进行激发试验。

(10)检查者与被检查者应尽量配合，以确保数据的准确性。

## 复习思考题

1. 基础肺容积包括________、________、________、________。

2. 判断气道阻塞可逆性的检查包括________、________、________、________。

3. 患者，男，72 岁，有糖尿病史 3 年，脑血栓史 1 年，吸烟 40 年，每日 1 包，既往咳嗽、咳痰 30 年，活动后气短 10 年，最近半年出现双下肢水肿。肺功能检查结果：阻塞性通气功能障碍，$FVE_1$占预计值的 45%。超声心动图显示右心室肥厚、右心室流出道增宽。对该患者的初步诊断为(　　)。

A. 支气管扩张　　B. 原发性肺动脉高压

C. 慢性阻塞性肺疾病　　D. 肺源性心脏病

E. 慢性阻塞性肺疾病合并肺源性心脏病

4. 病例分析：患者，男，68岁。因反复咳嗽、咳痰10余年，活动后气促2年，于呼吸内科门诊就诊。病程中表现为咳嗽、咳少许白痰，以晨起时痰多，夜间无阵发性呼吸困难。既往吸烟30余年，每日1包。查体：体温36.6 ℃，呼吸24次/分，脉搏88次/分，血压130/80 mmHg，桶状胸，双肺呼吸音减弱、叩诊呈过清音，双肺底闻及少许湿啰音，心率88次/分，律齐，未闻及杂音，双下肢无水肿。辅助检查：①胸部X线片显示双肺纹理增粗、紊乱，透亮度增加；②肺功能检查显示$FEV_1$/FVC为42.3%，FVC为80.6%，$FEV_1$%为56.8%，支气管舒张试验阴性。请对该患者做出临床诊断，并进行病例分析。

# 护理操作篇

# 第十章

# 吸氧术

吸氧术

## 一、概述

### (一)定义

缺氧(hypoxia)：指因组织的氧气供应不足或用氧障碍，而导致组织的代谢、功能和形态结构发生异常变化的病理过程，这里的缺氧指的是缺少内源氧(即与细胞结合的氧气)。

吸氧术：指通过给氧，提高动脉血氧分压($PaO_2$)和动脉血氧饱和度($SaO_2$)，增加动脉血氧含量($CaO_2$)，纠正各种原因造成的缺氧状态，促进组织的新陈代谢，维持机体生命活动的一种治疗方法。

使用鼻氧管给氧法时，将鼻氧管前端插入鼻孔内约 1 cm，将导管环固定稳妥即可。因为该方法比较简单，患者感觉比较舒适、容易接受，所以是目前临床上常用的给氧方法之一。

### (二)缺氧的分类

1. 低张性缺氧

低张性缺氧(hypotonic hypoxia)指由 $PaO_2$ 明显降低导致的组织供氧不足。当 $PaO_2$ 低于 8 kPa(60 mmHg)时，可直接导致 $CaO_2$ 和 $SaO_2$ 明显降低，因此，低张性缺氧也可以称为低张性低氧血症(hypotonic hypoxemia)。

2. 血液性缺氧

血液性缺氧(hemic hypoxia)指由血红蛋白量或质的改变，使 $CaO_2$ 减少或同时伴有氧合血红蛋白结合的氧不易释出引起的组织缺氧。其中由血红蛋白数量减少引起的血液性缺氧，因其 $PaO_2$ 正常而 $CaO_2$ 减低，故又称等张性缺氧(isotonic hypoxemia)。

3. 循环性缺氧

循环性缺氧(circulatory hypoxia)指因组织血流量减少，使组织氧供应减少引起的缺氧，又称为低动力性缺氧(hypokinetic hypoxia)。循环性缺氧可以分为缺血性缺氧(ischemic hypoxia)和淤血性缺氧(congestive hypoxia)。缺血性缺氧是由动脉供血不足所致；淤血性缺氧是由静脉回流受阻所致。

4. 组织性缺氧

组织性缺氧(histogenous hypoxia)指由组织、细胞利用氧障碍引起的缺氧。

### (三)吸氧浓度计算

吸氧浓度(%)=21+4×氧流量(L/min)。

## 二、学习要点

(1)掌握正确的吸氧操作步骤。
(2)掌握氧浓度和流量的换算方法。

## 三、目的

纠正各种原因引起的缺氧状态，以促进组织的新陈代谢、维持机体生命活动。

## 四、适应证

### (一)呼吸系统疾病

如哮喘、重症肺炎、肺水肿、气胸等。

### (二)心血管系统疾病

如心源性休克、心力衰竭、心肌梗死、严重心率失常等。

### (三)中枢神经系统疾病

如脑血管意外或颅脑损伤所致的昏迷等。

### (四)各种中毒引起的呼吸困难

如CO中毒、麻醉药物中毒及氰化物中毒等。

### (五)其他

如严重贫血、出血性休克、某些外科术后患者等。

## 五、禁忌证

肺泡增大、面部充血者及进行剧烈运动后均不宜吸氧。

## 六、操作前准备

### (一)评估

询问和查看患者的一般情况，了解患者的年龄、缺氧状况、意识状态、心理状态、鼻腔状况(如有无鼻息肉、鼻中隔偏曲或分泌物阻塞等)、心肺功能、自理能力、合作程度等。

### (二)用物准备

用物准备：治疗车、治疗盘、PDA扫描仪、卡式氧气流量表、一次性湿化瓶(包括π式鼻导管)、标识、棉签、小药杯内装凉开水、记录单、纸巾、弯盘、消毒洗手液、生活垃圾桶、医疗垃圾桶。

### (三)环境准备

保持环境安全、清洁，调整工作空间，以便于操作。

## 七、操作步骤

(1)按要求着装，洗手，戴口罩。

(2)在治疗室内，双人核对医嘱(图 10－1)。

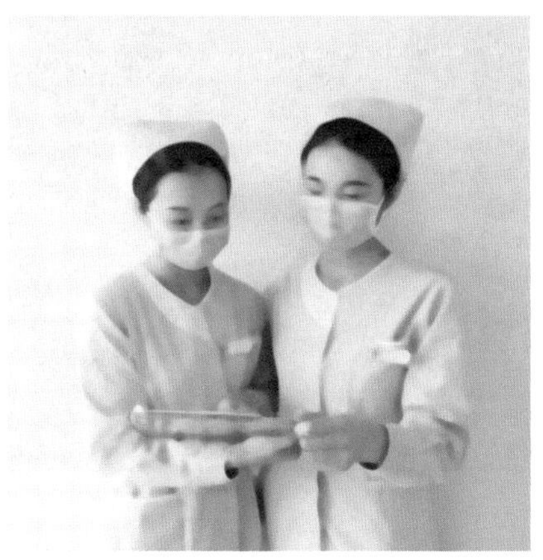

图 10－1 双人核对医嘱

(3)评估患者病情(图 10－2)、意识状态、生命体征、缺氧程度、血气分析结果、鼻腔状况(图 10－3)及环境是否安全；向患者及其家属解释吸氧的目的、方法、注意事项和配合要点。询问患者是否需要大小便；检查中心供氧系统是否完好。

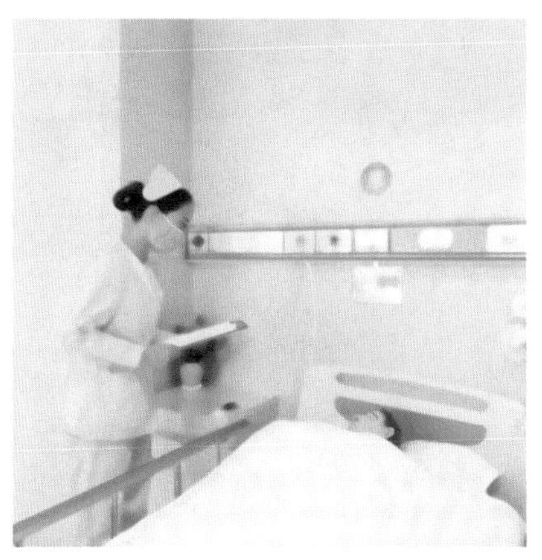

图 10－2 评估患者病情

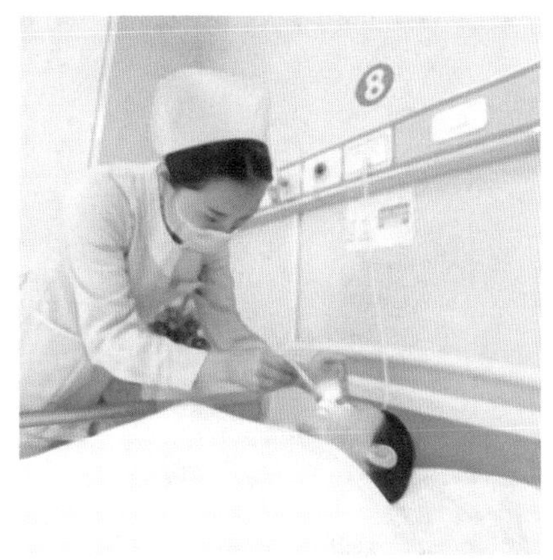

图 10－3 评估患者鼻腔状况

(4)准备治疗室所需用物(图 10－4)，并检查流量表性能是否完好(图 10－5)。

(5)携执行单及用物到患者床旁，用 PDA 扫描仪核对患者(图 10－6)，做好解释。

(6)协助患者取舒适卧位，用棉签清洁鼻孔(图 10－7)。

(7)连接流量表(图 10－8)、湿化瓶(图 10－9)、吸氧管(图 10－10)。

(8)将鼻塞放于水中，检查是否通畅(图 10－11)，关闭流量表，用干棉签擦干鼻塞(图 10－12)。

(9)打开流量表，根据病情调节氧流量(图 10－13)。

(10)将鼻塞轻轻插入鼻孔(图 10－14)，妥善固定。

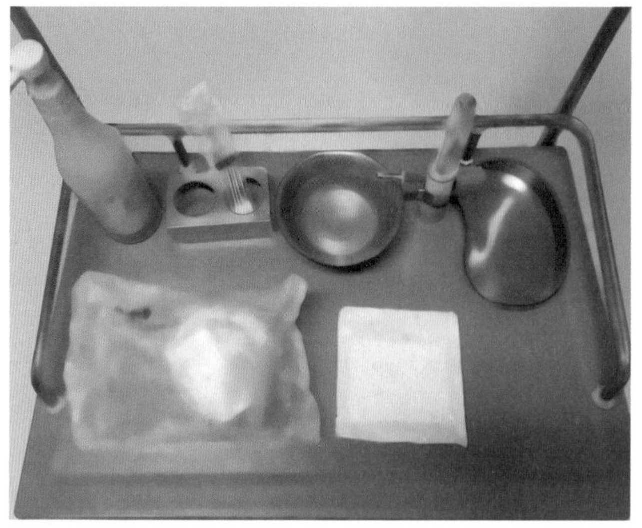

图 10－4　准备用物

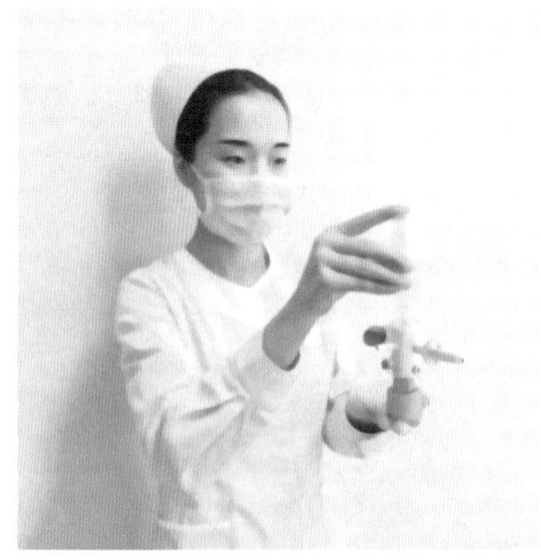

图 10－5　检查流量表性能

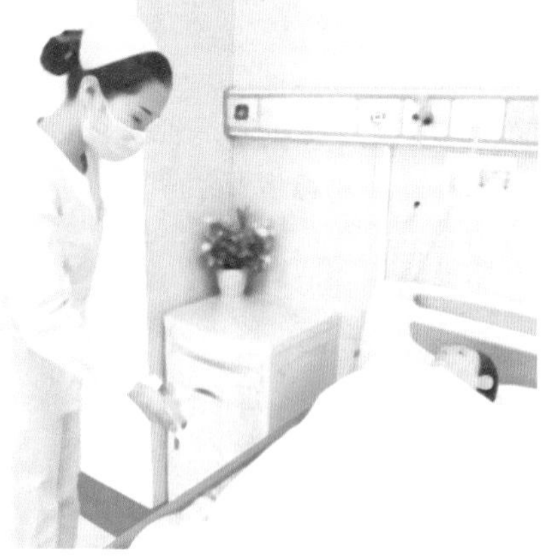

图 10－6　用 PDA 扫描仪核对患者

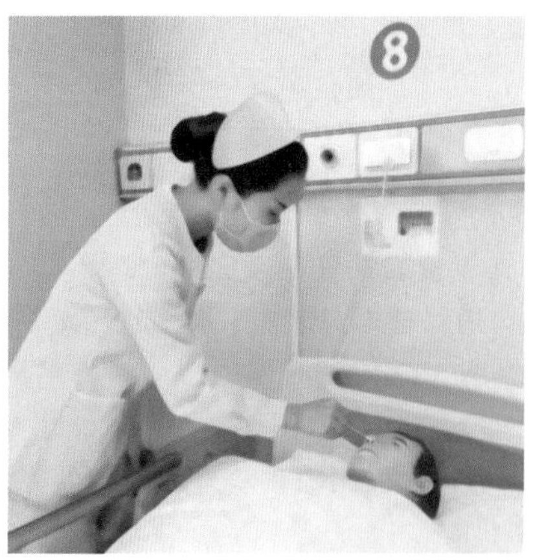

图 10－7　用棉签清洁鼻孔

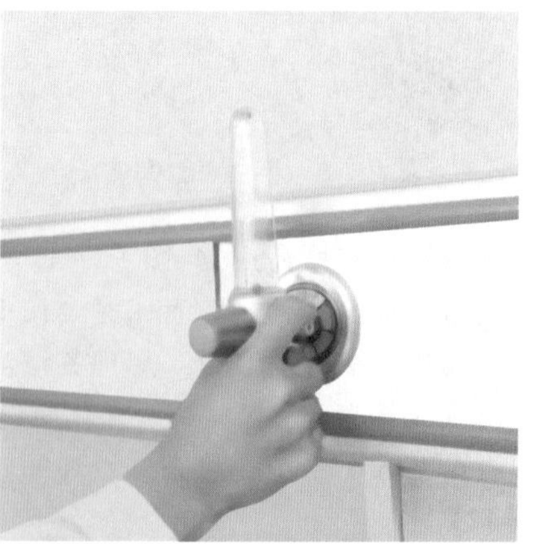

图 10－8　连接流量表

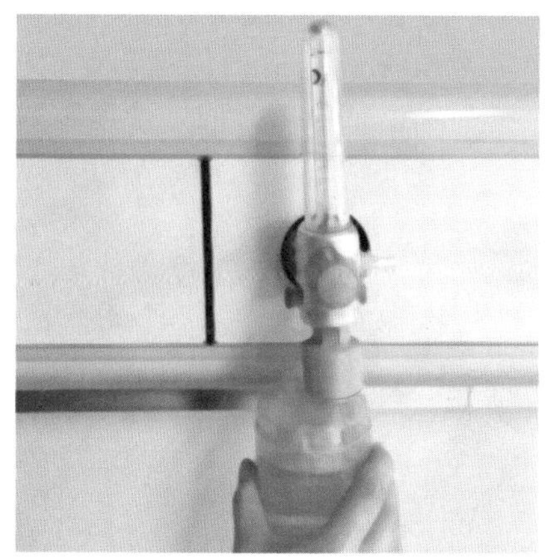

图 10-9 连接湿化瓶

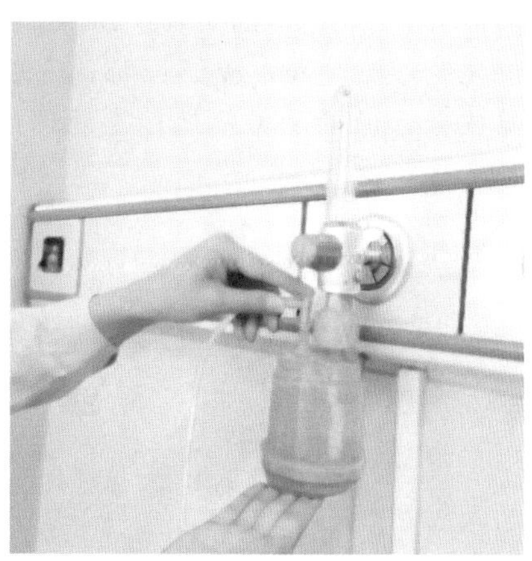

图 10-10 连接吸氧管

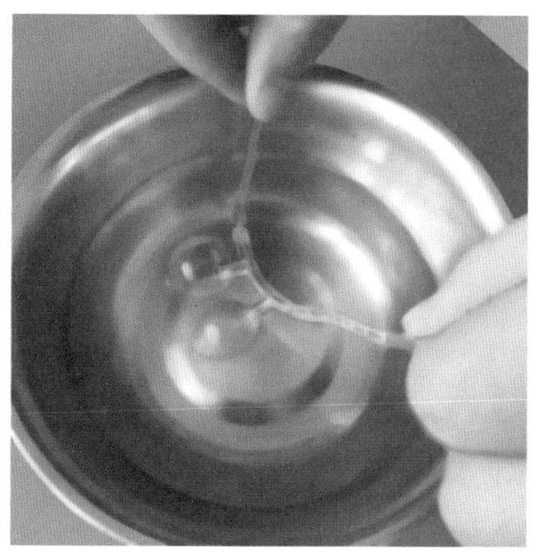

图 10-11 检查鼻塞是否通畅

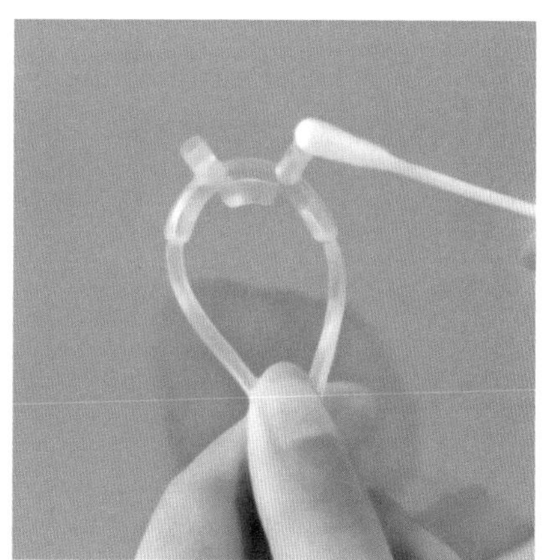

图 10-12 擦干鼻塞

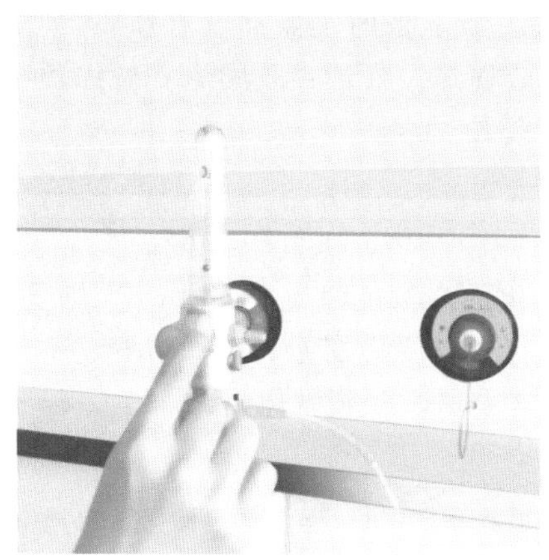

图 10-13 调节氧流量

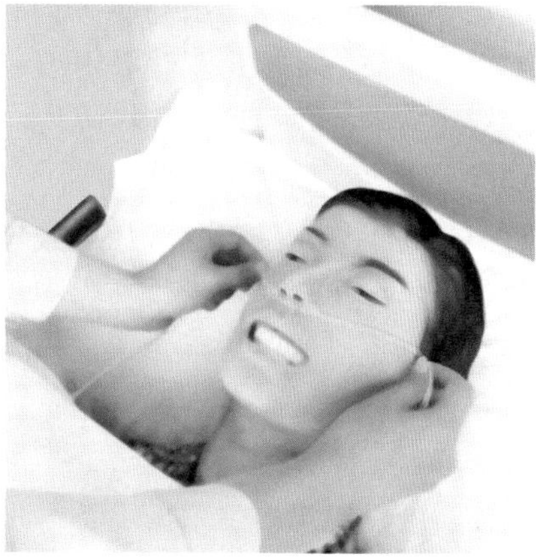

图 10-14 将鼻塞插入鼻孔

(11)协助患者取舒适卧位，记录吸氧开始时间和吸氧流量。

(12)整理用物，洗手，处理医嘱，执行者签字(图 10-15)。

(13)停氧，评估患者的缺氧改善情况：①取下鼻导管，关闭流量表开关(图 10－16)；②取下湿化瓶、流量表，清洁面部；③协助患者取安全、舒适的体位，整理床单位，将呼叫器放于患者触手可及处；④处理用物，洗手，记录停氧时间，处理医嘱，执行者签字。

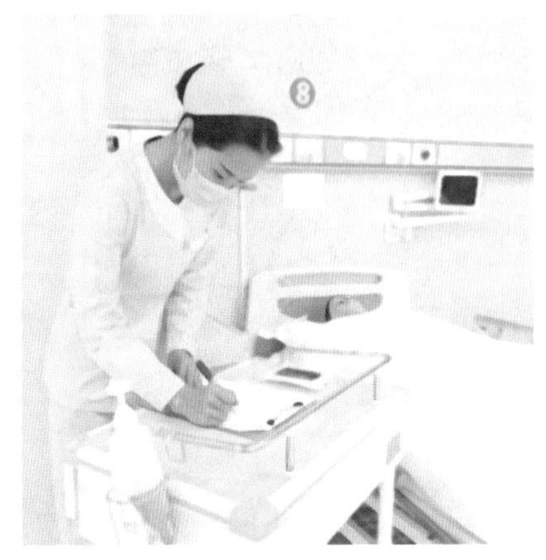
图 10－15　执行者签字

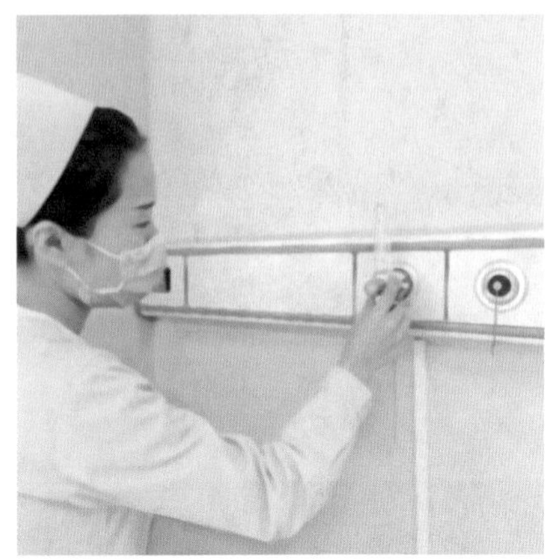
图 10－16　关闭流量表开关

(14)整理用物，分类处理垃圾，洗手。

## 八、吸氧术的副作用及处理

### (一)氧中毒

机体长时间吸入高浓度氧气后，可出现肺泡壁增厚、出血，即氧中毒。氧中毒的主要症状有胸骨下不适、疼痛、恶心、呕吐、间断性咳嗽、进行性呼吸困难。处理：避免长时间、高浓度氧疗，经常做血气分析，动态观察氧疗的治疗效果。

### (二)肺不张

当吸入高浓度氧气后，肺泡内大量氮气被置换，此时，一旦发生支气管阻塞，氧气被血液充分吸收后，就会引起吸入性肺不张。肺不张的主要症状有烦躁，呼吸、心率增快，血压增高，随即出现呼吸困难、发绀、昏迷。处理：鼓励患者做深呼吸动作，多咳嗽，经常改变体位、姿势，以防止分泌物阻塞。

### (三)气道分泌物干燥

气道分泌物干燥常见于气管插管或气管切开的患者，因其上呼吸道失去了对吸入气体的加强湿化作用，故如果持续吸入未经湿化的高浓度氧气超过 48 h，则支气管可因干燥气体的直接刺激而产生损害。其主要症状有分泌物变干、黏稠结痂、不易咳出。处理：吸入氧气前，一定要先湿化，然后再吸入，以减轻刺激作用。

### (四)晶状体后纤维组织增生

晶状体后纤维组织增生仅见于新生儿，以早产儿多见。当新生儿吸氧浓度过高时，可使其视网膜血管收缩，而后发生视网膜组织纤维化，并导致永久性失明。处理：对新生儿吸氧时，应控制氧浓度和吸氧时间。

### (五)呼吸抑制

因为Ⅱ型呼吸衰竭患者的通气主要依靠缺氧的刺激来调节，所以如果吸入高浓度氧气，就解除了缺氧对化学感受器的刺激，使呼吸中枢受到抑制，甚至会出现呼吸停止。处理：应给予低浓度、低流量持续吸氧，维持 $PaO_2$ 在 8 kPa 即可。

## 九、注意事项

(1)用氧前，检查氧气装置有无漏气、是否通畅。

(2)严格遵守操作流程，注意用氧安全，切实做好“四防”，即防震、防火、防热、防油。

(3)治疗过程中，经常观察患者缺氧情况有无改善、氧气装置有无漏气、流量表指示与流量是否正确。

(4)使用氧气时，应调节流量后再应用。停用氧气时，应先撤离鼻导管，再关闭氧气开关。中途需调节氧流量时，应先分离鼻导管与湿化瓶连接处，调节好流量再接上，以防因高压氧冲入呼吸道而损伤黏膜。

(5)对持续用氧者，应经常检查鼻导管是否通畅。

(6)告知患者及其家属不能随意调节氧流量。

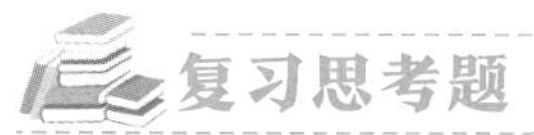


1. 吸入氧气的目的是为了________。

2. 若吸氧时流量为 4 L/min，则其氧浓度为(　　)。

A. 29%　　B. 33%　　C. 37%　　D. 41%　　E. 45%

3. 简述吸氧的注意事项。

4. 病例分析：患者，女，55 岁，咳嗽、咳痰伴胸闷气短 1 周入院。今早出现气促、口唇发绀。对该患者如何进行处理？

# 第十一章

## 吸痰术

吸痰术

### 一、定义

吸痰术指经口、鼻腔、人工气道将气道分泌物吸出，以保持气道通畅，预防吸入性肺炎、肺不张、窒息等并发症的一种方法。临床上主要用于年老体弱、危重、昏迷、麻醉未清醒前各种原因引起的不能有效咳嗽、排痰者。

### 二、学习要点

(1)吸痰中应严格执行无菌技术原则，插管动作应轻柔、敏捷，并密切观察患者生命体征的变化。

(2)每次吸痰时间不应超过 15 s，1 根吸痰管只能使用 1 次。

(3)一旦患者发生缺氧症状，如发绀、心率下降、指脉氧饱和度下降等，就应立即停止吸痰。

### 三、目的

(1)清理气道分泌物或误吸呕吐物，保持气道通畅。

(2)避免和解除窒息，防止吸入性肺炎的发生。

### 四、适应证

(1)当危重、老年、昏迷及麻醉后患者因咳嗽无力、咳嗽反射迟钝或会厌功能不全，不能自行清除气道分泌物或误吸呕吐物而出现呼吸困难时。

(2)在患者窒息的紧急情况下，如溺水、吸入羊水等时。

### 五、禁忌证

(1)声门、气道痉挛者。

(2)因颅底骨折而禁止从鼻腔吸痰者。

### 六、操作前准备

#### (一)评估患者并解释

**1. 解释**

向患者及其家属解释吸痰的目的、方法、注意事项及配合要点。

2. 评估

评估患者的年龄、病情、意识、治疗情况、心理状态、合作程度、目前患者的血氧饱和度以及有无将气道分泌物排出的能力。

### (二)患者准备

(1)了解吸痰的目的、方法、注意事项及配合要点。

(2)体位舒适，情绪稳定。

### (三)环境准备

室温适宜、光线充足、环境安静。

### (四)护士准备

衣帽整洁，修剪指甲，洗手，戴口罩。

### (五)用物准备

用物准备：治疗盘、一次性吸痰管、中心吸引装置(负压表、储液瓶、吸引器连接管)、氧气、吸痰罐(注明开启日期及吸痰前后字样)、灭菌注射用水或外用生理盐水 500 mL、无菌手套、压舌板(必要时备)、治疗车、PDA 扫描仪、手电筒、听诊器、记录单、清洁纸巾、洗手液、医疗垃圾桶、生活垃圾桶。对昏迷患者，应另备开口器和舌钳。

## 七、操作步骤

(1)按要求着装，洗手，戴口罩。

(2)评估患者的病情、意识状态、呼吸状况、气道分泌物排出能力、生命体征、吸氧流量及缺氧情况(如呼吸困难、血氧饱和度、血气分析结果、发绀等)。

(3)借助手电筒评估患者口腔、鼻腔黏膜情况，取下活动性义齿。听诊肺部呼吸音，评估肺部分泌物的量、黏稠度、部位(图 11－1)，鼓励并指导患者做深呼吸动作，进行有效咳嗽和咳痰。

(4)环境温、湿度适宜，安静整洁，光线适中。

(5)备齐用物，携至床旁，用 PDA 扫描仪核对床号、姓名，向患者及其家属解释吸痰的目的、方法、注意事项和配合要点。

(6)安装储液瓶(图 11－2)，连接负压吸引装置(图 11－3)，调节负压，检查吸引装置各处连接是否严密、漏气(图 11－4)。

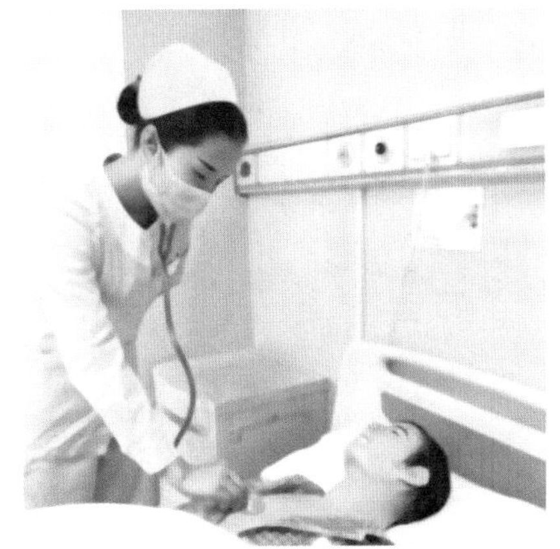

图 11－1 评估肺部情况

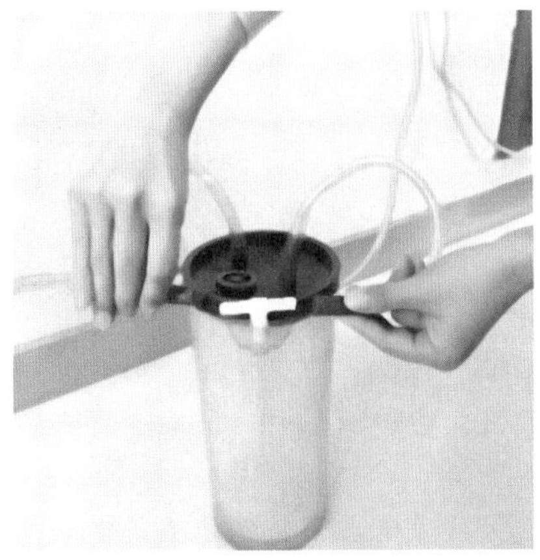

图 11－2 安装储液瓶

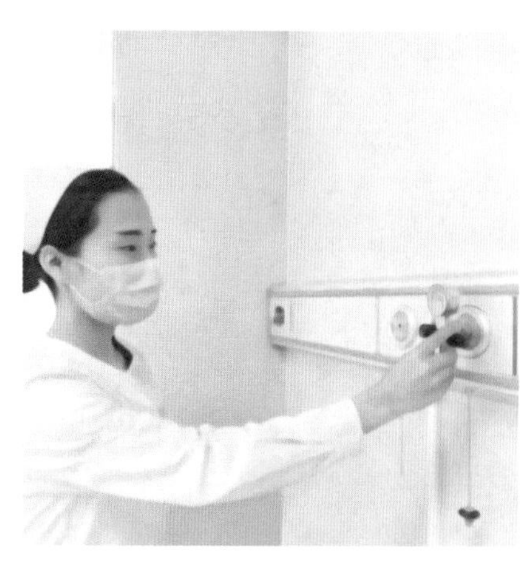

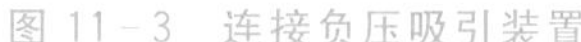

图 11－3　连接负压吸引装置

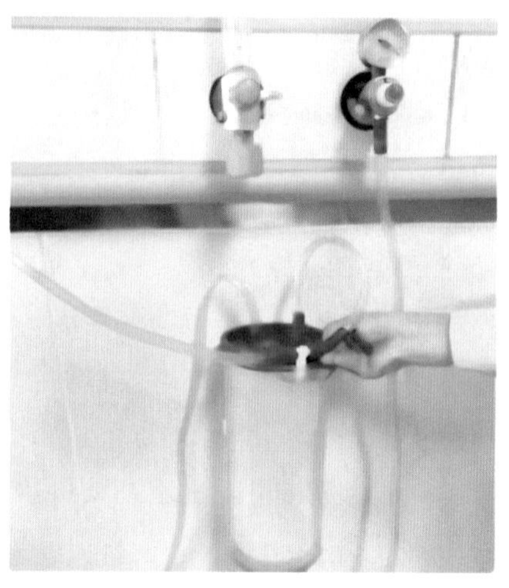

图 11－4　检查装置是否严密、漏气

(7)适当调高吸氧流量至 8～10 L/min(先分离，后调节)，以防发生低氧血症。拍背，抬高床头 30°，协助将患者头转向操作者，垫清洁纸巾于患者口角旁，用免洗手消毒液消毒双手。

(8)打开无菌吸痰罐，倒入适量的灭菌注射用水，注明灭菌注射用水开启及失效日期、时间；撕开吸痰管外包装前端。

(9)用一手(戴无菌手套)将吸痰管抽出并盘绕于该手中，将其根部与负压管相连，用另一手打开吸引器开关，调节负压(一般压力：成人为 40～53.3 kPa，儿童为小于 40 kPa)，润滑吸痰管，试吸，判断是否通畅(图 11－5)。阻断负压，将吸痰管插入患者鼻腔—咽喉部—气管 10～15 cm；吸痰时，边上提边旋转吸引，自深部向上分次吸净气道深处、口腔、鼻腔的痰液。

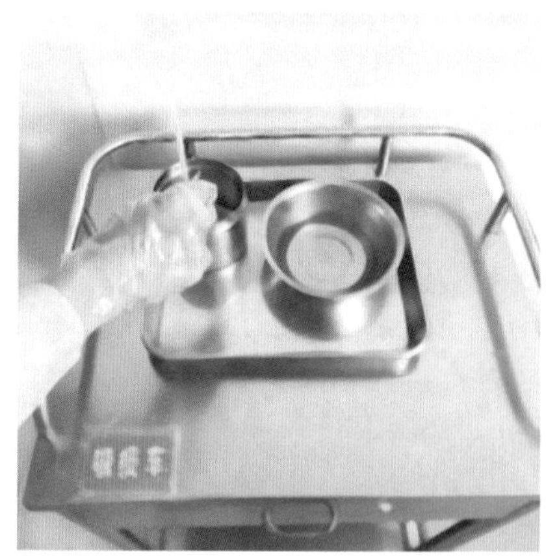

图 11－5　试吸

(10)每次吸痰小于 15 s，冲洗吸痰管和负压吸引管。如需再次吸痰，则应重新更换吸痰管。

(11)吸痰完毕，用非无菌手关上吸引器开关，分离吸痰管，反脱手套，将吸痰管包裹住，弃于医疗垃圾桶，用免洗手消毒液消毒双手。

(12)吸痰后，密切观察患者的痰液情况、病情、生命体征，待血氧饱和度升至正常水平后，将氧流量调至合理水平(先分离，后调节)。

(13)听诊，及时清理留在患者面部的污物，观察鼻腔黏膜，如有污物，则应及时清理；整理床单，协助患者取舒适体位，向患者进行健康宣教。

(14)整理用物，若发现痰液里带鲜血，则提示患者黏膜破损，应暂停吸痰；当储液瓶内吸出液达2/3满时，应及时倾倒；按垃圾分类处理用物(若不需要床旁备用，则拆除负压吸引管，弃于医疗垃圾桶内)。

(15)洗手、记录(吸痰时间，痰液性质，口腔、鼻腔黏膜情况)、签字。

## 八、注意事项

(1)吸痰前，检查吸引器性能是否良好、连接是否正确。

(2)严格执行无菌技术原则，每次吸痰应更换吸痰管。

(3)每次吸痰时间小于15 s，以免造成缺氧。吸痰顺序：先吸咽喉部，再吸口腔，最后吸鼻腔。

(4)吸痰动作轻稳，吸引负压合适，一般成人为300～400 mmHg，小儿为250～300 mmHg，插管时，不可有负压，以免引起呼吸道黏膜损伤。若行气管切开吸痰，则应注意无菌操作，先吸气管切开处，再吸口腔、鼻腔。吸痰时，采取左右旋转并向上提管的手法。

(5)当痰液黏稠时，可配合叩击、蒸汽吸入、雾化吸入，以提高吸痰效果。

(6)若使用电动吸引器，则连续吸引总时间不超过3 min；当贮液瓶内的液体达2/3满时，应及时倾倒，以免因液体过多吸入马达内而损坏仪器。在贮液瓶内应放少量消毒液，以使吸出液不黏附于瓶底，便于清洗、消毒。

(7)如果吸痰时临床上有明显的血氧饱和度下降的问题，则建议于吸痰前30～60 s提高氧浓度。

## 复习思考题

1. 每次吸痰的时间不宜超过________。

2. 电动吸引器吸痰利用的原理是(　　)。

A. 正压原理　　B. 负压原理　　C. 空吸原理

D. 虹吸原理　　E. 静压原理

3. 简述吸痰术的注意事项。

4. 病例分析：患者，男，72岁，咳嗽有痰，双肺呼吸音粗，可闻及大量痰鸣音。诊断：慢性阻塞性肺疾病。请为该患者正确吸痰。

# 第十二章

# 胃管置入术

胃管置入术

## 一、定义

胃管置入术是将胃管由患者鼻孔插入，经咽部，通过食管到达胃内的方法，多用于抽取胃液、进行胃肠减压、提供胃肠营养等。

## 二、学习要点

### (一)插管长度

一般成人插管长度为45～55 cm，具体应根据患者的身高等确定个体化长度。

### (二)验证胃管是否在胃内的方法

(1)方法一：将胃管末端置于盛水的治疗碗内，观察有无气泡逸出，若无气泡逸出，则可排除误入气管。

(2)方法二：在胃管末端连接20 mL注射器并抽取胃液，若见到胃液，则可确认胃管已进入胃内。

(3)方法三：将听诊器置于患者胃区，然后快速向胃管内注入10 mL空气，听到气过水声后，即可确认胃管已进入胃内。

## 三、目的

(1)经胃肠减压管引流出胃肠内容物，做好腹部手术术前准备。

(2)对不能经口进食的患者，从胃管灌入流质食物，保证患者摄入足够的营养、水分和药物，以维持患者营养和治疗的需要。

## 四、适应证

(1)急性胃扩张、上消化道穿孔或胃肠道梗阻患者。

(2)昏迷患者。

(3)口腔疾病或口腔手术后患者。

(4)不能张口的患者，如破伤风患者。

(5)其他患者，如早产儿、病情危重者、拒绝进食者等。

## 五、禁忌证

(1)鼻咽部或食管有癌肿、急性炎症的患者。

(2)上消化道出血、食道梗阻、食管静脉曲张患者等。

(3)吞食腐蚀性药物的患者。

## 六、操作前准备

### (一)评估患者并解释

#### 1. 评估

评估患者的年龄、病情、意识状况、鼻腔的通畅性、心理状态及合作程度。

#### 2. 解释

向患者及其家属解释操作的目的、过程及操作中的配合方法。

### (二)患者准备

了解管饲饮食的目的、操作过程及注意事项，愿意配合，鼻孔通畅。

### (三)环境准备

环境清洁、无异味。

### (四)护士准备

衣帽整洁，修剪指甲，洗手，戴口罩。

### (五)用物准备

用物准备：治疗车、治疗盘、PDA 扫描仪、一次性胃管、液状石蜡、纱布、50 mL 注射器、手电筒、听诊器、一次性换药包、纸巾、胶布、标识、橡皮筋、别针、盛温开水的水杯、棉签、鼻饲液(38～40 ℃)、弯盘、手消毒液、生活垃圾桶。

## 七、操作步骤

### (一)插胃管

(1)按要求着装，洗手，戴口罩。

(2)核对医嘱，确认无误。

(3)了解患者病情、意识状态、心理状态、营养状况、胃肠道功能及配合程度。

(4)观察患者鼻腔黏膜有无肿胀、炎症，有无鼻中隔偏曲及鼻息肉等。

(5)向患者解释操作的目的、注意事项、配合方法，评估环境。

(6)备齐用物(图 12-1)，放置合理。

(7)携执行单及用物到患者床旁，用 PDA 扫描仪核对患者，做好解释。

(8)根据病情选择合适卧位，铺治疗巾，清洁鼻腔，确定剑突位置(图 12-2)。

(9)戴手套，检查胃管是否通畅，测量插入胃管的长度(鼻尖—耳垂—剑突或发际—剑突)(图 12-3)，润滑胃管前端(图 12-4)。

(10)再次核对后，自鼻孔缓慢插入胃管(图 12-5)，插至 15～20 cm 时，嘱患者做吞咽动作并顺势轻轻插入。对不能配合的患者，左手将其头部托起，使下颌靠近胸骨柄，将胃管沿后壁滑行，缓缓插入至预定长度(颈椎骨折患者禁用)，观察患者反应(口述发生恶心、呕吐、呼吸困难、呛咳、发绀、插入不畅的应对方法)，查看胃管是否盘在口腔，脱手套，初步固定胃管(鼻翼)(图 12-6)。

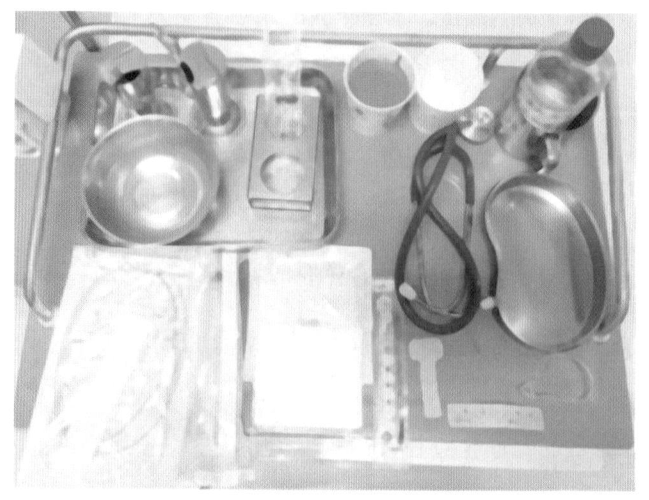

图 12－1　用物准备

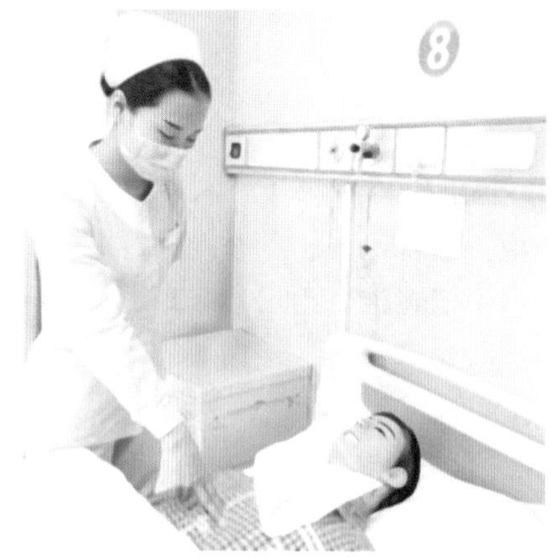

图 12－2　确定剑突位置

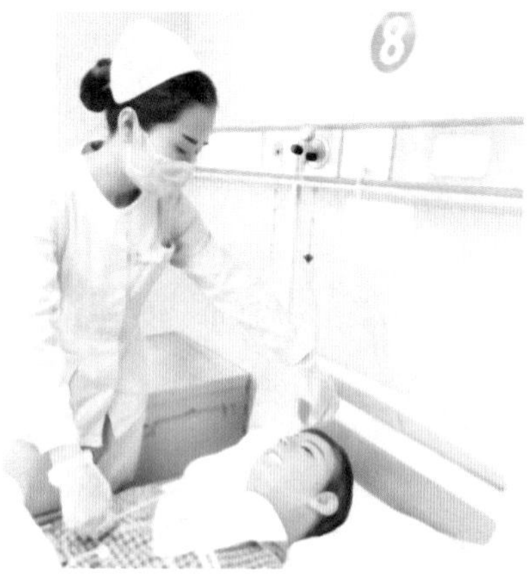

图 12－3　测量插入胃管的长度

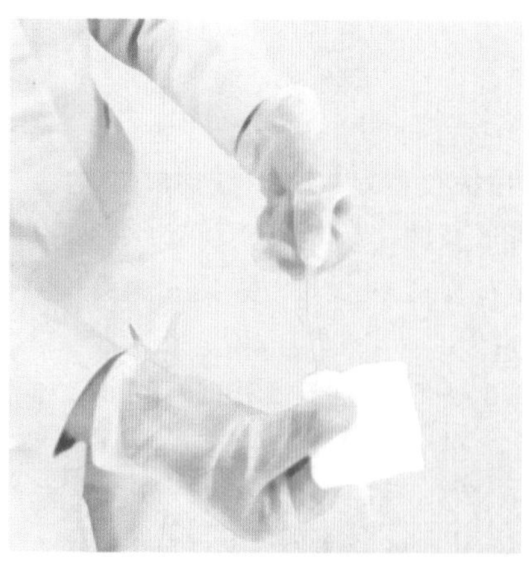

图 12－4　润滑胃管前端

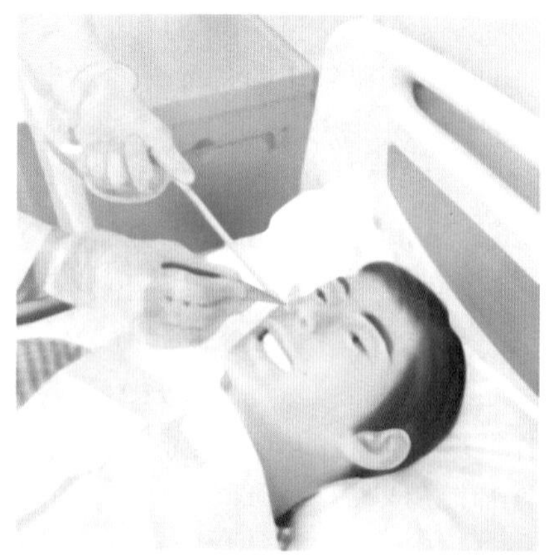

图 12－5　插入胃管

(11)回抽胃液(图 12－7)，听气过水声(图 12－8)，观察有无气泡逸出(图 12－9)。确认胃管在胃内后，妥善固定并贴标识。洗手，核对后在执行单上签字。

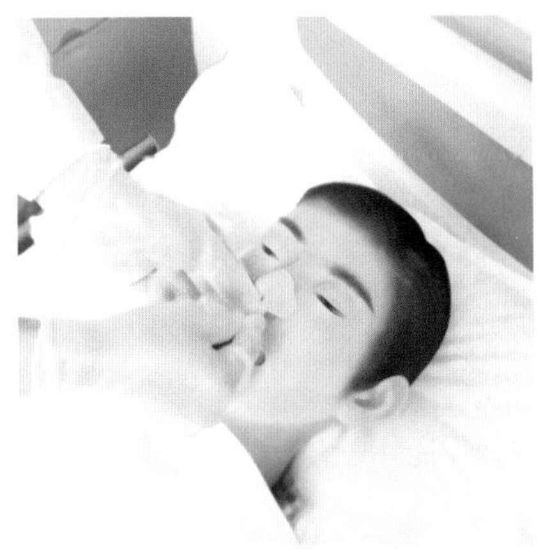
图 12－6　固定胃管

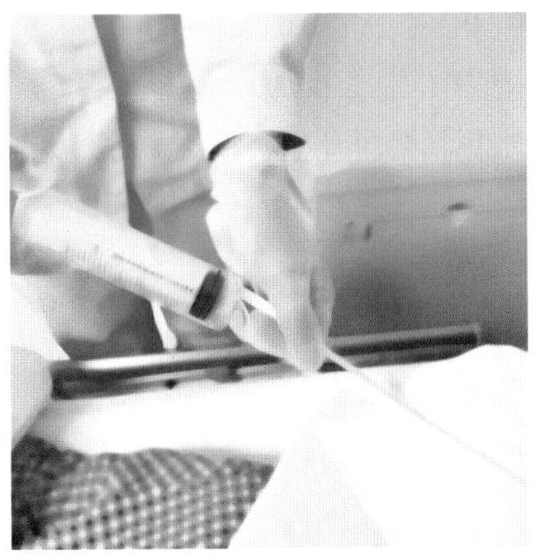
图 12－7　回抽胃液

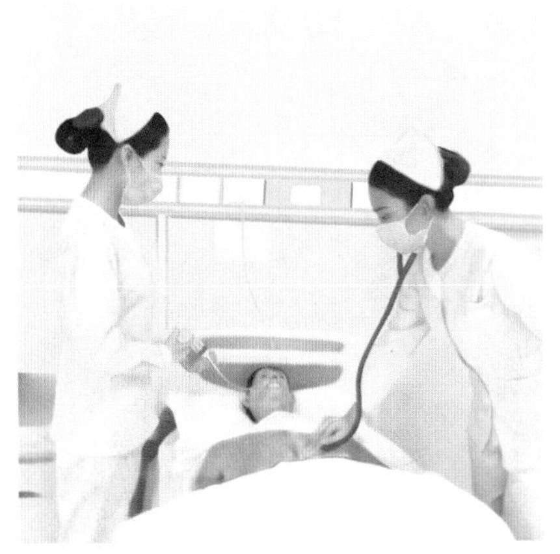
图 12－8　听气过水声

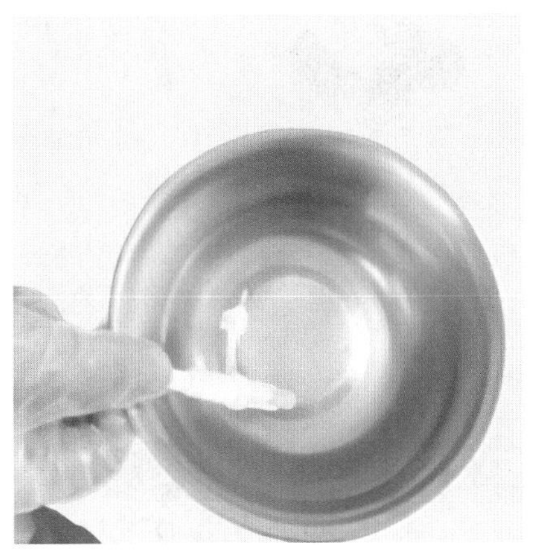
图 12－9　观察有无气泡逸出

(二)鼻饲

1. 确认

回抽胃液并评估胃内残余量，如有异常，则应及时报告。自胃管注入少量温开水。

2. 鼻饲

遵医嘱准备营养液(口述：营养液现配现用，应均匀搅拌粉剂，将配制后的营养液放于冰箱内冷藏，24 h 用完；特殊用药前后用约 30 mL 温开水冲洗胃管，将药片或药丸经研碎、溶解后注入胃管)；一般采取半坐位。一手反折胃管末端，另一手抽吸营养液，缓慢匀速输注营养液后(图 12－10)，注入 30～50 ml 温开水，封堵胃管，妥善固定，也可以使用肠内营养输注泵将营养液加温泵入。

3. 口述

对长期留置胃管者，应每日用油膏涂拭鼻腔黏膜，轻轻转动鼻胃管，进行口腔护理，定期(或按照说明书)更换胃管。对胃造口、空肠造口者，应保持造口周围皮肤干燥、清洁。

4. 整理与记录

整理用物，记录鼻饲液的种类、量，交代注意事项。

（三）拔管

1. 核对

携执行单及用物至床旁，核对床号、床头卡及患者姓名，做好解释，置弯盘于患者颌下，松解胃管，戴手套。

2. 移动

封严胃管末端，轻微移动胃管，指导患者掌握配合方法。

3. 拔管

将胃管末端反折，一手持纱布，靠近鼻孔并包裹胃管(图 12－11)，嘱患者深呼吸，在呼气时拔管，到咽喉处快速拔出，置胃管于弯盘内，脱手套。

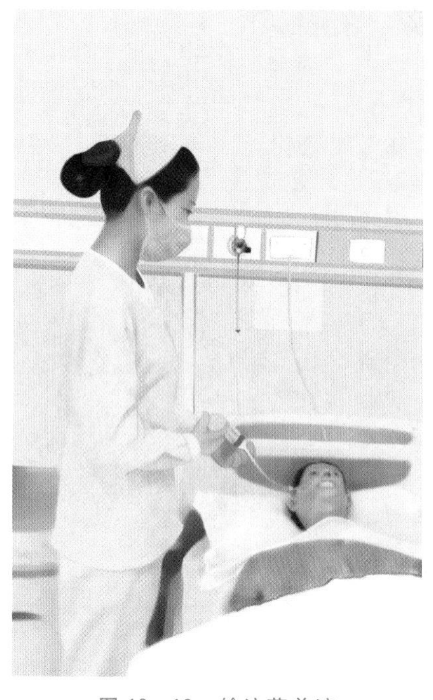

图 12－10　输注营养液

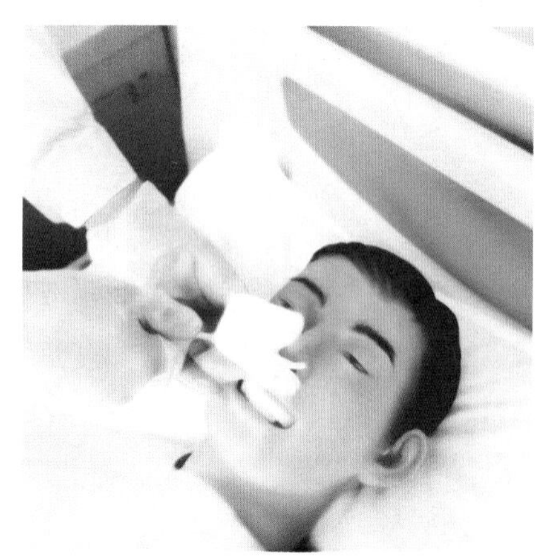

图 12－11　用纱布包裹胃管

4. 清洁

协助漱口，清洁面部，擦去胶布痕迹，观察患者反应。对病情允许者，嘱其输注营养液后 30 min 保持半卧位，避免搬动患者或做可能引起误吸的操作。洗手，在执行单上签字。

5. 整理与记录

整理床单位，协助患者取舒适卧位，洗手；处理用物，分类放置；洗手，记录鼻饲量以及鼻饲过程中、鼻饲后的反应。

## 八、注意事项

(1)插管时，动作应轻柔，避免损伤食管黏膜，尤其是通过食管 3 个狭窄部位(环状软骨水平处、平气管分叉处、食管通过膈肌处)时。

(2)插入胃管至15～20 cm(咽喉部)时，若为清醒患者，则嘱其做吞咽动作；若为昏迷患者，则用左手将其头部托起，使下颌靠近胸骨柄，以利于插管。一般成人插入长度为45～55 cm，应根据患者的身高等确定个体化长度。为防止反流、误吸，插管长度可在55 cm以上；若需经胃管注入刺激性药物，则可将胃管再向深部插入10 cm。

(3)在插入胃管的过程中，如患者出现呛咳、呼吸困难、发绀等，则表明胃管误入气管，应立即拔除胃管。

(4)每次鼻饲前，应证实胃管在胃内且通畅，并用少量温开水冲管后，再进行喂食，鼻饲完毕，再次注入少量温开水，防止鼻饲液凝结。确认胃管在胃内的方法：在胃管末端连接注射器抽吸，能抽出胃液；置听诊器于患者胃部，快速经胃管向胃内注入10 mL空气，听到气过水声；将胃管末端置于盛水的治疗碗中，无气泡逸出。

(5)每次鼻饲量不超过200 mL，间隔时间大于2 h，鼻饲液温度应保持在38～40 ℃，避免过冷或过热；对新鲜果汁与奶液，应分别注入，以防止产生凝块；对药片，应研碎溶解后注入。

(6)对食管静脉曲张、食管梗阻的患者，禁忌使用鼻饲法。

(7)对长期鼻饲者，应每天进行2次口腔护理，并定期更换胃管。若为普通胃管，则每周更换1次；若为硅胶胃管，则每月更换1次。

## 复习思考题

1. 留置胃管操作时经过的狭窄部位分别为：________、________、________。

2. 为昏迷患者留置胃管时，应采取的最佳体位是(　　)。

A. 坐位　　B. 平卧位　　C. 左侧卧位

D. 右侧卧位　　E. 去枕平卧位

3. 胃管插入胃内的长度为(　　)。

A. 从前发际至剑突，长45～55 cm

B. 从鼻尖至剑突，长35～40 cm

C. 从眉心至剑突，长40～45 cm

D. 从眉心至脐，长60～70 cm

E. 从耳垂至剑突，长55～60 cm

4. 病例分析：患者，男，68岁。入院后急查血气示：pH值7.41，$PaO_2$ 42.3 mmHg，$PaCO_2$ 41.2 mmHg，$SaO_2$ 65.5%。遵医嘱给予无创呼吸机辅助呼吸。患者血氧低，不能脱机，不能经口进食。为满足患者的机体需要，护士遵医嘱为患者行鼻饲管置管。

请回答：

(1)插鼻饲管前，应将患者摆放为何种体位?

(2)标记胃管时，插入长度如何测量？为多少厘米?

(3)若插管过程中患者出现恶心、呕吐、剧烈咳嗽，则应该怎么办?

(4)灌注食物时，注意事项有哪些?

# 第十三章

# 导尿术

## 一、定义

导尿术指在严格执行无菌技术原则的前提下，用导尿管经尿道插入膀胱引流尿液的方法。导尿术易引起医源性感染，例如：在导尿过程中因操作不当造成膀胱、尿道黏膜的损伤；使用的导尿物品被污染；操作过程中违反无菌技术原则等原因均可导致泌尿系统感染。因此，为患者导尿时，必须严格执行无菌技术原则及操作规程。

## 二、学习要点

(1)操作过程严格执行无菌技术原则，预防尿路感染的发生。

(2)熟练掌握初步消毒的顺序：由外向内、自上而下。再次消毒顺序：由内向外，自上而下。每个棉球限用1次。

(3)女性尿道与阴道临近，导尿时，应仔细辨认尿道外口，以免误入阴道。

(4)男性尿道有2个弯曲，在插管时，需提起阴茎，使之与腹壁呈60°，使耻骨前弯消失，以利于插管。

(5)插尿管时，动作要轻柔，切忌因用力过快过猛而损伤尿道黏膜。

(6)为膀胱高度膨胀的尿潴留患者导尿时，第1次放尿不得超过1000 mL，以免引发虚脱和血尿。

## 三、目的

(1)为尿潴留患者引流出尿液，以减轻痛苦。

(2)协助诊断，如留取未受污染的尿液标本做细菌培养，测定膀胱容量、压力及测定残余尿量，进行膀胱或尿道造影等。

(3)为膀胱肿瘤患者进行膀胱灌注治疗。

## 四、适应证

(1)尿潴留、充溢性尿失禁。

(2)获得未受污染的尿标本。

(3)做尿流动力学检查，测定膀胱容量、压力、残余尿量。

(4)危重患者抢救。

(5)进行膀胱检查(膀胱造影、膀胱内压测量)者。

(6)向膀胱内灌注药物进行治疗者。
(7)腹部及盆腔器官手术前准备。
(8)膀胱、尿道手术或损伤。

## 五、禁忌证

(1)急性下尿路感染。
(2)女性月经期。
(3)尿道损伤后完全断裂。
(4)尿道狭窄及先天性畸形使导尿管无法插入。

## 六、操作前准备

### (一)操作者准备

(1)着装整洁，洗手，戴帽子、口罩。
(2)评估患者的年龄、病情、临床诊断、导尿目的、膀胱充盈度、配合程度、会阴部皮肤黏膜情况；了解患者的意识状态、生命体征及心理状态等。

### (二)患者准备

(1)患者及其家属了解导尿的目的、意义、操作过程、配合要点及注意事项。
(2)清洁外阴，做好导尿准备。若患者无自理能力，则应协助其进行外阴清洁。

### (三)环境准备

(1)环境清洁、安静、光线充足。
(2)酌情关好门窗，保持合适的室温。
(3)用屏风或围帘遮挡患者，注意保护患者隐私。

### (四)用物准备

#### 1. 治疗车上层

一次性无菌导尿包(包括初步消毒、再次消毒和导尿用物。初步消毒物品：方盘、镊子、消毒液棉球、纱布、手套。再次消毒及导尿物品：外包治疗巾、手套、孔巾、弯盘、消毒液棉球、镊子、方盘、导尿管、自带无菌液体的10 mL注射器、润滑油棉球、集尿袋、标本瓶、纱布)、免洗手消毒液、一次性垫巾(或小橡胶单和中单)、弯盘。

导尿管一般分为单腔导尿管、双腔导尿管、三腔导尿管3种。单腔导尿管一般用于一次性导尿及膀胱灌注治疗；双腔导尿管用于留置导尿；三腔导尿管用于膀胱冲洗或向膀胱内注射药物。其中双腔导尿管和三腔导尿管均有1个气囊腔，用于将导尿管头端固定在膀胱内，以防止脱落。临床上应根据患者的具体情况选择合适的导尿管。

#### 2. 治疗车下层

生活垃圾桶、医疗垃圾桶、浴巾。

#### 3. 其他

围帘或屏风。

#### 4. 检查

检查无菌导尿包的有效期及密封性、免洗手消毒液的有效期。

## 七、操作步骤

女性患者导尿术

### (一)女性患者导尿术

**1. 核对、解释**

携用物至床旁，核对患者的床号、姓名及腕带，向患者解释导尿的目的，并交代注意事项。

**2. 准备体位**

操作者站在患者右侧，松开床尾盖被，帮助患者脱去对侧裤腿，盖在近侧腿部，并盖上浴巾，用盖被遮盖对侧腿。协助患者取屈膝仰卧位，两腿充分外展，暴露外阴(图 13－1)。将一次性垫巾铺于患者臀下，将弯盘置于近外阴处。用免洗手消毒液消毒双手。

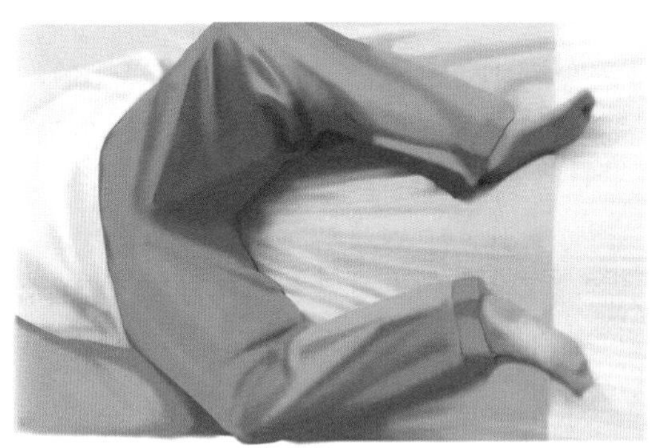

图 13－1　屈膝仰卧位

**3. 初步消毒**

核对、检查并打开导尿包，取出初步消毒用物并置于两腿之间(图 13－2)。操作者左手戴手套，将消毒液棉球倒入方盘内，右手持镊子夹取消毒液棉球，初步消毒阴阜(图 13-3)、大腿内侧上 1/3(图 13－4)、大阴唇(图 13－5)，左手取无菌纱布并分开大阴唇，消毒小阴唇(图 13－6)、尿道口至会阴部(图 13－7)。将污棉球、纱布、镊子置于弯盘内。消毒完毕，脱下手套，将之置于弯盘内，将弯盘置于治疗车下层，将方盘移至床尾。

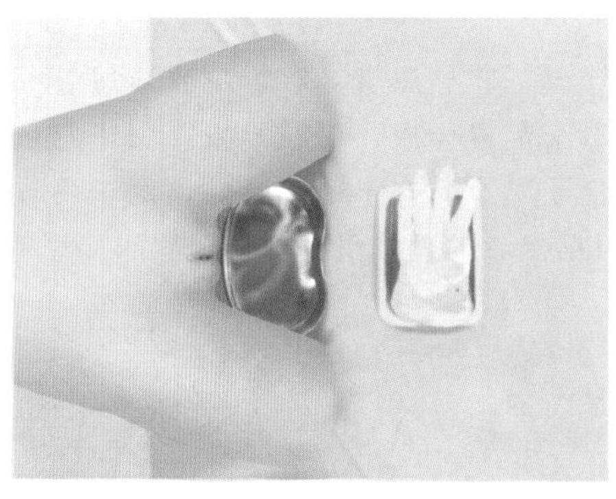

图 13－2　将初步消毒用物置于两腿之间

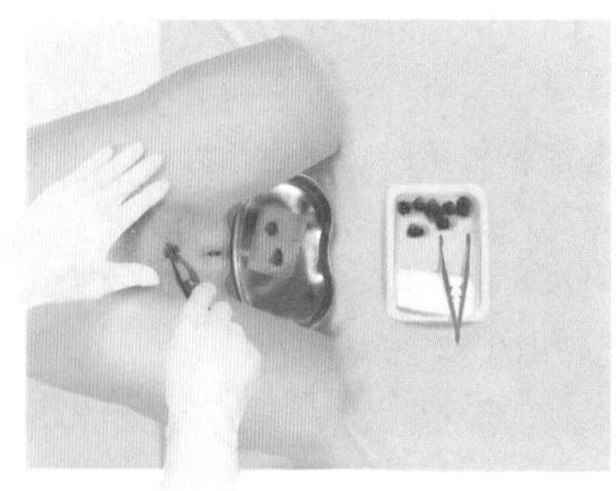

图 13－3　初步消毒阴阜

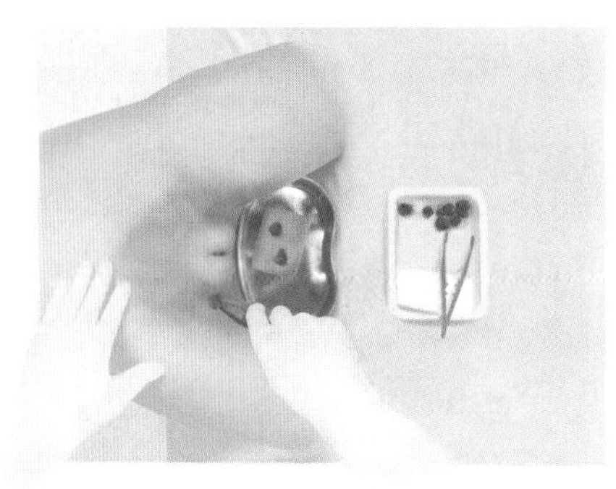

图 13－4　消毒大腿内侧上 1/3

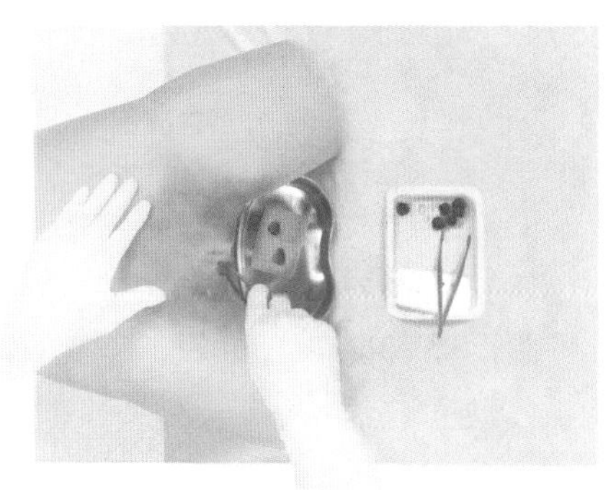

图 13－5　消毒大阴唇

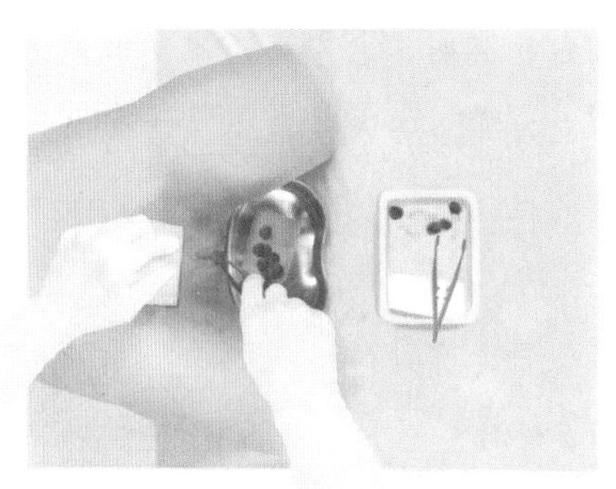

图 13－6　消毒小阴唇

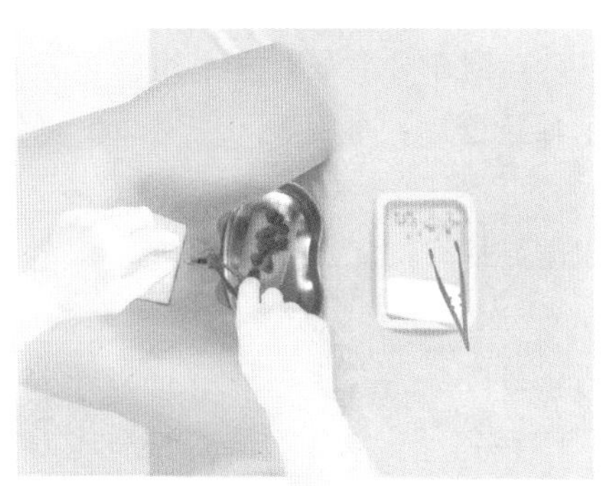

图 13－7　消毒尿道口至会阴部

4. 打开导尿包

将导尿包放在患者两腿之间，按无菌技术原则打开治疗巾(图 13－8)，戴好无菌手套，取出孔巾，铺在患者的外阴处并暴露会阴部(图 13－9)。

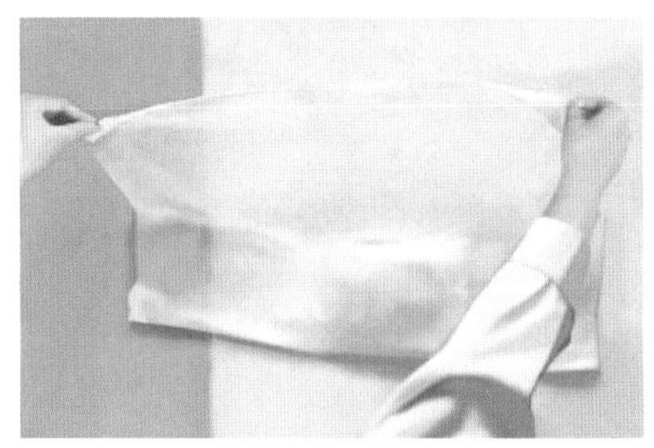

图 13－8　打开治疗巾

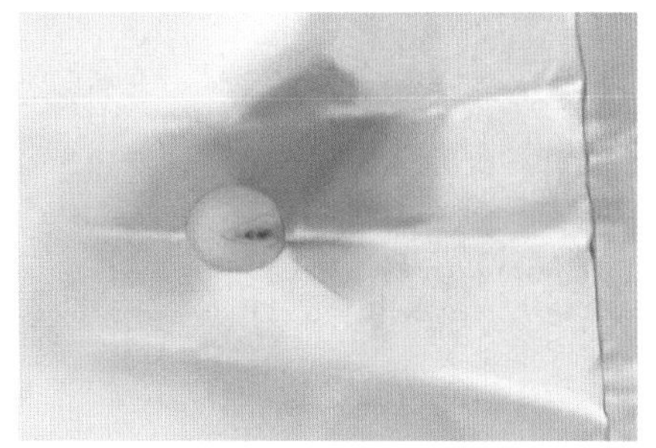

图 13－9　铺孔巾

5. 按操作顺序整理用物

向导尿管气囊内注水后抽空，检查气囊是否完好(图 13－10)；用润滑液棉球润滑导尿管前段(图 13－11)；根据需要连接导尿管和集尿袋的引流管；将消毒液棉球置于弯盘内。

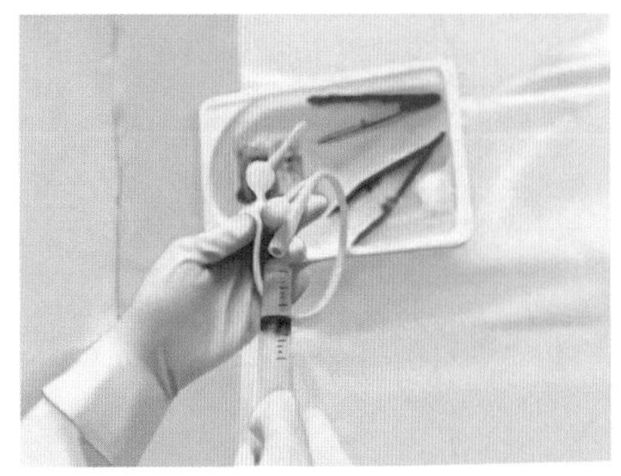

图 13－10　检查气囊

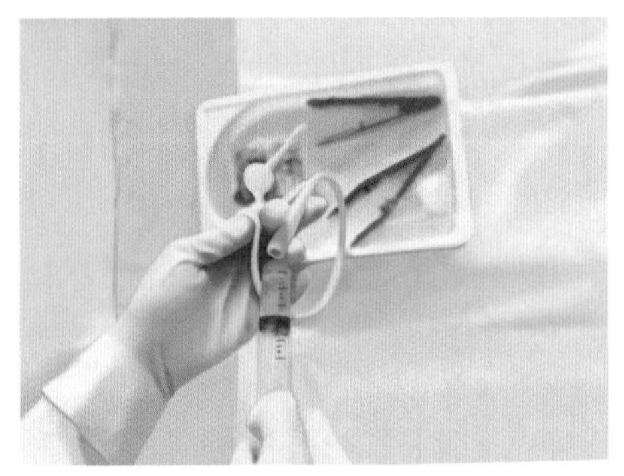

图 13－11　润滑导尿管前段

6. 再次消毒

将弯盘置于外阴处，左手用纱布分开并固定小阴唇，右手持镊子夹取消毒液棉球，分别消毒尿道口、小阴唇、尿道口。将污棉球、弯盘、镊子置于床尾弯盘内。

7. 导尿

根据导尿目的完成导尿操作。

(1)一次性导尿：左手继续用无菌纱布分开并固定小阴唇，将方盘置于孔巾口旁，嘱患者张口呼吸。右手用另一把镊子夹持导尿管，对准尿道口轻轻插入尿道 4～6 cm(图 13－12)，见尿液流出后，再插入 1～2 cm，松开左手，下移固定导尿管，将尿液引流入集尿袋内至合适量。如需做尿培养，则弃去前段尿液，用无菌标本瓶接取中段尿液5 mL，盖好瓶盖，放置于稳妥处(操作结束后，对尿标本贴标签并送检)。导尿完毕，轻轻拔除导尿管(图 13－13)，撤下孔巾，擦净外阴。

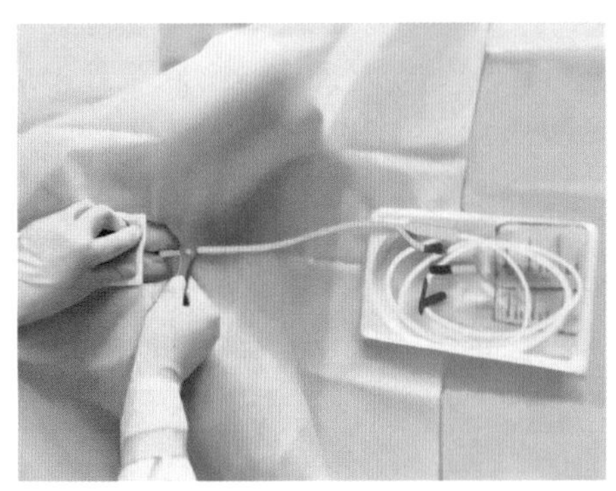

图 13－12　夹持导尿管

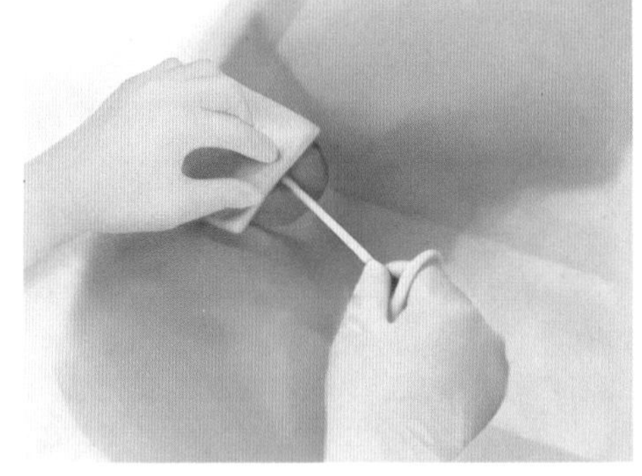

图 13－13　拔除导尿管

(2)留置导尿：左手继续用无菌纱布分开并固定小阴唇，将方盘置于孔巾口旁，嘱患者张口呼吸。右手用另一把镊子夹持导尿管，对准尿道口轻轻插入 4～6 cm，见尿液流出后，再插入 7～10 cm，将尿液引流至集尿袋内。连接注射器，根据导尿管上注明的气囊容积向气囊内注入等量的无菌注射用水(图 13－14)，轻拉导尿管有阻力感，即证明导尿管固定于膀胱内。导尿成功后，夹闭引流管，撤下孔巾，擦净外阴，将集尿袋固定于床沿低于膀胱的位置(图 13－15)，开放引流管，保持引流通畅。

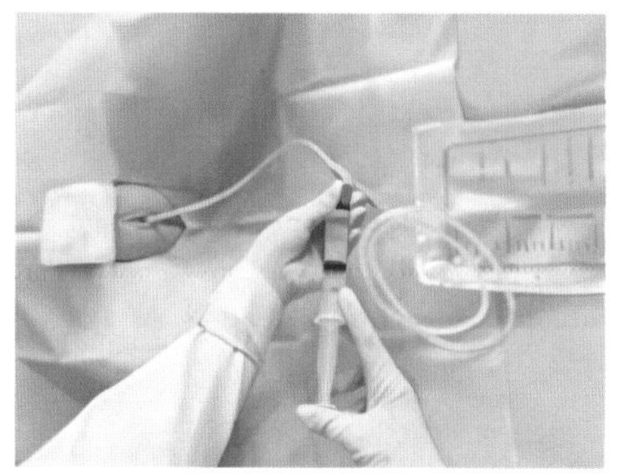

图 13-14 向气囊内注入无菌注射用水

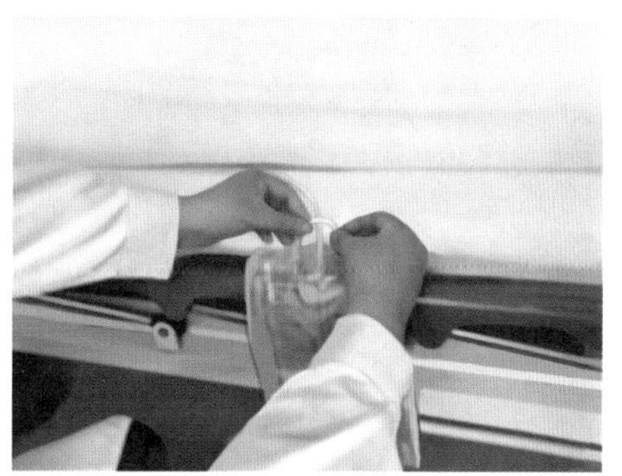

图 13-15 固定集尿袋

8. 操作后处理

(1)整理用物：撤出患者臀下的一次性垫巾，脱去手套，整理导尿用物，按医疗废弃物分类处理。

(2)安置患者：协助患者穿好裤子，取舒适卧位，保护患者隐私，整理床单位。

(3)洗手、记录：询问患者感觉，观察患者反应及排尿情况，交代注意事项，并记录导尿时间、尿量、尿液颜色及性质等情况。

### (二)男性患者导尿术

男性患者导尿术

1. 核对、解释

携用物至床旁，核对患者的床号、姓名及腕带，向患者解释导尿的目的，并交代注意事项。

2. 准备体位

操作者站在患者右侧，松开床尾盖被，帮助患者脱去对侧裤腿，盖在近侧腿部，并盖上浴巾，用盖被遮盖对侧腿。协助患者取屈膝仰卧位，充分外展两腿，暴露外阴。将一次性垫巾铺于患者臀下，将弯盘置于近外阴处。用免洗手消毒液消毒双手。

3. 初步消毒

核对、检查并打开导尿包，取出初步消毒用物并置于两腿之间。左手戴手套，将消毒液棉球倒入方盘内，右手持镊子夹取消毒液棉球，初步消毒阴阜(图 13-16)、大腿内侧上 1/3(图 13-17)、阴茎(图 13-18)、阴囊(图 13-19)，左手取无菌纱布，裹住阴茎，将包皮向后推，暴露尿道口，自尿道口向外向后旋转擦拭尿道口、龟头及冠状沟(图 13-20)。将污棉球、纱布、镊子置于弯盘内。消毒完毕，脱下手套，将之置于弯盘内，将弯盘置于治疗车下层，将方盘移至床尾。

4. 打开导尿包

将导尿包放在患者两腿之间，按无菌技术原则打开治疗巾，戴好无菌手套，取出孔巾，铺在患者的外阴处并暴露阴茎。

5. 按操作顺序整理用物

向导尿管气囊内注水后抽空，检查气囊是否完好；用润滑液棉球润滑导尿管前段；

根据需要连接导尿管和集尿袋；将消毒液棉球置于弯盘内。

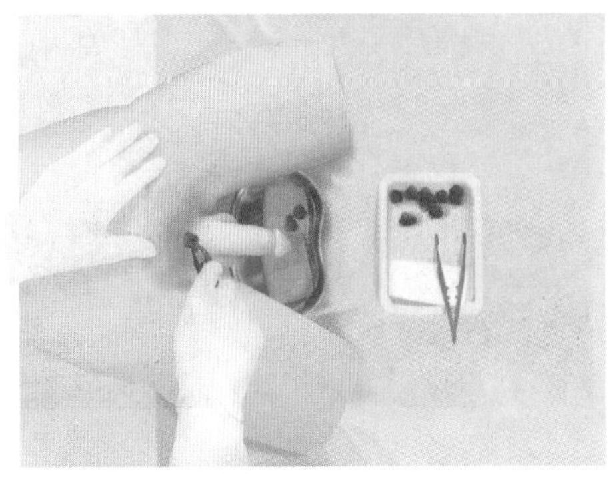

图 13-16 消毒阴阜

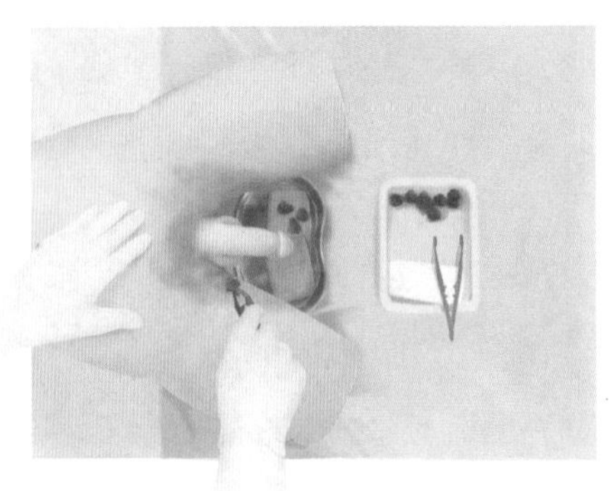

图 13-17 消毒大腿内侧上 1/3

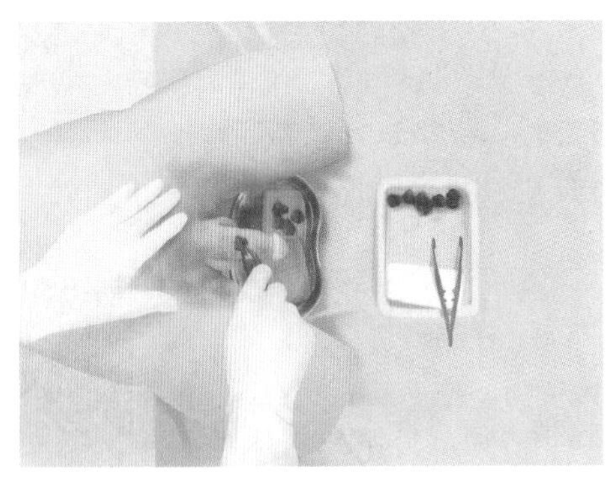

图 13-18 消毒阴茎

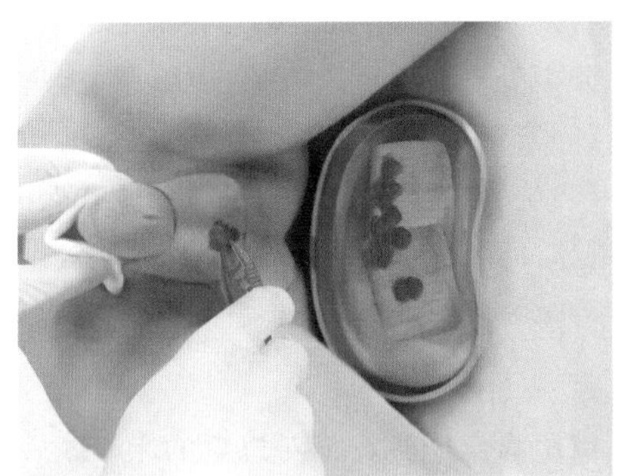

图 13-19 消毒阴囊

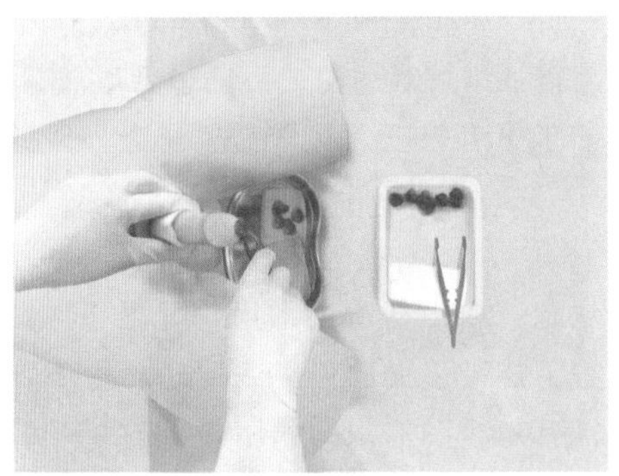

图 13-20 消毒尿道口、龟头及冠状沟

6. 再次消毒

将弯盘置于外阴处，左手取无菌纱布并提起阴茎，将包皮向后推，暴露尿道口。右手持镊子夹消毒液棉球向外向后旋转消毒尿道口、龟头及冠状沟，用最后 1 个棉球加强消毒尿道口。将污棉球、镊子放于弯盘内。

7. 导尿

根据导尿的目的完成导尿操作。

(1)一次性导尿：左手继续用无菌纱布固定并提起阴茎，使之与腹壁呈60°(图13－21)，将方盘置于孔巾口旁，嘱患者张口呼吸。右手用另一把镊子夹持导尿管，对准尿道口轻轻插入尿道20～22 cm(图13－22)，见尿液流出后，再插入1～2 cm，松开左手，下移固定导尿管，将尿液引流入集尿袋内至合适量。如需做尿培养，则弃去前段尿液，用无菌标本瓶接取中段尿液5 mL，盖好瓶盖，放置于稳妥处(操作结束后，对尿标本贴标签并送检)。导尿完毕，轻轻拔除导尿管，撤下孔巾，擦净外阴。

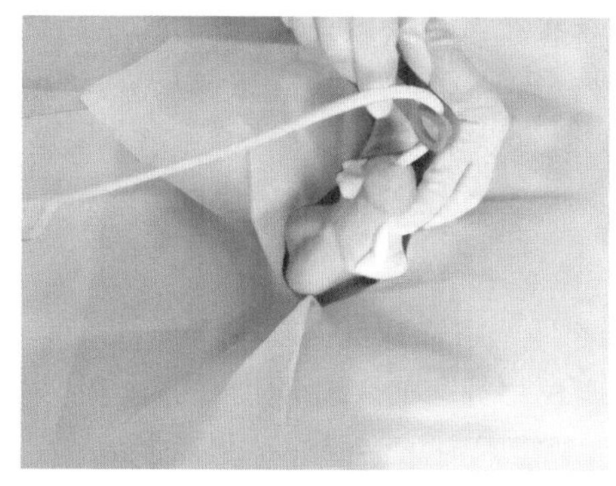

图13－21 使阴茎与腹壁呈60°

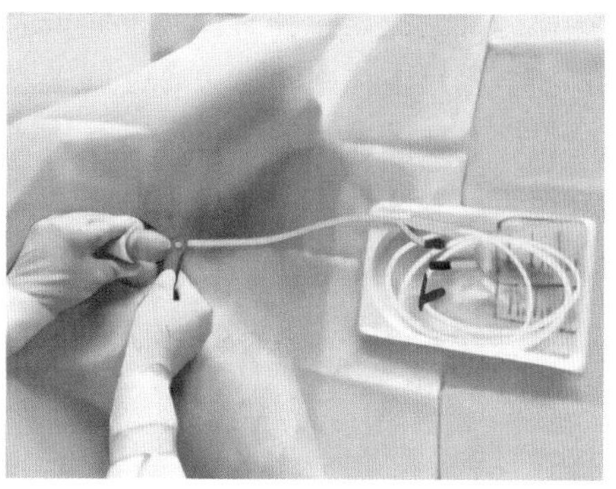

图13－22 夹闭导尿管

(2)留置导尿：左手继续用无菌纱布固定并提起阴茎，使之与腹壁呈60°，将方盘置于孔巾口旁，嘱患者张口呼吸。右手用另一把镊子夹持导尿管，对准尿道口轻轻插入20～22 cm，见尿液流出后，再插入7～10 cm，将尿液引流至集尿袋内。连接注射器，根据导尿管上注明的气囊容积向气囊内注入等量的无菌溶液，轻拉导尿管有阻力感，即证明导尿管固定于膀胱内。导尿成功后，夹闭引流管，撤下孔巾，擦净外阴，将集尿袋固定于床沿下低于膀胱的位置，开放引流管，保持引流通畅。

8. 操作后处理

(1)整理用物：撤出患者臀下的一次性垫巾，脱去手套，整理导尿用物，按医疗废弃物分类处理。

(2)安置患者：协助患者穿好裤子，取舒适卧位，保护患者隐私，整理床单位。

(3)洗手、记录：询问患者感觉，观察患者的反应及排尿情况，交代注意事项，并记录导尿时间、尿量、尿液颜色及性质等情况。

## 八、并发症及处理

### (一)导尿相关尿路感染

导尿相关尿路感染是医院感染中最常见的类型，感染方式主要为逆行感染。其危险因素包括患者自身状态、导尿管置入方法、导尿管留置时间、导尿管护理质量和抗菌药物临床使用等。针对危险因素，应加强导尿相关尿路感染的预防与控制工作。置管前，应严格掌握留置导尿管的适应证；检查无菌导尿包的完好性；对留置导尿管的患者，应采用闭式引流装置；告知患者留置导尿管的目的、配合要点和置管后的注意事项。置管时，应严格执行无菌技术原则，如导尿管被污染，则应当重新更换无菌导尿管。置管后，应保持尿液引流通畅，避免打折、堵塞；固定集尿袋高度在膀胱水平以下，以防止尿液逆流；任何时候都应防止移动和牵拉导尿管；保持尿道口清洁，定期更换集尿袋和导尿管。鼓励患者多饮水，以达到自然冲洗尿路的目的。当患者出现尿路感染时，应及时更换导尿管，并留取尿液进行微生物病原学检查，必要时，应进行抗生素治疗。

### (二)尿道损伤

导尿时，选择导尿管的型号过大或者是导尿管突然被外力(如患者烦躁或翻身时)牵拉，易造成尿道损伤；导尿管气囊卡在尿道内口，气囊压迫膀胱壁或尿道，也会造成尿道损伤。医务人员应正确选择导尿管型号，以最大程度地减轻尿道损伤；置管时，动作要轻柔；置管后，将导尿管固定稳妥，防止脱出，从而避免损伤尿道。

### (三)气囊破裂致膀胱异物

导尿管气囊内注入液体过多、压力过大或者是导尿管自身问题可能会导致气囊破裂。插管前，应认真检查气囊质量；导尿时，应根据导尿管上注明的气囊容积向气囊内注入等量的无菌注射用水。如发生气囊破裂，则应及时请泌尿外科专家会诊。

### (四)拔管困难

未抽净气囊内的液体，盲目拔管，或向气囊内注入生理盐水结晶，均会导致拔管困难。因此，拔管前，应认真观察抽出的溶液量，在证明气囊内的液体被完全抽吸干净后再拔管。必要时，可进行超声检查。建议向气囊内注入无菌注射用水。

## 九、注意事项

(1)严格执行查对制度和无菌技术原则。

(2)在操作中注意保护患者的隐私，并采取适当的保暖措施，防止患者着凉。

(3)导尿过程中，嘱患者勿移动肢体，保持原有的体位，以避免污染无菌区。

(4)插入导尿管时，动作要轻柔，以免损伤尿道黏膜，若插入时有阻挡感(切忌硬插)，则可更换方向(也可稍退 2～3 cm，向导尿管中灌注液状石蜡，润滑尿道)，见有尿液流出时，再插入一定长度(男性 5～7 cm，女性 2～3 cm)，勿过深或过浅，尤忌反复抽动导尿管。需要注意的是，有导丝的导尿管虽然插入时很快很有力，但是最易损伤尿道黏膜，故可将导丝于插入之前抽出；一定要反复将液状石蜡涂满导尿管 2 次)。

(5)为女性患者导尿时，要仔细辨认尿道外口的位置，如导尿管误入阴道，则应更换无菌导尿管，然后重新插管。

(6)男性尿道较长，有 3 个狭窄(尿道内口、尿道膜部、尿道外口)、2 个弯曲(耻骨前弯、耻骨下弯)，在插管过程中应提起阴茎，使之与腹壁呈 60°，使耻骨前弯消失，以利于插管。切忌因用力过猛、过快而损伤尿道黏膜。

(7)对膀胱高度膨胀且极度虚弱的患者，第 1 次放尿不得超过 1000 mL。大量放尿可使腹腔内压急剧下降，使血液大量滞留在腹腔内，导致血压下降而虚脱；另外，膀胱内压突然降低，还可导致膀胱黏膜急剧充血，引发血尿。此时，应缓慢分次放出尿液，每次 150～200 mL，反复多次，逐渐将膀胱放空。

(8)固定气囊导尿管时，应注意不能过度牵拉尿管，以防膨胀的气囊卡在尿道内口，压迫膀胱壁或尿道，导致黏膜组织损伤。

## 复习思考题

1. 为男性患者插尿管时，向上提起阴茎是为了使________。

2. 为成年女性患者导尿时，将导尿管插入________后，见尿再插入 1～2 cm。

A. 2～3 cm　　B. 4～6 cm　　C. 5～7 cm

D. 7～10 cm　　E. 10～13 cm

3. 简述导尿术的适应证。

4. 病例分析：患者，男，46 岁，因右侧肾囊肿，在全身麻醉的条件下经后腹腔行腹腔镜右肾囊肿去顶减压术，术后 6 h 未解小便，主诉下腹部憋胀难忍，有尿意，但不能自行排出。查体可见耻骨联合上方膨隆明显。医嘱立即为该患者进行留置导尿术。

请分析：

(1)为该患者留置导尿管的目的是什么？

(2)该患者导尿成功后第 1 次排尿应注意什么？

(3)在留置导尿管期间，防止泌尿系统逆行感染应采取哪些措施？

(4)插导尿管前，应将患者摆放为何种体位？

# 第十四章

# 动、静脉穿刺术

动脉穿刺术

## 一、动脉穿刺术

### (一)学习要点

(1)掌握动脉穿刺的目的及注意事项。

(2)熟练掌握动脉穿刺标本采集的实践技能，方法正确，操作手法规范。

### (二)目的

(1)采集动脉血或建立动脉通道。

(2)判断患者氧合及酸碱平衡、乳酸和丙酮酸测定，为诊断、治疗、用药提供依据。

### (三)适应证

(1)对麻醉或手术期及危重症患者，要持续监测动脉血压。

(2)严重的出血性休克、心源性休克治疗后或行心肺复苏术后，需要利用动脉血气分析对氧疗、机械通气等治疗反应及血流动力学进行评估的患者。

(3)施行特殊检查或治疗，如选择性血管造影检查、导管置入、血液透析治疗等。

### (四)禁忌证

(1)穿刺部位感染(绝对禁忌证)、动脉痉挛或血栓形成者。

(2)对凝血功能障碍、重度血小板减少或有出血倾向者需谨慎操作(相对禁忌证)。

(3)慢性严重心、肺或肾脏疾病患者。

(4)晚期肿瘤患者。

### (五)操作前准备

1. 评估

(1)评估患者的病情、治疗情况、意识状态及肢体活动能力。

(2)评估患者对动脉血标本采集的认知及合作程度。

(3)评估穿刺部位的皮肤情况及动脉搏动情况。

(4)评估并记录患者的体温、氧疗方式、呼吸机参数、吸氧浓度等，如患者的给氧方式发生改变，则应在采血前等待 20～30 min，以达到稳定状态。

(5)评估患者凝血功能(如血小板计数、凝血功能情况)是否正常、是否使用抗凝药物，评估患者有无血液性传染病。

2. 解释

向患者及其家属做好解释工作。

3. 患者准备

(1)患者了解动脉血标本采集的目的、方法、临床意义、注意事项及配合要点(主要是保持穿刺肢体固定)。

(2)根据不同的采血部位，取舒适体位，暴露穿刺部位。

4. 环境准备

环境清洁、安静、光线适宜，必要时用屏风或围帘遮挡。

5. 用物准备

(1)消毒剂：首选含量大于0.5%的氯己定乙醇溶液作为皮肤消毒剂。如果对氯己定乙醇溶液有使用禁忌，则可使用碘酒、碘伏(聚乙烯吡咯烷酮碘)或75%酒精。

(2)采血器具：一次性专用动脉采血器具；条件不具备时，可以使用2 mL注射器(需准备肝素1支、生理盐水100 mL及无菌橡皮塞1个)。

(3)其他：检验申请单、无菌手套、一次性治疗巾、弯盘、小垫枕、免洗手消毒剂、冰袋或冰桶(如果无法在采血后30 min内完成检测，则应在0～4 ℃低温中保存)、生活垃圾桶、医用垃圾桶、锐器回收盒。

### (六)桡动脉穿刺的操作步骤

1. 贴标签

双人核对医嘱、检验单及标签上的名字、床号、住院号、ID号、检验项目，检查标本容器(动脉血气针或一次性注射器)有无破损、是否符合检验要求，并贴标签。

2. 核对

携用物至床旁，询问床号、姓名，并查对医嘱本、标本标签及床头卡信息是否一致，用PDA扫描仪核对患者的腕带信息。

3. 艾伦(Allen)试验

(1)嘱患者握拳，同时按压患者尺动脉及桡动脉，阻断手部血液供应(图14-1)。

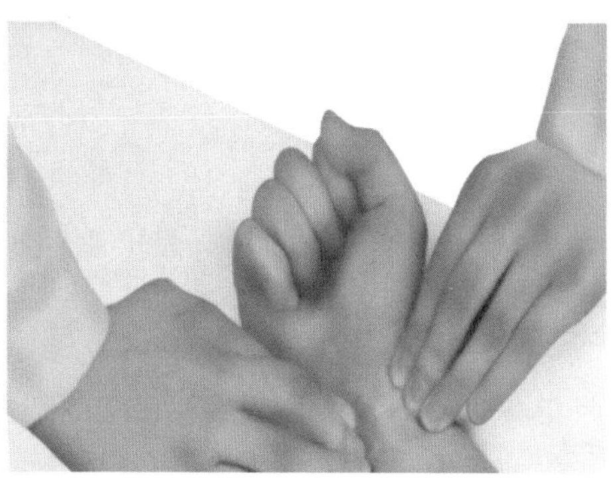

图14-1 按压尺动脉及桡动脉

(2)数秒钟后，嘱患者伸开手指，此时，手掌会因缺血而变苍白。

(3)抬起压迫尺动脉的手指，观察手掌颜色恢复的时间。若手掌颜色在5～15 s恢复，则提示尺动脉供血良好，该侧桡动脉可用于动脉穿刺。若手掌颜色不能在5～15 s

恢复，则提示该侧手掌侧支循环不良，该侧桡动脉不能穿刺。

4. 体位

协助患者取坐位或平卧位，外展前臂，将掌心向上，在手腕下放垫枕或纱布卷，铺治疗巾，手掌呈背伸位，暴露穿刺部位；取无菌纱布，放于治疗巾上，打开无菌橡皮塞(一次性注射器采血时)。

5. 确定穿刺部位

掌横纹上 1～2 cm 的动脉搏动明显处(图 14 - 2)。

6. 消毒穿刺部位皮肤

用无菌棉签蘸取消毒液，以穿刺点为中心螺旋式消毒穿刺部位皮肤，直径大于 8 cm,待干。

7. 二次核对信息

用 PDA 扫描仪核对患者腕带信息及标本标签，核对一致后执行。

8. 再次消毒

用免洗手消毒液以七步洗手法洗手，再次消毒穿刺部位皮肤；戴无菌手套或常规消毒术者左手食指和中指。

9. 穿刺

将针栓推到底部，拉到预设位置，去掉护针帽，以左手食指和中指固定欲进行穿刺的动脉。右手持动脉血气针，与皮肤呈 45°～90°进针(图 14 - 3)。

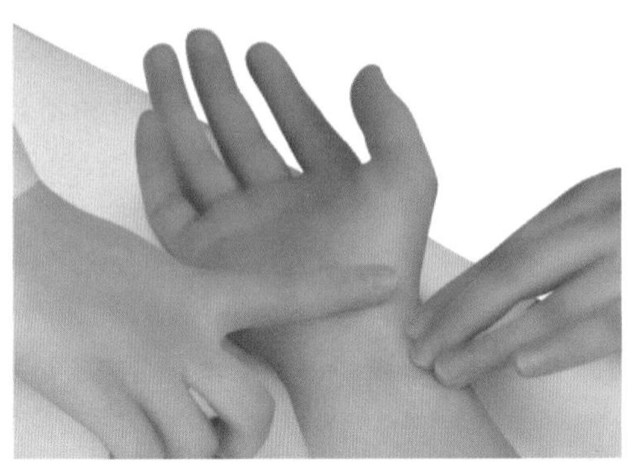

图 14 - 2 确定穿刺部位

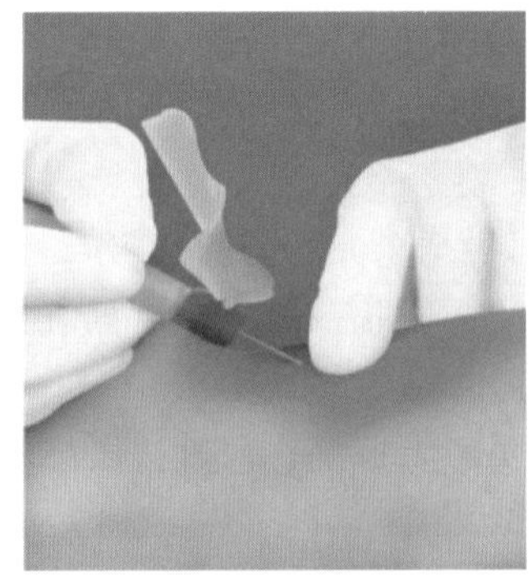

图 14 - 3 穿刺

10. 采血

当血液直升入注射器时，表示已经刺入动脉，固定注射器，直至血液液面达到预设位置。

11. 拔针

操作完毕，迅速拔出动脉采血针，用无菌棉签按压穿刺部位 5～10 min 后，进行加压止血。将动脉血气针扣下安全帽，丢弃针头于锐器盒内，螺旋拧上安全针座帽。

12. 混匀

颠倒混匀 5 次，手搓样品管 5 s 以上，以保证抗凝剂完全发挥作用。

13. 穿刺后处理

(1)取下治疗巾、垫枕。协助患者取舒适卧位，询问患者需要，整理床单位。

(2)再次核对检验申请单、患者信息及标本。

(3)告知患者注意事项。

(4)按医疗废物处理原则清理用物，脱手套，用流动水洗手并做好相关记录。

(5)及时送检血标本：采血后，应立即送检，并在 30 min 内完成检测。如进行乳酸检测，则需在 15 min 内完成。如果无法在采血后 30 min 内完成检测(需远程运输或外院检测)，则应在 0～4 ℃低温环境中保存标本，存储时，应避免温度降至 0 ℃以下，以免因细胞中的水分子凝固而使细胞破裂，造成标本溶血，导致检测值异常。同时注意在运送过程中避免振荡。

(6)穿刺后，观察穿刺部位有无出血、肿胀及疼痛现象，观察采血部位远端肢体末端的颜色及动脉搏动情况，对比双侧肢体是否有差异。

## (七)并发症及处理

### 1. 动脉痉挛

疼痛、焦虑或其他刺激可能导致一过性动脉痉挛，此时即使穿刺针进入动脉管腔，仍可能无法成功采血。处理：若穿刺针确定在血管内，则可暂停抽血，待血流量逐渐增加后，再行抽血，应避免反复穿刺；若穿刺未成功，则应拔针，暂停穿刺，热敷局部血管，待痉挛解除后，再次进行动脉穿刺。向患者耐心解释操作方法，协助其取舒适体位，帮助其放松心情，这样可降低动脉痉挛的发生率。

### 2. 血肿

动脉压力比静脉压力高，因此，动脉穿刺部位更容易出现渗血或血肿。血肿的发生率与患者年龄(老年人动脉壁弹性组织减少，穿刺孔不易闭合)、穿刺针头直径、是否接受抗凝治疗、有无严重凝血障碍等有关。处理：血肿较小时，应密切观察肿胀范围有无增大，若肿胀逐渐局限、不影响血流，则可不予特殊处理；若肿胀程度加剧，则应立即按压穿刺点，局部按压无效时，应给予加压包扎或遵医嘱处理。

### 3. 血栓或栓塞

导管在动脉内放置一段时间后，因为血管内膜受损，所以可能会发生血栓或栓塞，堵塞导管或血管。动脉栓塞的发生率与导管直径和插管时间呈正相关，与动脉直径和动脉血流速度呈负相关。动脉和静脉中均有可能形成血栓，但动脉血栓后果相对比较严重。用于静脉穿刺的浅表静脉常具有足够的侧支循环，而动脉则不具备。因此，选择动脉穿刺部位时，应优先考虑侧支循环是否良好，否则可能会造成远端血栓或栓塞。处理：应减少同一穿刺点的穿刺次数，拔针后，压迫穿刺点的力度应适中，应做到既保证伤口不渗血，又保持动脉血流通畅；压迫时，以指腹仍有动脉搏动感为宜。若有血栓形成，则可行尿激酶溶栓治疗。

### 4. 感染

感染多由未能严格执行无菌技术原则所致。处理：穿刺前，应慎重选择血管，避开皮肤感染部位；穿刺时，需严格遵守无菌技术原则，遵守操作规范，对所使用的穿刺针、导丝、导管均应严格消毒；穿刺时，如有污染，则应立即更换穿刺工具。对于留置动脉导管的患者，病情稳定后应尽快拔除导管。若怀疑存在导管感染，则应立即拔管并送检；拔除导管时，需严格消毒穿刺部位，压迫止血后，用无菌纱布覆盖，用弹力细带包扎。对于发生感染者，可根据医嘱使用抗生素。

5. 血管迷走神经反应

穿刺时，若患者出现血管迷走神经反应，则可能会导致晕厥。此时，应立即通知医生，协助患者取平卧位，松开扣紧的衣物。处理：为防止出现血管迷走神经反应，采血前，可协助患者取平卧位并抬高下肢；患儿可坐在家长膝上，由家长温柔地抱住，以缓解患儿的紧张、抗拒情绪。

6. 留置动脉导管相关并发症

留置动脉导管相关并发症包括导管堵塞、导管脱落、血管痉挛、感染、局部出血、血肿或假性动脉瘤形成。处理：为减少动脉留置针对动脉造成的损伤，建议动脉导管留置的时间最好不超过 96 h；间断使用肝素盐水冲洗导管；应用动脉测压管时，应维持肝素生理盐水 300 mmHg 压力持续冲洗导管；当局部有感染征象时，应及时拔除导管。

### (八)注意事项

(1)严格执行查对制度和无菌技术原则，以防感染。

(2)采血过程中保持针尖固定，切勿粗暴地反复穿刺，以免造成动脉壁损伤和出血。

(3)使用一次性注射器穿刺时，穿刺前用注射器抽吸浓度为 10～50 IU/mL 的肝素液 1 mL，晃动针管，使液体充分湿润管壁，然后排出。但是不推荐使用该方法，以免影响检测结果的准确性。

(4)对新生儿宜选择桡动脉穿刺，不宜选择股动脉，原因在于股动脉穿刺垂直进针时易伤及髋关节。

(5)防止气体逸散。采集血标本时，注射器内不能有空泡，抽出后立即密封针头、隔绝空气(因空气中氧分压高于动脉血，二氧化碳分压低于动脉血)。做二氧化碳结合力测定时，对盛血标本的容器应加塞盖紧，以免血液与空气接触过久，影响检验结果；采血后，应立即送检。

(6)拔针后，对局部用无菌纱布或沙袋加压止血(禁止使用加压带)，以免出血或形成血肿，应压迫止血，直至不出血。

(7)若患者饮热水、洗澡、运动，则需休息 30 min 后再进行采血，以免影响检查结果。

(8)对有出血倾向者，慎用动脉穿刺法采集动脉血标本。

## 二、静脉穿刺术

静脉穿刺术

### (一)学习要点

(1)能正确陈述静脉血液标本采集的基本原则。

(2)能正确描述静脉血液标本采集的目的及注意事项。

(3)能熟练进行静脉穿刺及标本采集，方法正确、操作规范。

### (二)目的

(1)全血标本指的是抗凝血标本，主要用于临床血液学检查，如血细胞的分类、形态学检查等。

(2)血浆标本加抗凝剂后，经离心所得的上清液称为血浆，血浆里含有凝血因子Ⅰ，适合于内分泌激素、血栓和止血检测等。

(3)血清标本不加抗凝剂，经离心所得的上清液称为血清，血清里不含有凝血因子Ⅰ，多适合于临床化学和免疫学的检测，如测定肝功能、血清酶、脂类、电解质等。

(4)血培养标本多适合于培养检测血液中的病原菌。

### (三)适应证

(1)需要留取静脉血标本的各种血液实验室检查。

(2)需要开放静脉通道输液或进行相关检查治疗的各种情况。

(3)需要进行肠道外全静脉营养者。

(4)危重患者及采血困难患者的急症处理。

### (四)禁忌证

穿刺部位有感染为绝对禁忌证；有明显出血倾向者为相对禁忌证。

### (五)操作前准备

#### 1. 评估

(1)患者的病情、治疗情况、意识状态、肢体活动能力。

(2)患者对血液标本采集的认知程度及配合程度。

(3)患者有无生理因素影响，如饮食、运动、饮茶等。

(4)需做的检查项目、采血量及是否需要特殊准备。

(5)患者静脉充盈度及管壁弹性，穿刺部位的皮肤状况，如有无冻疮、炎症、水肿、结节、瘀痕、破损等。

#### 2. 解释

向患者及其家属做好解释工作，取得配合。

#### 3. 患者准备

(1)了解静脉血标本采集的目的、方法、临床意义、注意事项及配合要点。

(2)取舒适体位，暴露穿刺部位。

(3)询问患者有无过敏史及其他禁忌信息，确认患者是否有乳胶过敏、禁用含碘制剂、酒精过敏等情况。对乳胶过敏的患者，应使用不含乳胶材料的手套、止血带、医用胶带等物品。对禁用含碘制剂的患者，应使用75%酒精或其他不含碘剂的消毒剂进行消毒。对酒精过敏或禁用的患者，可使用碘伏、过氧化氢溶液等不含酒精成分的消毒剂进行消毒。

#### 4. 护士准备

衣帽整洁，修剪指甲，洗手，戴口罩。

#### 5. 环境准备

环境清洁、安静，温、湿度适宜，光线充足或有足够照明，必要时，用屏风或床帘遮挡。

#### 6. 用物准备

(1)治疗车上层：治疗盘、爱尔碘消毒液、无菌棉签、弯盘、采血针(或注射器)、真空采血试管、标签、化验单、治疗巾、垫枕、止血带、试管架、医嘱本、PDA扫描仪、剪刀、无菌手套或清洁手套。

(2)治疗车下层：感染垃圾桶、生活垃圾桶、锐器盒。

(3)其他：免洗手消毒液。

### (六)肘静脉穿刺操作步骤

(1)核对并贴标签：双人核对医嘱、检验单及标签上的名字、床号、住院号、ID号、检验项目，检查标本容器有无破损、是否符合检验要求，贴标签。

(2)解释、评估：携用物至床旁，开放式询问床号、姓名，并查对医嘱本、标本标签及床头卡信息是否一致，用PDA扫描仪核对患者的腕带信息，解释采血目的及需要合作的事项，计算采血量，并评估穿刺部位。

(3)确定穿刺部位：协助患者取平卧位或坐位，暴露前臂和上臂，在肘部下方放置垫枕，铺治疗巾，稍外展上臂，于横纹上方5～7.5 cm处扎止血带，再次评估血管，松开止血带(图14-4)。

(4)消毒穿刺部位皮肤(图14-5)：用无菌棉签蘸取消毒液，以穿刺点为中心螺旋式消毒穿刺部位皮肤，直径大于5 cm，待干。若皮下脂肪较厚，则可通过触摸确定穿刺部位。有明显弹性和张力的部位即为充盈的静脉。

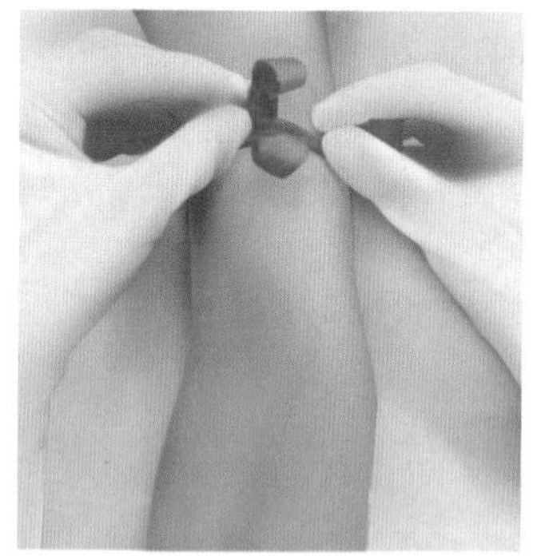

图14-4　确定穿刺部位

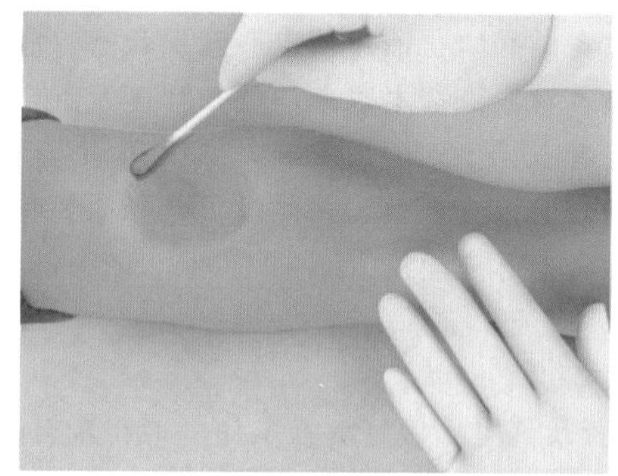

图14-5　消毒穿刺部位皮肤

(5)二次核对信息：用PDA扫描仪核对患者的腕带信息，确认与标本标签一致后执行。

(6)再次消毒：用免洗手消毒液以七步洗手法洗手，戴无菌手套或清洁手套，扎止血带，嘱患者握拳，再次消毒穿刺部位皮肤。

(7)穿刺(图14-6)：一手拇指绷紧静脉穿刺部位下端皮肤，另一手拇指和食指持采血针，针头斜面向上，沿静脉走行，与皮肤呈20°～30°快速刺入皮肤。

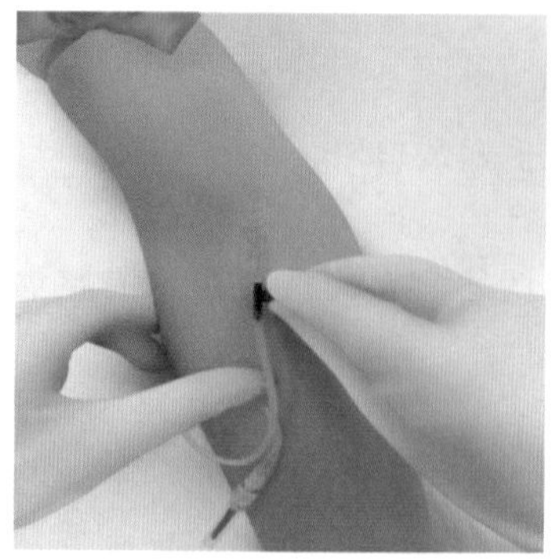

图14-6　穿刺

(8)采血：见到回血后，将针头再沿静脉走行向前送入少许，固定采血针，将采血针另一端插入真空采血管内，采血至需要量。如需多管采血，则应将血液回吸至需要量后更换另一试管，直至最后一个试管(或用注射器抽取所需血量)。

(9)松止血带：宜在开始采集第1管血时松开止血带，使用时间不应超过1 min。

(10)一拔一按压：松开止血带，嘱患者松拳，迅速拔针，用无菌干棉签按压穿刺点上方3~5 min。将采血针弃于锐器盒内。

(11)静脉穿刺结束后处理：①撤治疗巾及垫枕，用免洗手消毒液以七步洗手法洗手，协助患者取舒适体位；②再次核对检验申请单、患者信息及标本；③向患者交代注意事项；④按医疗废物处理原则清理用物，用流动水洗手并做好相关记录。

### (七)并发症及处理

#### 1. 皮下出血或局部血肿

皮下出血或局部血肿表现为穿刺部位疼痛、肿胀、有压痛。肉眼可见皮下瘀斑。

预防措施：①合理选择血管，宜选择粗、直、充盈饱满、弹性较好的静脉，应做到一针见血，避免反复穿刺对血管壁的损伤；②进行上肢静脉采血时，若上衣口较紧，则应嘱患者脱去衣袖后再采血，以免较紧的衣袖影响静脉回流，引起皮下出血；③采血时，应询问患者有无不适并观察采血局部情况，若发现异常，则应及时处理，采血后有效按压是预防血肿的有效措施。

处理措施：早期冷敷可减轻局部充血和出血，使毛细血管收缩，防止皮下出血或血肿扩大；采血48 h后改为热敷，以改善局部血液循环，减轻炎性水肿，加速吸收和消肿。

#### 2. 晕针和晕血

晕针或晕血持续时间短、恢复快，一般2～4 min后可自行缓解。先兆期患者多主诉头晕、眼花、心悸、恶心、四肢无力等；发作期患者会出现突然昏倒、意识丧失、面色苍白、四肢冰冷、血压下降、心率减慢、脉搏细弱等，待其意识恢复，可表现为全身无力，四肢酸软，面色由苍白转红润，四肢转温，心率、脉搏恢复正常等。

预防措施：采血前，应评估患者的身体状况、心理情绪，以及是否进食，有无晕针、晕血史等，并做好解释工作，给患者以心理安慰；采血时，应与患者适当交流，分散其注意力，协助其取适当体位、姿势，以利于机体放松，尤其是对易发生晕针或晕血的患者，可采取平卧位；熟练掌握操作技术，做到一针见血，以减少刺激。

处理措施：发生晕针或晕血时，应立即停止采血，迅速将患者抬到空气流通处或给予吸氧；应协助患者取平卧位，以增加脑部供血；可指压或针灸人中穴、合谷穴；可口服葡萄糖液，适当保暖，数分钟后即可自行缓解。

#### 3. 局部皮肤过敏反应

局部皮肤过敏反应表现为局部皮肤有灼伤感，甚至出现皮疹及过敏性皮炎。

预防措施和处理措施：评估患者的消毒剂过敏史，针对性改用其他消毒剂；采血后，对穿刺针眼处不可覆盖任何东西，应保持穿刺局部清洁、干燥；如出现过敏现象，则应立即报告医生，配合处理。

#### 4. 误穿刺入动脉

这里以股动脉为例。当穿刺针刺入股动脉时，不用回抽，血液会自动升到注射器里。股动脉中的血液呈红色，较静脉血更鲜红。

预防措施和处理措施：应掌握股静脉的解剖位置，掌握正确的穿刺方法；如果误刺入动脉，则应立即拔出针头；穿刺后，应紧压穿刺点 5～10 min，直至无出血，再重新穿刺对侧股静脉进行采血。

5. 采血失败

采血失败表现为穿刺后无回血。

预防措施和处理措施：采血者应熟悉静脉的解剖位置，提高穿刺水平，评估血管条件，尽量选择易暴露、较直、弹性好的浅表静脉；对四肢末梢循环不良的患者，可通过局部热敷等保暖措施促进血管扩张；运用真空负压静脉采血法采血时，如感觉针头进入血管却不见回血，则应检查采血管负压是否充足，而不应盲目拔针；确定针头没在静脉内时，应立即拔针，重新更换针头并另选静脉进行采血，不能来回多次进针或退针。

### （八）注意事项

（1）必须严格执行查对制度和无菌技术原则，以防感染。

（2）空腹采血前，指导患者晚餐后禁食，至次日晨采血，空腹 12～14 h，理想的采血时间为早晨 7：00—8：00。定时采血常用于口服葡萄糖耐量试验、药物血浓度监测、激素测定等。

（3）推荐使用采血器和真空试管，采血器、试管必须干燥、清洁。

（4）穿刺动作应轻柔。进行肘部采血时，禁止拍打静脉，扎止血带不可过紧，压迫静脉时间不宜过长，以不超过 1 min 为宜。未抽到血液时，可先向深部刺入，然后边退针边抽吸，直至有血液抽出；也可再次确定穿刺部位，稍微调整穿刺方向后重新穿刺。切勿粗暴地多次反复穿刺，以免造成血管壁损伤和出血。在进行静脉穿刺的过程中，如果所抽出的血液为鲜红的动脉血，则提示误穿股动脉，应拔出针头，按压 5～10 min 后，重新确定穿刺部位再行穿刺。

（5）采血时，应按照下列顺序采血：血培养—无添加抗凝剂管—凝血管—枸橼酸钠管—肝素管—EDTA 管—草酸盐管—氟化钠管。对全血标本或需抗凝血的标本，采血后，应立即上下颠倒 5～10 次，不可用力振荡。做血培养时，如同时加做霉菌血液培养，则血液注入顺序为厌氧血液培养瓶—需氧血液培养瓶—霉菌血液培养瓶。

（6）采血操作结束后，不要揉搓穿刺部位；对有出血倾向者，应沿血管走向同时压迫进皮点和进血管点，以免出现皮下血肿。

（7）采集后，应将标本及时送检，以免影响检验结果。

（8）对采集标本所用的材料应安全处置。对使用后的采血针、注射器针头等锐器物，应当直接放入利器盒内或毁形器内进行处置，禁止对使用后的一次性针头复帽；对注射器针筒、棉签等其他医疗废物，应放入黄色医疗废物袋中；对医疗废物和生活垃圾，应分类收集存放。

（9）应在开始采血前佩戴医用帽子、口罩与手套。应在完成每位患者的血液标本采集后更换新的手套；如采血过程中手套染上血液或破损，则应及时更换。如采血对象为多重耐药菌感染、呼吸道传染病、血源性传染病且有血液、体液喷溅风险的患者，则应按照《医院隔离技术规范》（WS/T 311—2009）及《血源性病原体职业接触防护导则》（GBZ/T 213—2008）进行个人防护。

（10）如患者正在进行静脉输液或输血，则不宜在同侧手臂采血。

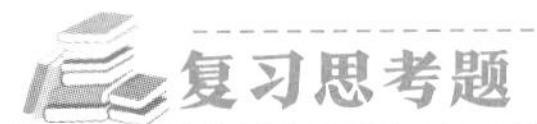

## 复习思考题

1. 进行静脉采血时，常选择的静脉有________、________、________。

2. 婴幼儿动脉采血宜选________穿刺。

A. 桡动脉　　B. 股动脉　　C. 头皮动脉

D. 足背动脉　　E. 肱动脉

3. 简述静脉穿刺的并发症及处理。

4. 病例分析：患者，女，21 岁，10 d 前出现发热、腰痛，遂到医院就诊。查体：呈急性面容，体温 39 ℃，脉搏 140 次/分，血压 105/70 mmHg，脾大，心脏听诊有杂音。疑为亚急性细菌性心内膜炎。为了明确诊断，应为该患者进行何种血液标本采集？操作中需要注意什么问题？

# 急救操作篇

# 第十五章

# 院前创伤急救的“黄金原则”

20 世纪 60 年代后期，R. Cowley 博士首先提出严重创伤患者在接受医疗救护时有至关重要的“黄金 1 h”，该段时间的救治往往能够决定患者的存活或死亡。在实际救援工作中，有的患者病情危重，如心脏贯通伤的患者几分钟内就会因休克而死亡，这些患者甚至没有“黄金 1 h”的救治机会，针对这一点，有学者提出过“白金 10 min”以及“黄金 30 min”的概念。另一个极端案例是闭合性股骨骨折伴有缓慢持续性内出血的患者，即使伤后数小时接受规范的抗休克救治，也可能会挽救生命。因此，“黄金 1 h”并不是严格意义上的 60 min，更准确的定义应该是“黄金时段”。“黄金时段”指患者休克进行性加重的一个时间区间，如果一个遭受严重创伤的患者能够在“黄金时段”内接受规范的止血、复苏、抗休克治疗，则其生存率将大大提高。为使创伤患者有更大的生存机会，干预应该在院前救护现场就开始，实际工作中患者的境况不可能完全相同，对每一位患者都要求医疗团队灵活地进行救治，根据其病情发展进行恰当地处置。院前创伤急救的目标：①与患者有效沟通；②快速、准确地诊断和处理危及生命的损伤；③在最短时间内将患者就近送达合适的医疗机构。

遭受严重创伤的患者通常同时或相继有 2 个或 2 个以上解剖部位的组织或器官受到严重伤害，其中之一即使单独存在，也可能会危及生命(多发伤)。本章旨在为管理创伤患者提供最新并且证据充分的实践操作指导，为多发伤患者的救治设立科学的处置原则，提供系统化的干预方案。

## 一、确保院前创伤施救者和患者的安全

确保现场安全仍然是院前创伤施救者的首要任务，这不仅包括患者的安全，而且包括救援人员自身的安全。根据医疗调度中心提供的信息，在到达现场前，救援人员就要初步预测潜在的威胁。车祸现场的威胁可能包括交通工具、危险材料、火灾和掉落的电线等；在枪击现场，院前创伤施救者需要警惕行凶者可能仍然在案发区域；在暴力犯罪现场，执法人员应当首先进入现场并划分安全区。

因为血液和其他体液可能会传播传染病，如艾滋病和乙肝，所以救援人员应全程佩戴防护装置，尤其是在救治外伤出血的患者时。总之，院前急救人员也可能成为受害者，只有经过适当培训的人员才可以参与创伤救援。

## 二、评估现场情况，确定需要的额外医疗资源

救援人员在做出救治应答并赶往现场期间，应该对救治所需要的额外或特定设备

进行快速评估，包括额外的紧急医疗单位，如灭火设备、专门的救援队、医疗直升机和帮助分流患者的医生，完成评估过程越快越好。

## 三、识别运动创伤机制

救援人员在现场与患者接触时，应该记录下创伤的运动机制。了解运动创伤机制有助于更好地评估患者的状况，还能给接收医院的医生开展治疗提供帮助。

## 四、通过现场初步评估识别威胁生命的因素

现场的初步评估能快速了解患者重要器官的功能并确定威胁生命的因素。初步评估的内容包括气道、呼吸、循环、肢体功能和暴露/环境。在最初到达现场并展开现场救护时，院前创伤施救者接收来自感官(包括视觉、听觉、嗅觉、触觉)的信息，并按照危及生命和机体功能的影响将其排序，以便制订一个正确的救援计划。

施救者应在 10 min 或更少的时间内发现存在威胁生命的因素。这些因素主要包括以下几点。

(1)气道开放不畅。

(2)通气障碍：①过快或过慢的呼吸；②缺氧(吸氧情况下 $SpO_2$＜95%)；③呼吸困难；④开放性气胸或连枷胸。

(3)明显的外出血或可疑内出血。

(4)失代偿性休克。

(5)神志障碍：GCS 评分≤13、癫痫发作、感觉或运动障碍。

(6)头部、颈部、躯干或四肢近端关节的穿透伤。

(7)手指、脚趾或其近心端面临截肢。

(8)存在下列高危因素：①严重疾病史(如冠状动脉粥样硬化性心脏病、慢性阻塞性肺疾病、出血性疾病)；②年龄＞55 岁；③低体温；④重度烧伤；⑤妊娠。

进行初步评估时，应该边评估边救治；确认存在危及生命的因素时，应尽早开始救治。在转送过程中，应进行重新评估，这样既可以评价之前干预措施的有效性，又能解决新发现的问题。

## 五、恰当的气道管理，同时维持颈椎稳定

院前创伤施救者必须熟练掌握气道管理的基本技能：清除气道异物、用抬下颌法开放气道、吸痰、使用口咽管和鼻咽管。近年来，气管插管术逐渐发展成为院前保持危重创伤患者气道开放的常用技术，但并没有确凿的证据表明气管插管可使外伤患者的病死率降低。随着院前气道管理研究数据的不断增多，院前气管插管已变得越来越有争议，主要存在下列问题：无法快速、准确地识别解剖结构易位；操作能否顺利实施；插管后是否可保持氧供。

如果院前创伤施救者接受过必要的训练，则可将气管插管应用于那些有外伤但无法保护气道安全的患者；需要高浓度的氧来保持指脉氧饱和度大于 95%的患者；因低通气频率或低每分通气量而需要辅助通气的患者；对气道有潜在威胁的患者，也可以考虑进行气管插管，如颈部有血肿并持续增大或伴随有气道或肺部灼伤的患者。气管插管的患者被移动后，需要重新确认插管位置是否正确。

## 六、辅助通气和氧疗

呼吸的评估和管理是重伤患者救护的重要方面，成人正常的呼吸频率是12～20次/分、低于此频率会严重干扰人体氧合和去除二氧化碳的能力，此时，需要对患者进行辅助呼吸及氧疗，常用面罩吸氧($O_2$浓度可达85%)。对每分通气量显著减少的患者也应给予面罩吸氧。

## 七、控制大出血

当院前创伤施救者现场无法提供血液制品以维特患者足够的外周循环血量时，控制出血对其来说就显得尤为重要。肢体割伤和头皮撕脱伤都可能因大出血而危及生命。大多数外出血都能通过使用纱布和弹性绷带直接或间接压迫出血部位得到控制。如果失败，则院前创伤施救者可以考虑使用止血带。当出血难以控制和不适合应用止血带时，院前创伤施救者可以考虑局部使用止血剂。控制外出血和识别可疑的内出血可以挽救许多人的生命。

## 八、提供规范的抗体克治疗

规范的抗休克治疗包括患肢的夹板固定和维持体温。

初次评估时，患者身体应处于暴露状态，以便院前创伤施救者快速搜寻可能危及生命的伤害。因为体温过低可危及重度创伤患者的生命，所以检查过后应当及时帮患者穿好衣物。休克患者因组织血液灌注不足导致机体产热量降低，如果患者不注意保温，则可能会发生严重的低体温症，而低体温会显著损害机体的凝血功能。救援现场可以使用毛毯和其他保温物品，救护车内温暖的环境也可帮助患者恢复体温。

当患者四肢骨折时，周围的肌肉和结缔组织常被撕裂，这些损伤组织以及断骨残端的持续出血可导致严重的失血性休克。肱骨骨折失血量可达500 mL，股骨骨折失血量可达1000～2000 mL，对断肢的不恰当处理可能会再次损伤组织和加重出血。夹板固定有助于减少流失到周围组织的血液，有助于保持足够的红细胞来输送氧气，常被用于四肢骨折的处理。

抢救危重创伤患者时，若来不及给每位患者的骨折处进行夹板固定，则应让患者平躺于长木板床上，以将骨折固定于解剖位置并减少内出血。需要警惕的是，当股骨中段骨折时，大腿上的强壮肌肉发生痉挛，骨折断端相互嵌插，会进一步损害其他组织，此时，最好使用牵引装置固定患肢。当失代偿性休克存在时，可用气动抗休克服来固定可疑存在骨盆骨折的患者。

## 九、维护脊柱稳定

接触患者时，院前创伤施救者应保证其颈椎稳定并始终处于正中位，直到患者被固定在平板上。满意的脊柱管理涉及从头部到骨盆的稳固，固定装置不应影响患者张口和呼吸。

救治贯通伤患者时，如果伴有神经系统的相关主诉或者在体检时发现运动或感觉障碍，则必须对其进行脊柱固定。对于钝性外伤患者，即使其有意识水平的改变(GCS评分＜12)、神经系统的主诉或者脊柱压痛解剖异常，也要进行脊柱固定。如果患者有持续性损伤存在，或者有酒精或药物中毒损伤，或因为年龄或语言屏障无法沟通时，则也要常规进行脊柱固定。

## 十、在转送车辆到达 10 min 内将危重患者送到最近最合适的医院

大量研究证明，尽管院前创伤施救者对气管插管、辅助呼吸、静脉注射、输液治疗等技术非常熟练，但延误转送受伤患者依然会增加创伤死亡率。大多数危重创伤患者在失血性休克时有两件事无法在院前背景下得到满足：输注血液和控制内出血。虽然一些血液替代品已经在早期临床试验中显示出较好的效果，但没有证据支持上述措施可用于野外急救。控制内出血必须在手术室进行，单纯复苏不能救治有持续性内出血的患者。

对限制现场时间也不应简单理解为“检查—送走”，相反，应该主张“有限的现场干预理念”，即强调以快速评估来确定威胁生命的因素并进行有效干预，如气道管理、辅助通气、外出血控制和脊柱固定。不应该将宝贵的时间浪费在运送到救治机构的启动程序上，只要有可能，就应确保将危重患者在 10 min 内由事故现场送到急诊救援单位。

## 十一、在去往接收医院途中启动加温静脉补液

开始转送危重创伤患者时，就应开放静脉通路并进行输液。需要注意的是，尽管晶体液可恢复血容量、改善脏器血液灌注，但并没有运输氧的能力。院前创伤施救者可以先插入 2 个大口径的静脉导管，快速输入 39 ℃的乳酸林格液，以补充循环血量。对怀疑胸部、腹部或后腹膜有活动性出血的患者，静脉补液需将平均动脉压维持在 60～65 mmHg。当怀疑有中枢神经系统损伤时，目标收缩压至少要达到 90 mmHg。

## 十二、采集病史资料并进行二次评估

如果在初步评估时发现危及患者生命的情况，则应进行重点干预，并在 10 min 内准备运输患者。相反，如果危及生命的情况是不确定的，则需要进行二次评估。二次评估是系统性评估，即从头到脚的体格检查。通过二次评估，院前创伤施救者可以确定所有的损伤，得到详细的病史资料(如症状、过敏史、既往服用药物史、最后一餐、受伤之前发生的事)。对于危重创伤患者来说，二次评估只有在时间允许并且危及生命的因素已经被有效控制后才能进行。

## 十三、为接收机构提供全面准确的患者伤情报告

转送受伤患者的沟通涉及 3 个部分：①到达前预警；②抵达后口头报告；③在救护记录上写清遇到患者时的情况。对受伤患者的救治需要团队的努力，救治危重患者开始于院前创伤施救者并在医院继续进行。因此，院前创伤施救者为接收医院提供信息，有利于医院进行通知和动员。因为院前创伤施救者已经询问了家庭成员和旁观者，而且患者的神志可能会在运输过程中恶化，而院前创伤施救者可能掌握着对患者情况评估和处理必不可少的关键信息，所以到达接收机构后，如果危重患者被送到创伤中心，则院前创伤施救者要向接手的主管医生口头简述患者的病情，包括告知接收人员患者现在的状况、运动损伤、评估检查所见、已采取的干预措施和干预措施的效果。

在患者救护工作完成后，院前创伤施救者要细致准确地完成患者的救治记录。救

护记录是从开展救治开始的所有记录，包括从患者及其家属或旁观者那里得到的所有重要信息，以及体检中有指导意义的发现。此外，在进行评估时，除记录患者状况改变外，也要记录采取的干预措施。因为救护记录具有一定的法律效力，同时提供了包括住院创伤登记在内的重要信息，还可用于研究，所以其信息必须准确无误。

## 十四、遵守“最重要的是不加重伤害”医学原则

“最重要的是不加重伤害”医学原则可以追溯到古希腊医生希波克拉底。这个原则在应用于创伤患者的院前急救时有多种形式：进行快速气管插管前，要对气道管理制订一份备用计划；从损坏的车辆中解救患者时，应防止车辆碎片造成二次伤害；进行容量复苏前，应控制严重的外出血。最近的经验表明，院前创伤施救者可以在创伤中心完成很多的救生操作。然而，在院前救治的背景下，不是“救治人员能对危重创伤患者做什么”，而是“救治人员应该为危重创伤患者做什么”。

“最重要的是不加重伤害”医学原则的另一个重要组成部分与二次伤害相关。损伤不仅来自最初直接的创伤，也可能来自间接的创伤。具体而言，缺氧、低血压和低体温均会带来额外的伤害。未能发现这些问题，任它们在治疗过程中发展，或未及时纠正，均会引起额外的并发症和更高的死亡率。

总之，院前创伤施救者着眼于早期创伤死亡的原因开展有效救治，既有助于挽救患者的生命，也有助于降低后遗症的发生率。

# 第十六章

# 开放性伤口的止血、包扎

开放性伤口的止血

## 一、开放性伤口的止血

在各种突发创伤中，常有外伤大出血的紧张场面。出血是创伤的突出表现，止血是创伤现场救护的基本任务。有效止血能减少出血，保存有效血容量，防止休克的发生。因此，现场及时有效地止血，是挽救生命、降低死亡率、为患者赢得进一步治疗时间的重要技术。

### （一）出血的种类

#### 1. 按出血部位分

（1）内出血：体表见不到。血液由破裂的血管流入组织、脏器或体腔内。胸、腹腔内大血管破裂，或肺、肝、脾等内脏破裂伤和颅内出血等内出血，出血量难以估计，且易被忽视，危险性极大。

（2）外出血：体表可见到。血管破裂后，血液经皮肤损伤处流出体外。

#### 2. 按损伤血管分

（1）动脉出血：动脉血管压力较高，出血时，血液自伤口向外喷射或一股一股地冒出，速度快，量多。人在短时间内大量失血可危及生命。血液颜色一般为鲜红色。

（2）静脉出血：出血时，血液呈涌出状或徐徐外流，速度稍缓慢，量中等。血液颜色一般为暗红色。

（3）毛细血管出血：微小血管出血，血液像水珠一样流出或渗出，量少，多能自行凝固止血。血液颜色一般由鲜红色变为暗红色。

### （二）失血的表现

（1）面色苍白、口渴、冷汗淋漓、手足发凉、软弱无力、呼吸紧促、心慌气短。

（2）脉搏细速，甚至摸不到，血压下降，表情淡漠，甚至神志不清。

### （三）目的

通过止血技术快速有效地控制外出血，减少血液丢失，避免发生休克。

### （四）适应证

止血技术适用于各种创伤出血情况下的急救止血与包扎，尤其是周围血管大出血的急救处理。

### （五）禁忌证

当患者出现呼吸困难、呼吸停止或心搏骤停等状况时，需首先进行心肺复苏，此时不宜先进行伤口处理；若为特殊感染（如气性坏疽）截肢，则不能使用止血带；对动脉硬化、糖尿病、慢性肾功能不全者，慎用止血带。

### （六）操作前准备

（1）熟悉患者病情，向患者或其家属交代病情，做好解释工作，争取清醒患者的配合。

（2）准备无菌纱布、棉垫、绷带、三角巾、止血带等，亦可用清洁毛巾、手帕、布单、衣物等替代。

### （七）操作方法

#### 1. 指压止血法

指压止血法是一种简单有效的临时性止血方法。用手指压迫出血血管的近心端，向骨骼方向加压，使血管闭合，阻断血流，达到止血的目的。该方法适用于头、面、颈部及四肢的动脉出血的急救。指压部位见图 16－1～图 16－11。

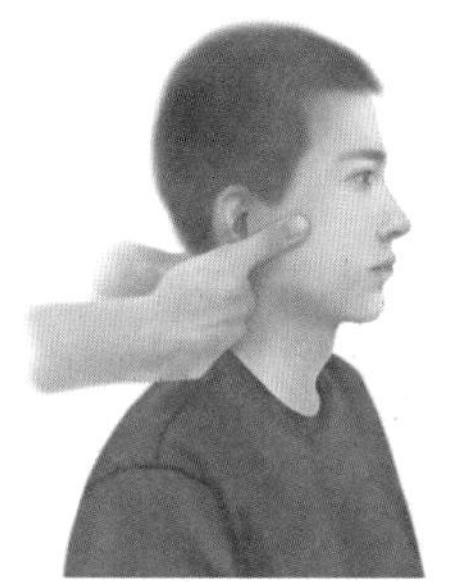

图 16－1 头顶部出血的压迫位置

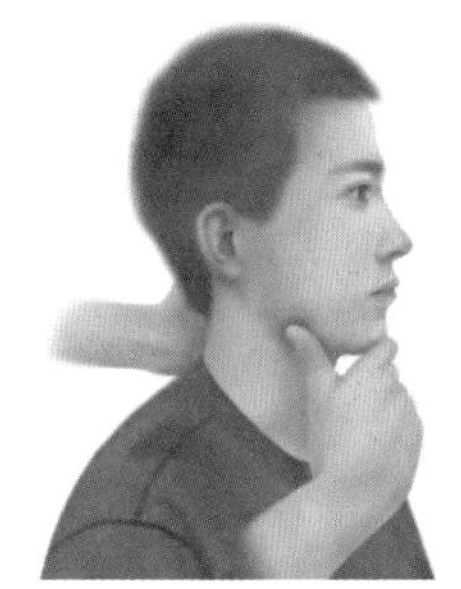

图 16－2 面部出血的压迫位置

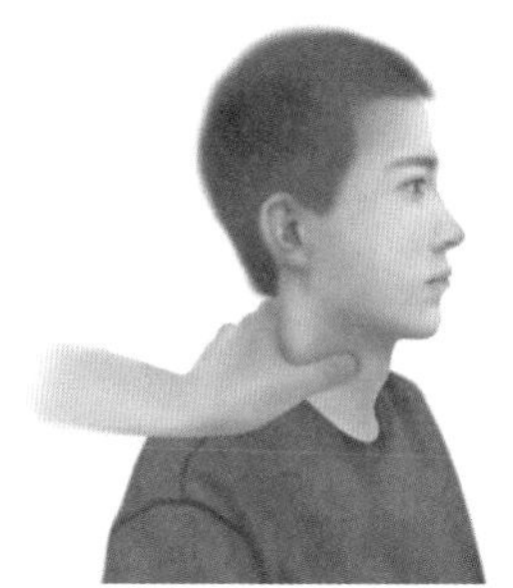

图 16－3 头颈部出血的压迫位置

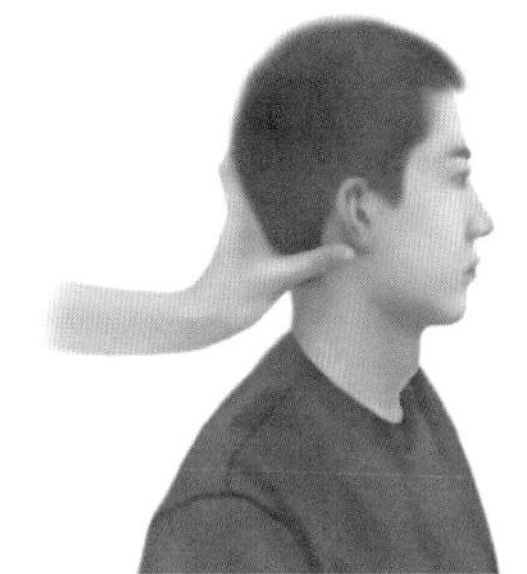

图 16－4 头皮枕部出血的压迫位置

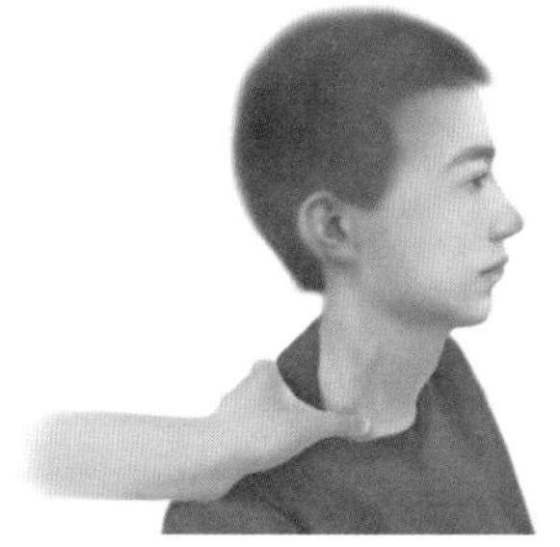

图 16－5 腋窝及肩部出血的压迫位置

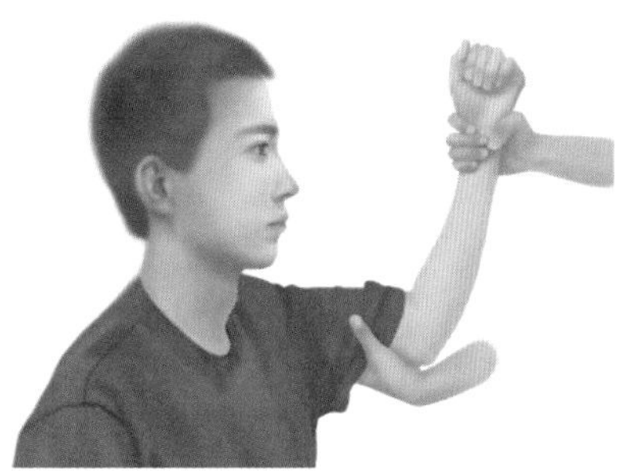

图 16－6 前臂出血的压迫位置

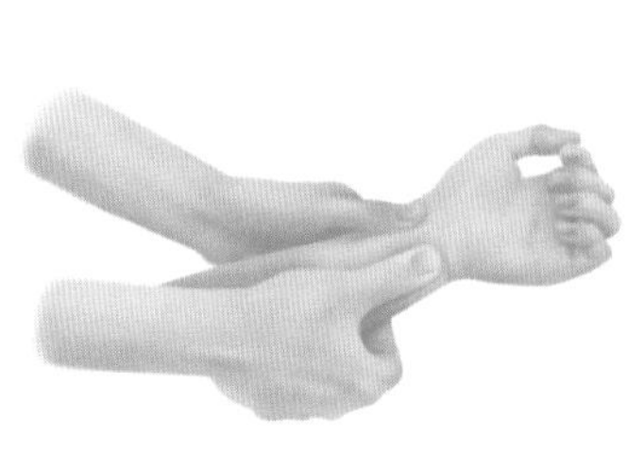

图 16－7　手部出血的压迫位置

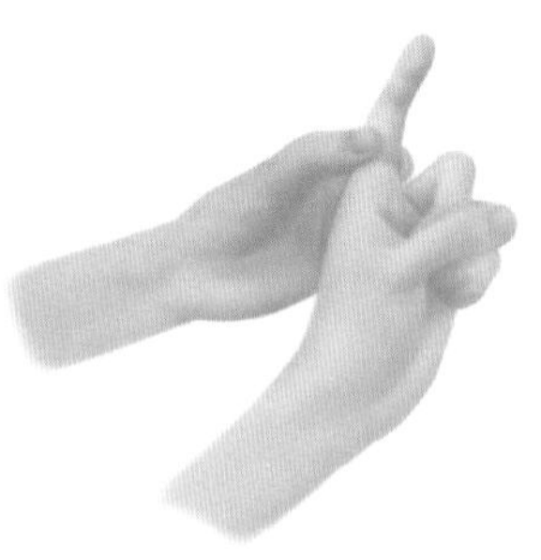

图 16－8　手指出血的压迫位置

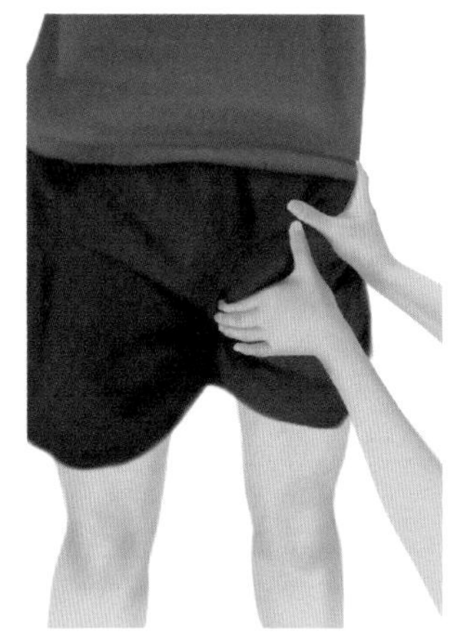

图 16－9　下肢出血的压迫位置(1)

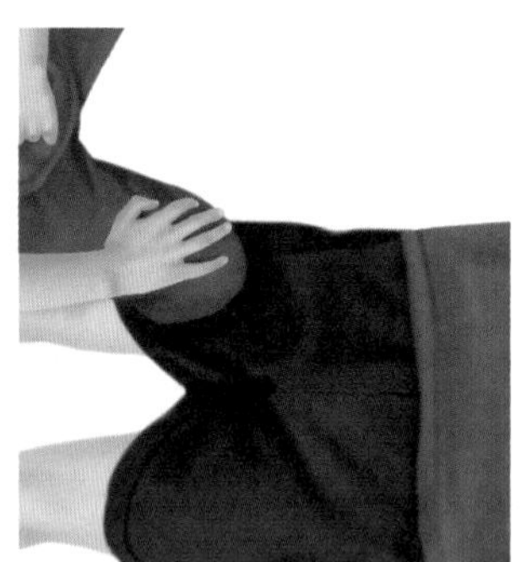

图16－10　下肢出血的压迫位置(2)

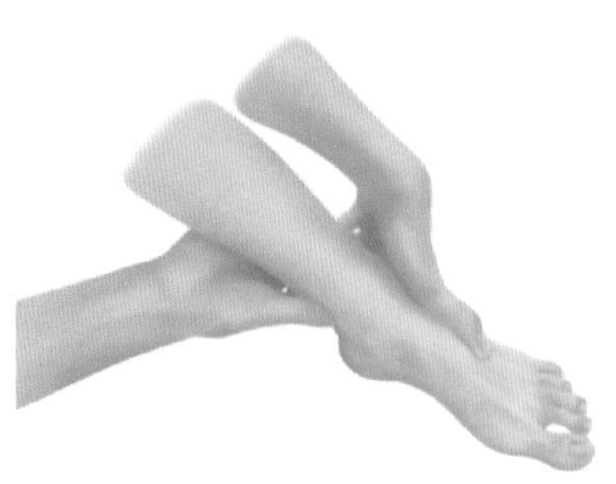

图 16－11　足部出血的压迫位置

2. 加压包扎止血法

加压包扎止血法为最常用的急救止血方法，多用于静脉出血和毛细血管出血的止血。操作时，先用消毒纱布或干净毛巾、布块盖住伤口，再用绷带加压包扎，以达到止血的目的(图 16－12)。

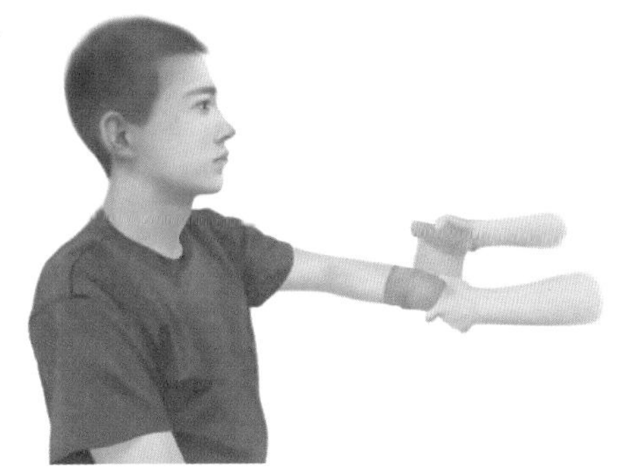

图 16-12　加压包扎止血法

3. 填塞止血法

填塞止血法适用于广泛而深层的软组织创伤。先用消毒的纱布、棉纱垫等敷料填塞在伤口内，再用绷带、三角巾或四头带加压包扎，松紧度以达到止血目的为宜，常用于颈部、臀部等较深伤口(图 16-13)。

4. 屈曲加垫止血法

当前臂或小腿出血时，可在肘窝或腘窝内放置棉纱垫、毛巾或衣服等物品，屈曲关节，用三角巾或布带做"8"字固定。有骨折或关节脱位者，不能使用该方法；与此同时，因该方法会给患者带来较大的痛苦，故不宜首选(图 16-14)。

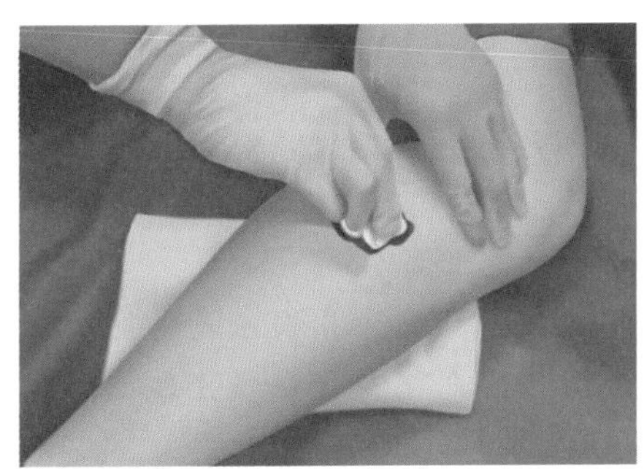

图 16-13　填塞止血法

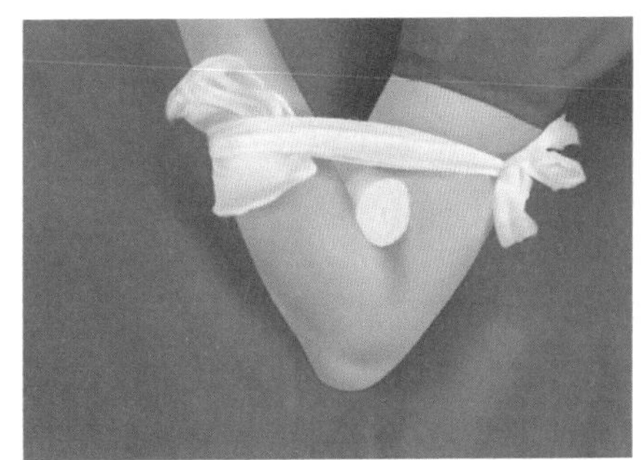

图 16-14　屈曲加垫止血法

5. 止血带止血法

止血带止血法适用于四肢大血管破裂或经加压包扎急救止血无效者。常用的止血带有以下几种类型。①橡皮管止血带(图 16-15)：常用弹性较大的橡皮管，便于急救时使用；先在橡皮管部位垫一层布或单衣，再以左手拇指、示指、中指持止血带头端，另一手拉紧止血带，绕肢体缠 2 或 3 圈，并将橡皮管末端压在紧缠的橡皮管下固定。②充气式止血带(图 16-16)：压迫面宽而软，压力均匀，还有压力表测定压力，比较安全，常用于四肢活动性大出血或四肢手术过程中的止血。③绞棒：急救时，可用布带、绳索、三角巾或者毛巾替代橡皮管，先垫衬垫，再将带子在垫上绕肢体 1 圈打结，在结下穿一短棒，旋转此短棒，使带子绞紧，直至不流血，最后将短棒固定在肢体上。

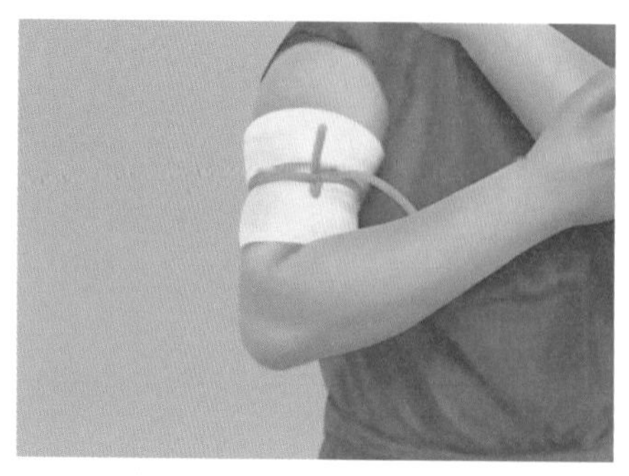

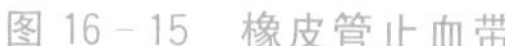

图 16－15　橡皮管止血带

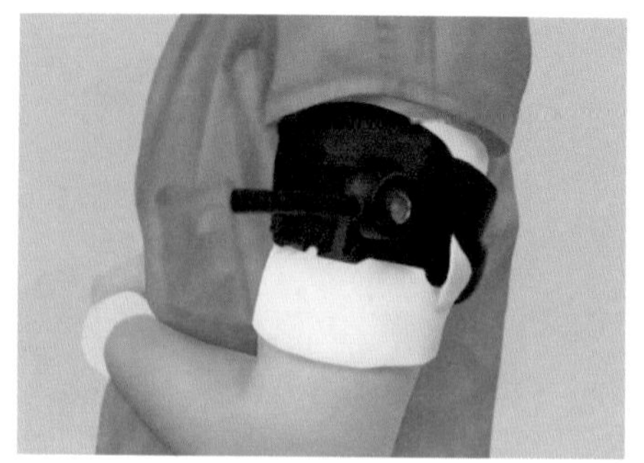

图 16－16　充气式止血带

止血带应用要点：①不可将止血带直接缠在皮肤上，止血带的相应部位要有衬垫，如三角巾、毛巾、衣服等均可；②止血带绕扎的标准位置在上肢为上臂上 1/3，在下肢为大腿中上 1/3；③成人上肢止血带的压力不高于 40 kPa(300 mmHg)，下肢止血带的压力不高于 66.7 kPa(500 mmHg)，儿童减半；④原则上应尽量缩短使用止血带的时间，通常可允许 1 h 左右，如病情危急需持续应用，则可松开止血带(局部加压包扎) 10 min左右，然后再继续应用，再次应用时，必须改变止血带放置的位置；⑤解除止血带时，要在输液、输血和准备好有效的止血手段后，在密切观察下缓慢放松止血带，若止血带缠扎过久，组织已发生明显广泛坏死，则在截肢前不宜放松止血带；⑥对应用止血带的时间要有记录对使用止血带的部位要有明显的标志。

### (八)并发症及处理

#### 1. 持续出血

持续出血多由加压包扎及止血带止血中压力不足导致。处理：需要调整绷带及止血带压力。

#### 2. 皮肤瘀斑、水疱

创伤后伤口周围软组织肿胀，用加压包扎止血法及止血带止血法均可加重皮肤受压，从而产生瘀斑及张力性水疱。处理：用加压包扎止血法及止血带止血法后，应密切观察局部肿胀情况，调整绷带及止血带压力。

#### 3. 患者烦躁不安及伤口远端疼痛加重

患者烦躁不安及伤口远端疼痛加重的主要原因为阻断肢体供血时间过久，导致肢体缺血性疼痛。处理：可根据出血控制情况调整绷带及止血带的压力。

#### 4. 神经损伤

神经损伤常见于：患者存在骨折及关节脱位，已有局部神经压迫，此时继续对伤口进行局部加压包扎，可进一步加重神经损伤；止血带放置位置不当。处理：对存在骨折及关节脱位的患者，避免进行局部加压包扎；用止血带止血时，应将之放置于正确位置。

#### 5. 肢体缺血坏死

肢体缺血坏死常由止血带应用压力过高及持续时间过长所致。处理：应严格遵守止血带应用规范。

#### 6. 止血带休克

止血带休克指放松止血带时，大量血液流向患肢，造成全身有效血容量急剧减少所导致的休克。处理：放松止血带时，应遵循“慢放—观察—再慢放—再观察”的原则，不能一放到底。

7. 下肢深静脉血栓形成

创伤可导致血管内皮损伤及机体高凝，使用止血带会造成患肢远端静脉血流淤滞，同时可加剧患者的高凝状态，有深静脉血栓形成的风险。处理：严格遵守止血带应用规范及尽量减少止血带使用时间尤为重要。

## 二、开放性伤口的包扎

开放性伤口的包扎

包扎是各种外伤中最常用、最重要、最基本的急救技术之一。快速、准确地包扎伤口，是外伤救护的重要一环。

### （一）目的

通过包扎技术可进一步压迫止血、保护伤口、固定敷料、减少污染、固定骨折与关节、减少疼痛。

### （二）适应证

（1）头面部、躯干及四肢开放性损伤。

（2）头颅外伤伴脑组织外露，胸、腹部开放性损伤伴脏器外露及骨折断端外露的伤口需以特殊方式包扎。

### （三）禁忌证

（1）对特殊原因需开放、暴露的伤口不能包扎，如颜面部烧伤等。

（2）对局部骨折并伴有神经损伤症状的伤口，禁忌进行加压包扎。

### （四）操作前准备

1. 器材准备

器材准备包括无菌敷料、绷带、三角巾等。当急救现场没有上述常规包扎材料时，可用身边的衣服、手绢、毛巾等材料进行包扎。

2. 操作者准备

戴手套，观察并检查伤口，根据伤口具体情况准备合适的包扎器材。告知患者即将采取的包扎方法，消除其紧张、恐惧心理；协助患者采取舒适体位，去除内、外衣，尽量暴露需包扎的部位。

### （五）操作方法

1. 绷带包扎法

绷带包扎法主要用于四肢和手、足部伤口的包扎，以及敷料、夹板的固定等。绷带包扎法包括以下类型。

（1）环形包扎法：主要用于腕部和颈部的包扎（图 16－17）。

（2）“8”字包扎法：用于关节附近的包扎（图 16－18）。

（3）螺旋包扎法：主要用于上肢和大腿的包扎（图 16－19）。

（4）“人”字包扎法：主要用于前臂和小腿等的包扎（图 16－20）。

2. 三角巾包扎法

依据伤口不同部位，可采用不同的三角巾包扎方法。

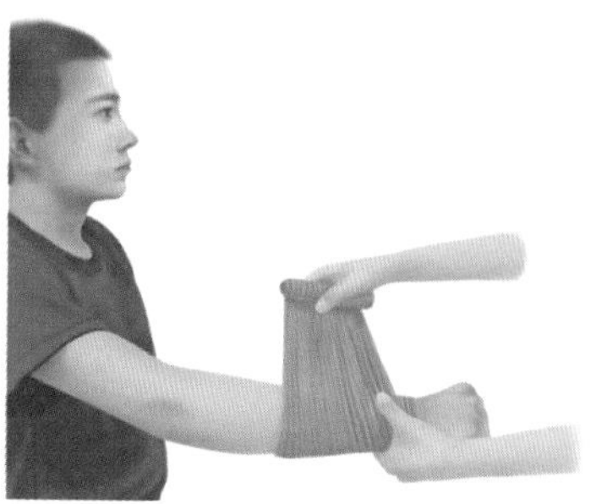

图 16－17　环形包扎法

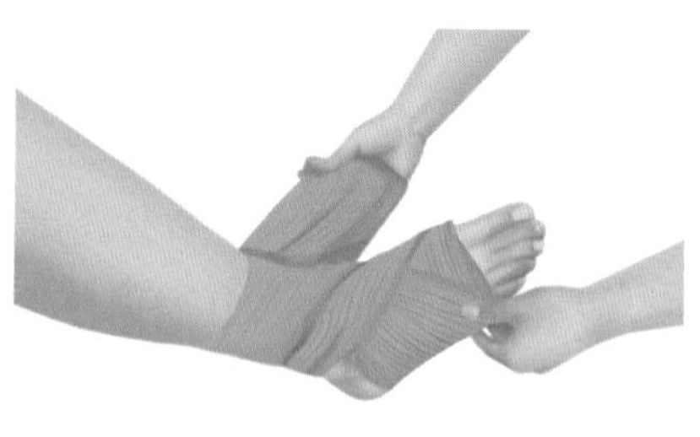

图 16－18　“8”字包扎法

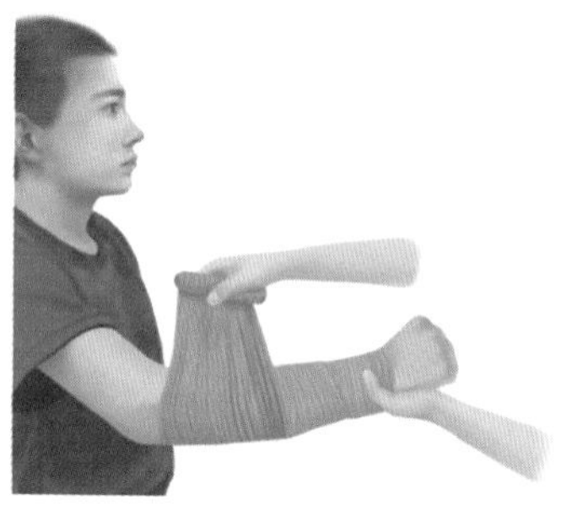

图 16－19　螺旋包扎法

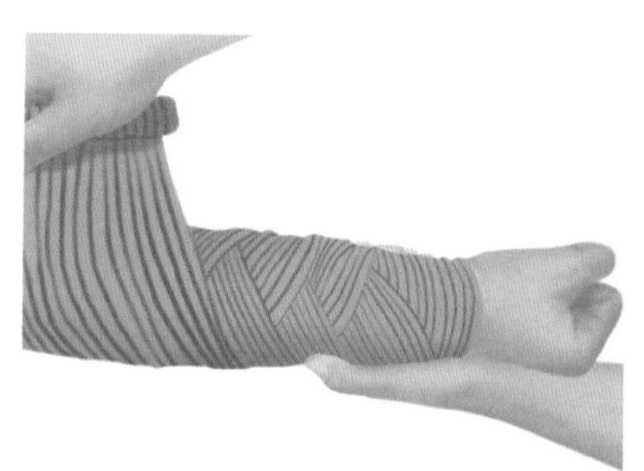

图 16－20　“人”字包扎法

（1）头顶部伤口：采用帽式包扎法包扎（图 16－21），将三角巾底边折叠约 3 cm 宽，将底边正中放在眉间上部，将顶尖拉向枕部，将底边经耳上向后在枕部交叉并压住顶角，再经耳上绕到额部拉紧打结，将顶角向上反折至底边内或用别针固定。

（2）头顶、面部或枕部伤口：采用风帽式包扎法包扎（图 16－22），将三角巾顶角打结后放在额前，将底边中点打结后放在枕部，将底边两角拉紧包住下颌，再绕至枕骨结节下方打结。

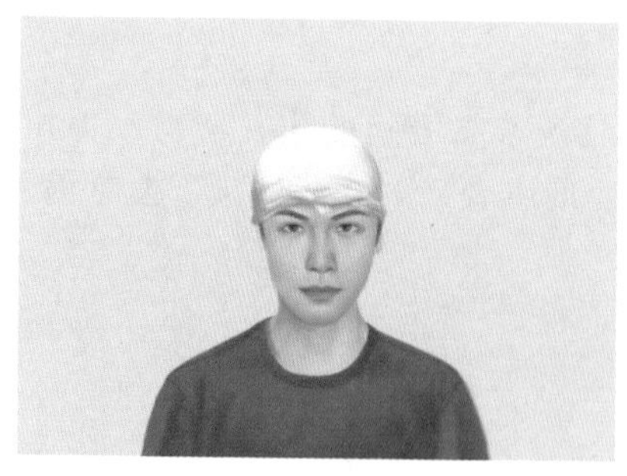

图 16－21　帽式包扎法

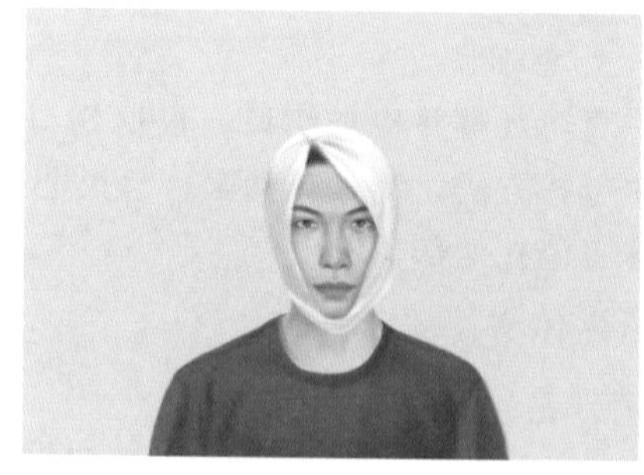

图 16－22　风帽式包扎法

（3）颜面部较大范围的伤口：采用面具式包扎法包扎，将三角巾顶角打结，放在下颌处，上提底边罩住头面部，拉紧两底角至后枕部交叉，再绕至前额部打结，包扎好后，根据伤情在眼、鼻、口处剪洞。

（4）头、眼、耳处伤口：采用头眼包扎法包扎，将三角巾底边打结后，放在鼻梁上，将两底角拉向耳后下，在枕后交叉后，绕至前额打结，将顶角向上反折并固定。

（5）一侧眼球损伤：采用单眼包扎法（图 16－23）包扎，将三角巾折叠成 4 指宽的带形，将带子的上 1/3 盖住伤眼，下 2/3 从耳下至枕部，再经健侧耳上至前额，压住另一端，最后绕经伤耳上、枕部至健侧耳上打结。

(6)双眼损伤：采用双眼包扎法(图 16－24)包扎，先将带子中部压住一眼，将下端从耳后绕到枕部，经对侧耳上至前额，压住上端，反折上端，斜向下压住另一眼，再绕至耳后、枕部，至对侧耳上打结。

(7)下颌、耳部、前额或颞部伤口：采用下颌兜式包扎法(图 16－25)包扎，将带巾经双耳或颞部向上，将长端绕顶后，在颧部与短端交叉，将两端环绕头部，在对侧颞部打结。

(8)肩部伤口：可用燕尾式包扎法(图 16－26、图 16－27)包扎，将三角巾折成燕尾式放在伤侧，使向后的角稍大于向前的角，将两底角在伤侧腋下打结，将两燕尾角于颈部交叉，至健侧腋下打结。

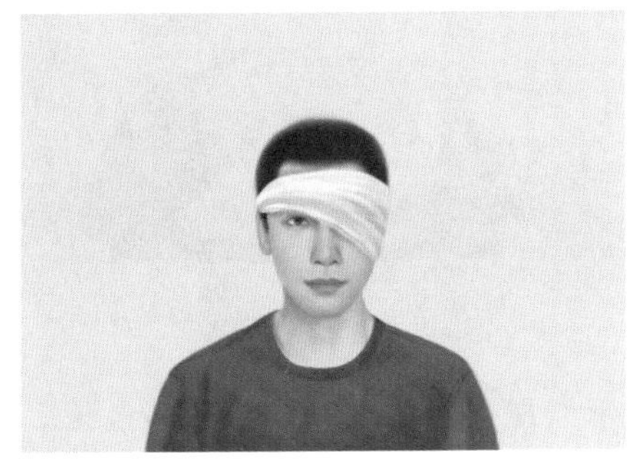

图 16－23　单眼包扎法

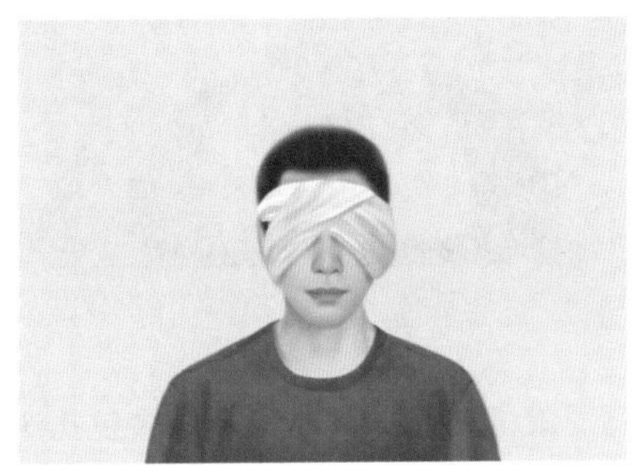

图 16－24　双眼包扎法

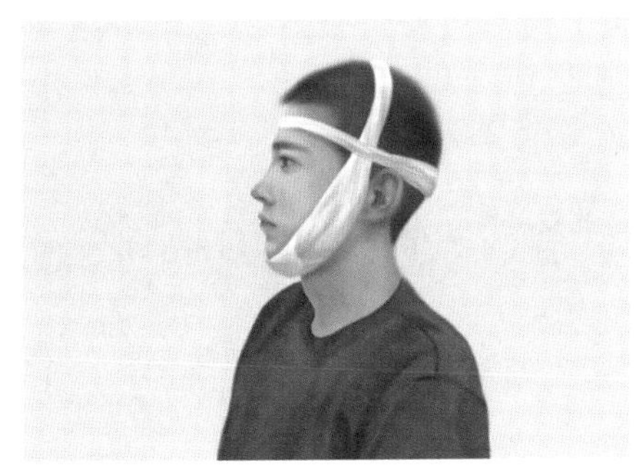

图 16－25　下颌兜式包扎法

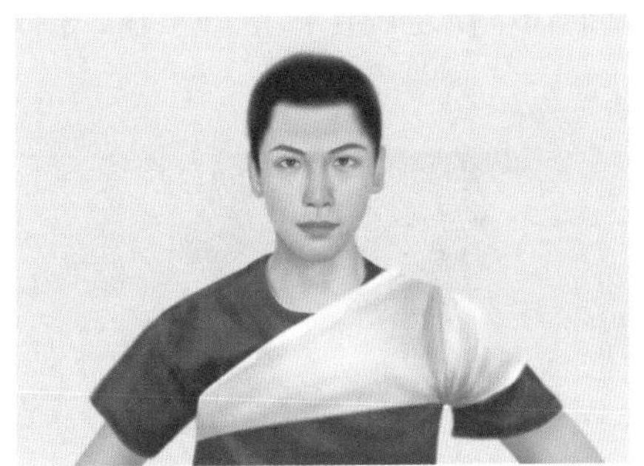

图 16－26　燕尾式包扎法(单肩)

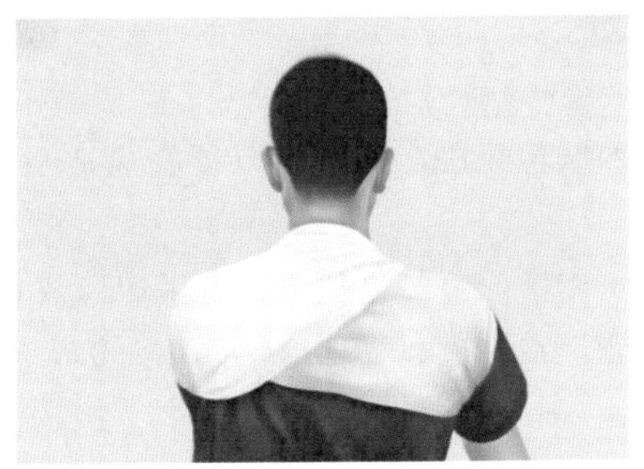

图 16－27　燕尾式包扎法(双肩)

(9)前臂外伤或骨折、锁骨骨折、肱骨骨折、肩关节损伤和上臂伤：需使用前臂悬吊带。其中，前臂大悬吊带适用于前臂外伤或骨折，包扎时，将三角巾平展于胸前，使顶角与伤肢肘关节平行，屈曲伤肢，提起三角巾下端，将两端在颈后打结，将顶尖向胸前外折，用别针固定；前臂小悬吊带适用于锁骨骨折、肱骨骨折、肩关节损伤和上臂伤，包扎时，将三角巾叠成带状，将中央放在伤侧前臂的下1/3，将两端在颈后打结，将前臂悬吊于胸前。

(10)胸背部伤口：可用双侧胸部包扎法(图16－28)、单侧胸部包扎法(图16－29)。

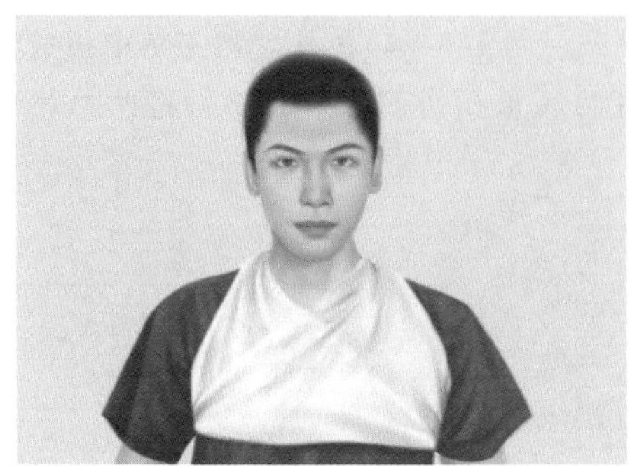

图16－28　双侧胸部包扎法

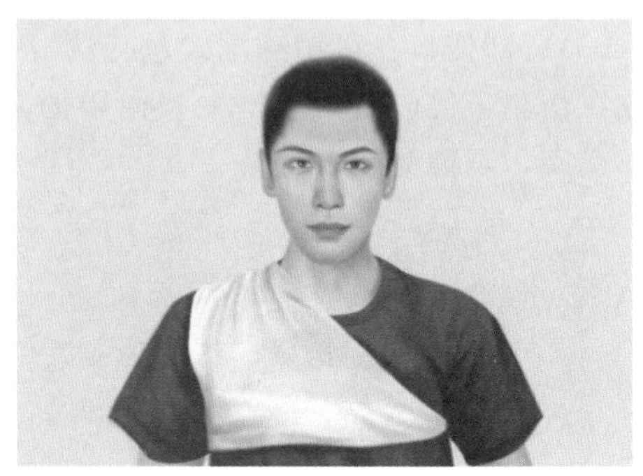

图16－29　单侧胸部包扎法

(11)腹部伤口：可用腹部兜式包扎法、腹部燕尾式包扎法(图16－30)包扎。

(12)臀部伤口：可用单臀包扎法(图16－31)包扎，需2条三角巾，将1条三角巾盖住伤臀，使顶角朝上，将底边折成2指宽，在大腿根部绕成1周打结；将另一三角巾折成带状，使之压住三角巾顶角，围绕腰部1周后打结，最后将三角巾顶角折回，用别针固定。

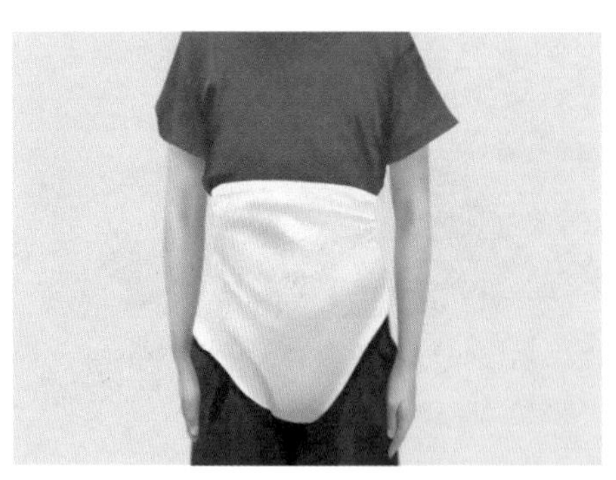

图16－30　腹部燕尾式包扎法

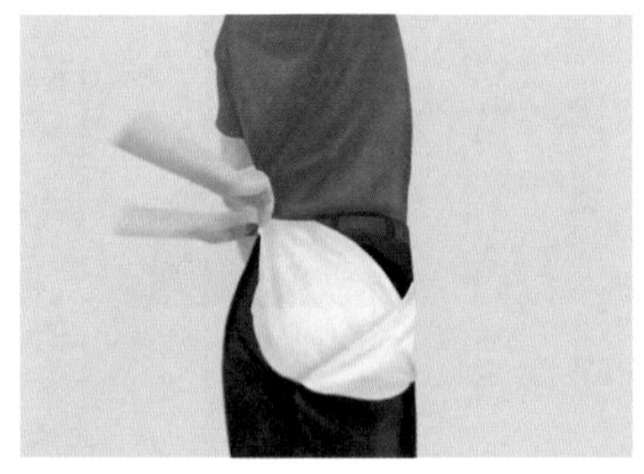

图16－31　单臀包扎法

(13)四肢伤口：可用四肢包扎法，将三角巾折叠成适当宽度的带状，在伤口部环绕肢体包扎(图16－32)。

(14)手(足)部伤口：可用手(足)部包扎法，将手(足)放在三角巾上，与底边垂直，反折三角巾顶角至手(足)背，在底边缠绕打结(图16－33)。

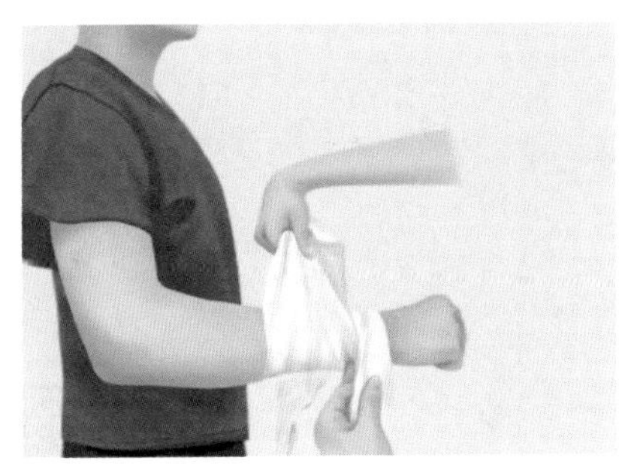
图 16－32　四肢包扎法

图 16－33　足部包扎法

### (六)注意事项

(1)迅速暴露伤口并检查，采取急救措施。

(2)有条件者，应对伤口进行妥善处理，如清除伤口周围的污染物、进行局部消毒等。对暴露充分的伤口，要尽可能先用无菌敷料覆盖伤口后再进行包扎。

(3)必须将止血带包在伤口的近心端，用包布或单衣保护局部皮肤；在上止血带前，应抬高患肢 2～3 min，以促进静脉血向心回流；必须注明每一次上止血带的时间，并每隔 1 h 放松止血带 1 次，每次放松止血带的时间为 1～2 min，松开止血带之前，应用手压迫动脉干近端；止血带松紧要适宜，以出血停止、远端摸不到脉搏搏动为宜。

(4)包扎敷料(尤其是直接覆盖伤口的纱布)应严格无菌；若没有无菌敷料，则应尽量使用相对清洁的材料，如干净的毛巾、布类等。

(5)包扎不能过紧或过松，以免因滑脱或者压迫神经、血管而影响远端血液循环。如果包扎四肢，则一定要暴露肢端，以便随时观察肢端血液循环情况。

(6)打结或固定的部位应在肢体的外侧面或前面，不要在伤口上打结，以免因压迫伤口而增加患者的痛苦。

(7)包扎的动作要轻、快、准、牢，避免碰触伤口，以免加剧患者的痛苦，增大出血和感染的风险。

## 复习思考题

1. 绷带包扎的方法包括________、________、________和________。

2. 以下不属于急救现场止血技术的是(　　)。

A. 压迫包扎法　　B. 指压止血法　　C. 填塞止血法

D. “8”字包扎法　　E. 止血带止血法

3. 请以右前臂开放性伤口止血为例，简述止血带止血法的操作过程。

4. 病例分析：患者，男，20 岁，5 min 前与人发生口角，被人用尖刀刺伤右侧大腿，流血不止，即送来急诊。体格检查：患者右侧大腿膝关节上方 4 cm 处有一约 3 cm 长的伤口，并有大量的鲜血流出，面色苍白，四肢湿冷，脉搏增快，为 120 次/分，血压 90/50 mmHg。

请回答：

(1)对该患者评估的内容有哪些？

(2)应对该患者采取怎样的急救措施？

(3)对该患者使用止血带止血法时，应将止血带扎在什么部位？松紧度如何？

# 第十七章

## 换药与拆线

伤口的换药与拆线

换药是对经过初期治疗的伤口(包括手术切口)做进一步处理的总称，包括检查伤口，去除脓液、分泌物及坏死组织，清洁伤口并覆盖敷料等。换药是预防和控制创面感染、清除妨碍伤口愈合的因素、促进伤口愈合的一项重要的外科操作。伤口换药技术是外科医师必须掌握的基本技术，是外科治疗的重要内容之一。换药方法的正确与否，会直接影响患者的伤口愈合和康复。合理的换药方法和伤口用药、适当的敷料、恰当的换药间隔时间是保证创口愈合的重要条件，有利于创口尽快修复、愈合，有助于疾病痊愈，从而缩短治疗周期。因此，正确的换药方法是提高外科治疗质量的重要环节。

### 一、目的

(1)观察和了解伤口，及时给予必要的和适当的处理。

(2)控制局部感染，清除伤口异物、坏死组织和分泌物，保持伤口引流通畅，减少细菌繁殖、毒性分泌物吸收和分泌物对伤口的刺激。

(3)直接施敷有效的药物，使炎症局限，促进新生上皮组织和肉芽组织的生长及伤口愈合，减少瘢痕形成。

(4)包扎固定，保护伤口，防止附加损伤和感染。

(5)保持局部温度适宜，促进局部血液循环，为伤口愈合创造有利条件。

### 二、适应证

(1)无菌手术缝合伤口、开放伤口(如擦伤、摔伤、刺伤、切割伤、裂伤、撕脱伤、烫伤等)或污染手术后3～4 d，检查伤口局部愈合情况，观察伤口有无感染。

(2)对肢体伤口进行包扎后，出现患肢疼痛、青紫，应检查局部有无受压。

(3)伤口已化脓，需要定时清除坏死组织、脓液和异物。

(4)要定时局部外用药物治疗。

(5)缝合伤口到期需要拆线者。

(6)伤口放置引流物，需要松动或拔除者。

(7)引流液、渗出液、血液浸湿敷料，伤口有渗出、出血征象。

(8)原有敷料移动或脱落，使包扎固定失去应有作用。

(9)邻近组织、器官的分泌物污染、浸湿敷料。

(10)需要观察和检查局部情况者。

## 三、换药规则

### (一)严格执行无菌技术原则

无菌技术原则包括：①换药者要戴帽子、口罩，洗净双手；②设专一的换药室进行一般伤口换药，所有器械、物品均应无菌；③先换清洁伤口，再换污染伤口，接着换感染伤口，最后换需消毒隔离的伤口。对高度传染性的伤口，如被破伤风梭菌、炭疽杆菌、绿脓杆菌等感染的伤口等，应严格执行隔离制度，换药应由专人负责处理，对用过的器械应单独灭菌，对换下的敷料应立即焚毁(一般统一处理)，工作人员要刷洗双手并浸泡消毒。

### (二)换药的基本要求

换药的基本要求：①一般应在换药室进行，对不能离床者，可在床边进行；②操作要轻，以免加剧患者疼痛，加重伤口损伤，动作要熟练迅速，避免长久暴露创面，防止感染；③一般对清洁健康的创面无须特殊用药，也可根据实际情况选择局部用药，对有条件者，可先做创面分泌物培养和药敏试验，以便于有针对性地选择用药。

### (三)换药间隔时间

换药间隔时间以伤口的具体情况而定，过于频繁地换药会损伤新生上皮和肉芽组织。一般对清洁创面换药次数可少一些。如对无菌外科切口一期缝合者，一般术后 3 d 左右更换敷料 1 次，无感染征象时，可直至拆线日期再更换。而对感染较重、分泌物较多者，则应增加换药次数，每日 1 或 2 次，必要时可随时更换。

## 四、换药用品

换药用品包括器械、敷料及其他用品、药品等。

### (一)换药常用的器械

#### 1. 持物钳

一般为卵圆钳，用于钳取无菌物品，使用时，应使其下端保持向下，不可倒转向上；当钳上的消毒液未滴尽时，不可急于钳物。

#### 2. 镊子

镊子主要用来夹持敷料，可分为无齿镊和有齿镊 2 种。有齿镊主要用于代替手的工作，无齿镊主要用于接触伤口。换药时，左手持有齿镊 1 把，从换药碗中夹取无菌物品后，递至右手无齿镊(注意两镊不可接触)，右手持无齿镊接触及整理伤口。

#### 3. 换药碗或弯盘

换药碗一般用于盛放无菌敷料、灌洗液等，弯盘一般用于接伤口脓血及污秽敷料等。

#### 4. 手术剪

手术剪可分为组织剪和线剪 2 种，主要用于剪除坏死组织、无菌敷料、引流物或拆除缝线。

#### 5. 探针

探针可分为金属球头状探针和有槽探针 2 种。前者主要用于探查创道、瘘管或窦道，或填充脓腔引流物；后者主要用于引导切开瘘管。持探针时，应持尾端，勿持中段，以免造成污染，并应避免用力过猛。

6. 其他

根据需要准备手术刀、血管钳、持针器、缝针、缝线、注射器等。

### (二)换药常用的敷料及其他用品

1. 棉球

棉球有干棉球、碘伏棉球、75%酒精棉球及盐水棉球等，主要用于消毒皮肤及清洁创面。

2. 纱布

纱布可分为干纱布及湿纱布(浸有药液)的纱布 2 种。干纱布主要用于覆盖创面；湿纱布主要用于清洁创面、湿敷创面和保护创面。

3. 纱布条

纱布条有干纱布条、凡士林纱布条及浸有药液的纱布条等，一般用于伤口引流。

4. 棉纱垫

棉纱垫主要用于大面积创面覆盖和包扎固定。

5. 胶布(粘膏)

胶布(粘膏)主要用于固定敷料、引流管、胃管等。人体对胶布有各种不同的反应，严重者会出现皮肤过敏。临床上多用低敏型胶布。

6. 绷带

绷带主要用于包扎身体的某部分，作用是保护、固定和支持伤口及敷料。

7. 其他用品

其他用品如棉签、胸带、腹带、治疗单等。

### (三)换药常用的药品

1. 盐水

盐水可分为低渗盐水、等渗盐水和高渗盐水 3 种。低渗盐水浸湿棉球及纱布后，主要用于清洁创面、湿敷创面、充填脓腔；等渗盐水主要用于冲洗创腔，有增进肉芽组织营养及吸附创面分泌物的作用，对肉芽组织无不良刺激；高渗盐水的浓度为 3%～10%，具有较强的脱水作用，适用于肉芽组织水肿明显的创面，不能用于新鲜创面。

2. 3%过氧化氢溶液

3%过氧化氢溶液与组织接触后可分解释放出氧，具有杀菌、除臭作用，主要用于冲洗深部伤口和腐败、有恶臭的伤口，尤其适用于厌氧菌感染的伤口，对组织有烧灼性，不能用于眼部冲洗。

3. 0.02% $KMnO_4$ 溶液

0.02% $KMnO_4$ 溶液分解释放氧缓慢，但作用持久，具有清洁、除臭、防腐和杀菌作用，主要用于洗涤腐烂或感染的伤口，尤其适用于厌氧菌感染、肛门和会阴部伤口。临床上常用 0.02% $KMnO_4$ 溶液进行湿敷。

4. 抗生素溶液

常用的抗生素溶液有 0.5%新霉素溶液、0.16%庆大霉素溶液、0.5%金霉素溶液等，主要用于等待二期缝合的伤口的冲洗及较大创面(如烧伤)植皮前的湿敷，应每日更换 1 次敷料。

5. 油剂纱布

油剂纱布具有引流、保护创面、避免敷料干燥及延长换药时间等作用。对创面分泌物少者，可 2～3 d 更换 1 次。常用的油剂纱布有凡士林纱布和鱼肝油纱布等，具有营养和促进上皮组织及肉芽组织生长等作用，主要用于愈合缓慢的伤口。

6. 粉剂和软膏类

粉剂和软膏类主要包括碘粉和 10% 氧化锌软膏等。碘粉具有抗菌、防腐、收敛、去臭和促进肉芽组织生长的作用，因其有毒性，故不宜长期使用；10% 氧化锌软膏，涂于皮肤表面，有保护皮肤免受分泌物侵蚀的作用，常用于肠瘘、肛瘘等创口四周的皮肤。

7. 中药类

中药类如紫草膏、红油膏、生肌膏(散)等，具有止痛、拔毒生肌、排脓去腐等作用。

## 五、换药前准备

### (一)换药室

对无菌创口换药时，应在无菌换药室进行；对感染创口换药时，应在普通换药室进行。换药室应光线充足、温度适宜、设备完善、物品齐全。

### (二)患者准备

第 1 次换药时，必须做好解释工作，以消除患者的顾虑并取得合作。尤其是对严重损伤或大面积烧伤患者，换药时可能会引起剧痛，须先用镇静剂。换药时，体位应以患者舒适、伤口充分暴露并便于操作为宜。

### (三)换药者准备

换药者戴帽子、口罩，洗手。事先了解伤口情况，对需用敷料的种类和数量做出估计，并放置合理。最先使用的后取，最后使用者先取，以便换药时按顺序使用，防止污染。换药顺序：先清洁，再污染，后感染。对传染性伤口，应由专人负责换药。

### (四)换药用品准备

对换药用品应视伤口大小、深浅等而准备。一般伤口准备：无菌换药碗 2 只、无菌镊 2 把；碘伏棉球、75%酒精棉球和盐水棉球数个，将它们分置在 1 只换药碗的两侧，不要相混；干纱布(或新型敷料)若干块。根据情况决定是否准备探针、引流物、血管钳等。将 1 只空的换药碗盖在另外 1 只换药碗上。随身携带胶布、绷带等物品。

## 六、换药的步骤

一般换药法包括以下步骤。

### (一)去除敷料

(1)先用手取下伤口外层的胶布(或绷带)及敷料。方法：用一手压住胶布一端皮肤，慢慢用另一手轻轻拉起该端胶布。先揭开一侧，然后揭开另一侧，再连同外层敷料一起移除。

(2)用无菌镊揭去伤口内层敷料及引流物，揭去时，应沿伤口长轴方向进行。若内层敷料已与创面干结成痂，则可将未干结成痂的敷料剪去，保留已干结成痂的敷料；若创面内层敷料被脓液浸透粘紧，则可用生理盐水浸湿，待敷料与创面分离后，再轻轻沿创口长轴揭去。如还有少许敷料与伤口黏着，则可用 1 把镊子夹 1 个盐水棉球，压在黏着的创口处，再用另外 1 把镊子轻轻揭去敷料，应将取下的污敷料放在弯盘内，不得随意丢弃，以防污染环境或引起交叉感染。去除敷料的正确手法如图 17－1 所示。

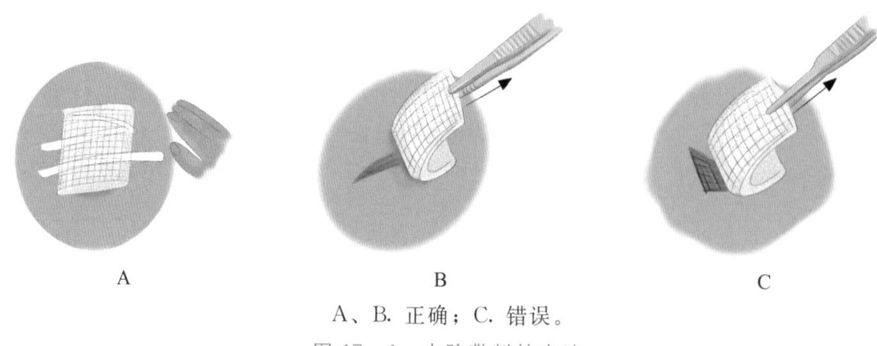

A、B. 正确；C. 错误。

图 17－1　去除敷料的方法

### (二)处理创周皮肤

揭去敷料后，用碘伏棉球或 75％酒精棉球在创口周围由内向外消毒 2 次，注意勿使消毒剂流入伤口内。若创周皮肤脓液太多，则可先用干棉球拭净后再消毒。

### (三)处理创面

清理创面是换药的主要步骤，要用双手执镊操作，右手的镊子可直接接触伤口，左手的镊子主要用于从换药碗中夹取无菌物品并递给右手的镊子(两镊不可接触)。

(1)创周皮肤处理完毕，即用盐水棉球自内向外拭去创面分泌物。

(2)对脓腔深大者，应防止棉球脱落在创口内。

(3)拭净创面后，应彻底清除伤口内的线头、死骨、腐肉等异物。

(4)最后，用碘伏或 75％酒精棉球再次消毒创周皮肤。根据情况用凡士林纱布、药物或盐水纱布覆盖，或放入引流管、引流条等(图 17－2)。

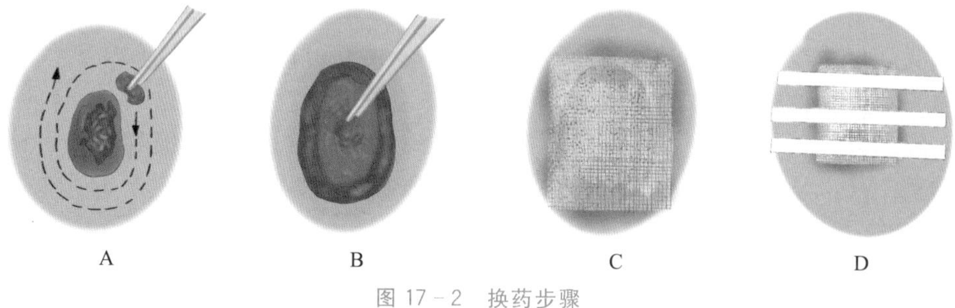

图 17－2　换药步骤

注意：在拭去分泌物时，动作要轻柔，切忌反复用力擦拭，以免损伤创面肉芽或上皮组织；棉球也不应太湿，否则易使脓液外流并造成污染。

### (四)包扎固定

处理完毕创面，覆盖无菌干纱布，将第 1 块干纱布光滑面向下，粗糙面向上，最后1 块与之相反，然后用胶布粘贴固定。对创面大、渗液多的伤口，可加用棉垫；当胶布不易固定时，可用绷带包扎，也可根据伤口情况选用合适的新型敷料。

粘贴胶布的方法(图 17－3)：方向应与肢体或躯体长轴垂直，不要粘成放射状，不要引起皮肤张力或牵拉力；一般用 3 条胶布粘贴，胶布不宜过长，相当于敷料宽度的

2～2.5 倍即可。

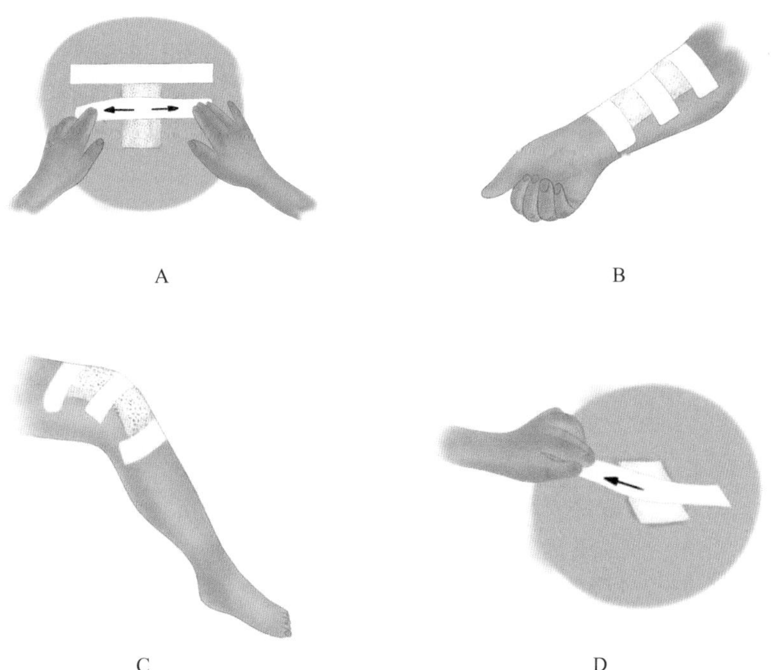


A. 正确；B. 3 条胶布固定法；C. 在关节处的粘贴方法；D. 不正确。

图 17－3　粘贴胶布的方法

## 七、缝合伤口换药

### （一）无引流的缝合伤口换药

无引流的缝合伤口多为无菌伤口，应于术后 3 d 观察并检查伤口。观察时应注意：有无缝线反应、针眼脓疮、皮下或深部化脓；有无积液、积血；伤口血供情况。换药方法：用碘伏或 75％酒精棉球消毒缝合的切口及周围皮肤，然后覆盖无菌纱布。若患者无发热，伤口无红肿、疼痛，敷料干净，则可直至拆线，不再换药。但对于下列情况应仔细观察并及时处理。

1. 伤口缝线反应

术后 2～3 d 内，伤口一般有轻度水肿，针眼周围及线下稍有红肿，但范围不大，这是一种生理反应。处理方法为对伤口常规消毒后用 75％酒精纱布湿敷即可。

2. 针眼脓肿

针眼脓肿为缝线反应的进一步发展。针眼处有脓液，针眼周围暗红肿胀。对较小的针眼脓肿，可先用无菌镊子挑开并用无菌棉球挤压出脓液，然后涂以碘伏或 75％酒精即可；对较大或较深的针眼脓肿，应提前拆除此缝线。

3. 伤口感染或化脓

局部肿胀，皮肤明显水肿并有压痛，伤口周围暗红，范围超过两侧针眼，甚至有波动感。可先用针头试穿抽脓，再用探针从缝合处插入检查，若确诊为伤口化脓，则应：①及早部分或全部拆除缝线；②敞开伤口，清除脓液和伤口内的异物（如线结等）；

③清洗后，放置合适的引流物，如伤口敞开后分泌物不多或仅有血性分泌物，则清洗及清除异物后，可用蝶形胶布(在酒精灯火焰上灭菌)拉拢伤口，之后酌情换药，直至伤口愈合；④对伴有全身感染表现者，可适当使用抗生素，配合局部理疗或热敷；⑤当疑有伤口积血、积液时，可用针头由周围正常皮肤处穿刺，将针尖潜入积血或积液处抽吸，或者使用探针、镊子自伤口缝合处插入，稍加分离而引流、换药，直至愈合。

### (二)放置引流物的缝合伤口换药

放置引流物的缝合伤口多是污染或易出血的伤口，引流目的是防止继发深部感染、化脓。常用的引流物多为橡皮条和橡皮管，一般于术后 24～48 h 取出。若渗出物过多，则应随时更换湿透的敷料，对伤口进行常规消毒。拔除橡皮条时，应缓缓地向外移出，慎防被拉断，并将皮缘对合整齐。

## 八、拆线

对埋于组织内的缝线无须拆除，但对皮肤缝线，应在伤口愈合的基础上尽早拆除。拆除皮肤缝线的时间，取决于伤口性质、缝合部位的血液循环、张力大小和身体的营养状况。一般对头、面、颈部的伤口，可在术后 4～5 d 拆线；对胸、腹部伤口和一般伤口，可在术后 5～7 d 拆线；对四肢伤口，可在术后 7～9 d 拆线；对邻近关节及四肢末端的伤口，可在术后 10～14 d 拆线；对减张缝线，可在术后 14 d 左右拆除；对营养不良、恶病质患者，可适当延迟拆线时间或施行间断拆线。

拆线方法：先取去覆盖敷料，以 75%酒精棉球或碘伏棉球消毒 2 或 3 遍伤口处的皮肤及缝线，左手用无菌镊提起线头，使线结下埋于皮内的缝线露出一小段，右手持线剪，用剪尖在分结下将露出部剪断，即可拉出缝线(图 17－4)。注意勿将外露的线段拉入组织内，以免增加感染的风险。

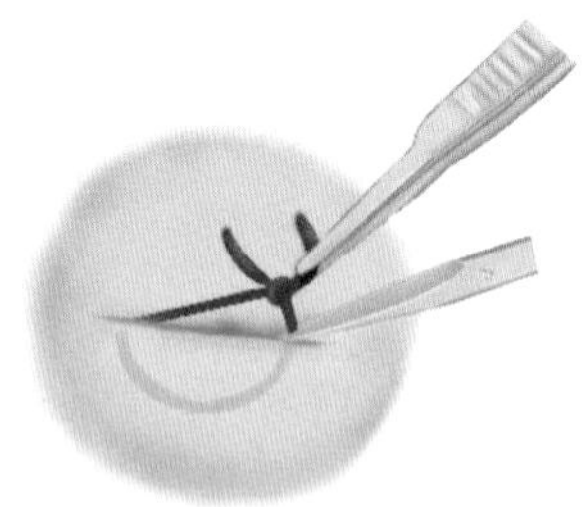

图 17－4　拆线方法

## 复习思考题

1. 头、面、颈部手术后的拆线时间为________d，近关节处手术和减张缝线拆线需________d。

2. 以下步骤不属于换药步骤的是(　　)。

A. 揭去沾染敷料

B. 用新洁尔灭冲洗开放性伤口

C. 清理伤口

D. 覆盖无菌敷料并包扎固定

E. 换药前，操作者应洗手

3. 换药的目的是什么？给患者换药时应告知哪些内容？

4. 病例分析：患者，男，2 d 前被埋在地里的利器划破右足底，曾到某医院扩创包扎，注射破伤风抗毒素。今日来院复诊换药。请为该患者换药(在医学模拟人上进行操作)。

# 第十八章

# 心肺复苏与简易呼吸器的应用

## 第一节 心搏骤停

心搏骤停指心脏射血功能的突然终止，大动脉搏动与心音消失，重要器官(如脑)严重缺血、缺氧，导致生命终止。这种出乎意料的突然死亡，医学上又称猝死。引起心搏骤停最常见的是心室颤动。心搏骤停包括心室颤动、无脉性室性心动过速、无脉性心电活动和心搏停止。无脉性心电活动包括心脏电机械分离、室性自搏心律、室性逸搏心律等。

### 一、病因

《2005年美国心脏协会(AHA)心肺复苏和心血管急救指南》中将心搏骤停的常见原因总结为：①缺氧；②低钾血症/高钾血症及其他的电解质异常；③低温/体温过高；④低血容量；⑤低血糖/高血糖；⑥药物；⑦心包压塞；⑧肺栓塞；⑨冠状血管栓塞；⑩气胸、哮喘。

### 二、临床表现

心搏骤停或心源性猝死的临床过程可分为4个时期，即前驱期、发病期、心脏停搏期和生物学死亡期。

#### (一)前驱期

许多患者在发生心搏骤停前有数天或数周甚至数月的前驱症状，如心绞痛、气急或心悸的加重，易于疲劳及其他非特异性的主诉。这些前驱症状并非心源性猝死所特有，而常见于任何心脏病发作之前。有资料显示，50%的心源性猝死者在猝死前1个月内曾求诊过，但其主诉常不一定与心脏有关。在医院外发生心搏骤停的存活者中，28%在患心搏骤停前有心绞痛或气急的加重。但前驱症状仅提示有发生心血管病的危险，而不能识别那些发生心源性猝死的亚群。

#### (二)发病期

发病期即导致心搏骤停前的急性心血管改变时期，通常不超过1 h。其典型表现包括长时间的心绞痛或急性心肌梗死的胸痛、急性呼吸困难、突然心悸、持续心动过速、头晕目眩等。若心搏骤停瞬间发生，事前无预兆警告，则95%为心源性，并有冠状动脉病变。从心源性猝死者的连续心电图记录中可见其在猝死前数小时或数分钟内常有心电活动的改变，其中以心率增快和室性早搏的恶化升级最常见。猝死于心室颤动者，常先有一阵持续的或非持续的室性心动过速。这些以心律失常发病的患者，在发病前大多清醒并在日常活动中，发病期(自发病到心搏骤停的时间)短。心电图异常大多为心室颤动。另外，一部分患者以循环衰竭发病，在心搏骤停前已处于不活动状态，甚至已昏迷，发病期长。在临终心血管改变前常已有非心脏性疾病。心电图异常以心室停搏较心室颤动多见。

### (三)心脏停搏期

意识完全丧失为该期的特征。如不立即抢救，则一般在数分钟内进入死亡期。罕有自发逆转者。

心搏骤停是临床死亡的标志，其症状和体征如下：①心音消失；②脉搏触不到、血压测不出；③意识突然丧失或伴有短暂抽搐，抽搐常为全身性，多发生于心搏骤停后 10 s 内，有时伴眼球偏斜；④呼吸断续，呈叹息样，之后立即停止，多发生在心搏骤停后 20～30 s 内；⑤昏迷，多发生于心搏骤停 30 s 后；⑥瞳孔散大，多在心搏骤停后 30～60 s 出现。但此期尚未到生物学死亡期。如给予及时、恰当的抢救，则有复苏的可能。

其复苏成功率取决于：①复苏开始的迟早；②心搏骤停发生的场所；③心电活动失常的类型(如心室颤动、室性心动过速、心电机械分离、心室停顿等)；④心搏骤停前患者的临床情况，如心搏骤停发生在可立即进行心肺复苏的场所，则复苏成功率较高。

在医院或加强监护病房可立即进行抢救的条件下，复苏的成功率主要取决于患者在心搏骤停前的临床情况：若为急性心脏情况或暂时性代谢紊乱，则预后较佳；若为慢性心脏病晚期或严重的非心脏情况(如肾功能衰竭、肺炎、败血症、糖尿病或癌症)，则复苏的成功率并不比院外发生的心搏骤停的复苏成功率高。后者的复苏成功率主要取决于心搏骤停时心电活动的类型，其中以室性心动过速的预后最好(成功率达 67%)，心室颤动其次(25%)，心室停顿和心脏电机械分离的预后很差。高龄也是影响复苏成功的一个重要因素。

### (四)生物学死亡期

心搏骤停向生物学死亡的演进主要取决于心搏骤停心电活动的类型和心脏复苏的及时性。对心室颤动或心室停搏患者，若在 4～6 min 内未予心肺复苏，则预后很差；若在 8 min 内未予心肺复苏，除非在低温等特殊情况下，否则很难存活。从统计资料来看，目击者立即施行心肺复苏术和尽早除颤，是避免生物学死亡的关键。心脏复苏后住院期死亡的最常见原因是中枢神经系统的损伤。缺氧性脑损伤和继发于长期使用呼吸器的感染占死因的 60%，低心排血量占死因的 30%，而心律失常的复发仅占死因的 10%。急性心肌梗死时并发的心搏骤停的预后取决于为原发性抑或继发性：前者心搏骤停发生时血流动力学并无不稳定；而后者为继发于不稳定的血流动力学状态。因而，对原发性心搏骤停若能立即予以复苏，则成功率可达 100%；而继发性心搏骤停的预后差，复苏成功率仅 30%左右。

# 第二节　心肺脑复苏

心肺脑复苏(cardiopulmonary cerebral resuscitation，CPCR)指针对呼吸和心搏骤停所采取的紧急医疗措施，以人工呼吸替代患者自主呼吸，以心脏胸外按压形成暂时的人工循环并诱发心脏的自主搏动，从而维持组织、器官的灌注(尤其是脑组织血流灌注)的急救措施。因心肺脑复苏的重点是脑组织血流灌注和脑功能的恢复，故复苏一开始就应当积极防治脑组织的损伤，力争中枢神经系统功能的完全恢复。心肺脑复苏可分为3个阶段，即基本生命支持、高级生命支持和复苏后治疗。

## 一、基本生命支持

单人徒手心肺复苏

基本生命支持(basic life support，BLS)又称初期复苏或心肺复苏(cardiopulmonary resuscitation，CPR)，是心搏骤停后挽救生命的基本急救措施。胸外按压和人工呼吸(包括呼吸道的管理)是BLS的主要措施。成年人高质量BLS的主要内容包括以下几点。

### (一)识别心搏骤停和启动急救医疗服务系统

识别心搏骤停和启动急救医疗服务系统(emergency medical services systems，EMSS)对心搏骤停的早期识别十分重要，一旦犹豫不定，就有可能错失宝贵的抢救时间。对于非专业人员来说，如果发现有人突发神志丧失或晕厥，则应轻拍其肩部并大声呼叫，判断有无反应(有无回答、有无活动)、有无呼吸或有无不正常的呼吸(如喘息)。《2010年AHA心肺复苏指南》强调，非专业施救者不应检查脉搏，而应假定存在心搏骤停，应立即呼叫急救中心，启动EMSS，以争取时间获得专业人员的救助和得到自动体外除颤器(automated external defibrillator，AED)。专业救治人员一旦发现患者没有反应，就应立即就近呼救，同时检查呼吸和脉搏；无论如何，对在10 s内不能判断是否有脉搏者，应立即开始实施CPR。《2020年AHA心肺复苏指南》再次强调，未处于心搏骤停状态时接受胸外按压的患者受到伤害的风险较低，因此建议对可能的心搏骤停患者实施CPR是合理的，应避免犹豫造成不良后果。如果有2人或2人以上在急救现场，则一人应立即开始实施胸外心脏按压，另一人应打电话启动EMSS。

### (二)尽早开始实施CPR

CPR是复苏的关键，在启动EMSS的同时，应立即开始实施CPR。因实施CPR期间的组织灌注主要依赖心脏按压，故胸外心脏按压是CPR的重要措施。成人CPR的顺序为胸外心脏按压(C)—打开气道(A)—人工呼吸(B)，即现场复苏时，首先进行胸外心脏按压30次，然后打开气道并进行人工呼吸2次。

#### 1. 心脏按压

心脏按压是间接或直接地施压于心脏，使心脏维持充盈和搏出功能，并能恢复心脏自律搏动的措施。心脏按压主要包括胸外心脏按压和开胸心脏按压。

(1)胸外心脏按压(图18-1)：指在胸壁外施压，对心脏间接按压的方法，又称闭式心脏按压。若操作正确，则能建立暂时的人工循环，动脉血压可达80～100 mmHg，足以防止脑细胞的不可逆损害。操作方法：施行胸外心脏按压时，必须使患者平卧，在其背部垫一木板，或使其平卧于地板上，解开衣扣，暴露胸部，施救者立于或跪于患者一侧。按压部位：胸骨下 1/2 处或剑突以上 4～5 cm 处。按压方法：将一手掌根部置于按压点，另一手掌根部覆于前掌之上，手指向上方翘起，两臂保持伸直，凭自身重力通过双臂和双手掌，垂直向胸部加压。按压应有力而迅速，每次按压后，应使胸廓充分回弹，否则可导致胸内压升高、冠状动脉灌注和脑灌注减少。根据《2020 年 AHA 心肺复苏指南》，高质量的复苏措施包括：胸外按压频率为 100～120 次/分；按压深度成人为 5～6 cm，儿童为 5 cm，婴儿为 4 cm；每次按压后胸廓应充分回弹；维持胸外按压的连续性，尽量避免或减少因人工呼吸而中断；如果有 2 人以上进行心脏按压，则建议每2 min(或 5 个按压周期)交换 1 次；心脏按压与人工呼吸比为 30：2，直到人工气道建立；人工气道建立后，每 6 s 进行 1 次人工呼吸或 10 次/分，且不中断心脏按压。如果心脏按压有效，则可触及大动脉搏动；但只有当心肌起搏系统得到足够的血流灌注时，才可能恢复自主循环。$PetCO_2$用于判断 CPR 的效果更为可靠。

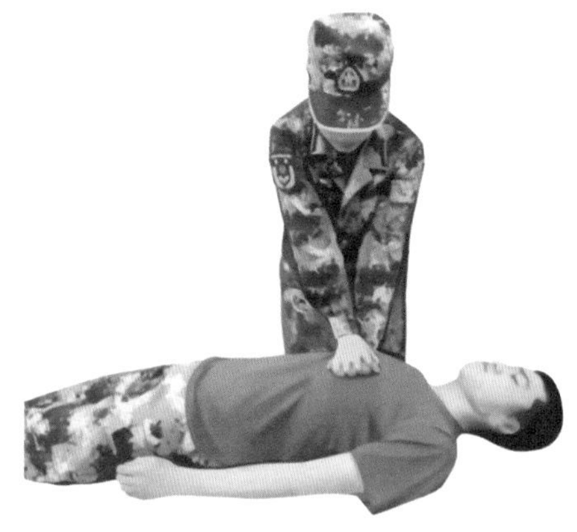

图 18－1　胸外心脏按压

(2)开胸心脏按压：即切开胸壁直接挤压心脏，又称胸内心脏按压。因开胸心脏按压对中心静脉压和颅内压的影响较小，故可增加心肌及脑组织的灌注压和血流量，有利于自主循环的恢复和对脑细胞的保护。但开胸心脏按压对技术条件的要求较高，且难以立即开始，可能会延迟复苏时间。对于胸廓畸形、严重胸外伤、多发肋骨骨折、心脏压塞等患者，应首选开胸心脏按压。对胸外按压效果不佳且超过 10 min 者，只要具备开胸条件，就应采用开胸心脏按压；手术室内，应在胸外按压的同时，积极准备开胸心脏按压。

2. 人工呼吸

实施 CPR 期间，人工呼吸与心脏按压同样重要，尤其是对因窒息导致的心搏骤停患者，如儿童、溺水者、已存在低氧血症者。先进行心脏按压 30 次，再进行人工呼吸 2 次。

(1)开放气道：保持气道通畅是进行人工呼吸的先决条件。昏迷患者很容易因各种原因发生气道梗阻，其中最常见的是舌后坠和气道内的分泌物、呕吐物或其他异物引起的气道梗阻。因此，在施行人工呼吸之前，必须清除气道内的异物。解除因舌后坠引起的气道梗阻，最简单有效的办法是头后仰法；对存在或怀疑有颈椎或脊髓损伤者，应采用提下颌法；有条件时，可放置口咽或鼻咽通气道、气管插管、食管堵塞通气道等，以维持气道通畅。

(2)徒手人工呼吸：口对口人工呼吸最适于现场复苏。施行口对口人工呼吸时，应先保持气道通畅。操作者一手保持患者头部后仰，并将其鼻孔捏闭，另一手置于患者颈部后方并向上抬起。深吸一口气并对准患者口部吹入；每次吹毕，将口移开，此时，患者凭胸廓的弹性收缩被动地自行完成呼气。每次送气时间应大于 1 s，以免气道压过高；潮气量 500～700mL(6～7 mL/kg)，以见胸廓起伏即可，应尽量避免过度通气；尽可能不因人工呼吸而中断心脏按压。

(3)简易人工呼吸器和机械通气：凡是便于携往现场施行人工呼吸的呼吸器，都属于简易呼吸器。最常见的简易呼吸器是面罩-呼吸囊人工呼吸器，可将面罩扣于患者口鼻部，也可直接连接人工气道，主要通过挤压和松开呼吸囊完成人工呼吸。呼吸囊远端可连接氧源，以提高吸入氧浓度。利用呼吸机辅助或取代患者的自主呼吸，称为机械通气。进行机械通气时，必须建立人工气道。机械通气主要用于医院内、ICU、手术室等固定医疗场所。

### (三)尽早电除颤

电除颤

电除颤(defibrillation)是以一定能量的电流冲击心脏，使心室颤动终止的方法，以直流电除颤法应用最为广泛。心搏骤停最常见(85%的成人)和最初发生的心律失常是心室颤动，无脉性室性心动过速可在很短时间内迅速恶化为心室颤动，可以和心室颤动同等对待。电除颤是目前治疗心室颤动和无脉性室性心动过速的最有效方法。施行电除颤的速度是复苏成功的关键，尽早启动 EMSS 的目的之一也是为了尽早得到 AED，以便施行电除颤。以双相 AED 为例，进行胸外除颤时，将一电极板置于靠近胸骨右缘的第 2 肋间，将另一电极板置于左侧胸壁心尖部，在电极板下应垫以盐水纱布或导电糊并紧压胸壁，以免造成局部烧伤和降低除颤效果(图 18－2)。开胸后，将电极板直接放在心室壁上进行电击称为胸内除颤。胸内除颤的能量，成人从 10 J 开始，一般不超过 40 J；小儿从 5 J 开始，一般不超过 20 J。除颤后，应立即施行胸外心脏按压和人工呼吸。对室上性或室性心动过速患者也可施行电复律治疗，所需电能较低。

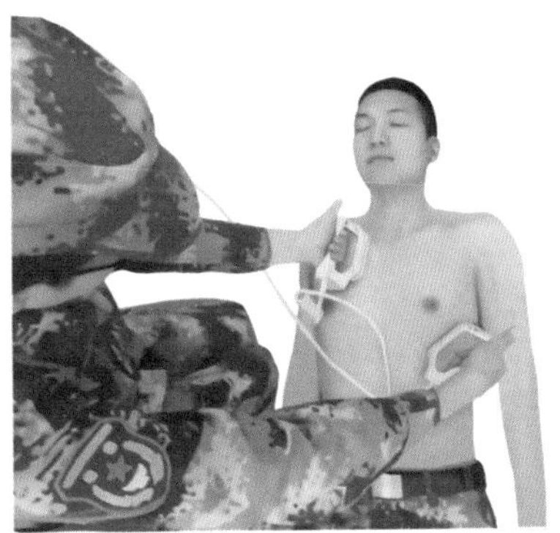
图 18－2　电除颤

## 二、高级生命支持

高级生命支持(advanced life support，ALS)是基本生命支持的延续，是以高质量的复苏技术、复苏器械、设备和药物治疗，争取最佳疗效和预后的复苏阶段，是生命链中的重要环节，其内容如下。

### (一)呼吸支持

适时建立人工气道更有利于心脏复苏，最佳选择是气管插管，这样不仅可保证 CPR 的通气和供氧，避免中断胸外心脏按压，还可监测 $PetCO_2$，有利于提高 CPR 的质量。通过人工气道进行正压通气时，频率为 10 次/分，气道压低于 30 $cmH_2O$，以免过度通气。

### (二)恢复和维持自主循环

注重高质量的 CPR 及对心室颤动和无脉性室性心动过速者进行早期除颤，可显著提高患者的生存率和出院率。对非心室颤动患者，应该采取高质量的复苏技术和药物治疗，以迅速恢复并维持自主循环，避免再次发生心搏骤停，尽快进入复苏后治疗，以改善预后。

开始施行 CPR 后，即要考虑是否进行电除颤，应用 AED 可自动识别是否为心室颤动或无脉性室性心动过速并自动除颤。除颤后，立即施行 CPR 2 min；如为无脉性电活动或心脏静止，则应给予肾上腺素，每 3～5 min 可重复给予，同时建立人工气道，监测 $PetCO_2$；如仍为心室颤动或无脉性室性心动过速，则再次除颤，并继续施行 CPR 2 min，同时给予肾上腺素，如此反复救治，直到自主循环恢复。注意针对病因治疗，尤其是对自主循环难以恢复或难以维持稳定者。

### (三)施行 CPR 期间的监测

施行 CPR 时，应建立必要的监测方法和输液通路，以便判断病情和药物治疗效果及提高复苏质量。主要监测内容包括以下几种。

#### 1. 心电图

心电图可以明确诊断心搏骤停时心律和复苏过程中出现的其他心律失常，因此心电图监测可为治疗提供极其重要的依据。

#### 2. $PetCO_2$

体内 $CO_2$ 的排出主要取决于心排出量和肺组织的灌注量。$PetCO_2$ 与心排出量和肺组织灌注量呈正相关，因此，连续监测 $PetCO_2$ 可以判断胸外心脏按压的效果，若能维持 $PetCO_2$＞10 mmHg，则表示 CPR 有效。

#### 3. 冠状动脉灌注压和动脉血压

冠状动脉灌注压(coronary perfusion pressure，CPP)为主动脉舒张压与右房舒张压之差，当 CPP 低于 15 mmHg 时，自主循环是难以恢复的。但在施行 CPR 期间很难监测 CPP，而动脉舒张压与主动脉舒张压接近。如果进行胸外按压时，动脉舒张压低于 20 mmHg，则是很难恢复自主循环的，应该提高 CPR 的质量。

#### 4. 中心静脉血氧饱和度

中心静脉血氧饱和度($ScvO_2$)是反映组织氧平衡的重要参数，正常值为 70%～80%。在施行 CPR 的过程中，如果 $ScvO_2$ 不能达到 40%，则提示复苏成功率很低；如果 $ScvO_2$ 大于 40%，则有自主循环恢复的可能；如果 $ScvO_2$ 在 40%～70%，则自主循环恢复的可能性逐渐增大；如果 $ScvO_2$ 大于 72%，则自主循环可能已经恢复。

### (四)药物治疗

为激发心脏恢复自主搏动、增强心肌收缩力、防治心律失常、纠正急性酸碱失衡、补充液体和电解质，既可在复苏时经静脉或骨内给药，还可经气管插管给药。

1. 肾上腺素

肾上腺素为心肺复苏中的首选药物，其药理特点包括：①兴奋α受体和β受体，有助于自主心律的恢复；②使舒张压升高、周围血管阻力增加，而不增加冠状动脉和脑血管的阻力，进而改善二者的灌注压和灌流量；③增强心肌收缩力，可使心室颤动由细颤波转为粗颤波，提高电除颤的成功率。使用方法：如心脏按压未能使心跳恢复，则可给予肾上腺素 0.5～1.0 mg 或 0.01～0.02 mg/kg 静脉注射，必要时，每 3～5 min 重复注射 1 次。《2020 年 AHA 心肺复苏指南》强调，对不可电击心律的心搏骤停患者，尽早给予肾上腺素是合理的。

2. 利多卡因

利多卡因可使因心肌缺血或梗死而降低的纤维颤动阈值得以恢复或提高，并于心室舒张期使心肌对异位电刺激的应激阈值提高。适应证：频发性室性期前收缩、室性二联律、多形性室性期前收缩、室性心动过速，还可于复苏后和放置心导管时预防性应用。《2015 年 AHA 心肺复苏指南》指出，目前没有证据支持在心搏骤停后常规使用利多卡因；但因心室颤动或无脉性室性心动过速导致心搏骤停，恢复自主循环后可给予利多卡因。使用方法：单次静脉注射开始用量为 1.0～1.5 mg/kg，每 5～10 min 可重复用药 1 次。

3. 胺碘酮

胺碘酮具有阻断钠、钾、钙通道的作用，同时有阻滞α肾上腺素能受体和β肾上腺素能受体的功能。因此，胺碘酮对治疗房性心律失常和室性心律失常都有效。在施行 CPR 时，如果心室颤动或无脉性室性心动过速患者对电除颤、CPR 或肾上腺素等药物无效，则可考虑给予胺碘酮。成人初始用量为 300 mg(或 5 mg/kg)，静脉注射，必要时可重复注射 150 mg，一天总量不超过 2 g。

4. 阿托品

阿托品不作为常规使用；对因严重心动过缓而引起临床症状或体征(如神志丧失、心绞痛、低血压等)的患者，阿托品可改善心率和症状。

5. β受体阻滞剂

《2015 年 AHA 心肺复苏指南》指出，β受体阻滞剂不作为心搏骤停的常规使用药物。但是对因心室颤动或无脉性室性心动过速导致心搏骤停而入院的患者，可考虑尽早开始使用。

## 三、复苏后治疗

进行系统的复苏后治疗(post - cardiac arrest care，PCAC)，不仅可以降低因复苏后循环不稳定引起的早期死亡率、因多器官功能障碍和脑损伤引起的晚期死亡率，而且可改善患者的生存质量。因此，一旦自主循环恢复，就应立即将患者转运至有条件的医疗单位进行 PCAC。PCAC 的主要内容是防治缺氧性脑损伤和多器官功能障碍或衰竭，其前提是维持呼吸功能和循环功能的稳定。

### (一)呼吸管理

自主循环恢复后的呼吸管理以维持正常通气功能为宜。如已行气管插管，则此时应摄胸部 X 线片，以判断插管位置，并明确有无肋骨骨折、气胸及肺水肿等。对自主呼吸已恢复者，可常规给予吸氧治疗；对昏迷、自主呼吸尚未恢复、有通气或氧合功能障碍者，应进行机械通气治疗，维持 $SpO_2$ 为 94%～96%，$PaO_2$ 为 100 mmHg 左右，$PetCO_2$ 为 35～40 mmHg，$PaCO_2$ 为 40～45 mmHg。应避免发生低氧血症，避免进行高气道压、大潮气量的过度通气。

(二)维持血流动力学稳定

脑损伤程度和血流动力学稳定性是影响 CPR 后存活的 2 个决定性因素。自主循环恢复后，应加强对生命体征的监测，全面评价患者的循环状态，最好能建立有创性监测，如直接动脉压、中心静脉压等。复苏后，常规给予适当补液，并结合应用血管活性药物，以维持理想的血压、心排出量和组织灌注压。《2015 年 AHA 心肺复苏指南》指出，应该避免和立即纠正低血压(收缩压低于 90 mmHg，平均动脉压低于 65 mmHg)。对顽固性低血压或心律失常者，应积极、尽早针对病因(如急性心肌梗死，急性冠脉综合征)进行检查和治疗。

(三)多器官功能障碍或衰竭的防治

心搏骤停时，组织灌流压不足可导致缺血、缺氧，以致复苏后多器官功能障碍持续数小时甚至数天，这种现象称为心搏骤停后综合征。其临床表现为代谢性酸中毒、心排出量降低、肝功能障碍、肾功能障碍、急性肺损伤或急性呼吸窘迫综合征等。因此，复苏后应保持呼吸、循环功能稳定，依据监测结果调整体液平衡、改善组织灌注压和心肌收缩力，进而改善组织的血流灌注和氧供，防治多器官功能障碍或衰竭。

(四)脑复苏

脑组织代谢率高、氧耗量大、能量储备很有限，容易造成心搏骤停及脑损伤。为了防治心搏骤停后缺氧性脑损伤所采取的措施称为脑复苏。当大脑完全缺血 5 min 以上时，会出现多发性、局灶性脑组织的形态学改变。当自主循环恢复、脑组织再灌注后，脑缺血继续发展，会相继发生脑充血、脑水肿及持续低灌注状态，导致脑细胞变性和坏死等不可逆的损伤，称为脑再灌注损伤。脑复苏的主要任务是防治脑水肿和颅内高压，以减轻或避免脑组织再灌注损伤，保护脑细胞的功能。

1. 低温治疗

低温可使脑细胞的需氧量降低，从而维持脑氧的供需平衡，有利于脑细胞功能的恢复。体温每降低 1 ℃，脑代谢率可降低 5%～6%，脑血流量可降低 6.7%，颅内压可降低 5.5%。这对防治复苏后脑水肿和颅内高压十分有利。《2015 年 AHA 心肺复苏指南》指出，对所有在心搏骤停后恢复自主循环的成年昏迷患者(即对语言指令缺乏有意义的反应)都应给予低温治疗，应将目标温度选定在 32～36 ℃，并至少维持 24 h。对接受低温治疗的患者，当镇静和瘫痪可能干扰临床检查时，应待回到正常体温 72 h 后，再进行检查。低温治疗后积极预防昏迷患者发热是合理的。不建议将入院前在患者恢复自主循环后，对其快速注入冷静脉注射液作为常规做法。

2. 促进脑血流灌注

脑血流量的多少取决于脑灌注压的高低，脑灌注压为平均动脉压与颅内压之差，因此，应当提高动脉压、降低颅内压和防治脑水肿。脱水、低温、肾上腺皮质激素是防治急性脑水肿和降低颅内压的重要措施。在脱水过程中，应适当补充胶体，以维持血容量、血浆胶体渗透压及血管内的容量正常。

3. 药物治疗

目前，学术界对缺氧性脑细胞的保护措施或药物研究甚多，如钙通道阻滞剂、氧自由基清除剂等，但缺乏有效应用于临床的药物。肾上腺皮质激素在脑复苏中的应用虽有很多优点，但临床争议亦较大。临床经验认为，应短期、适量应用激素，并积极防治其副作用。

## 第三节　简易呼吸器的使用

简易呼吸器

简易呼吸器又称人工呼吸器或加压给氧气囊，是进行辅助通气的简易装置，适用于急救场合，用呼吸机临时替代，转运患者需要提供氧流量的情况。其优点是使用方便、易于携带、可随意调节、无须电源和动力装置、有无氧源均可。其使用目的是增加或辅助患者通气、改善患者的气体交换功能、纠正患者的低氧血症，缓解患者的缺氧状态，为抢救生命争取时间。

### 一、组成

简易呼吸器由面罩、气囊(球囊)、储氧袋、氧气连接管及阀门组成(图 18－3)。阀门包括单向阀(鸭嘴阀)、压力安全阀、呼气阀、进气阀(垫片、接头、进气阀座)、储气阀等。储气阀及储氧袋必须与外接氧气组合，如未接氧气，则应将这两个组件取下。

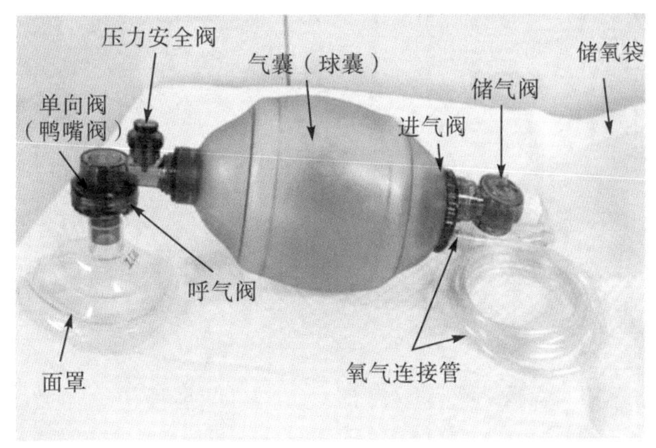


图 18－3　简易呼吸器

### 二、工作原理

(1)挤压气囊(球囊)时，所产生的正压可将进气阀关闭，内部气体强制性地推动单向阀(鸭嘴阀)打开，并堵住呼气阀，气囊(球囊)内的气体即由单向阀(鸭嘴阀)送入患者口中(图 18－4)。

(2)将被挤压的气囊(球囊)松开后，单向阀(鸭嘴阀)即刻向上推，并处于闭合状态，以使患者呼出的气体由呼气阀放出(图 18－5)。

(3)进气阀受到气囊(球囊)松开时产生的负压的影响，将进气阀打开，储氧袋内的氧气被送入气囊(球囊)，直至气囊(球囊)完全恢复到被挤压前的状态。

(4)为避免由过高的氧气流量及过低的挤压次数造成气囊(球囊)及储氧袋内压力过高，设计人员特设计压力安全阀，以释放出过多的气体，保持低压氧供应，保障患者安全。

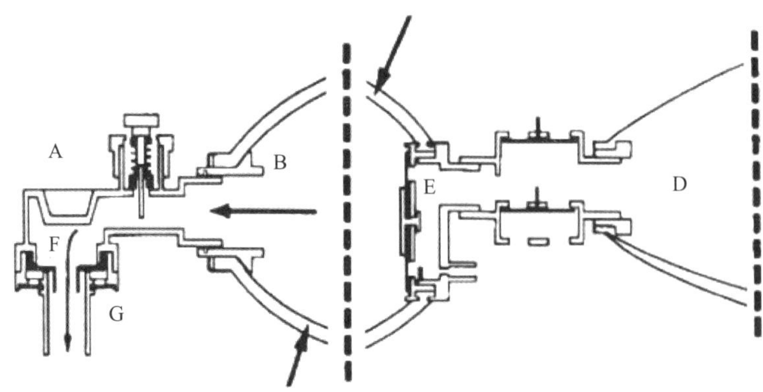

图 18－4　挤压气囊(球囊)时简易呼吸器的工作原理

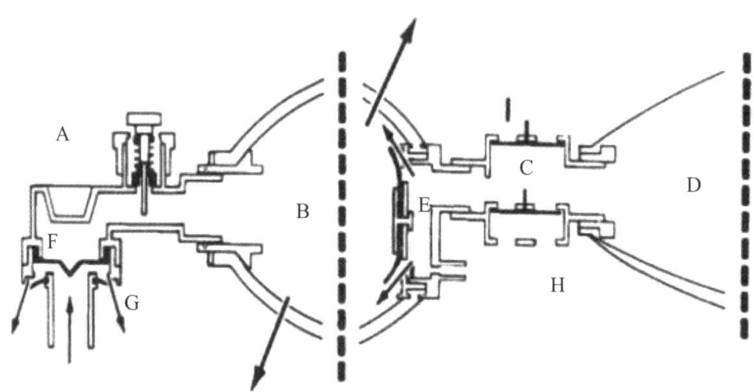

图 18－5　松开气囊(球囊)时简易呼吸器的工作原理

## 三、操作步骤

(1)当发现患者呼吸微弱或呼吸暂停时，应立即协助其取平卧位，去枕，使其头后仰。

(2)清除口腔及鼻腔内的分泌物，取下活动性义齿及可见的异物。

(3)准备气囊(球囊)(检查各配件性能并连接)、开口器、口咽管、吸痰管等。

(4)施救者站在患者头后方，托牢下颌骨，使其向上，为防止舌后坠，可放入口咽通气道，以保持气道通畅。采用"EC"手法，将面罩固定于患者面部(拇指和食指呈"C"形)，同时用该手其余3指托举下颌骨骨性部分(这 3 个手指组成"E"形)。动作要轻柔，但不要有漏气，以免影响通气效果(图 18－6)。

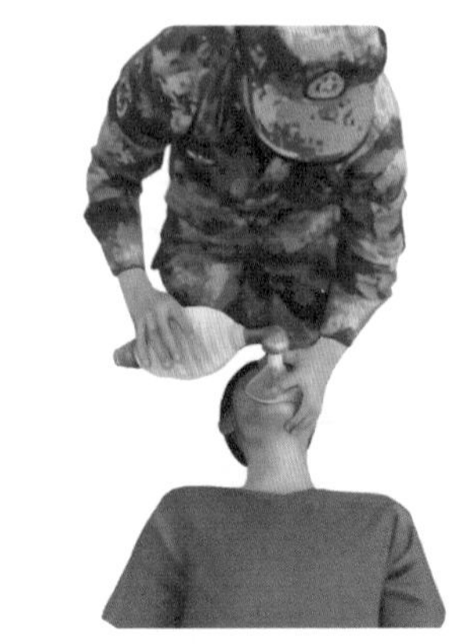
图 18－6　气囊(球囊)面罩通气的方法

(5)用另一只手规律性地挤压气囊(球囊)，将氧气送入肺内。频率：成人为 12～15 次/分，儿童为 14～20 次/分。潮气量：单手操作为 400～600 mL，双手操作为 800～1000 mL。

(6)在施救的过程中，应注意患者是否处于正常通气中：①注意患者的胸廓是否随着气囊(球囊)的变化而起伏；②经面罩透明部分观察患者的嘴唇与面部颜色的变化；③经透明盖观察单向阀(鸭嘴阀)是否正常送气；④呼气时，观察面罩内是否呈雾状。

(7)施救过程中随时观察生命体征的变化，抢救成功后，安慰患者，整理用物。若抢救不成功，则应立即行气管插管，必要时接呼吸机辅助呼吸。

## 四、注意事项

(1)使用简易呼吸器容易发生的问题是活瓣漏气，使患者得不到有效通气，因此要定时对简易呼吸器进行检查、测试、维修及保养，以保持最佳的备用状态。

(2)应选择合适的面罩，以取得最佳的效果。固定面罩时，不可漏气，同时应避免损伤患者的皮肤、黏膜。

(3)挤压气囊(球囊)时，压力不可过大，以挤压气囊(球囊)的 1/3～2/3 为宜，切不可时大时小、时快时慢，以免损伤肺组织，造成呼吸中枢紊乱，影响呼吸功能恢复。成人吸呼时间比一般为(1～1.5)：2。

(4)发现患者有自主呼吸时，应按患者的呼吸动作加以辅助，以免影响患者的自主呼吸。

(5)对清醒患者应做好心理护理，解释应用简易呼吸器的目的和意义，缓解其紧张情绪，使其主动配合，并边挤压呼吸囊边指导患者“吸……”“呼……”。

(6)操作过程中，如果单向阀(鸭嘴阀)受到呕吐物等的污染，则应自患者处移开、取下并加以清洗，用力挤压气囊(球囊)数次，将积物清除干净，将单向阀(鸭嘴阀)取下并用清水冲洗干净。

(7)使用后，应对简易呼吸器进行严格消毒，应保持所有部件干燥，确认完好无损后，依次组装。简易呼吸器应由专人保养。

## 复习思考题

1. 用仰头提颏法开放气道时，要求下颌角与耳垂连线________于地面。

2. 患者，女，76 岁，患冠心病 10 年，近 1 个月反复发生心悸、胸痛。数分钟前突然晕倒、意识丧失、皮肤苍白、口唇发绀、大动脉搏动扪不到、呼吸停止。出现这种情况最可能的原因是(　　)。

A. 脑栓塞　　B. 急性左心衰竭　　C. 癫痫大发作

D. 心脏性猝死　　E. 急性右心衰竭

3. 简述高质量 CPR 的操作要点。

4. 病例分析：作为医务人员，若外出游玩时发现一中年男子突然倒地，你将如何进行评估及现场心肺复苏？具体要求是什么？

# 第十九章

# 脊柱损伤患者的搬运

脊柱损伤的固定搬运

脊柱骨折的表现：①有严重外伤史，如自高空落下、被重物打击头颈或肩背部、遭遇塌方事故和交通事故等；②患者感到受伤局部疼痛、颈部活动受限、腰背部肌肉痉挛，不能翻身起立；③在骨折局部可扪及局限性后突畸形；④腹膜后血肿刺激自主神经，导致肠蠕动减慢，常出现腹胀、腹痛等症状，有时需与腹腔脏器损伤相鉴别；⑤患者合并有脊髓和神经根损伤，表现为脊髓损伤后，在损伤平面以下的运动、感觉、反射活动受损及括约肌和自主神经功能障碍。

脊髓损伤的功能恢复主要取决于脊髓损伤程度。及早解除对脊髓的压迫是保证脊髓功能恢复的首要问题。

## 一、目的

减少或避免脊柱损伤患者在搬运过程中出现医源性再损伤。

## 二、适应证

(1)可疑有脊柱损伤的创伤患者。

(2)没有经过详细检查、病情不明确的创伤患者。

注：如果患者所在环境有危险以及有发生二次伤害的可能，则应在尽可能保护患者的情况下迅速撤离现场。脊柱损伤患者的搬运无绝对禁忌证。

## 三、操作前准备

### (一)物品准备

使用脊柱固定担架配合短脊板、固定带、颈托、头部固定器进行搬运，也可以就地取材，使用硬质担架、木板、门板等进行搬运。

### (二)现场评估

确定周围环境安全后，急救人员正面走向患者并表明身份，告知患者不要做任何动作，初步判断患者的伤情，向其简要说明急救目的。先稳定自己，再固定患者，以免加重脊柱损伤。

## 四、操作方法

### (一)颈椎骨折固定

颈椎骨折首选颈托固定。

(1)协助患者取平卧位，使颈椎处于中立位，将双手拇指置于患者前额，将食指置于耳前，将其余 3 指置于头部后方，抱紧患者头部，避免旋转、过伸及过曲，可沿身体纵轴方向实施轻度牵引。

(2)助手测量颈部高度，根据高度调节颈托大小，协助放置颈托。

(3)如需移动，则需有专人保持颈椎位置；多人同时搬运时，应保持“同轴性”移动；将患者置于担架上后，应在颈部两侧放置沙袋，或使用颈椎固定器固定头部。

### (二)胸椎、腰椎骨折固定

进行胸椎、腰椎骨折固定时，应将患者固定在硬质担架或木板上。

(1)协助患者取仰卧位，多人协作，保持脊柱“同轴性”，将患者置于硬式担架上。

(2)用至少 4 条宽带式三角巾横行固定。

### (三)担架搬运

担架有软式担架和硬式担架 2 种。对脊柱损伤患者，均应用硬式担架搬运。本部分重点介绍脊柱损伤患者硬式担架转运的方法。

#### 1. 头颈部固定锁法

(1)头背锁：为患者俯卧时固定头颈的方法(图 19－1)。

(2)头胸锁：为患者仰卧时固定头颈的方法(图 19－2)。

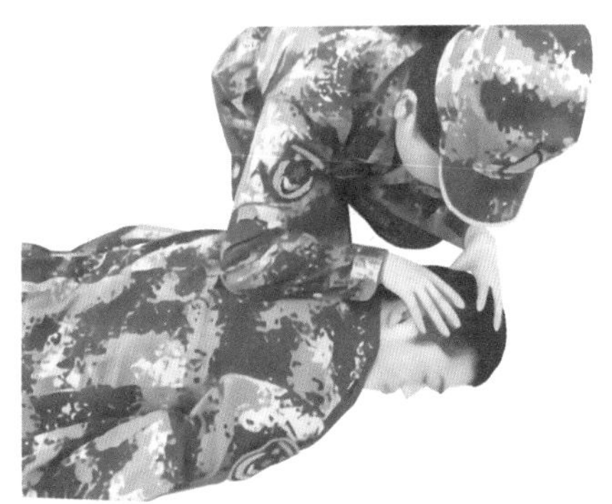

图 19－1　头背锁

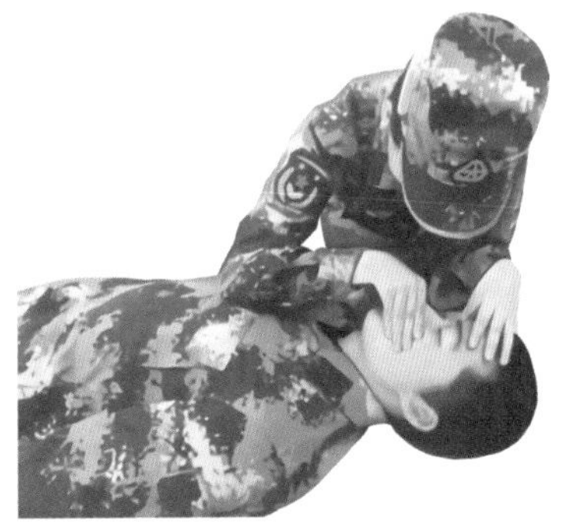

图 19－2　头胸锁

(3)胸背锁：为患者取坐位或侧卧时固定头颈的方法(图 19－3)。

(4)头锁：为患者取仰卧位并需要上下移动躯体时固定头颈的方法，亦可应用于头部牵引(图 19－4)。

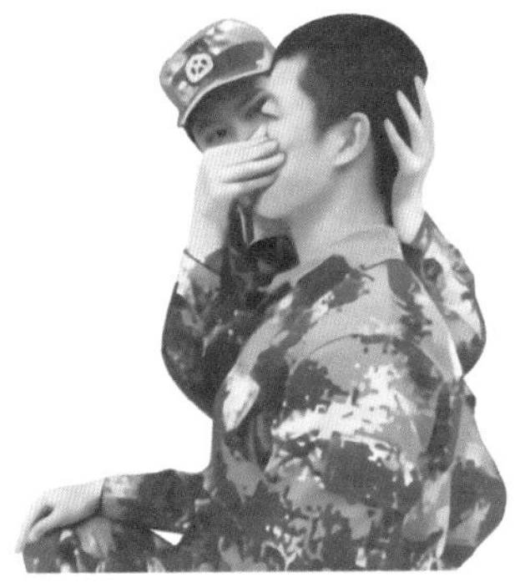

图 19－3　胸背锁

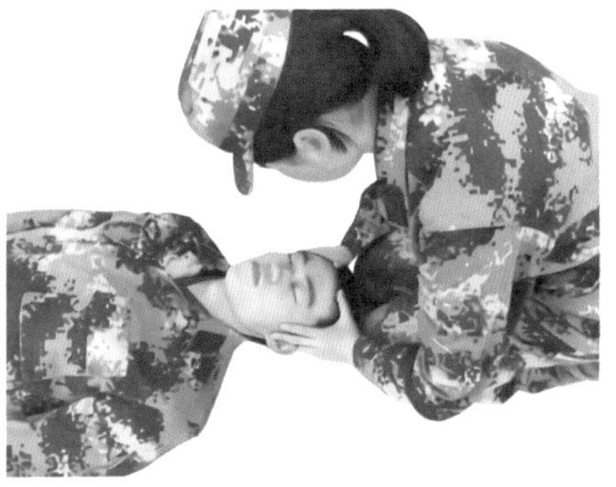

图 19－4　头锁

(5)头肩锁：为翻转患者时固定头颈的方法(图 19－5)。

(6)双肩锁：为患者取仰卧位并需要左右平移时固定头颈的方法(图 19－6)。

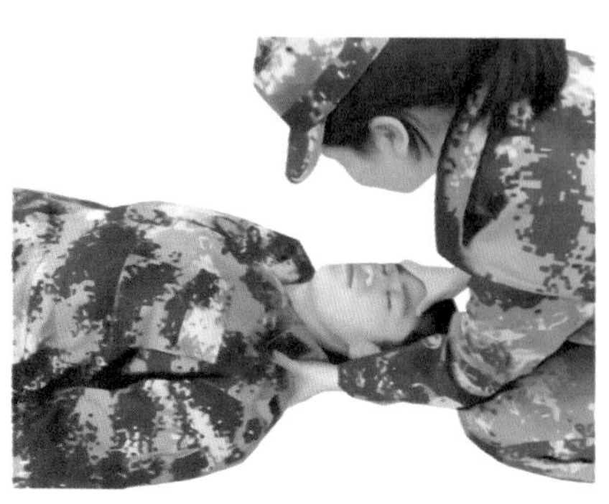

图 19－5　头肩锁

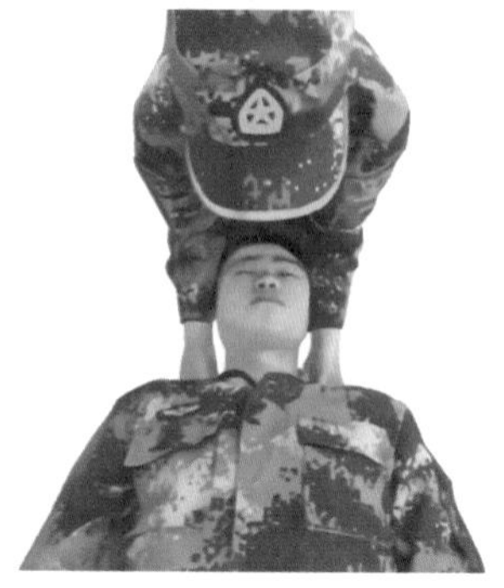

图 19－6　双肩锁

2. 颈托固定法

颈托固定法的步骤包括颈部测量、头锁牵引、调整颈托、环颈固定(图 19－7)。

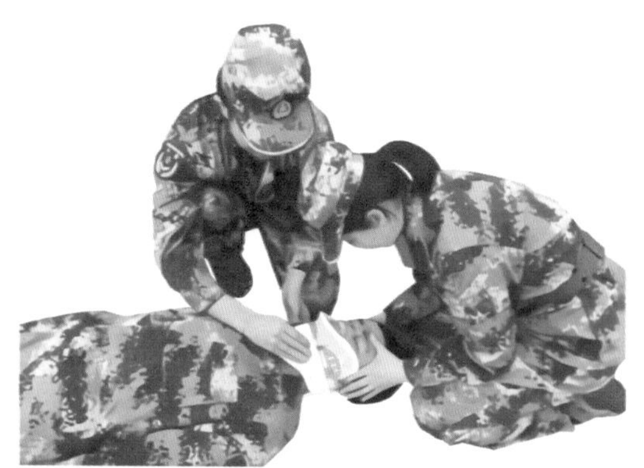

图 19－7　颈托固定法

3. 翻转患者法

用头肩锁固定，双人双臂交叉翻转患者(图 19－8、图 19－9)。

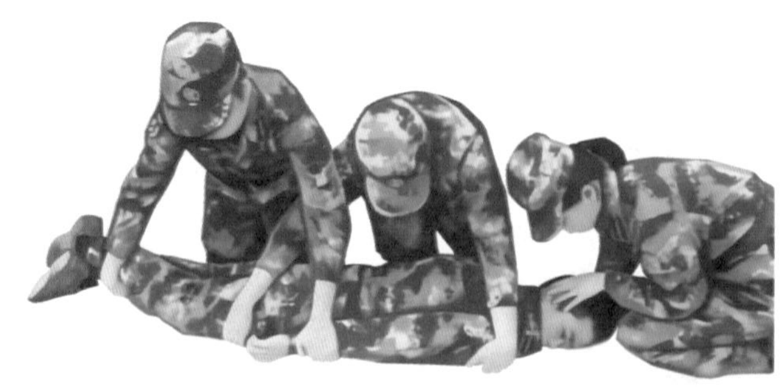

图 19－8　俯卧位翻转患者法

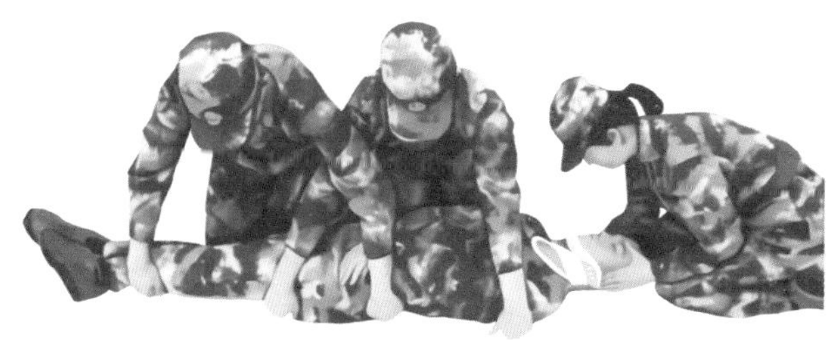

图 19－9　仰卧位翻转患者法

4. 双臂交叉平推患者法

双臂交叉平推患者法见图 19－10。

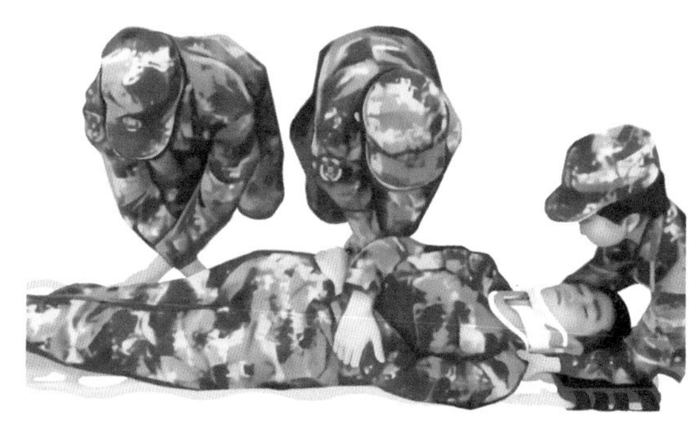

图 19－10　双臂交叉平推患者法

5. 向上提拉、向下推移患者法

向上提拉、向下推移患者法见图 19－11。

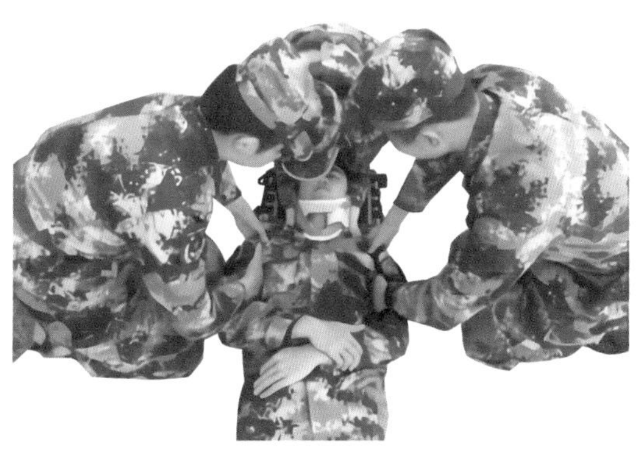

图 19－11　向上提拉、向下推移患者法

6. 患者抬起法

摆好蹲姿，起步(图 19－12)。

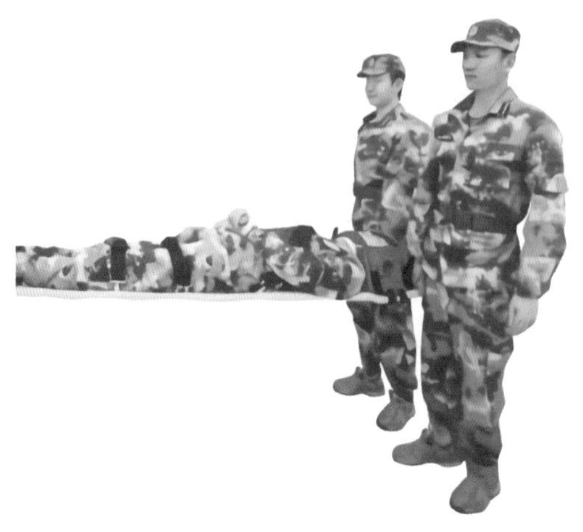

图 19－12 抬起患者法

7. 头部固定器的使用方法

固定底板，摆放患者，夹持头侧，用约束带固定额颏(图 19－13)。

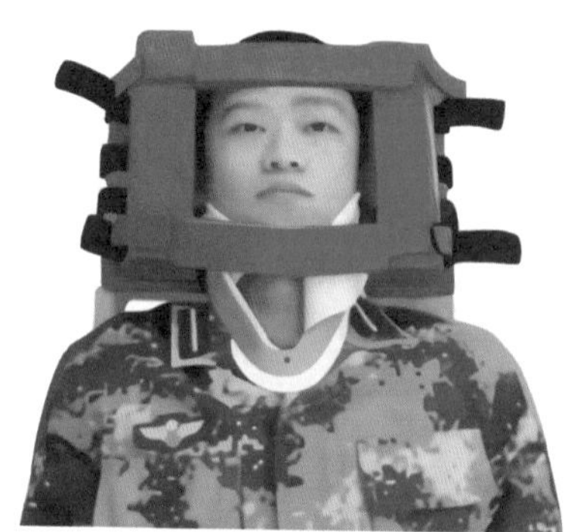

图 19－13 头部固定器的使用方法

8. 脊柱板躯干、下肢约束带固定法

脊柱板躯干、下肢约束带固定法见图 19－14。

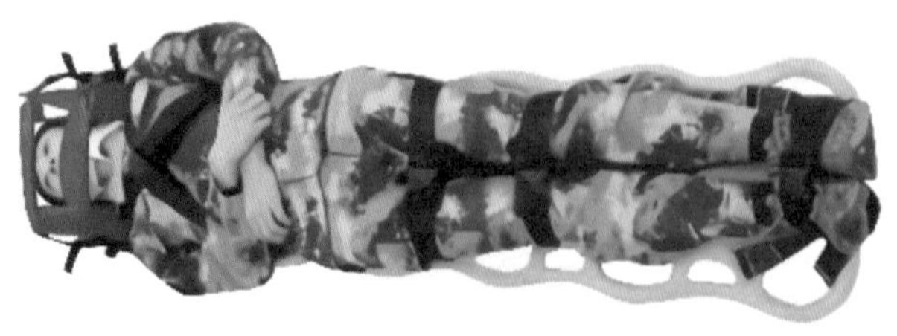

图 19－14 躯干、下肢约束带固定方法

9. 双手约束带固定法

双手约束带固定法见图 19－15。

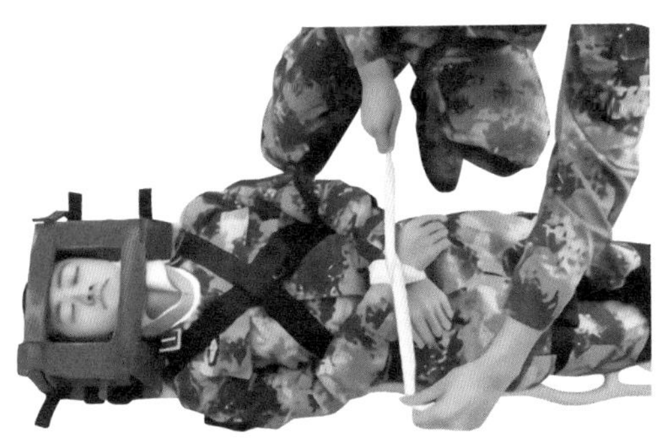

图 19－15　双手约束带固定法

## 五、并发症及处理

### (一)窒息

应根据患者的具体情况采取相应的对策。如改善患者体位，使其位于稳定的侧卧位(复原卧位)；清理口腔异物，插入口咽管，必要时实施气管插管、气囊人工呼吸或呼吸机辅助通气，还可以酌情使用呼吸兴奋剂。对现场处理效果不明显的患者，应争分夺秒地将其送往医院，不要在现场或途中停留。处理：运送患者前，必须充分开放气道；让患者采取稳定的侧卧位并妥善固定体位；建立通畅的静脉通道；做好呼吸支持的各项准备。

### (二)患者坠地

如搬运过程中发生患者坠地的情况，则应立即检查患者，特别应注意查明首先触地的部位，仔细检查患者有无摔伤，还要检查患者的病情及原有的伤处，并酌情采取重新包扎、固定等措施。处理：应根据患者的体重、伤情及自身的力量合理设计搬运方案。当患者体重大时，应合理安排足够的人手，当人员不足时，应等待增援，除非情况紧急，否则不要勉强搬运患者。妥善固定患者，特别是对躁动的患者，应将其牢牢固定在担架上，必要时，可应用镇静剂(呼吸衰竭者禁用)。在转运过程中，如果急救人员出现疲劳的情况，则应该立即停止转运，调整、休息后再继续转运。此外，应选择坚固的搬运工具，同时在运送过程中应仔细观察路况，及时发现并排除障碍物等。

### (三)伤情恶化

转运过程需一定时间，原发病情有可能会持续加重，甚至危及生命，因此，转运途中必须仔细观察患者生命体征的变化，若发现异常，则应及时给予相应处理。

## 六、注意事项

(1)有条件时，对重症患者应使用心电监护仪及血氧饱和度仪监测。

(2)观察患者面部、口唇及肢端颜色，若发现异常，则应立刻查找原因并采取相应措施。

(3)观察患者的胸部起伏情况，必要时停下来检查。

(4)检查患者的循环情况，注意观察出血、脉搏、毛细血管充盈度、皮肤颜色。

(5)观察双侧瞳孔大小及双侧对称情况。

(6)观察患者的主要受伤部位，注意局部有无渗血、包扎绷带或三角巾是否松弛脱落以及止血带的状态等，若发现问题，则应及时处理。

(7)若发现病情异常(如呼吸、心跳骤停等)，则应立即展开抢救，开通气道(如进行气管插管等)，施行 CPR，进一步止血、包扎、固定等，待病情稳定后再继续转运。

(8)每隔半小时需对伤情再评估 1 次，对重症患者每隔 15 min 评估 1 次。

## 复习思考题

1. 对脊柱损伤的患者进行固定和搬运时，__________是最稳定的姿势，可确保__________、__________及__________时的持续支撑。

2. 以下不属于脊柱损伤的临床特点的是(　　)。

A. 多见于青壮年

B. 常导致肢体运动障碍

C. 处理难度小、并发症少、致残率较低

D. 伤情严重、复杂，多发伤、复合伤较多

E. 可给患者带来身体和心理的严重伤害

3. 简述快速解救驾驶舱内坐姿患者的适应证。

4. 病例分析：患者，男，26 岁，凌晨佩戴头盔驾驶摩托车，以时速 60 km/h 行驶时，不慎发生侧滑事故，目击者称其从摩托车脱离并侧滑出约 20 m 后头部撞击于路边路灯杆上，仰面躺于地面，有短时间的意识丧失，头盔受损严重。你作为到场救援的医务人员，进行现场处置时，患者主诉有颈部及背部疼痛。

请回答：

(1)能够为你提示患者存在脊柱损伤的依据有哪些?

(2)查体时，应关注哪些提示脊柱损伤的体征?

(3)哪些保持头部中立位的手法是你在救治该患者时可能会用到的?

(4)有哪些常见错误是我们对患者进行固定时应避免发生的?

# 第二十章

# 四肢骨折现场急救外固定术

## 一、目的

四肢骨折现场急救外固定术

急救时的固定主要是对骨折临时固定，防止因骨折断端活动刺伤血管、神经等周围组织而造成继发性损伤，并减少疼痛，以便于抢救和搬运。

## 二、适应证

(1)脊柱、骨盆、四肢及肋骨骨折。

(2)关节脱位及软组织严重挫裂伤。

(3)如伴有出血及开放性伤口，则应先进行伤口包扎、止血，然后再进行固定。

(4)如患者有心脏停搏、休克、昏迷、窒息等情况，则应先进行CPR、抗休克、开放气道等处理，同时施行急救固定。

## 三、操作前准备

### (一)用物准备

用物准备：绷带、三角巾、夹板、石膏及衬垫物、颈托及其他替代物。

### (二)操作者准备

告知患者即将进行的操作，消除其紧张、恐惧心理，协助其采取舒适体位，检查患肢，准备相应的固定器材。

### (三)就地取材

选用适合的木板，竹竿、树枝、纸板等简便材料。

## 四、操作方法

### (一)下颌骨骨折固定

下颌骨骨折固定的方法同下颌兜式包扎法。

### (二)锁骨及肋骨骨折固定

#### 1. 急救现场锁骨骨折简易固定法

锁骨骨折“8”字固定：将2条三角巾叠成5 cm宽的长带形，分别环绕2个肩关节，于肩后方打结，再分别将三角巾的底角拉紧，使2个肩关节保持后伸，在背部将底角拉紧、打结(图 20－1、图 20－2)。

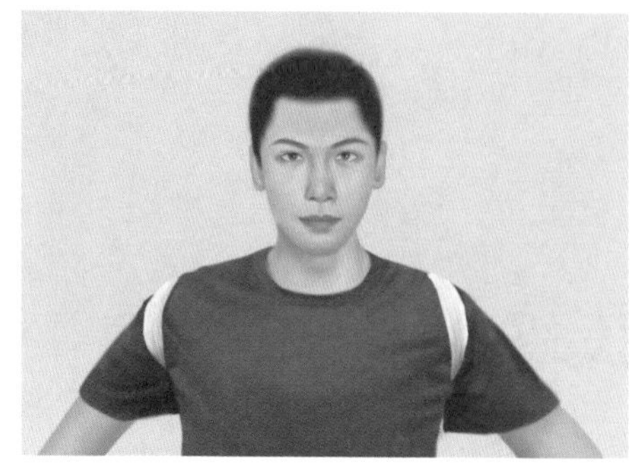

图 20－1　锁骨骨折“8”字固定(前)

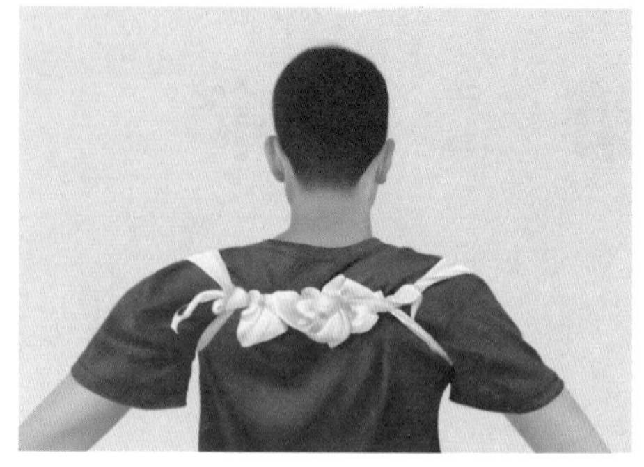

图 20－2　锁骨骨折“8”字固定(后)

2. 肋骨骨折固定

方法同胸部外伤三角巾包扎。

(三)四肢骨折固定

1. 肱骨骨折固定

用 2 条三角巾和 1 块夹板将伤肢固定，然后用 1 块燕尾式三角巾中间悬吊前臂，使两底角向上绕颈部后打结，最后用 1 条带状三角巾经胸背部于健侧腋下打结(图 20－3)。

2. 肘关节骨折固定

肘关节骨折后可处于伸直位或屈曲位。当骨折处于伸直位时，将夹板置于掌侧(自指端至肩关节)，可用 1 卷绷带或 2 块三角巾固定肘关节。当骨折处于屈曲位时，将 2 条三角巾叠成带状，将夹板置于肘关节内侧，分别用三角巾于上臂及前臂进行固定(图 20－4)。

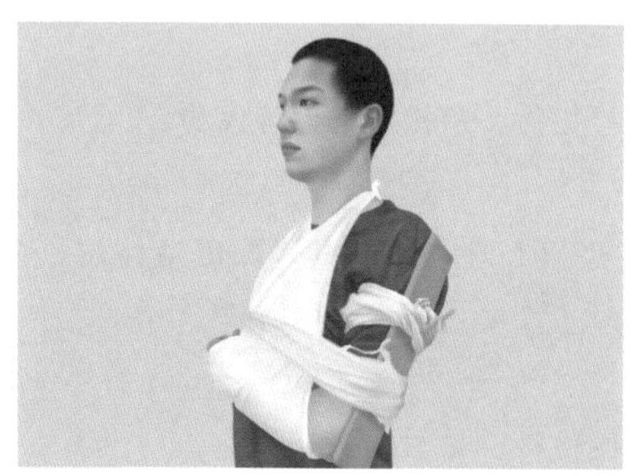

图 20－3　肱骨骨折固定

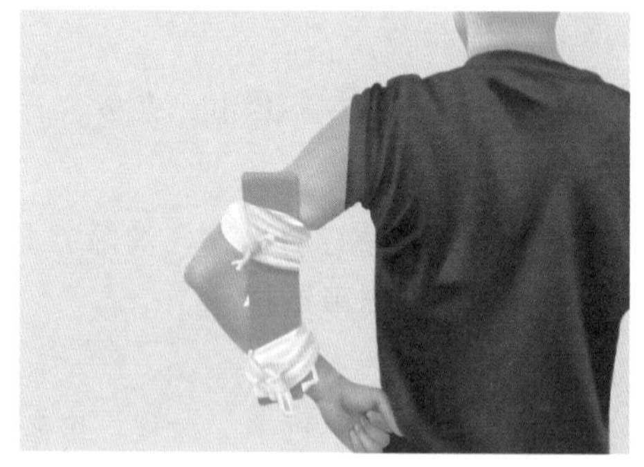

图 20－4　肘关节骨折固定

3. 尺、桡骨骨折固定

将夹板置于伤肢下方，用 2 块带状三角巾或绷带固定伤肢和夹板，再用 1 块燕尾式三角巾悬吊伤肢，最后用 1 条带状三角巾的两底边分别绕胸背部于健侧腋下打结、固定(图 20－5)。

4. 股骨骨折固定

将 1 块长夹板(长度为患者的腋下至足跟)放在伤肢侧，另将 1 块短夹板(长度为会阴至足跟)放在伤肢内侧，至少用 4 条带状三角巾，分别在腋下、腰部、大腿根部及膝部环绕伤肢进行包扎、固定(图 20-6)。

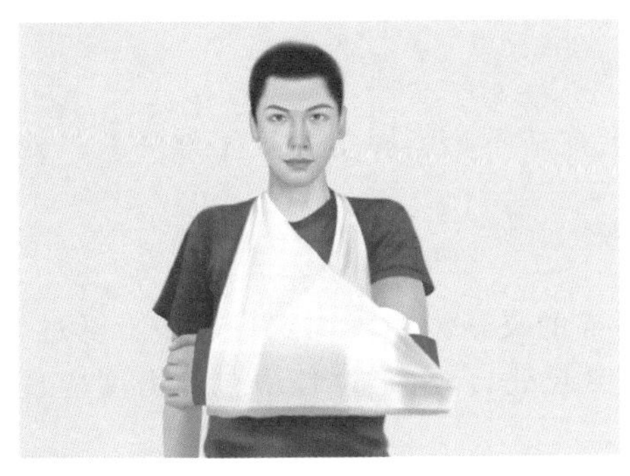

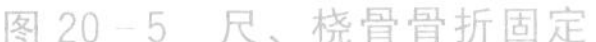

图 20-5 尺、桡骨骨折固定

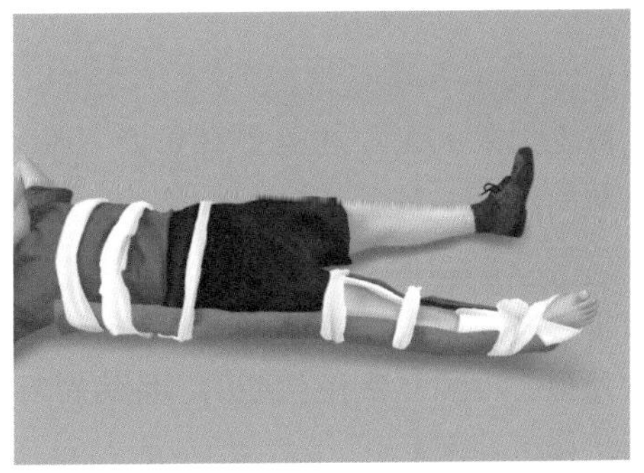

图 20-6 股骨骨折固定

5. 胫、腓骨骨折固定

将 2 块夹板分别置于小腿内、外侧，夹板长度超过膝关节，至少用 3 条带状三角巾进行固定(图 20-7)。

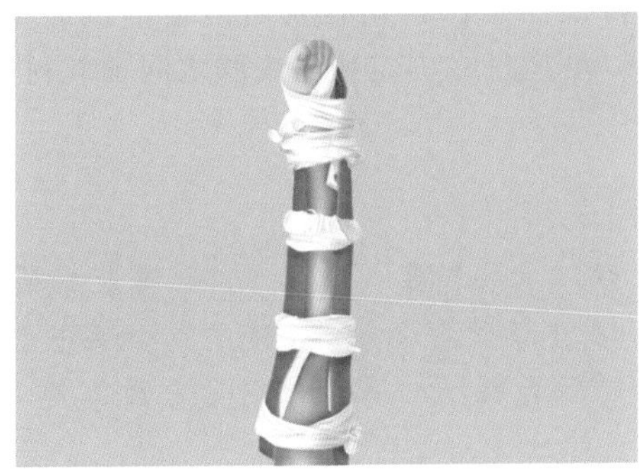

图 20-7 胫、腓骨骨折固定

### (四)骨盆骨折固定

将 1 条带状三角巾的中段放于腰骶部，绕髋前至腹部打结；协助患者轻度屈膝，在膝下垫软垫，另用 2 条带状三角巾于膝部及踝部进行横行固定。

## 五、操作要点

(1)当怀疑脊柱骨折、骨盆骨折、大腿或小腿骨折时，应就地固定，切忌随便移动患者。

(2)固定应力求稳定牢固，采用超关节固定，固定材料的长度应超过固定两端的上、下 2 个关节。

(3)夹板不要直接接触皮肤，应先用毛巾等软物垫在夹板与皮肤之间，尤其在肢体弯曲处等间隙较大的地方，要适当加厚垫衬。

(4)固定要松紧适中，以不影响肢体远端血运为原则。

(5)对开放性损伤，应先进行止血、消毒、包扎，然后再进行固定。

(6)当用绷带固定夹板时，应先固定骨折的远端，以减少患肢回流障碍、充血及水肿。

## 六、并发症及处理

### (一)固定失效

固定失效由固定过程中绷带及三角巾固定打结不牢、固定力度不够导致。处理：需重新固定。

### (二)皮肤及软组织损伤

皮肤及软组织损伤由固定过程中未使用足够的夹板内衬、固定过程中力度过大导致。处理：应注意使用软垫衬(尤其在有骨性突起处)，固定过程中包扎力度应适中，以减少此类并发症。

### (三)肢体缺血、坏死

固定过紧、时间过长可使受伤的组织缺血加重，严重者可导致肢体缺血、坏死。处理：固定后，应观察肢体远端的血运情况，适当调整固定的松紧度。

### (四)神经损伤

进行急救固定时，应特别注意保护伤处及需固定部位的重要神经组织，避免因固定而造成神经损伤。处理：可通过在固定物与皮肤之间加软衬垫等来避免神经损伤。

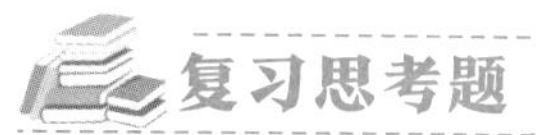

## 复习思考题

1. 进行四肢骨折固定时，上肢应摆________位，下肢应摆________位。

2. 患者，男，26 岁，右小腿受伤 2 h。查体：右小腿中断前方皮肤有一 10 cm 长的伤口，软组织挫伤严重，胫骨断端外露，外侧足背动脉搏动对称，感觉正常。彻底清创后，最适宜的进一步治疗的方法是(　　)。

A. 螺丝钉固定　　B. 髓内针固定　　C. 石膏固定

D. 钢板固定　　E. 外固定架固定

3. 骨折的专有体征有哪些?

4. 病例分析：患者，男，17 岁，中学生，主诉左小腿肿痛，出血 2 h。现病史：2 h 前，患者在参加校级足球比赛的过程中被对方踢伤左下腿外侧，当时听到响声，皮肤裂开、流血，疼痛难忍，肿胀，且有头晕、心慌、出冷汗等，不能坚持比赛，由同伴扶到场外休息，但症状未缓解，比赛结束后被送往医院治疗。检查：左下肢不能着地，面色苍白，皮肤湿润，四肢冰凉，脉搏 122 次/分，血压 80/60 mmHg，神志清醒，左小腿明显肿胀，左小腿外侧下 1/3 处有 3 cm×1.5 cm 大小的皮肤裂口，上有血凝块，伤口表浅，未见骨骼露出，局部压痛显著，纵向叩击足跟时伤部疼痛、有骨擦音。

请回答：

(1)对该患者的初步诊断是什么？诊断依据是什么？

(2)对该患者的进一步确诊还要做什么检查？

(3)对该患者进行现场处理的原则是什么？

# 第二十一章

# 战场肠外溢处置

## 一、目的

战场肠外溢处置

保护脱出肠管，将伤员带离火线，后送完成进一步处置。

## 二、物品准备

物品准备：生理盐水、保鲜膜、纱布、绷带、三角巾、换药碗(图 21－1)。

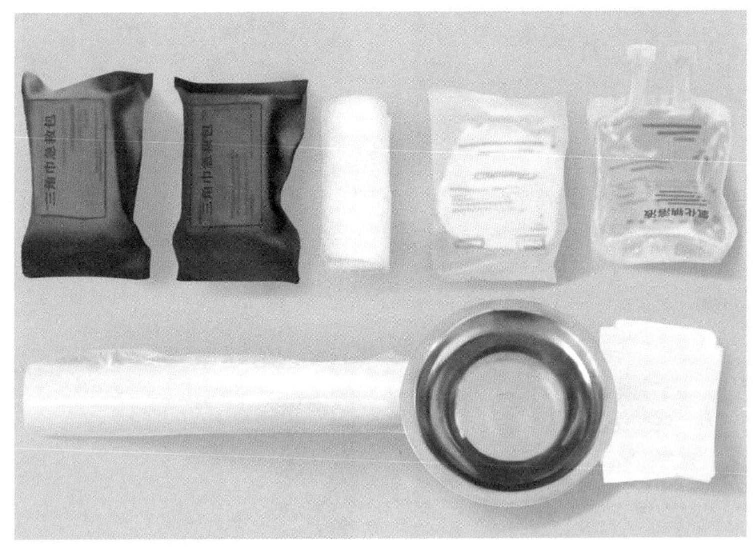


图 21－1 物品准备

## 三、操作步骤

### (一)观察战场环境、报告、表明身份

确保战场环境安全，有条件实施救治任务；使用通信设备向组织汇报发现伤员；与伤员进行沟通，表明军医身份，缓解其紧张情绪，取得其配合。在交流沟通的同时判断伤员的意识情况。

### (二)判断伤情

(1)首先处理可见的活动性出血。

(2)监测心率、脉搏、血压；观察头面部、鼻腔、口腔、外耳道有无异物、出血、损伤；检查双眼对光反射；检查上肢有无活动障碍、骨折；检查胸廓有无骨折；检查腹部有无外伤；检查骨盆、双下肢有无骨折。

### (三)处理肠外溢

(1)戴手套，检查伤情(图 21-2)并处理，观察有无污染物、出血、缺血、扭转、破裂，必要时，去除肠管表面杂物，通过缝扎或填塞来止血(图 21-3)，若有肠管扭转，则进行扭转的系膜复位，必要时进行缝合，临时关闭肠管破口。

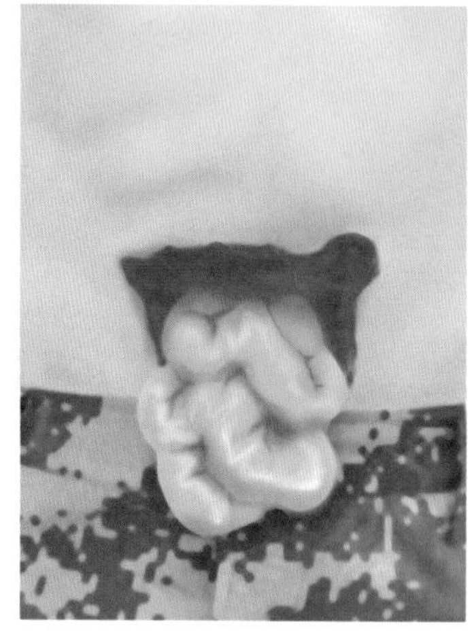

图 21-2 检查伤情

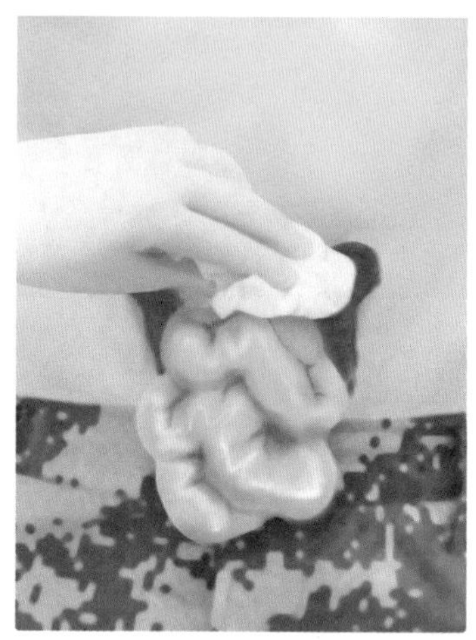

图 21-3 填塞止血

(2)用保鲜膜或塑料布覆盖肠管表面(图 21-4)。

(3)用生理盐水打湿纱布，将纱布覆盖于肠管表面，厚度至少为 8 层(图 21-5)。

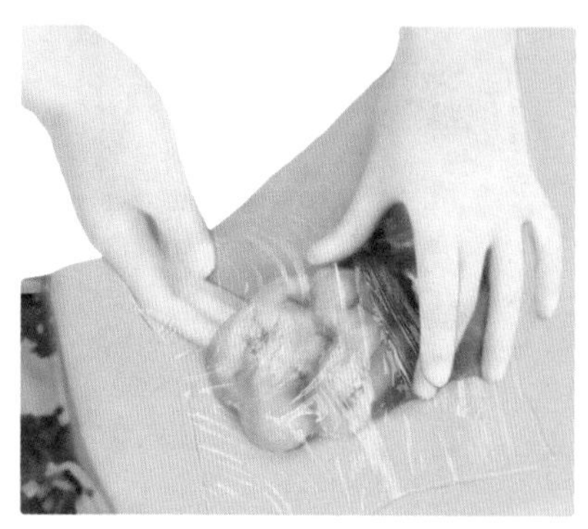

图 21-4 用保鲜膜或塑料袋覆盖肠管

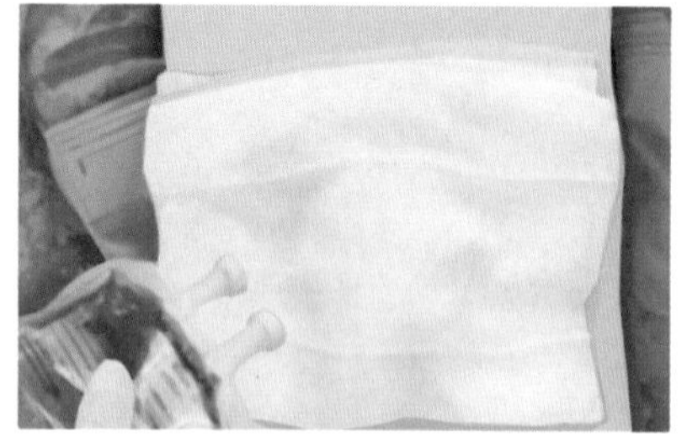

图 21-5 将纱布覆盖于肠管表面

(4)打湿绷带或纱布，环脱出肠管 1 周制作大小、厚度合适的垫圈，以限制肠管向周围进一步溢出(图 21-6)。

(5)取大小合适的清洁换药碗，扣住脱出肠管(图 21-7)，碗的大小合适，不可以压迫肠管，碗的边缘与垫圈应相吻合。

(6)取三角巾 1 个，将之折成与换药碗直径相等的宽度，越过换药碗底部，环绕躯干 1 周，在腰部打结，检查固定的松紧度，确保换药碗不易移位(图 21-8)。

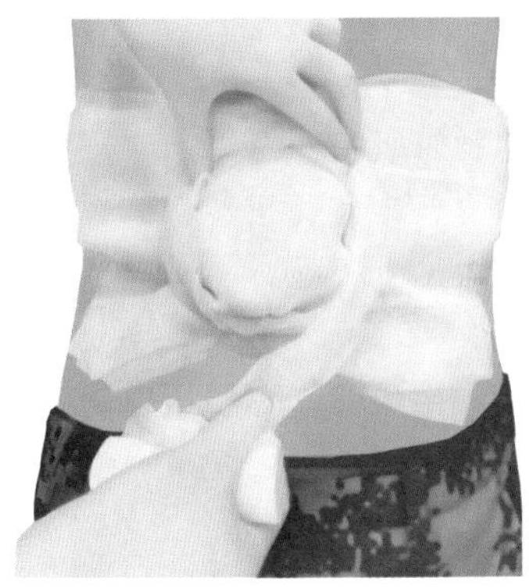
图 21-6　用绷带或纱布制作垫圈

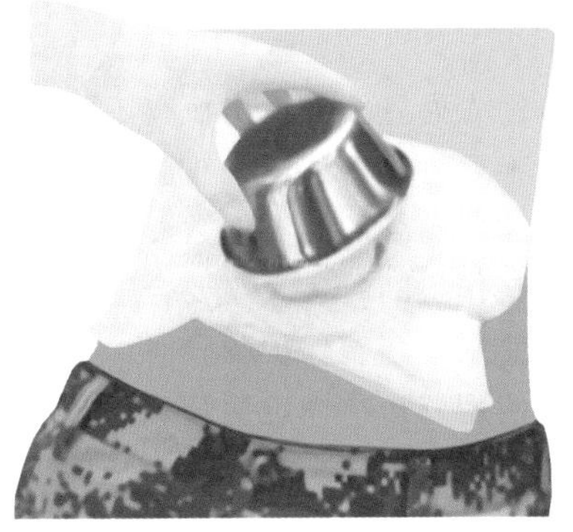
图 21-7　用换药碗保护肠管

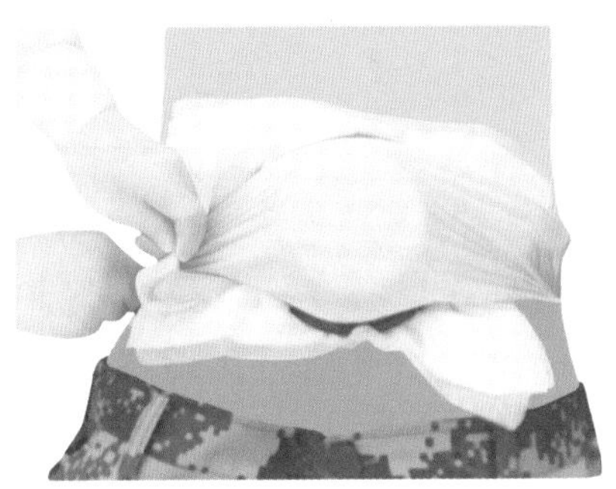
图 21-8　固定换药碗

(7)再取三角巾 1 个，将之展开后覆盖于腹部，环绕躯干 1 周，在腰部打结，将三角巾顶端带子由两腿之间环绕至腰部一侧后固定。

### (四)检查处理效果，再次评估伤情

(1)观察腹腔创面敷料有无渗血、换药碗固定是否牢固、换药碗是否压迫肠管。

(2)评估伤员神志，询问伤员是否存在不适。

### (五)准备后送

采取屈膝体位，可在腘窝下放置 1 个软垫，保持下肢弯曲(图 21-9)，以减轻腹壁张力，缓解疼痛。

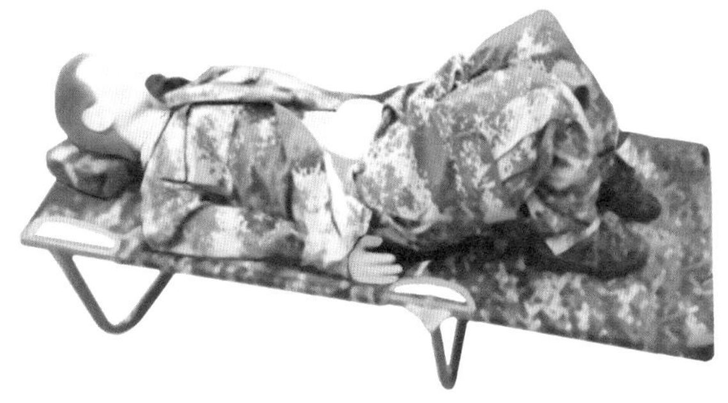
图 21-9　后送体位

## 四、注意事项

(1)优先处置活动性出血，不要一开始就被裸露的肠管吸引注意力。

(2)不要将肠管还纳入腹腔，应注意检查肠管的活力、出血、扭转、破裂情况。

(3)加盖肠管的纱布层数要足够多、周围要足够宽大。

(4)制作垫圈时，大小要合适，不要压住肠管。

(5)使用换药碗保护肠管时，应注意选择合适口径的换药碗，不要压迫肠管。

(6)使用三角巾固定换药碗后，应注意检查松紧度。

# 第二十二章

## 战场烧伤处理

战场烧伤处理

### 一、学习要点

(1)掌握战场烧伤伤员的急救原则、方法、步骤。

(2)掌握战场烧伤伤员的创面处理原则和方法。

### 二、适应证

火焰、热液、热蒸汽等不同致伤原因导致的烧伤、烫伤及化学烧伤等。

### 三、物品准备

物品准备：无菌手套、一次性换药包、无菌生理盐水、纱布、凡士林油纱、绷带(图 22-1)。

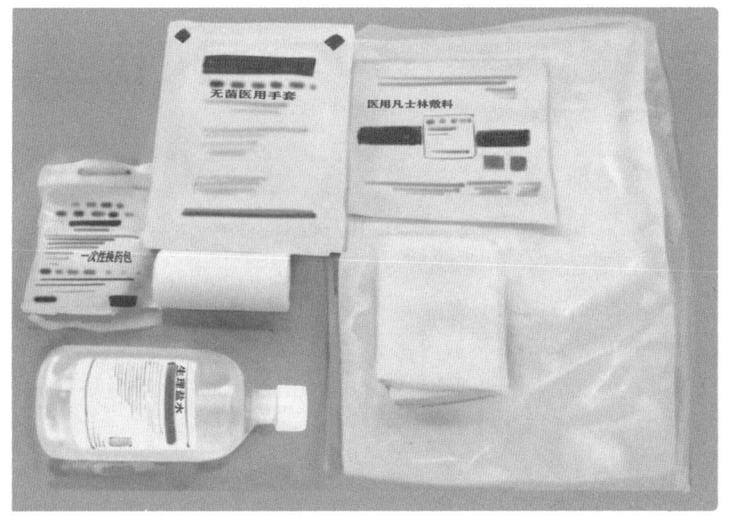


图 22-1　物品准备

### 四、急救方法和步骤

#### (一)热力烧伤

(1)迅速脱离致伤环境，离开密闭和通风不良的环境，避免进一步损伤和吸入性损伤。

（2）如有条件，则应用水浇灭火焰，或就近跳入水池或河里。

（3）尽快脱去着火或被沸液浸渍的衣服，以免因衣服上的热力继续作用而使创面加深。

（4）迅速卧倒，就地滚动，压灭火焰，禁止在衣物着火时奔跑呼叫，防止引发吸入性损伤。

（5）用身边不易燃的材料覆盖着火处，隔绝空气。

（6）当炸弹爆炸时，应尽可能迅速隐蔽或利用衣物等遮盖身体，尤其是裸露部位。

（7）当发生热力烧伤后，及时冷疗能防止因热力继续作用而使创面加深，并可减轻疼痛、减少渗出和水肿。因此，如果有条件，则应尽早进行冷疗，越早效果越好。冷疗的方法是将烧伤创面在自来水龙头下淋洗或将之浸入冷水中（水温以伤员可耐受为宜，一般为 15～20 ℃），也可用冷水浸湿毛巾或纱布，并将之敷于创面。冷疗的时间无明确限制，一般为冷疗停止后不再有剧烈疼痛为宜，一般至少 1 h。冷疗一般适用于中小面积烧伤，特别是四肢烧伤。冷疗对大面积烧伤并非完全禁忌。但因为大面积烧伤伤员多无法耐受冷水浸浴，所以可适当给予镇静剂等，并需注意低体温问题。

### （二）化学烧伤

（1）应迅速脱去被化学物质浸渍的衣服。

（2）化学烧伤的严重程度除与化学物质的性质和浓度有关外，多与接触时间有关。因此，无论是何种化学物质烧伤，则均应立即用大量清水冲洗 2 h 以上。

（3）要谨慎使用中和剂，因为中和反应时会释放热量，有可能加深烧伤，所以最切合实际的方法是用大量清水冲洗。

（4）当发生头面部烧伤（尤其是碱烧伤）时，因为其能引起组织胶原酶的激活和释放，造成进行性损害，所以应注意检查角膜并优先进行冲洗。

## 五、创面处理的方法、步骤

### （一）烧伤创面的处理

（1）清创应尽可能在镇静或镇痛药物作用下进行。

（2）应减少搬动。清创环境清洁即可，不一定要在手术室内进行，但应严格执行无菌技术原则，对接触创面的器械、物品，均应进行灭菌。

（3）剃除创面周围的毛发。

（4）用清水或无菌生理盐水将创周皮肤洗净（图 22－2），当污染较重时，可加入适量过氧化氢溶液，必要时可用 0.5%～1%碘伏溶液涂擦洗涤。

（5）铺无菌单，用大量无菌生理盐水清洗创面，并用纱布轻轻蘸洗（图 22－3）。

（6）包扎创面，用一层凡士林油纱覆盖创面（图 22－4）。

（7）对外层用灭菌纱布进行包扎覆盖（图 22－5），早期包扎厚度应达 3～5 cm，范围应超出创面至少 5 cm。包扎肢体时，应从远端开始，对伤肢远端即便没有受伤也应包扎，以免肢体远端肿胀，但应外露手指、足趾，以观察血运情况（图 22－6～图 22－8）。

（8）适当抬高患肢，转运后送（图 22－9）。

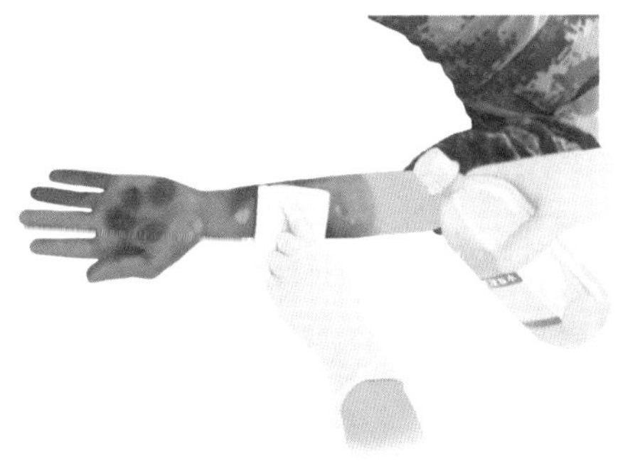

图 22－2　用清水或无菌生理盐水初步冲洗创面

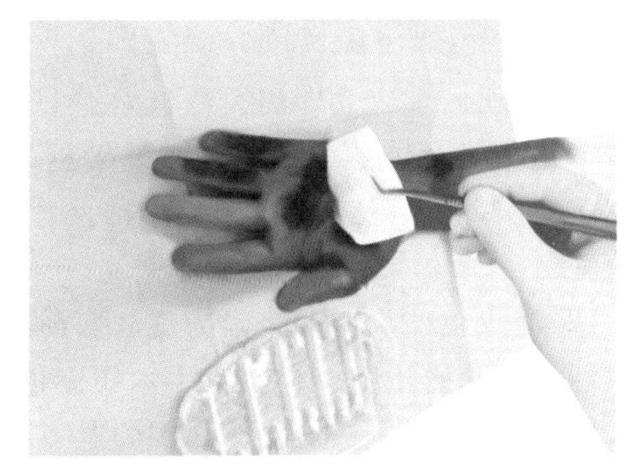

图 22－3　铺无菌单后再次用无菌生理盐水清洗创面

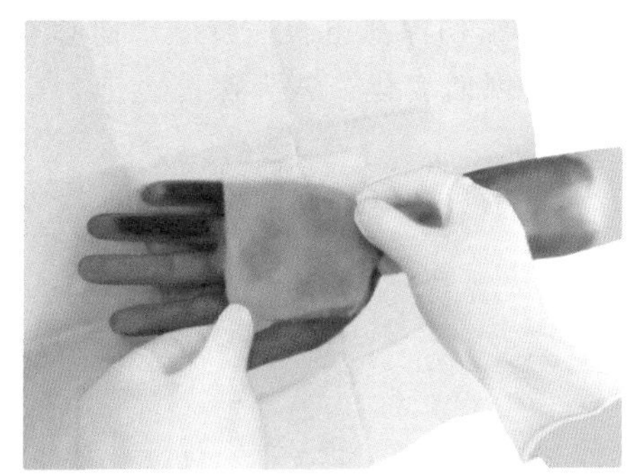

图 22－4　对创面覆盖一层凡士林油纱

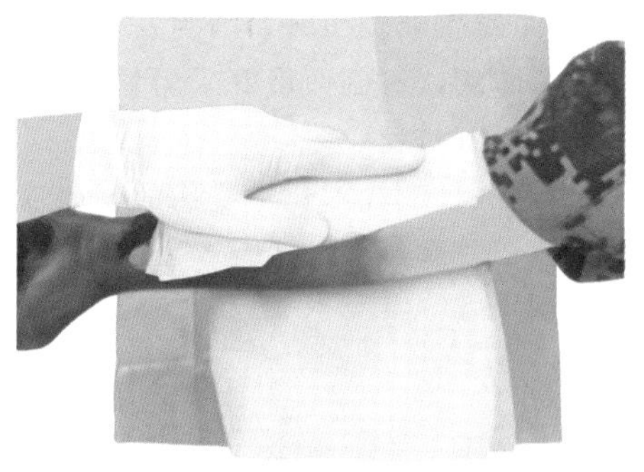

图 22－5　在凡士林油纱外覆盖纱布

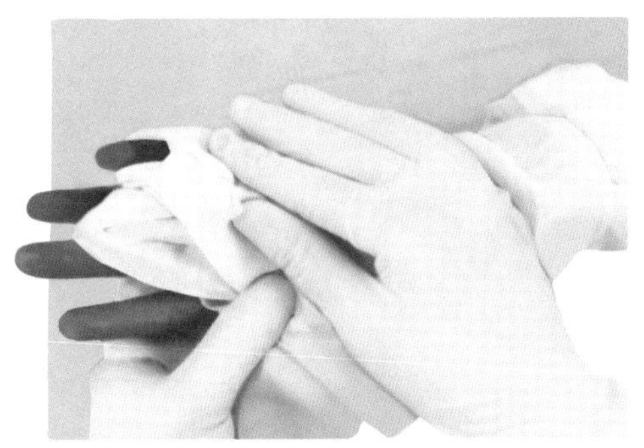

图 22－6　在指缝填塞纱布

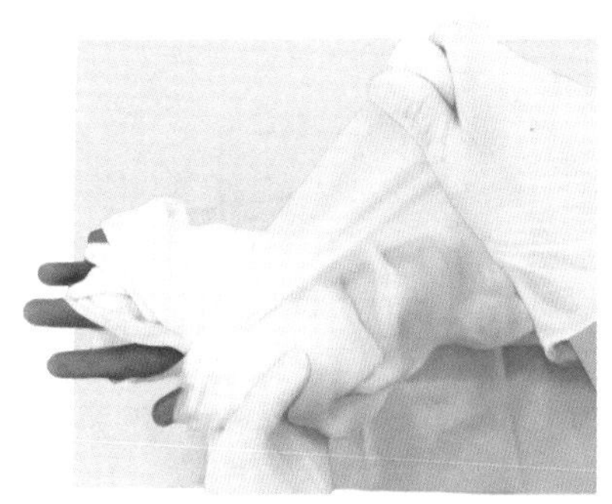

图 22－7　使手指外露

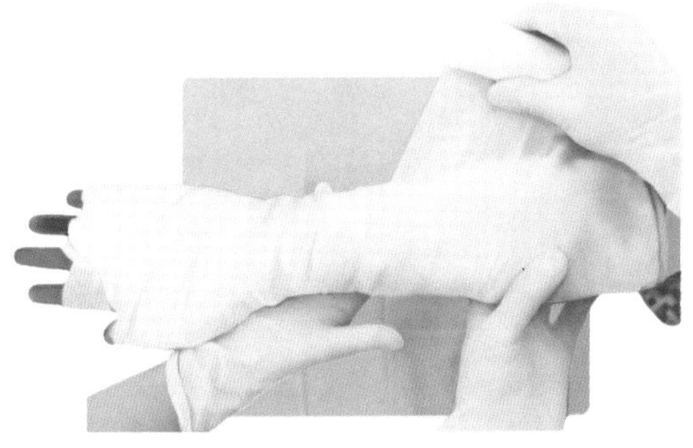

图 22－8　自远端开始用绷带包扎

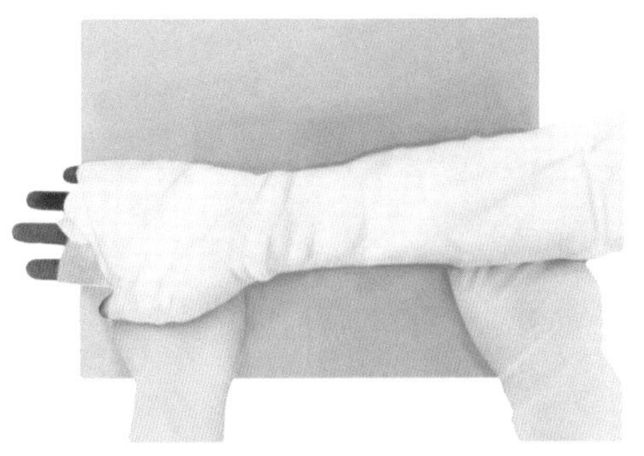

图 22－9　垫高患肢，转运后送

（二）特殊化学烧伤创面的处理

(1)受伤后，应立即用大量清水进行冲洗，时间至少 2 h，对碱烧伤患者，冲洗的时间可达 10 h，或达无滑腻感时效果更好。当眼部被碱烧伤时，应立即用无菌生理盐水或蒸馏水冲洗，然后用3%硼酸溶液冲洗；当眼部被酸烧伤时，应用2%碳酸氢钠溶液冲洗。

(2)当发生酸烧伤时，因为皮肤角质层蛋白质凝固坏死，会形成坏死痂皮，所以对一般创面可暴露治疗，择期行手术切痂植皮。

(3)当发生氢氟酸烧伤时，因为其有较强的渗透作用和脱钙作用，会使血钙浓度降低，所以除早期对创面进行大量彻底冲洗外，还可使用碳酸钙凝胶、钙镁溶液湿敷及10%葡萄糖酸钙局部注射等。

(4)当发生碱烧伤时，因为发生皂化反应，会持续损伤深部组织，所以早期必须以大量清水冲洗，对创面最好采用暴露疗法，以便观察创面变化；若为深度创面，则应早期进行切痂植皮。

(5)对酸、碱浅度化学烧伤的创面进行换药、包扎的方法基本同烧伤创面的。

# 参考答案

## 第一章参考答案

1. 根治性手术、姑息性手术、诊断性手术

2. 甲级愈合、乙级愈合、丙级愈合

3. 无菌手术、污染手术、感染手术

## 第二章参考答案

1. 高温灭菌法、紫外线照射法、电离灭菌法、微波灭菌法

2. 拟定的切口区为中心向周围

3. 6　4. B　5. D　6. C

7. ①注意消毒方向由手术区中心部向四周涂擦，如为感染伤口或肛门区手术，则应自手术外周涂向感染伤口或肛门、会阴处。②已经接触污染部位的药液纱布不能再返回涂擦清洁处。③消毒的范围应包括手术切口周围 15 cm 的区域，如有可能要延长切口，则事先要扩大皮肤消毒范围。

8. 因为在皮肤皱纹内和皮肤深层(如毛囊、皮脂腺等处)都藏有细菌，所以手臂消毒仅能清除皮肤表面的细菌，并不能消灭藏在皮肤深处的细菌。在手术过程中，因为深藏的细菌可以逐渐移行到皮肤表面，所以对手臂进行消毒后，还要戴上无菌手套。戴无菌手套时，没有戴无菌手套的手只允许接触手套口的向外翻折部分，不能触碰到手套的外面。

9. (1)取衣(指挂在衣架上的隔离衣)、开衣、穿衣正确。手持衣领，取下隔离衣，清洁面朝向穿衣者。将衣领的两端向外折，对齐肩缝，露出袖筒。右手持衣领，左手伸入袖内上抖，右手将衣领向上拉，使左手露出。同以上方法，再穿好右袖，两手上举，将衣袖尽量上抖，露出手腕。

(2)结领扣、腰带的顺序及方法正确。两手持衣领中央，顺边缘向后扣好领扣，扎住袖口；解开腰带活结，双手分别在两侧腰下约 5 cm 处捏住隔离衣向后拉，用左手按住，右手抓住右后身衣正面边缘，用同法，左手抓住左后身衣正面边缘，使两边缘对齐，向后拉直并向一侧按压折叠，系好腰带。

(3)离开病房时，脱隔离衣、洗手操作正确。①解开腰带活结，再解袖口，在肘部

将部分袖子上拉，尽量暴露双手前臂；②在消毒液中浸泡、清洗双手，然后用肥皂擦手，在流水中冲洗 3 次；③解开衣领，一手伸入另一袖口内，拉下衣袖，使之包住手，用遮盖着的一手握住另一衣袖的外面将袖拉下过手，双手退出。

(4)叠折衣服及挂衣正确(指下次还将使用)。手持衣领，将清洁面反折向外，两手于袖内将解开的腰带尽量后甩，然后双手退出，手持衣领，整理后，将衣服挂放在规定的地方。在整个操作过程中，应注意重要步骤的顺序是否正确，重要步骤(会造成污染)每颠倒 1 处扣 1 分。

## 第三章参考答案

1. 执弓式、执笔式、握持式、反挑式

2. 单结、方结、外科结、三叠结

3. 压迫止血法、结扎止血法、电凝止血法、止血剂止血法

4. D　5. B　6. A

7. ①按解剖层次由深而浅分层缝合，必须对合准确，不能留有无效腔；②两侧切缘缝线所包含的组织应等量、对称和对合整齐；③要注意针距和边距；④要选用合适的缝线，包括粗细和类别；⑤组织不同，则缝合方法和要求各异。

8. ①显露好：切口应尽量接近病变部位，切口的位置和方向应便于延长、扩大。②损伤小：切开时，尽量减少组织损伤，尤其是对重要的血管和神经，对肌肉也应尽可能不切断。③不影响美容和功能：浅部切口最好能与皮肤张力线平行，在面、颈等外露部位更重要，不仅缝合时张力小，而且愈合后瘢痕也不明显。勿使切口纵行越过关节。

9. 对阑尾切除后的残端，应使用外荷包缝合，以预包埋处为圆心，于浆肌层环形连续缝合 1 圈，结扎后，向中心内翻包埋，其表面光滑，利于愈合，可减少粘连。外荷包缝合常用于阑尾残端的包埋、胃肠道小伤口及穿孔的缝闭、空腔脏器造瘘管的固定等。

## 第四章参考答案

1. 皮下组织、腹白线、腹横筋膜、腹膜

2. 黏膜内翻、浆膜面相对

3. 清洁伤口、污染伤口、感染伤口

4. E　5. C　6. C

7. ①皮肤；②皮下组织；③肌肉，侧面由浅入深为腹外斜肌、腹内斜肌和腹横肌；④腹直肌及腹直肌鞘；⑤腹白线；⑥腹横筋膜；⑦腹膜外脂肪层；⑧壁腹膜。

8. ①伤后 6～8 h 的新鲜伤口。②污染轻、局部血液循环良好；伤后早期应用过抗生素；头颈、颜面、关节附近有大血管、神经等重要结构暴露的伤口，清创时间可延长至 24 h 以内。③头面部伤口，一般在伤后 24～48 h 以内，争取清创后行一期缝合。

9. (1)①血管清创：若血管仅受污染而未断裂，则可将污染的血管外膜切除；对完全断裂、挫伤、血栓栓塞肢体的重要血管，则需将其切除后进行吻合或血管移植；对

挫伤严重的小血管可予以切除，对断端可进行结扎。②神经清创：对污染轻者，可用生理盐水棉球小心清理、轻拭；对污染严重者，可将已污染的神经外膜小心切除剥离，并尽可能保留其分支。③肌腱清创：对严重挫裂、污染、失去生机的肌腱应予以切除；对未受伤的肌腱应小心加以保护。④骨折断端清创：对污染的骨折端可用刀片刮除、咬骨钳咬除或清洗；对污染进入骨髓腔内者，可用刮匙刮除；对与周围组织失去联系的游离小骨片可酌情摘除；对与周围组织有联系的小碎骨片，切勿轻易游离摘除；对大块游离骨片，可在清创后用0.1%苯扎溴铵溶液浸泡5 min，再使用生理盐水清洗后回植原位。

(2)①属失血性休克；②对该患者应行静脉切开置管术；③进行浅表静脉切开时，常选择足踝部大隐静脉，它位于下肢内踝隆突的前上方1 cm处。

(3)①诊断及诊断依据：急性阑尾炎、转移性右下腹痛、右下腹固定压痛、发热、白细胞增高。②进一步检查：复查大便常规、尿常规、血常规、阑尾彩超、妇科彩超。③治疗原则：抗感染治疗、阑尾切除术。

# 第五章参考答案

1. 过多、过快、50～100、600、1000、5～7、2或3

2. 70～180、40～50

3. 1.0、1.5

4. A　5. E　6. C

7. ①左下腹脐与髂前上棘连线的中外1/3交点处，不易损伤腹壁动脉；②脐与耻骨联合连线的中点上方1.0 cm，稍偏左或偏右1.0～1.5 cm处，无重要器官且易愈合；③当腹水量较小时，侧卧位穿刺点在脐水平线与腋前线或腋中线交叉处较为安全，常用于诊断性穿刺；④患急腹症时，选择压痛和肌紧张最明显处进行诊断性穿刺，注意避开重要器官；⑤对少量积液或包裹性积液，可在超声引导下定位穿刺点。

8. 适应证：①诊断未明的腹部损伤、腹腔积液；②大量腹腔积液致腹部胀痛或呼吸困难；③某些疾病(如腹腔感染或肿瘤、结核)累及腹腔；④拟行腹膜透析者。禁忌证：①严重出、凝血机制障碍未纠正；②严重衰竭者；③有肝性脑病先兆者；④腹膜广泛粘连；⑤腹腔内巨大肿瘤；⑥腹部胀气明显；⑦妊娠中后期；⑧对不能合作者，必要时可在镇静下进行。

9. (1)穿刺过程中，当患者出现头晕、心悸、呼吸困难、面色苍白、恶心、血压下降时，可考虑为胸膜反应，由穿刺导致迷走神经张力增高所致。处理：立即停止穿刺，使患者平卧，经鼻导管吸氧，皮下注射0.1%肾上腺素0.3～0.5 mL，同时开通静脉通道，进行生命体征监测和心电监护，直到症状缓解，并向患者家属交代病情。

(2)最该完成的检查是腰椎穿刺术，可以确定是否为颅内感染。注意事项如下：因患者免疫力低下，容易出现结核性或隐球菌性脑膜炎情况，如为隐球菌性感染，则颅内压常超过400 $mmH_2O$，故在行腰椎穿刺术的过程中，为保证安全，首先应进行眼底检查，观察视盘水肿的情况，如确定可行腰椎穿刺，则在穿刺前应进行必要的脱水治疗，并在术中严密观察患者的生命体征。留取脑脊液标本时，禁忌将针芯全部拔出且速度需缓慢。术后静卧休息。

(3)该患者有取材不良史，而且全血细胞减少，需要考虑为再生障碍性贫血，应该进行多部位骨髓(含胸骨)穿刺及骨髓活检。

# 第六章参考答案

1. 0.12～0.20 s

2. 胸骨右缘第 4 肋间

3. 右、T

4. D　5. E　6. E

7. ①心房颤动的心电图表现：正常 P 波消失，代之以大小不等、形状各异的颤动波(f 波)，通常以 $V_1$ 导联最明显；心房颤动波既可较粗大，也可较细小；房颤波的频率为 350～600 次/分；RR 绝对不齐，QRS 波群一般不增宽。当前一个 RR 间距偏长而与下一个 QRS 波群相距较近时，易出现 1 个增宽变形的 QRS 波群，这可能是心房颤动伴有室内差异传导，而并非室性期前收缩，应注意进行鉴别。持续性心房颤动患者，如果心电图上出现 RR 绝对规则，且心室率缓慢，则常提示发生完全性房室阻滞。②心房扑动的心电图表现：正常 P 波消失，代之以连续的锯齿状扑动波(F 波)，多数在Ⅱ、Ⅲ、aVF 导联上清晰可见；F 波间无等电位线，波幅大小一致、间隔规则，频率为 240～350 次/分，大多不能全部下传，常以固定房室比例(2∶1 或 4∶1)下传，因此，心室律规则。如果房室传导比例不固定或伴有文氏现象，则心室律可以不规则。当发生心房扑动时，QRS 波群一般不增宽。心房扑动如伴 1∶1 房室传导，则可引起严重的血流动力学改变，应及时处理。如果 F 波的大小和间距有差异，且频率＞350 次/分，则称为不纯性心房扑动或非典型心房扑动。

8. ①提早的房性异位 P 波，其形态与窦性 P 波的不同；②PR 间期＞0.12 s(120 ms)；③如异位 P 波下传，则可引起增宽变形的 QRS 波群；如异位 P 波未下传，则其后无 QRS－T 波群；④大多数代偿间歇不完全。

9. (1)诊断为急性心肌梗死，诊断依据：①年龄；②胸痛症状；③ $V_1$～$V_3$ 导联呈 QS 型，ST 段呈弓背向上型抬高 0.2～0，4 mV，T 波直立。常见原因为心肌炎、心肌病、冠脉痉挛、心包炎、脑血管意外、电解质紊乱、药物中毒。

(2)急性下壁心肌梗死，其特点如下。①超急性期(超急性损伤期)：心肌梗死发生后数分钟，心电图呈现高大 T 波、ST 段斜型抬高。②急性期：心肌梗死后数小时或数日，可持续到数周，心电图呈一动态演变过程，ST 段呈弓背向上型抬高，抬高显著者可形成单向曲线，继而逐渐下降，出现异常 Q 波或 QS 波，T 波由直立开始倒置。③近期(亚急性期)：心肌梗死后数周至数月，心电图表现为抬高 ST 段恢复至基线，缺血型 T 波由倒置较深逐渐变浅，坏死性 Q 波持续存在。④陈旧期(愈合期)：心肌梗死 3～6 个月后或更久，心电图表现为 ST 段和 T 波恢复正常，或 T 波持续倒置、低平，趋于恒定不变，坏死性 Q 波残留。

# 第七章参考答案

1. 食管、胃、十二指肠

2. D

3. 胃镜

# 第八章参考答案

1. 24

2. A

3. 适应证：食管胃底静脉曲张破裂所致的大出血。禁忌证：严重的冠心病、高血压和心力衰竭患者；考虑有咽部、食管狭窄时；患者无法配合或者意识不清。

4. 呛咳、气促、呼吸困难、发绀、胃管出口置入水中可见持续性气泡逸出。

# 第九章参考答案

1. 潮气量、补吸气量、补呼气量、残气量

2. 支气管舒张试验、支气管激发试验、最大呼气流量(峰流速、PEF)、变异率

3. E

4. ①临床诊断：慢性阻塞性肺疾病、肺功能重度减低。②病例分析：患者反复咳嗽、咳痰多年，近期出现活动后气促，且有多年吸烟史，结合胸部 X 线片以及胸部查体，临床可诊断为慢性阻塞性肺病，但需结合肺功能检查结果，才可明确该诊断并判断严重程度。肺功能检查结果有助于临床对该病的诊断，同时要做支气管舒张试验，以判断气道的可逆性，该患者为不可逆的阻塞性通气功能障碍。据此可安排患者维持使用长效支气管扩张剂，以改善肺功能。在维持治疗后，应定期复查肺功能，评估病情以及药物治疗的效果。

# 第十章参考答案

1. 纠正由各种原因引起的缺氧

2. C

3. ①用氧前，检查氧气装置有无漏气、是否通畅；②严格遵守操作规程，注意用氧安全，做好“四防”，即防震、防火、防热、防油；③使用氧气时，应按医嘱调节流量后再使用，嘱患者勿自行调节氧流量，以免因大量氧气进入而损伤肺部组织；④常用湿化液灭菌蒸馏水。对急性肺水肿患者用 20%～30%乙醇，具有降低肺泡内泡沫的表面张力，使肺泡泡沫破裂、消散，改善肺部气体交换，减轻缺氧症状的作用；⑤不要将氧气筒内的氧气用尽，压力表至少要保留 0.5 MPa，以免灰尘进入，再充气时引起爆炸；⑥对未用完或已用尽的氧气筒，应分别悬挂“满”或“空”的标志；⑦用氧过程中，应加强监测。

4. 检查评估患者气道是否通畅，若有痰液且不能自主排痰，则需先为患者吸痰，再通过鼻塞或双侧鼻导管为患者吸氧，密切观察患者的缺氧改善情况。

# 第十一章参考答案

1. 15 s

2. B

3. ①吸痰前，应检查电动吸引器的性能是否良好，连接是否正确。②严格执行无菌技术原则，每次吸痰应更换吸痰管。③每次吸痰时间应小于 15 s，以免造成缺氧。④吸痰动作应轻稳，吸引负压合适，以防止损伤气道黏膜。⑤痰液黏稠时，可配合叩击、蒸气吸入、雾化吸入，以提高吸痰效果。⑥电动吸引器连续使用时间不宜过久；当贮液瓶内的液体达 2/3 满时，应及时倾倒；贮液瓶内应放少量消毒液，使吸出液不至于黏附于瓶底，便于清洗消毒。⑦吸痰前后可提高氧浓度。

4. 对清醒患者，先吸口咽部的痰液，后吸气管内的痰液，吸痰管插入深度适宜，有效吸出气道内的痰液，吸痰过程中应密切观察患者的反应及吸出物的性质、颜色、量。

# 第十二章参考答案

1. 环状软骨水平处、平气管分叉处、食管通过膈肌处

2. E　3. A

4. (1)对能配合者，取半坐位或坐位；对无法坐起者，可取右侧卧位；对昏迷患者，取去枕平卧位，使其头向后仰。

(2)标记剑突，测量胃管插入的长度并标记，一般为 45～55 cm。测量方法：前额发迹至胸骨剑突处或鼻尖经耳垂至胸骨剑突处。

(3)暂停插管并嘱患者做深呼吸动作；如胃管误入气管，则应立即拔除胃管，休息片刻后重新插管；插入不畅时，应检查口腔，了解胃管是否盘在口腔部。

(4)每次鼻饲前，应证实胃管在胃内且通畅，并用少量的温水冲管后再进行喂食，鼻饲完后再次注入温开水，以防止鼻饲液凝结。应保持鼻饲液温度在 38～40 ℃，每次鼻饲量不超过 200 mL，间隔时间应大于 2 h。对新鲜果汁与奶液应分别注入，以防止产生凝块；对药片应碾碎溶解后注入。每次灌注完，应及时反折胃管末端，以免灌入空气，引起腹胀。

# 第十三章参考答案

1. 耻骨前弯消失

2. B

3. ①尿潴留、充溢性尿失禁患者；②获得未受污染的尿标本；③进行尿流动力学检查，测定膀胱容量、压力、残余尿量；④危重患者抢救；⑤行膀胱检查者(膀胱造影、膀胱内压测量图)；⑥膀胱内灌注药物进行治疗者；⑦腹部及盆腔器官手术前准备；⑧膀胱、尿道手术或损伤患者。

4. (1)为该患者导尿的目的是引流出尿液、减轻痛苦。

(2)为该患者第 1 次排尿时，应注意不得超过 1000 mL，以免导致虚脱和血尿。

(3)为防止泌尿系统逆行感染，应做到以下几点：①置管时严格遵循无菌技术原则，如导尿管被污染，则应当重新更换无菌导尿管；②置管后，应保持尿液引流通畅，避免打折、堵塞；③固定集尿袋高度在膀胱水平以下，以防止尿液逆流；④任何时候均应防止移动和牵拉导尿管；⑤保持尿道口清洁，定期更换集尿袋和导尿管。

(4)屈膝抑卧位。

## 第十四章参考答案

1. 肘正中静脉、肘窝静脉、前臂内侧静脉

2. C

3. ①并发症：皮下出血或局部血肿。处理：早期冷敷，减轻局部充血和出血，使毛细血管收缩，可防止皮下出血或血肿扩大。48 h 后改为热敷，改善局部血液循环，减轻炎性水肿，加速吸收和消肿。②晕针和晕血。处理：发生晕针或晕血时，应立即停止采血，迅速将患者抬到空气流通处或给予吸氧。若患者取坐位，则应立即改为平卧位，以增加脑部供血，指压或针灸人中穴、合谷穴。口服葡萄糖溶液，适当保暖，数分钟后即可自行缓解。③局部皮肤过敏反应。处理：采血后穿刺眼处不覆盖任何东西，保持穿刺局部清洁干燥。如出现过敏现象，则应立即报告医生，配合处理。④误穿刺入动脉。处理：刺入股动脉时，应立即拔出针头，紧压穿刺点 5～10 min，直至无出血，再重新穿刺对侧股静脉进行采血。⑤采血失败。处理：确定针头没有在静脉内时，应立即拔针，重新更换针头并另选静脉进行采血，不能来回多次进针或退针。

4. ①应该做血液培养检查。②操作时，需要注意以下几个方面。a. 严格执行查对制度和无菌技术原则。b. 常用的采血部位为肘静脉，疑似患细菌性心内膜炎时，则以肘静脉为宜，切忌在静脉滴注抗菌药物处采集血液标本或通过留置针采集血液标本。c. 做血液培养时，如同时加做霉菌血液培养，则血液注入顺序为厌氧血液培养瓶—需氧血液培养瓶—霉菌血液培养瓶。采血装置和最小采血量：成人为每瓶 10 mL；新生儿为每瓶 1～3 mL。d. 进行双侧双部位采血时，对血培养瓶在采血前后均需消毒。e. 最佳采血时间：尽可能在抗菌药物使用前，尽可能在寒战和发热初起前 0.5～1 h 为好，采血的环境应相对洁净。f. 采集后的转运应≤2 h，常温转运，禁止在冰箱内保存。

## 第十六章参考答案

1. 环形包扎法、“8”字包扎法、螺旋包扎法、“人”字包扎法(螺旋反折包扎法)

2. D

3. ①检测患者的生命体征，告知患者操作目的并取得其配合；②抬高右臂 2～3 min,在右上臂上 1/3 处上扎止血带；③在扎止血带处置衬垫物，松紧以控制出血、摸不到右侧桡动脉搏动为宜；④在标志牌上记录开始使用止血带的时间，每 1 h 放松 3 min,每次不要超过 4 h。

4. (1)评估患者出血部位、出血性质、出血量、病情、意识状态、合作能力及心理状态。

(2)立即对患者采取止血带止血法止血，快速建立静脉通道，补充有效血容量，纠正休克。

(3)止血带应扎在伤口的近心端，患者右侧大腿的上 2/3 部位，松紧度以出血停止、远端摸不到动脉搏动为宜。

# 第十七章参考答案

1. 4～5、14

2. B

3. 换药的目的：①观察伤口情况；②更换伤口敷料，保持伤口清洁；③预防、控制伤口感染；④促进伤口愈合。换药后应告知患者：①换药的目的及配合事项；②注意保持伤口敷料清洁、干燥，敷料潮湿时应及时更换；③操作过程中可能出现的不适。

4. ①换药前的准备工作：戴口罩、帽子，洗手，与患者进行换药前的沟通等，取、开换药包操作正确(防止污染包内物品)。②戴无菌手套：打开手套包，取出手套，左手捏住手套反折处，右手对准手套 5 指插入戴好。将已戴手套的右手除拇指外的 4 指插入另一手套反折处，左手顺势戴好手套。③伤口处理正确：清除坏死组织，暴露伤口，引流通畅。用 3%过氧化氢溶液冲洗，直至伤口深处，用 0.02% $KMnO_4$ 溶液浸湿敷料并盖住伤口。④覆盖消毒纱布，胶布粘贴方向正确、长度适中。

# 第十八章参考答案

1. 垂直

2. D

3. ①足够的速度和幅度；②尽量减少按压中断，中断时间小于 10 s，或者按压时间占总体复苏时间的 60%以上；③保证胸廓完全回弹；④避免过度通气。

4. ①发现患者倒地时，应立即来到患者跟前，评估现场环境，如果环境不安全，则应将患者移到安全并且有硬质地面的地方进行急救；②通过拍打患者双肩及大声在耳旁呼喊的方式评估患者的意识，如果患者无反应，则应立即启动 EMSS，请人拨打“120”，呼叫旁人帮忙，在可能的情况下取得 AED；③通过观察胸部起伏情况评估患者呼吸，并同时通过触摸患者的颈动脉来评估心跳；④如果 5～10 s 内未观察到呼吸和心跳，则应立即开始在胸部中央进行 30 次胸外按压，频率为 100～120 次/分，按压深度为 5～6 cm；⑤之后用仰头举颏法或托举下颌的方法开放气道，使下颌角与耳垂连线垂直于地面，清除口腔分泌物；⑥在保护好自己的情况下给予 2 次口对口人工呼吸，潮气量为 500～800 mL，吹气时间大约 1 s；⑦在以上步骤进行 5 个循环后，再次评估患者的意识、呼吸和心跳，如果患者呼吸、心跳恢复，则将患者调整为复苏体位，等待急救人员。

# 第十九章参考答案

1. 仰卧姿势、操作、搬运、运送患者

2. C

3. ①急救检查发现患者存在严重威胁生命的状况且当场不能解决；②现场不安全，对救护人员存在明显的安全隐患，需要快速转移到安全地带；③需要快速转移患者来评估其他伤情更重的患者。

4.(1)依据如下。①现场线索：摩托车事故、头盔受损严重、患者有短时间的意识丧失。②患者主诉：颈部及背部疼痛。

(2)查体时，应关注提示脊柱损伤的体征：①颈部或背部疼痛；②颈部或背部活动引起疼痛；③后颈部或背部中线触诊疼痛；④脊柱畸形；⑤四肢在事故后的任何时候有瘫痪、局部麻痹、麻木或刺痛感；⑥神经性休克的体征和症状；⑦阴茎持续勃起症(男性患者)。

(3)头锁、头胸锁、头肩锁、双肩锁。

(4)常见错误：①头部固定不充分，躯干能在板上大幅度上移或者下移，或者头部仍能过分地活动；②固定时头部过伸，最常见的原因是枕后缺乏合适的衬垫；③在固定头部后，大幅度调整躯干的固定带，会导致与躯干相关的固定装备的活动，从而导致头部和颈椎的活动；④若使用不适当的衬垫，没有填充患者身下的空隙，则会引起脊柱的偶然运动，从而造成额外的损伤，同时也会增加患者的不适感。

# 第二十章参考答案

1. 屈肘、伸直

2. E

3. 骨折的专有体征包括：①畸形；②异常活动；③骨擦音或骨擦感。

4.(1)左腓骨闭合性骨折，合并开放性软组织损伤和休克。骨折的诊断依据：受伤史：响声；局部肿胀；压痛；纵向叩击痛骨擦音。休克的诊断依据：头晕、心慌、出冷汗、面色苍白、皮肤湿润、四肢冰凉、脉搏 122 次/分、血压 80/60 mmHg。开放性软组织损伤的诊断依据：皮肤裂口，未见骨骼露出。

(2)为进一步确诊，应进行 X 线片检查。

(3)现场处理原则：首先进行止痛、止血、抗休克治疗，然后处理伤口，最后进行临时固定并送医院治疗。

# 参考文献


[1] 陈灏珠，钟南山，陆再英. 内科学[M]. 9 版. 北京：人民卫生出版社，2018.

[2] 姜保国，陈红. 中国医学生临床技能操作指南[M]. 3 版. 北京：人民卫生出版社，2020.

[3] 陈翔，吴静. 湘雅临床技能培训教程[M]. 2 版. 北京：高等教育出版社，2019.

[4] 陈孝平，汪建平. 外科学[M]. 9 版. 北京：人民卫生出版社，2018.

[5] 贺银成. 国家临床执业及助理医师资格考试实践技能应试指南[M]. 北京：国家开放大学出版社，2023.

[6] 孙早喜，向伟. 临床技能学[M]. 北京：科学出版社，2022.

[7] 医师资格考试指导用书专家编写组. 临床执业医师资格考试实践技能指导用书[M]. 北京：人民卫生出版社，2023.

[8] 郑劲平. 肺功能检查实用指南[M]. 北京：人民卫生出版社，2010.

[9] 中国研究型医院学会心肺复苏学专业委员会. 2016 中国心肺复苏专家共识[J]. 中华灾害救援医学，2017，5(1)：1-23.

[10] 中华人民共和国卫生部. 医务人员手卫生规范：WS/T 313—2019[J]. 中国感染控制杂志，2020，19(1)：93-98.

[11] 郭莉. 手术室护理实践指南[M]. 北京：人民卫生出版社，2023.

[12] 李春盛. 急诊医学高级教程[M]. 北京：人民军医出版社，2010.

[13] 李乐之，路潜. 外科护理学[M]. 7 版. 北京：人民卫生出版社，2021.

[14] 刘海忠，龚建平. 普通外科的历史回顾与展望[J]中华医史杂志，2003，33(2)：108-111.

[15] 欧阳钦，万学红，陈红. 临床诊断学[M]. 3 版. 北京：人民卫生出版社，2015.